Frakturen und Luxationen
im Wachstumsalter

Frakturen und Luxationen im Wachstumsalter

Lutz von Laer

292 Abbildungen in 1060 Einzeldarstellungen
10 Tabellen

1986
Georg Thieme Verlag Stuttgart · New York

PD. Dr. Lutz von Laer
Leiter der Traumatologischen Abteilung der
Kinderchirurgischen und Orthopädischen Klinik
des Basler Kinderspitals
Römergasse 8
CH-4005 Basel

Cartoons von
Dr. med. R. Rehorek
Umschlagbild: Seraina von Laer, 6 Jahre

CIP-Kurztitelaufnahme der Deutschen Bibliothek

Laer, Lutz von:
Frakturen und Luxationen im Wachstumsalter /
Lutz von Laer. [Cartoons von Dr. med. Rehorek]. –
Stuttgart ; New York : Thieme, 1986.

Wichtiger Hinweis: Medizin als Wissenschaft ist ständig im Fluß. Forschung und klinische Erfahrung erweitern unsere Kenntnisse, insbesondere was Behandlung und medikamentöse Therapie anbelangt. Soweit in diesem Werk eine Dosierung oder eine Applikation erwähnt wird, darf der Leser zwar darauf vertrauen, daß Autoren, Herausgeber und Verlag größte Mühe darauf verwandt haben, daß diese Angabe genau dem **Wissensstand bei Fertigstellung des Werkes** entspricht. Dennoch ist jeder Benutzer aufgefordert, die Beipackzettel der verwendeten Präparate zu prüfen, um in eigener Verantwortung festzustellen, ob die dort gegebene Empfehlung für Dosierungen oder die Beachtung von Kontraindikationen gegenüber der Angabe in diesem Buch abweicht. Das gilt besonders bei selten verwendeten oder neu auf den Markt gebrachten Präparaten und bei denjenigen, die vom Bundesgesundheitsamt (BGA) in ihrer Anwendbarkeit eingeschränkt worden sind.

Printed in Germany
Satz: Robert Hurler GmbH, D-7311 Notzingen, gesetzt auf „Linotron 202“
Druck: Karl Grammlich, D-7401 Pliezhausen

ISBN 3-13-674301-6 1 2 3 4 5 6

Meinen Patienten

Vorwort

Frakturen am wachsenden Skelett, deren Behandlung und mögliche Spätfolgen gewannen in den letzten Jahren zunehmend an Interesse, erkennbar an der großen Zahl neu erschienener Bücher über Kinderfrakturen und deren Behandlung. Darin zeigte sich, daß die Therapie von Frakturen und Luxationen im Wachstumsalter in den letzten 30–40 Jahren, nicht zuletzt wegen verbesserter Osteosynthese-, Narkosetechniken usw., erheblichen technischen Wandlungen unterworfen war. Deutlich zeichnet sich aber auch ab, daß hierbei zum großen Teil lediglich Erfahrungen und Indikationsstellungen aus der Erwachsenentraumatologie und -orthopädie auf das Kindesalter übertragen wurden.
Ich habe nun in den letzten 10 Jahren – basierend auf zahlreichen klinischen Untersuchungen – versucht, die Indikation zur jeweiligen Behandlung einer Fraktur kindgerechter zu gestalten als dies bisher der Fall gewesen ist. Eine der wichtigsten Voraussetzungen dafür ist die konsequente Durchführung effizienter klinischer Medizin. Gerade bei Kindern hat sich meine Überzeugung immer wieder bestätigt, daß jede medizinische Maßnahme, angefangen von der klinischen Untersuchung bis hin zu einer Operation, eine durch den Arzt verursachte Verletzung nicht nur des Körpers, sondern auch der Würde und der Seele des Patienten darstellt. Diese „iatrogene Traumatisierung" ist wohl nicht immer zu umgehen, muß aber stets streng gegen den möglichen Nutzen abgewogen werden und ist bei kritischer Indikationsstellung auf ein erstaunliches Minimum zu reduzieren. Sie darf nie „erzieherische" Maßnahme sein. Nimmt man weitere Rücksicht auf die Würde des Patienten, so muß man auch dessen Entscheidungsfähigkeit mit in die Indikation einbeziehen, ebenso wie selbstverständlich die der Eltern. Meine Erfahrung ist, daß die weit verbreitete Annahme, Kinder hätten entsprechend ihrer Körpergröße auch nur eine kleine Seele und eine kleine Würde, ebenso falsch ist wie die Annahme, daß sie nicht entscheidungsfähig und -freudig wären. Im Gegenteil! Auch der häufige Vorwurf, daß Patienten durch ihre Konsumsucht uns zu ungewollten medizinischen Handlungen zwingen würden, kann ich bei Kindern nicht und bei deren Eltern nur in Ausnahmefällen bestätigen. Ohnehin wäre nicht ihnen – als Teil einer konsumfreudigen Gesellschaft und behandelt im Rahmen einer konsumfreudigen Medizin dies anzulasten, sondern uns Medizinern selbst. Es sollte uns zur kritischen Reflexion über unser tägliches Handeln veranlassen: Der ethischen Forderung, daß wir aus medizinischen Gründen versuchen müssen mit einem Minimum an Aufwand ein Optimum zu erreichen – also effiziente Medizin zu betreiben – steht der heute im deutschsprachigen Raum übliche Abrechnungsschlüssel entgegen. Dieser veranlaßt uns – im Gegenteil – zur zunehmend unkritischen Anwendung sämtlicher medizinischer Maßnahmen, und derer gibt es viele. Gleichzeitig hindert er uns an der Erkenntnis, daß unsere heutige Medizin trotz ihrer technischen Perfektion erhebliche qualitative Mängel aufweist.
Im Interesse aller, vorweg aber der kindlichen Patienten sind wir trotz kommerzieller Widrigkeiten zur Reduktion des Gesamtaufwandes verpflichtet, was aber nicht immer Reduktion des Primäraufwandes heißen muß. Meine bisherigen Erfahrungen mit klinischer Effizienz sind im vorliegenden Buch anhand jeder einzelnen Verletzung dargestellt. Meine theoretischen und praktischen Vorstellungen sollen jedoch nur Anstoß zur Verbesserung klinischer Effizienz und nicht Ersatz für über Bord zu werfende und schon geworfene apodiktische Lehrmeinungen sein.
Ich hoffe, daß dieses Buch Pädiatern und praktischen Ärzten, Chirurgen und Orthopäden, die nicht täglich mit Problemen der Kindertraumatologie konfrontiert sind, eine Hilfe in der täglichen Praxis sein kann. Ich hoffe

ganz besonders, daß dieses Buch dazu beiträgt, den Begriff klinischer Effizienz zu erweitern und ihn in die tägliche Praxis umzusetzen.
Ganz herzlicher Dank gebührt meinem Freund und Chef, Prof. Dr. med. BRUNO HERZOG, der während all der Jahre unserer Zusammenarbeit mein Tun stets voller Überzeugung unterstützte und mein oft aggressives Engagement mit nachsichtiger Milde und duldsamem Humor ertrug.
Dank auch meinem orthopädischen Chef und Lehrer, Prof. Dr. med. E. MORSCHER, der sich mir, ebenso wie PD Dr. W. DICK, jederzeit mit klugem, sachverständigen Rat zur Verfügung stellte.
Über Herrn Dr. R. REHOREKS Karikaturen, in denen er unsere gemeinsamen, boshaften Angriffe gegen archaisches Denken und Handeln vortrefflich zum Ausdruck bringt, freue ich mich natürlich besonders. Ich bedanke mich dafür und daß ich seine karikaturistischen Zeichnungen in dieses Buch übernehmen durfte.
Dank sei Herrn Dr. R. CHRISTEN gesagt, der mir für mein Verständnis klinischer Medizin ganz wichtige Impulse gegeben hat und mir noch immer gibt.
Auch danke ich Herrn Prof. Dr. med. D. HAVEMANN, Direktor der Abteilung für Unfallchirurgie und Herrn Priv.-Doz. Dr. med. L. SCHRÖDER, stellvertretender Direktor der Abteilung für Unfallchirurgie der Universität Kiel, nicht nur dafür, daß ich einen ihrer Fälle im Buch publizieren durfte, sondern auch für die multizentrische Zusammenarbeit zwischen Kiel und Basel.
Ebenfalls danke ich Herrn Dr. R. LUSCHE, Städtisches Krankenhaus Lörrach, für die Überlassung der Unterlagen einiger interessanter und aufschlußreicher Frakturen und Verläufe, die ich in dieses Buch aufnehmen durfte.
Ganz besonderer Dank gebührt Frau CHARLOTTE GASSER, die mit unendlicher Fürsorge und geduldiger Bereitschaft meine zahlreichen Umstellungs- und Änderungswünsche im Manuskript immer geduldig ertrug und in die Tat umsetzte.
Nicht zuletzt sei dem Georg Thieme Verlag für die gute Zusammenarbeit und für die prompte Drucklegung gedankt.

Basel, im November 1985

LUTZ VON LAER

Inhaltsverzeichnis

Klinische Effizienz heißt:

- *mit einem Minimum an Aufwand ein Optimum an Endergebnis zu erreichen,*
- *die Selbstverantwortlichkeit des Patienten zu akzeptieren und zu fördern,*
- *vollständiger Verzicht auf schulmedizinische Apodiktik.*

Allgemeiner Teil

Wachstum und Wachstumsstörungen

Voraussetzung für die Behandlung kindlicher Frakturen und Luxationen ist die Kenntnis der Wachstumsphänomene am Skelett. Dies Wissen sollte sowohl die formkorrigierenden Potenzen des wachsenden Skelettes umfassen, als auch alle möglichen Reaktionen der Wachstumszonen des Skelettes auf ein adäquates Trauma.

Wachstum

Für das Dickenwachstum der Röhrenknochen ist das periost-endostale Regulationssystem verantwortlich, für das Längenwachstum die Epiphysenfugen (32, 48). Beide Systeme gemeinsam arbeiten nach dem von Roux (44) formulierten Gesetz und streben eine Knochenform an, die mit einem Minimum an Materialaufwand ein Maximum an Belastbarkeit gewährleistet.
Störungen des Dickenwachstums sind angesichts der guten Regenerationsfähigkeit des periost-endostalen Systems außerordentlich selten, in Form partieller oder vollständiger Pseudarthrosen.
Störungen des Längenwachstums hingegen sind außerordentlich häufig und in irgendeiner Form nach jeder Fraktur im Wachstumsalter zu erwarten.

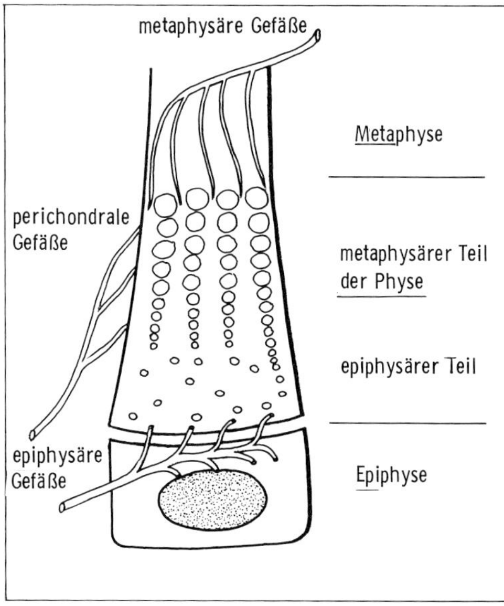

Abb. **1** Aufbau einer Epiphysenfuge (Physe). Aus klinisch-funktioneller Sicht sind zwei Anteile zu unterscheiden: ein metaphysärer Anteil mit Proliferationspotenz und ein metaphysärer Fugenanteil ohne Proliferationspotenz. Die Ernährung erfolgt über drei eigenständige Gefäßsysteme, die miteinander kommunizieren können

Längenwachstum und Verletzungsmöglichkeiten der Fuge

(s. auch Kapitel „Einteilung kindlicher Frakturen", S. 22.)
Die Epiphysenfuge ist das für das Längenwachstum verantwortliche Organ (Abb. **1**). Aus klinischer Sicht haben wir zwei Fugenanteile zu unterscheiden (32, 48): den epiphysären Anteil mit Proliferationspotenz und den metaphysären Anteil ohne Proliferationspotenz. Im epiphysären Teil überwiegt der Matrixanteil gegenüber den zellulären Elementen. Im metaphysären Teil der Fuge hingegen überwiegt der Zellanteil gegenüber der Matrix deutlich, da sich hier die Zellen zunehmend vergrößern. Am Übergang zur Metaphyse werden die vergrößerten, aufgeblasenen Knorpelzellen durch die eigentlichen Mineralisationsvorgänge dann endgültig umgebaut und ossifiziert. Umgeben ist die Fuge vom Perichondrium, das für das Dickenwachstum der knorpeligen Fuge verantwortlich zeichnet. Metaphyse, Perichondrium und Epiphyse mit ihren zugehörigen Fugenanteilen werden durch drei eigenständige Gefäßsysteme versorgt. Meta- und epiphysäres Gefäßsystem können vor allem über das perichondrale System miteinander kommunizieren (14, 32).
Die weit offene Fuge ist insgesamt ein ausge-

zeichneter Puffer gegenüber axialen Traumen und schützt dadurch das Gelenk. Isolierte Zermalmungen von Teilen des epiphysären Knorpels durch Axialtraumen (Crush), wie sie immer wieder in der Literatur geschildert werden (11, 39, 43, 47, 52, 53), sind unwahrscheinlich und konnten in unserem gesamten nachuntersuchten Krankengut nie festgestellt werden.
Aufgrund des überwiegend zellulären Anteils im metaphysären Teil der Fuge besteht hier vor allem gegenüber Scher- und Biegungskräften eine herabgesetzte Widerstandsfähigkeit. In diesem Bereich finden deshalb die Epiphysenlösungen statt. Der epiphysäre Teil der Fuge wird durch diese Verletzung mechanisch nicht tangiert und bleibt unversehrt an der Epiphyse hängen.

Axialtraumen führen bei noch weit offenen Fugen meist nur zu randständigen Läsionen, wobei der Frakturspalt die gesamte Epiphysenfuge durchkreuzt (Epiphysenfrakturen).

Der physiologische Fugenschluß

Bei der Entwicklung einer Fuge können wir grundsätzlich drei verschiedene Stadien unterscheiden (32): zuerst das Stadium des eigentlichen Wachstums, in dem sich Proliferations- und Mineralisationsvorgänge die Waage halten und die Fuge weit offen ist.
Kurz vor Wachstumsabschluß kommt es dann zu einer kurzfristigen Ruhepause, in der die Proliferationsvorgänge sistieren, die Mineralisationsvorgänge aber noch nicht aggressiv auf

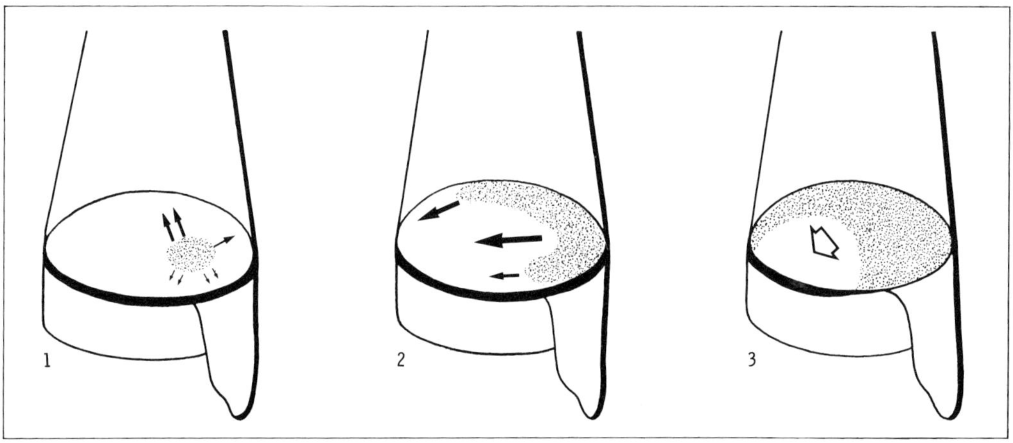

a

b

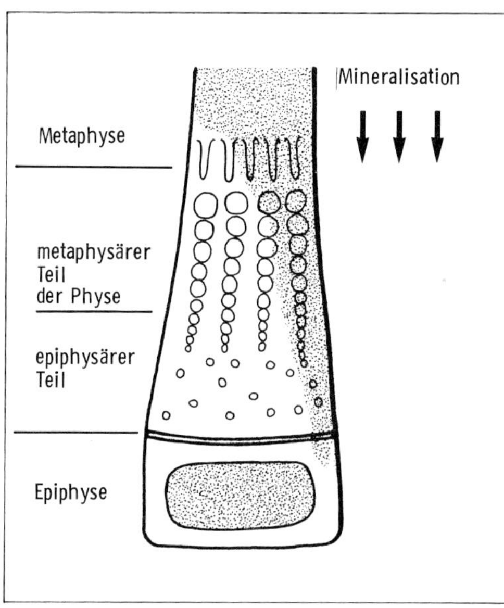

Abb. **2a** Physiologischer Fugenschluß. Als typisches Beispiel für den Ablauf des physiologischen Fugenschlusses ist die distale Tibiaepiphysenfuge zu nennen. Hier beginnt der Fugenschluß im vorderen Bereich des medialen Malleolus (1) und breitet sich langsam nach dorsal (2) und lateral (3) aus. Der vordere, laterale Quadrant wird erst zum Schluß des Ausreifungsvorganges mineralisiert

Abb. **2b** Physiologischer Fugenschluß. Die Mineralisation wandert bei abnehmender Proliferationspotenz langsam Richtung Fuge bis zur vollständigen knöchernen Verschmelzung von Metaphyse und Epiphyse den metaphysären Teil der Fuge übergreifen. Die Proliferationspotenz ist in dieser Phase sozusagen noch einmal weckbar. Erst in der letzten, der eigentlichen Verschlußphase sistiert die Proliferation vollständig, die Mineralisationsvorgänge aus dem metaphysären Grenzbereich greifen nun sukzessive auf den metaphysären, später auf den epiphysären Fugenanteil über, bis zur Verschmelzung mit der Epiphyse.

Der Zeitpunkt des physiologischen Fugenschlusses ist genetisch geregelt und von der Lokalisation der einzelnen Fugen, vom Geschlecht und von der individuellen Reifung des einzelnen Patienten abhängig.

Die Fugenreifung beginnt stets exzentrisch, wahrscheinlich am wichtigsten Punkt der epiphysären Blutversorgung (Abb. **2a**). Funktionell ist die Fuge schon als geschlossen zu bezeichnen, wenn der Großteil des metaphysären Fugenanteiles mineralisiert, der Großteil des epiphysären Fugenanteiles aber noch frei ist (Abb. **2b**). Radiologisch wäre dies höchstenfalls an einer dezenten Verschmälerung der Fuge zu erkennen. Eine sichere radiologische Beurteilung des Reifezustandes der Fuge ist nur dann möglich, wenn Metaphyse und Epiphysenkern zumindest partiell schon knöchern miteinander verschmolzen sind.

Erst in dem Stadium des beginnenden physiologischen Fugenschlusses wird das Gelenk gegenüber Axialtraumen deutlich vulnerabler, so daß das Anfangsstadium der Fugenreifung nur an der besonderen Art der Gelenkverletzung erkannt werden kann (s. Übergangsfrakturen) (12, 18, 37).

Wachstumsstörungen

Grundsätzlich müssen wir zwei Arten von Wachstumsstörungen voneinander unterscheiden: Störungen mit Steigerung der Fugenfunktion und Störungen mit Hemmung der Fugenfunktion. Beide Arten können eine oder mehrere Fugen in ihrer gesamten Ausdehnung oder auch nur Teile einer Fuge betreffen. Beide Wachstumsstörungen können nur dann vorkommen, wenn die Fugen noch offen sind. Prämature, schon fast völlig ausgereifte oder auch schon geschlossene Fugen führen nicht mehr zu Wachstumsstörungen. Diese Erkenntnis ist banal, wird aber außerordentlich oft – vor allem bei der Therapie von Epiphysenfrakturen – außer acht gelassen (11, 52). Deshalb ist das Auftreten einer Wachstumsstörung auch weniger vom Ort der anatomischen Läsion abhängig als vielmehr vor allem vom Alter des Patienten beim Unfall.

Die Dauer der Wachstumsstörung ist unterschiedlich: Die stimulativen Wachstumsstörungen sind immer relativ eng zeitlich begrenzt, da sie direkt vom Ausmaß und von der Dauer der Reparationsvorgänge abhängig sind.

Die hemmenden Wachstumsstörungen und deren Folgen hingegen sistieren – unabhängig von Umbau- und Regenerationsvorgängen – erst mit Wachstumsabschluß.

Stimulative Wachstumsstörungen mit ihren unterschiedlichen Folgen sind nach jeder Fraktur im Wachstumsalter zu erwarten.

Hemmende Wachstumsstörungen hingegen sind fakultativ und treten, je näher eine knöcherne Läsion der Epiphysenfuge und damit dem Gelenk liegt, desto häufiger auf.

Stimulative Wachstumsstörungen

– *Die posttraumatische Stimulation einer oder mehrerer Fugen in ihrer gesamten Ausdehnung* (= die typische Reaktion des wachsenden Skelettes auf ein adäquates Trauma).

Die Reparation jeder Fraktur führt zu einer mehr oder weniger ausgedehnten Hyperämie der sie umgebenden Fugen (49). Dadurch kommt es zur Funktionssteigerung des jeweiligen Funktionszustandes dieser hyperämisierten Fugen. Das Ausmaß der Folgen ist abhängig vom Ausmaß des Remodelings und vom Zeitpunkt und der Häufigkeit später Repositionen und Operationen jenseits des 5. Tages nach dem Trauma: Je mehr Remodeling und verspätete Repositionen und Operationen, desto größer das Ausmaß der Folgen.

Die Folgen dieser stimulativen Wachstumsstörungen sind jedoch unterschiedlich und vom Funktionszustand der jeweils betroffenen Fugen zum Zeitpunkt des Unfalls abhängig (Abb. **3**) (32): Fällt das Trauma in die eigentliche Phase des Wachstums, so kommt es zur mehr oder weniger ausgedehnten Längenzunahme des lädierten Skelettabschnittes.

Fällt das Trauma in die prämature Ruhepause, so führt die Funktionssteigerung zur passageren Längenzunahme. Im Rahmen der Hyperämie kommt es aber dann zum verfrühten Fugenschluß gegenüber der unbeteiligten Gegen-

seite, so daß die anfänglich geringgradige Verlängerung durch diesen vorzeitigen Fugenschluß wieder ausgeglichen wird.
Fällt das Trauma in die eigentliche Verschlußphase, so wird diese beschleunigt. Es kommt zum vorzeitigen Ausreifen der Fuge mit geringgradiger Verkürzung des betroffenen Skelettabschnittes.
Primär-therapeutisch kann diese Wachstumsstörung nur indirekt beeinflußt werden, indem die Reparationszeit verkürzt wird. Dies gelingt auf konservativem Weg nur durch Herabsetzen der Remodelingsvorgänge, d. h. durch Vermeiden von Fehlstellungen, die im Verlauf des weiteren Wachstums wieder „spontan" korrigiert werden müßten, ohne daß jenseits des 5. Tages Repositionen durchgeführt werden (15, 23). Auf operativem Weg ist dieser Forderung primär gut nachzukommen, jedoch bedeutet die spätere Metallentfernung eine zusätzliche Stimulation der Fuge (55).
Die vor allem von Blount (6) empfohlene, prophylaktische Verkürzungsfehlstellung vermag die spätere Verlängerung nicht zu verhindern, da sie stets mit einer mehr oder weniger ausgeprägten Seit-zu-Seit-Verschiebung einhergeht. Diese Seit-zu-Seit-Verschiebung bedeutet ein protrahiertes Remodeling und damit eine verlängerte Reparation (s. Kapitel „Korrekturmechanismen", S. 9).

– Die partielle Stimulation einer Wachstumsfuge
Dies ist eine sehr seltene Wachstumsstörung, die lediglich nach fugenkreuzenden (Abb. **4**) oder fugennahen (s. Abb. **16**) Konsolidationsstörungen anzutreffen ist (20, 32, 35, 36).
Die protrahierten und verstärkten Umbauvorgänge im Bereich der Konsolidationsstörungen, der „partiellen" oder vollständigen Pseudarthrosen, bewirken eine partielle Stimulation der betroffenen oder nahegelegenen Fuge mit konsekutivem partiellem Mehrwachstum. Mit Durchbau des konsolidationsgestörten Bereiches ist diese Wachstumsstörung beendet.
Durch primäre Kompression des konsolidationsgefährdeten Bezirkes kann diese Wachstumsstörung als einzige aller Wachstumsstörungen primär-therapeutisch zuverlässig beeinflußt, d. h. vermieden, werden.

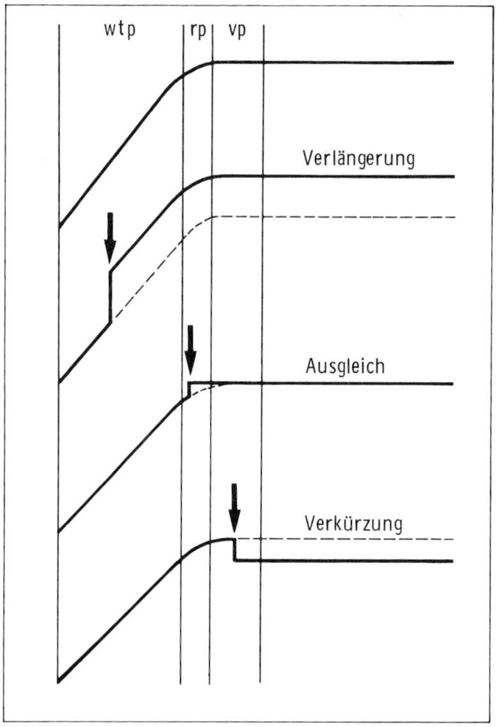

Abb. **3** Reaktion der Epiphysenfugen auf eine Fraktur. In der eigentlichen Wachstumsphase (wtp) kommt es zur mehr oder weniger ausgeprägten persistierenden posttraumatischen Verlängerung. In der prämaturen Ruhepause (rp) kann es nach primärer Verlängerung durch vorzeitigen Verschluß der Fuge zum Ausgleich dieser Verlängerung kommen. In der Verschlußphase (vp) führt der vorzeitige Fugenschluß gegenüber der unbeteiligten Gegenseite zur – meist dezenten – Verkürzung des betroffenen Skelettabschnittes

Hemmende Wachstumsstörungen

– Der vollständige vorzeitige Verschluß einer Epiphysenfuge
Diese Wachstumsstörung ist sehr selten und meist nur dann anzutreffen, wenn es im Rahmen schwerer Weichteil- und Quetschverletzungen zur vollständigen Schädigung des epiphysären Gefäßsystemes und damit zum Untergang des gesamten Fugenknorpels gekommen ist (32). Sie kann aber auch nach metaphysären Frakturen beobachtet werden, bei

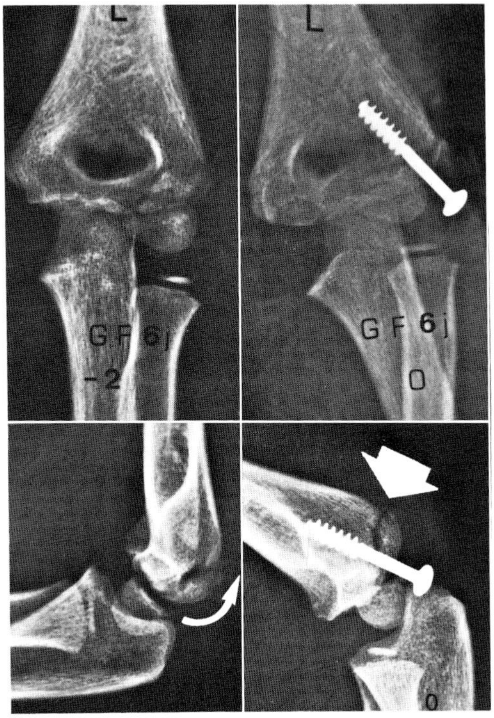

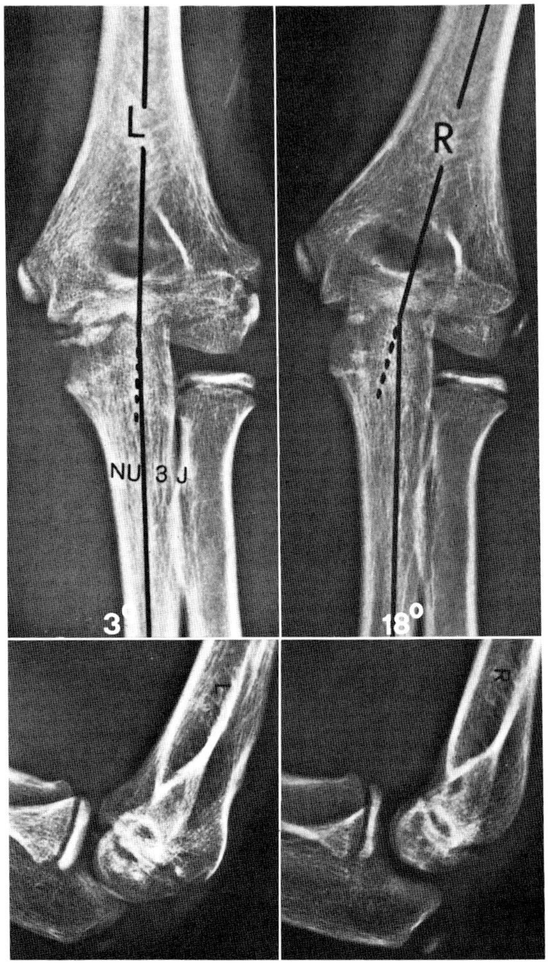

Abb. **4** Wachstumsstörung (WTS) der partiellen Stimulation einer Wachstumsfuge. 6jähriger Knabe mit einer linksseitigen dislozierten Fraktur des Condylus radialis humeri. Am Unfalltag wurde die offene Reposition und Fixation durch eine Kleinfragment-Zugschraube vorgenommen. Am Klaffen des Frakturspaltes im seitlichen Bild ist ersichtlich, daß die Fraktur durch die Osteosynthese nicht unter Kompression gebracht werden konnte. Die dadurch bedingte Konsolidationsverzögerung führte zur hier typischen WTS, zur radialen passageren Stimulation der distalen Humerusfuge. Daraus resultierte eine mäßige Varisierung der Ellbogenachse

denen es aus „unerklärlichen“ Gründen zum zumindest passageren vollständigen Unterbruch des epiphysären Ernährungssystemes gekommen ist (Abb. **5**). Die aus dieser Wachstumsstörung resultierende vorzeitige Verknöcherung der gesamten Fuge führt zur zunehmenden Verkürzung des lädierten Skelettabschnittes bis Wachstumsabschluß: Je jünger der Patient und je größer der Wachstumsanteil der betroffenen Fuge, desto größer das Ausmaß der Verkürzung.
Eine primär-therapeutische Beeinflussung dieser Wachstumsstörung ist nicht möglich.

– *Der partielle vorzeitige Verschluß einer Wachstumsfuge*
Diese Wachstumsstörung ist nach metaphysären Frakturen, inklusive den Epiphysenlösungen (s. spezieller Teil, proximaler Humerus, distaler Femur, proximaler Radius und distale Tibia), ebenso zu beobachten wie nach Epiphysenfrakturen (Abb. **6**). Bei letzteren kann es durch das knöcherne Auffüllen des die Fuge kreuzenden Frakturspaltes zur „banding“-Brücke zwischen Epi- und Metaphyse kommen, zur sogenannten „Ausheilungsbrücke“ (1, 9, 27). Je nach dem Ausmaß dieser Band-

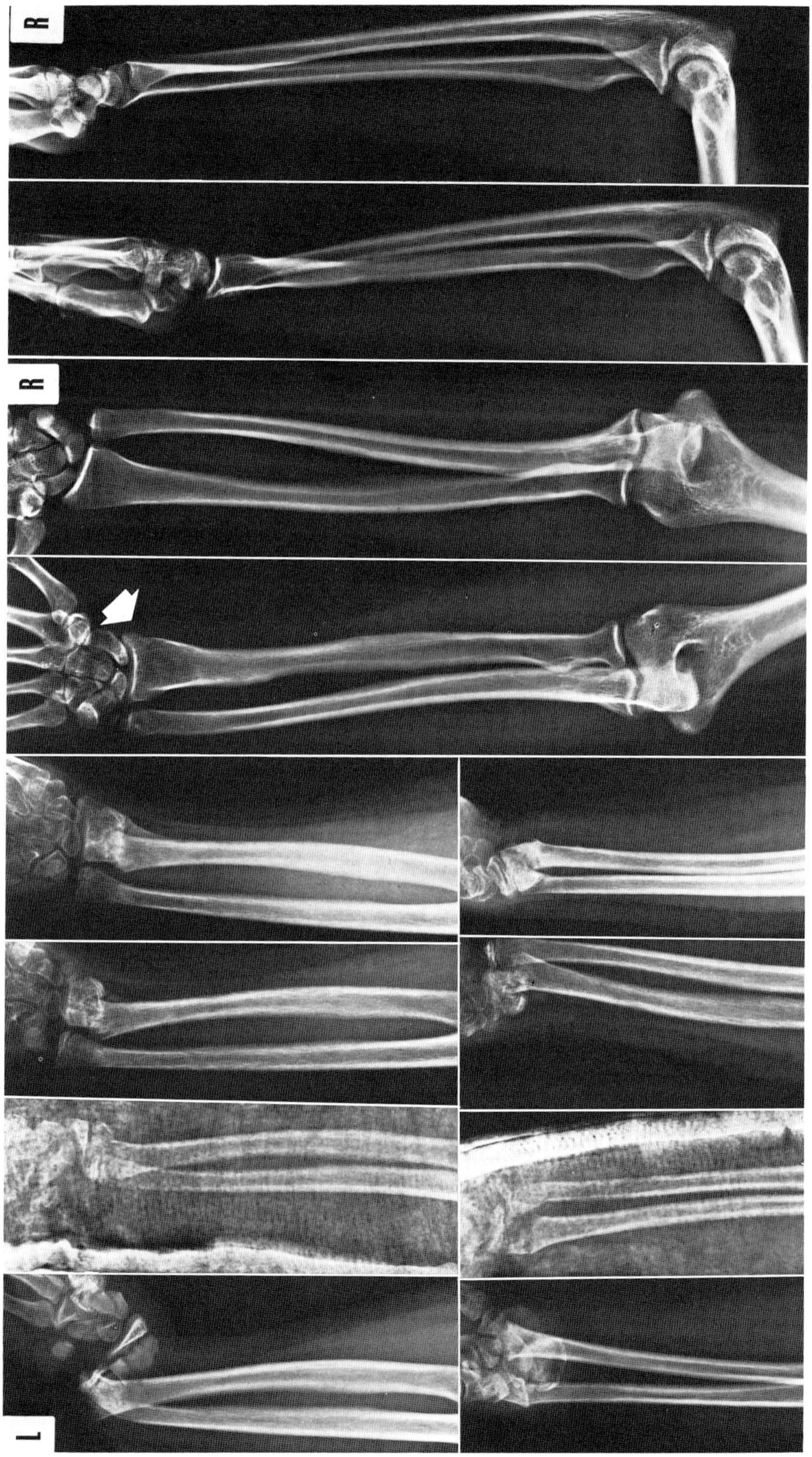

Abb. **5** Wachstumsstörung des vollständigen vorzeitigen Verschlusses einer Wachstumsfuge. 11jähriges Mädchen mit distaler Vorderarmfraktur links. Der Radius war vollständig disloziert. Die Fraktur wurde am Unfalltag geschlossen reponiert. Sie konsolidierte in leichter dorsoradialer Abkippung des distalen Fragmentes und dezenter Seit-zu-Seit-Verschiebung. Bei der Nachuntersuchung nach 10 Jahren zeigte sich eine deutliche Verkürzung des distalen Radius gegenüber der Ulna. Die eigentliche Fehlstellung war korrigiert worden. Vermutlich war es via Gefäßläsion zum weitgehenden Untergang des Wachstumsknorpels des distalen Radiusendes gekommen, was zur Verkürzung des Radius geführt hat

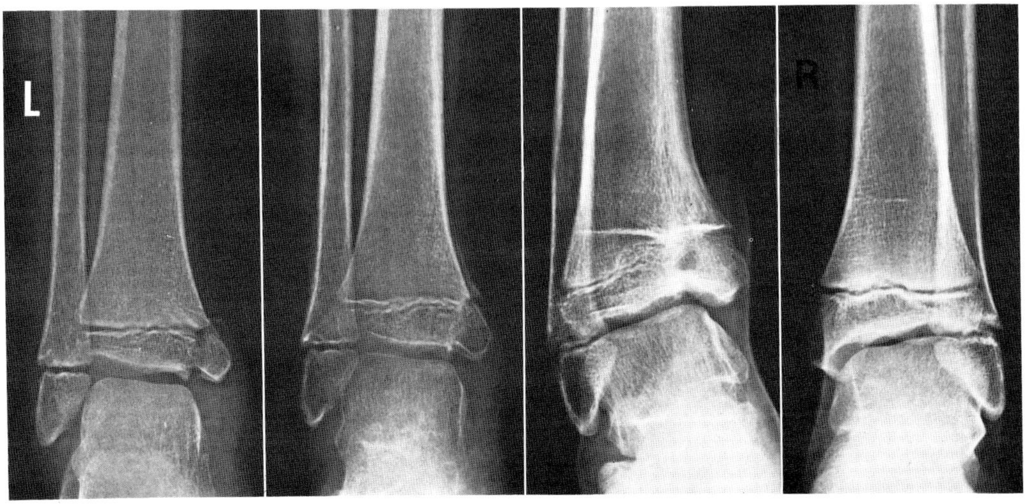

Abb. **6** Wachstumsstörung des partiellen vorzeitigen Verschlusses einer Wachstumsfuge. 9jähriger Knabe mit dislozierter typischer Epiphysenfraktur im Bereich des medialen Malleolus. Die Fraktur wurde konservativ im Unterschenkelgips für 6 Wochen behandelt. Im weiteren Verlauf kam es zur metaepiphysären Brückenbildung mit konsekutivem Varusfehlwachstum. Aufgrund des Ausmaßes der „banding"-Brücke muß angenommen werden, daß ein Gefäßschaden mit konsekutiver „Nekrosenbrücke" die Ursache für diese WTS darstellt

ing-Brücke kann das Wachstum in diesem Bereich dann sistieren und zum zunehmenden Fehlwachstum führen, oder die Brücke kann durch die Wachstumsschubkräfte wieder gesprengt werden. Derartige Banding-Brücken sind jedoch nicht obligatorisch nach Epiphysenfrakturen zu erwarten. Diese Brücken können durch partielle Gefäßläsionen als sogenannte „Nekrosenbrücken" auch nach metaphysären Frakturen, inklusive den Epiphysenlösungen, und metaphysären Bandausrissen auftreten (27, 28). Der vielzitierte „crush" hat meiner Ansicht nach keine klinische Bedeutung und dient höchstenfalls als willkommene Exkulpation, wenn es im Rahmen einer Osteosynthese doch noch zu einer derartigen Wachstumsstörung gekommen ist (Abb. **7**) (22, 28, 36).

Primär-therapeutisch kann lediglich bei Epiphysenfrakturen durch Verkleinerung des Frakturspaltes das Ausmaß einer möglichen „Ausheilungsbrücke" durch eine „wasserdichte" Kompressionsosteosynthese vermindert werden. „Nekrosen-Brücken" nach Gefäßschäden können jedoch primär-therapeutisch nicht beeinflußt werden (s. Abb. **245**) (22, 27). Damit ist auch die Wachstumsstörung des vorzeitigen partiellen Verschlusses primär-therapeutisch nicht zuverlässig zu beeinflussen.

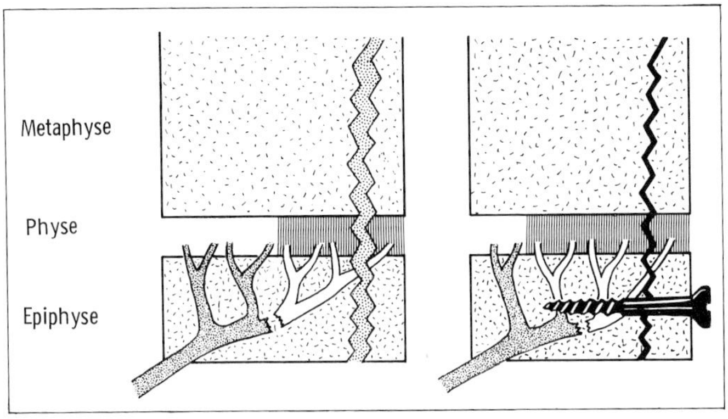

Abb. **7** Wachstumsstörung des partiellen Verschlusses einer Wachstumsfuge. Auch nach „wasserdichten" korrekten Kompressions-Osteosynthesen kann es via Gefäßläsion zum vorzeitigen partiellen Fugenverschluß mit konsekutivem Fehlwachstum kommen (s. auch Abb. **245**) (aus Z. Kinderchir. 36 [1982] 125)

Korrekturmechanismen des wachsenden Skelettes

Tabelle **1** Korrekturmechanismen im Wachstumsalter

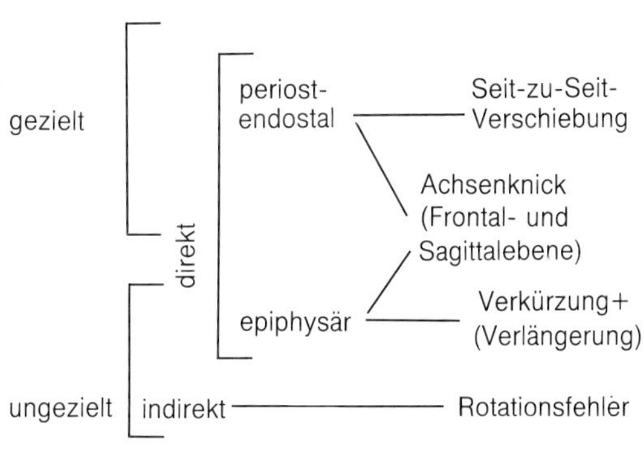

Grundsätzlich ist im Verlauf des Wachstums die Korrektur von Fehlstellungen in allen drei Ebenen möglich. Bei den Korrekturmechanismen haben wir verschiedene Formen zu unterscheiden (Tab. **1**) (23, 32): Wir kennen direkte und indirekte Korrekturmechanismen. Bei den direkten müssen wir unterscheiden zwischen rein periostalen, rein epiphysären und kombiniert periostal-epiphysären Korrekturen.
Die periostalen und periostal-epiphysären Korrekturmechanismen arbeiten stets nach dem Rouxschen Gesetz: Sie versuchen, die ursprüngliche Form wiederherzustellen, um mit einem Minimum an Material ein Maximum an Belastbarkeit zu erreichen. Dazu erfolgt im Schaftbereich durch periostalen Anbau auf der Seite der größten Druckbeanspruchung bei gleichzeitigem endostalem Abbau auf der Seite der minderen Belastung das Remodellieren des Schaftes auf die ursprüngliche Form. Parallel zu diesem Vorgang vermag sich die Epiphysenfuge – im Fall von Achsenknicken – durch ungleichmäßiges Längenwachstum wieder senkrecht zur Belastungsebene einzustellen. Diese Korrekturen erfolgen also gezielt.
Die epiphysären Korrekturen erfolgen ungezielt, da sie (s. „stimulative Wachstumsstörung") ausschließlich Folge der Reparationsvorgänge um die Fraktur sind.
Bei der Korrektur von Rotationsfehlern handelt es sich um völlig indirekte, ungezielte Korrekturen, die mit den Reparationsvorgängen um die Fraktur überhaupt nichts zu tun haben. Sie können an allen Röhrenknochen im Rahmen physiologischer Detorsionsvorgänge erfolgen.
Ebenso wie das Auftreten von Wachstumsstörungen sind derartige Korrekturen vornehmlich vom Alter des Patienten beim Unfall abhängig: Je jünger der Patient, desto eher werden Fehlstellungen korrigiert, je älter, desto weniger. Weiterhin sind derartige Korrekturen abhängig von der Lokalisation, d. h. vom Wachstumsanteil der nächstliegenden Fugen und von der funktionellen Belastung durch die umgebende Muskulatur und der die Fraktur umgebenden Gelenke sowie von der statischen Belastung.
Die Epiphysenfugen sind in unterschiedlichem Maß am Längenwachstum des einzelnen Knochens beteiligt (Abb. **8**) (32, 43). An den oberen Extremitäten ist diese Exzentrität ausgeprägter als an den unteren. Die hochprozentig wachsenden Fugen verschließen sich wesentlich später als die niedrigprozentig wachsenden Fugen. Fehlstellungen in der Nähe hochprozentig wachsender Fugen werden dementsprechend besser korrigiert als Fehlstellungen in der Nähe niedrigprozentig wachsender Fugen.
Fehlstellungen in der Hauptbewegungsebene des Körpers, der Sagittalebene, werden grundsätzlich besser korrigiert als Fehlstellungen in der Frontalebene. Diese Regel gilt besonders dann, wenn Fehlstellungen in der Nähe von Scharniergelenken liegen (z. B. Ellbogen, Interphalangealgelenke von Fingern und Zehen). Hier werden Achsenfehler, die entgegen der Bewegungsebene liegen, im Verlauf des

weiteren Wachstums überhaupt nicht mehr korrigiert (17, 29). Achsenfehler jedoch, die in der Bewegungsebene dieser Gelenke liegen, werden im allgemeinen gut korrigiert.

– *Korrektur der Seit-zu-Seit-Verschiebung*
Hier handelt es sich um eine rein periostale Korrektur (Abb. **9**). Durch periostales Remodeling erfolgt – altersabhängig – die Wiederherstellung der ursprünglichen Form. Seit-zu-Seit-Verschiebungen um volle Schaftbreite werden praktisch an allen Lokalisationen des Skelettes bis zu einem Alter von 10–12 Jahren zuverlässig wieder korrigiert. Eine Ausnahme bildet das proximale Radiusende. Hier werden – unabhängig vom Alter – keinerlei Seit-zu-Seit-Verschiebungen im Verlaufe des weiteren Wachstums korrigiert (30).

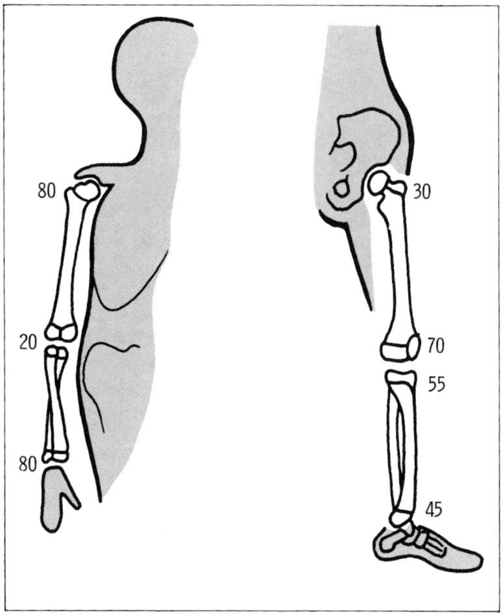

Abb. **8** Wachstumsanteil der einzelnen Epiphysenfugen am Längenwachstum der zugehörigen Knochen in Prozenten. Der Wachstumsanteil der einzelnen Epiphysenfugen ist an den oberen Extremitäten exzentrischer verteilt als an den unteren Extremitäten

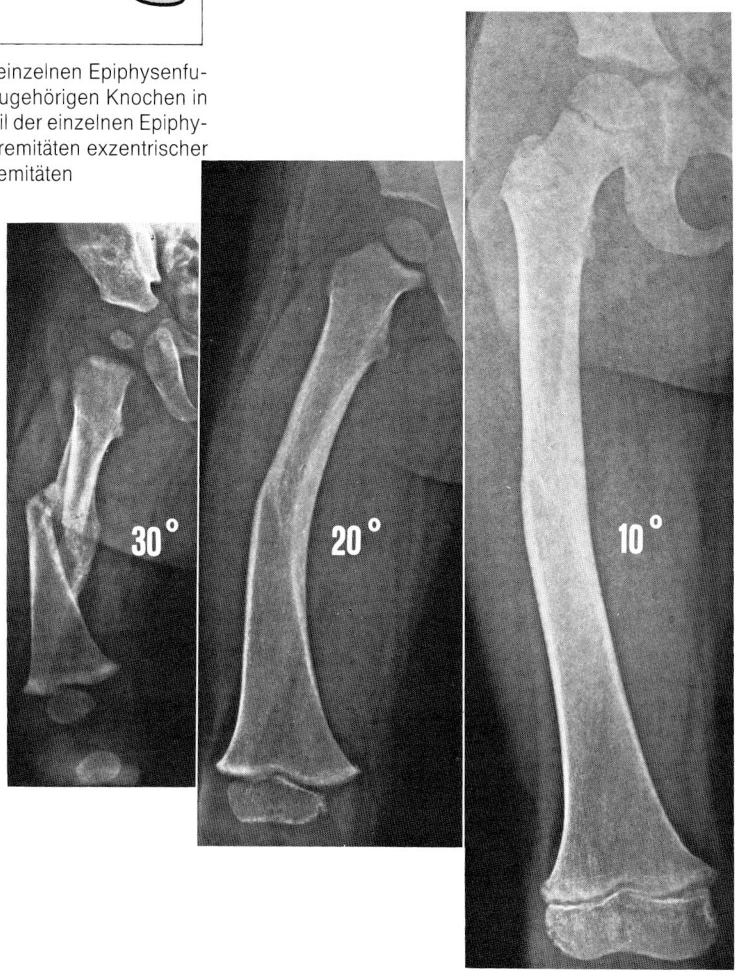

Abb. **9** Periostale und periostal-epiphysäre „Spontankorrekturen". Bei einem 6 Monate alten Knaben konsolidierte eine Oberschenkelschaftfraktur im Varus von 30°, in Seit-zu-Seit-Verschiebung über volle Schaftbreite und in Verkürzung. Im weiteren Verlauf korrigierte sich die Varusfehlstellung und die Seit-zu-Seit-Verschiebung fast vollständig. Das verlängerte Remodeling führte zur „überschießenden" Korrektur der ehemaligen Verkürzungsfehlstellung. Bei der Nachuntersuchung nach 4 Jahren bestand eine Beinverlängerung der ehemals gebrochenen Seite von 1 cm (aus *von Laer, L.*: Skelett-Traumata im Wachstumsalter. Hefte zur Unfallheilkunde 166. Springer, Heidelberg 1984)

– *Korrektur von Achsenfehlern in der Frontal- und Sagittalebene*
Es handelt sich um eine kombinierte Korrektur von periostal-endostalen und epiphysären Mechanismen. Der in der Metaphyse oder Diaphyse liegende Achsenknick wird durch periostalen Anbau und endostalen Abbau – ebenso wie Seit-zu-Seit-Verschiebungen – remodelliert. Parallel zu dieser Korrektur stellt sich die Epiphyse durch ungleichmäßiges Längenwachstum wieder senkrecht zur Belastungsebene ein (s. Abb. **9**) (32, 38, 46). Derartige Korrekturen sind abhängig von der Wachstumserwartung des Patienten (Korrekturen bis zum 10. Lebensjahr zuverlässiger als jenseits des 10. Lebensjahres), von der Wachstumserwartung der einzelnen Fuge (hochprozentig wachsende Fugen bleiben länger offen als niedrigprozentig wachsende) und von der Funktionsrichtung der nächstliegenden Gelenke und der die Fehlstellung umgebenden Muskulatur (Achsenfehler in der Sagittalebene des Körpers werden besser korrigiert als die in der Frontalebene, der Varus besser als der Valgus).

Ist der funktionelle Korrekturreiz (statisch oder funktionell) beschränkt oder fehlt er, so bildet sich die Fehlstellung nur teilweise zurück oder persistiert völlig unverändert (Abb. **10**).

Im Interesse der Beinlängendifferenzen (s. S. 5) plädieren wir dafür, an den unteren Extremitäten wenn immer möglich keine Fehlstellungen zu belassen, auch wenn sie zuverlässig korrigiert würden (25, 31).

An den oberen Extremitäten sind derartige Achsenkorrekturen besonders stark ausgeprägt. Da hier geringgradige, posttraumatische Längendifferenzen klinisch keine wesentliche Rolle spielen, können an den oberen Extremitäten zuverlässige Fehlstellungskorrekturen eher mit in die Primärtherapie einbezogen werden. Im Bereich des proximalen Humerusendes (s. Abb. **49**) und des distalen Vorderarmes (Abb. **11**) sind diese Korrekturen besonders deutlich ausgeprägt. Die Ausnahme von allen Regeln macht das proximale Radiusende. Auch hier werden Fehlstellungen in der Frontal- und Sagittalebene, obwohl hier keine

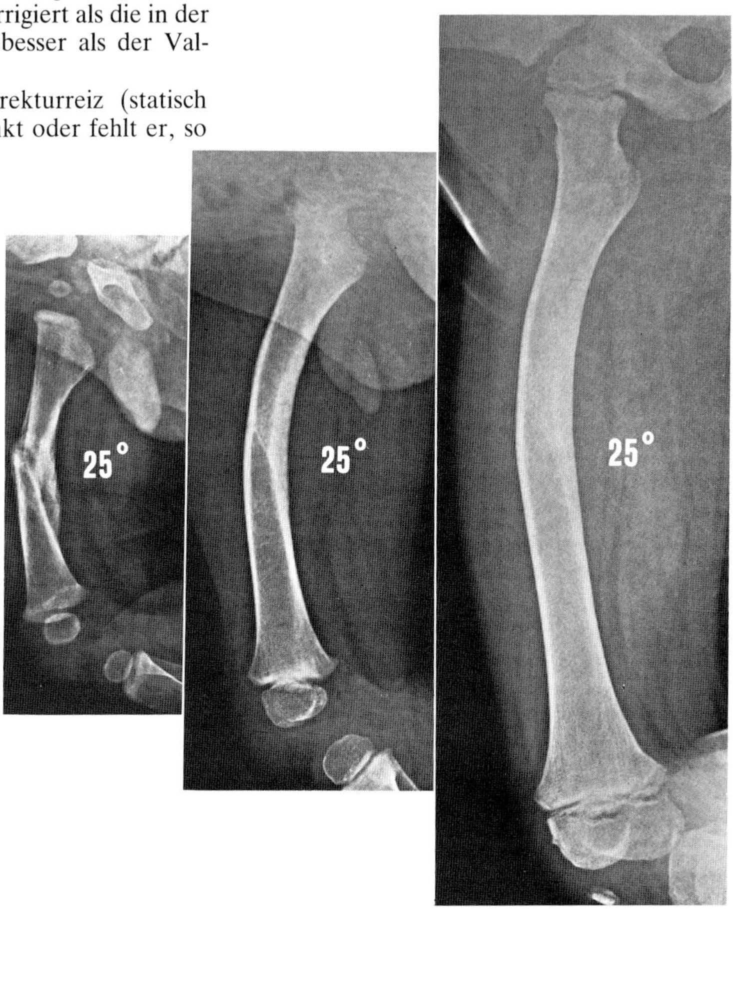

Abb. **10** Grenzen der periostalen „Spontankorrekturen". Bei mangelndem funktionellem Reiz auf das periostal-endostale Korrektursystem persistiert die Fehlstellung, wie hier die Antekurvation von 25° am Oberschenkel des Patienten aus Abb. **9** über Jahre hinweg und diminuiert sich nur unwesentlich bis gar nicht (aus *von Laer, L.*: Skelett-Traumata im Wachstumsalter. Hefte zur Unfallheilkunde 166. Springer, Heidelberg 1984)

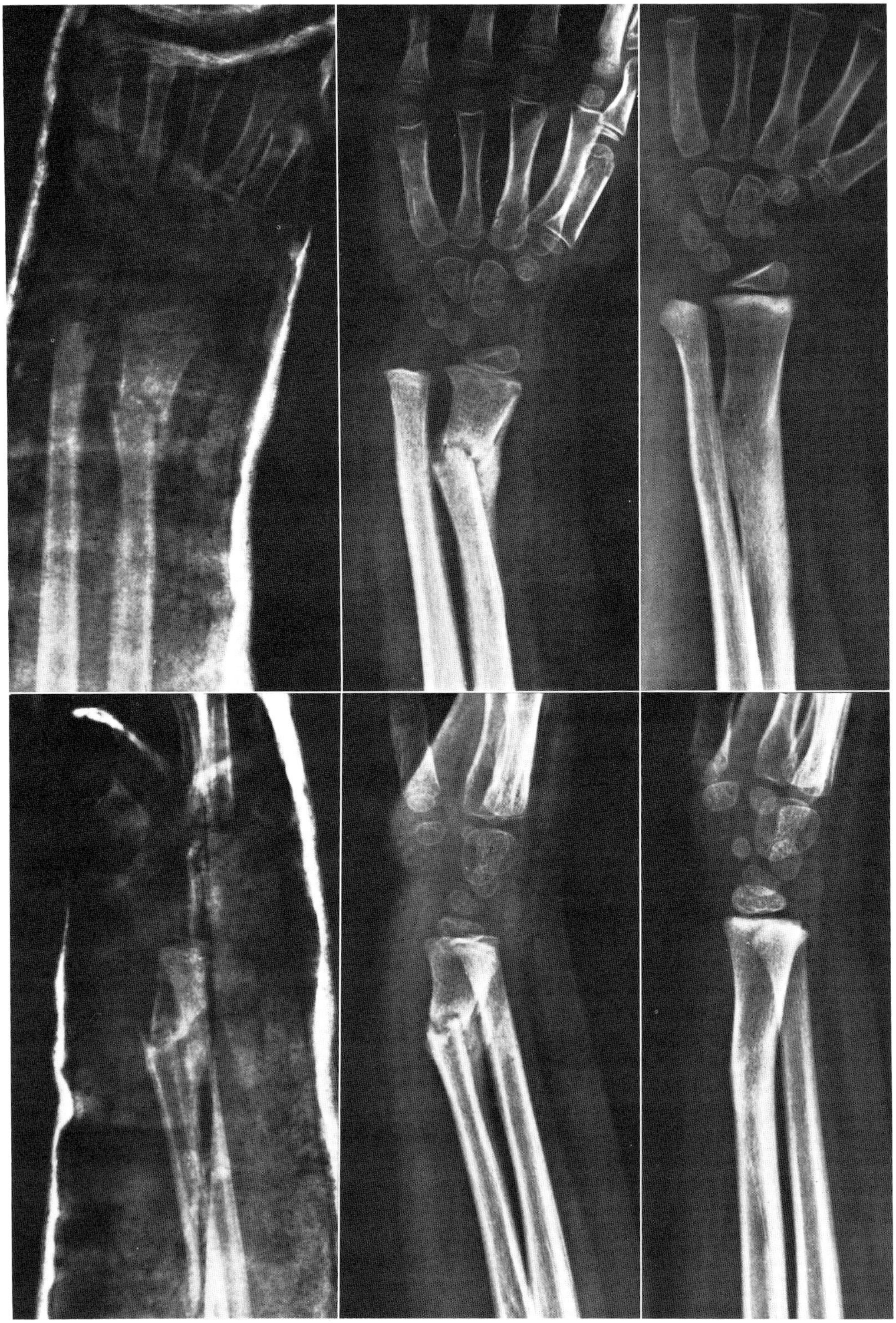

Abb. **11**

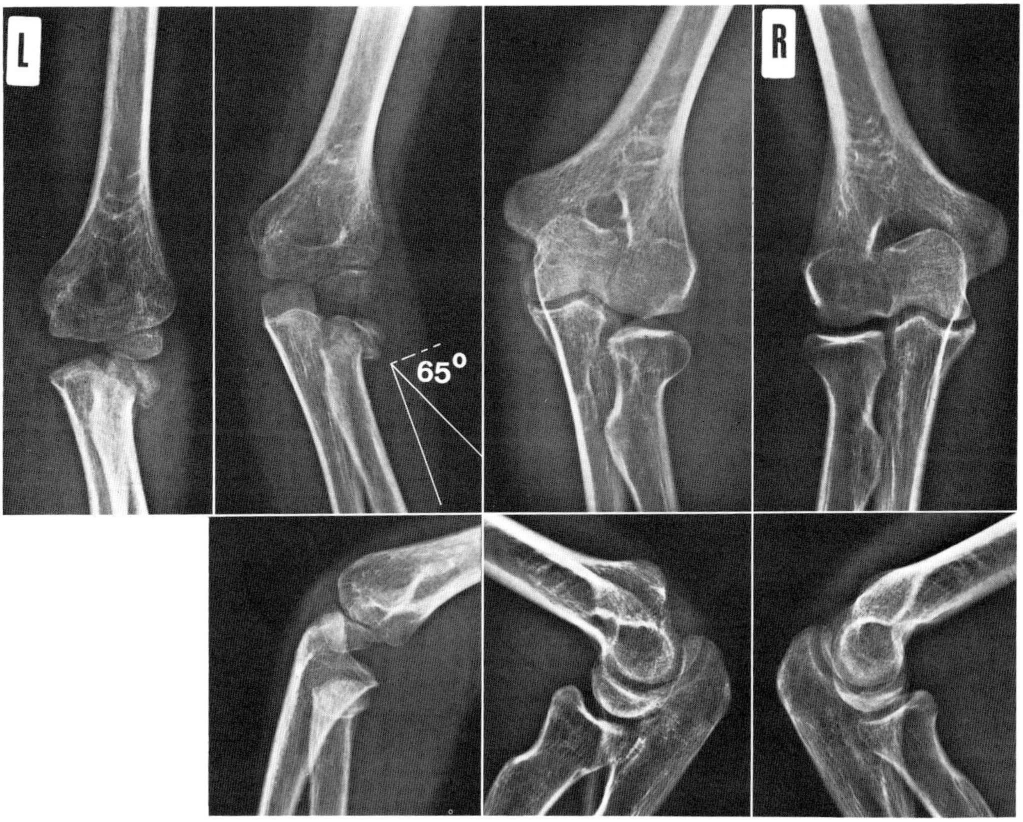

Abb. **12** „Spontankorrektur" von Achsenfehlern in der Frontal- und Sagittalebene. 10jähriger Knabe mit dislozierter Epiphysenlösung des proximalen Radiusendes, die trotz geschlossenen Repositionsversuches in einer Abkippung von 65° konsolidierte. Bis zu der Nachuntersuchung nach 7 Jahren war die Fehlstellung trotz der mangelnden funktionellen Belastung an dieser Stelle und der nur niedrigprozentig wachsenden Fuge durch das weitere Wachstum wieder vollständig korrigiert worden. Es bestand trotz der Verplumpung des proximalen Radiusendes keine Funktionseinschränkung der Pro- und Supination

hochprozentig wachsende Fuge in der Nähe liegt und die funktionelle und statische Belastung der Fuge fehlt, im weiteren Wachstum wieder anstandslos ausgeglichen (Abb. **12**). Als Altersgrenze für diese Korrekturen an den genannten drei Stellen ist das 10.–12. Lebensjahr zu nennen. Jenseits dieser Altersgrenze sollte keine Fehlstellung mehr belassen werden. Innerhalb dieser Altersgrenze können Achsenfehler in der Frontal- und Sagittalebene bis zu 60° korrigiert werden (32).

– *Korrektur der Verkürzungsfehlstellung*

Hier handelt es sich um eine rein epiphysäre Korrektur via posttraumatische Hyperämie der die Fraktur umgebenden Wachstumsfugen. Diese führt zur Funktionssteigerung der Fugen und damit meist zur Verlängerung des betroffenen Skelettabschnittes (s. „stimulative Wachstumsstörung", S. 4). Dies kann zur „Korrektur" einer primären Verkürzungsfehlstellung führen. Da derartige Verkürzungsfehlstellungen stets mit einer mehr oder weniger ausgeprägten Seit-zu-Seit-Verschiebung vergesellschaftet sind, bedeutet dies ein verlängertes Remodeling und damit einen vermehrten Längenzuwachs (s. Abb. **9**). Dies

◁ Abb. **11** „Spontankorrektur" von Achsenfehlern in der Frontal- und Sagittalebene. 3jähriger Knabe mit dislozierter distaler Radiusfraktur. Die Fraktur konsolidierte in Radial- und Dorsalabkippung von je 30°. Bis zu einem Jahr nach dem Unfall war die Fehlstellung in beiden Ebenen im weiteren Wachstum wieder nahezu vollständig korrigiert worden

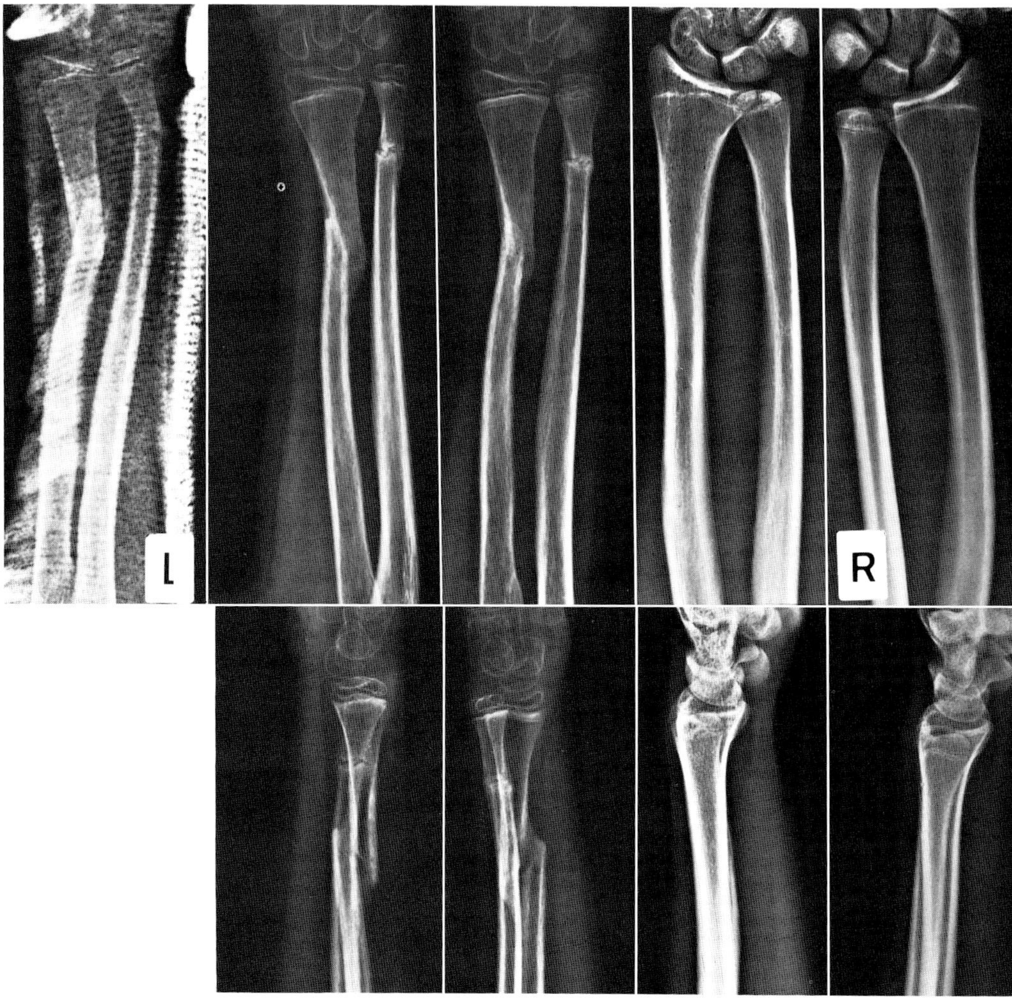

Abb. **13** Gezielte „Spontankorrektur" einer Verkürzungsfehlstellung. 11jähriger Knabe mit distaler Vorderarmschaftfraktur, die in deutlicher Verkürzung des Radius gegenüber der Ulna konsolidierte. Bis zur Nachuntersuchung nach 6 Jahren hatte sich die Verkürzung wieder auf die korrekte Längenrelation zwischen Radius und Ulna, nicht aber gegenüber der unbeteiligten Gegenseite ausgeglichen

führt dann letzten Endes trotz der primären Verkürzung doch noch zur Verlängerung des betroffenen Skelettabschnittes. Bei jugendlichen Patienten würde eine primäre Verkürzungsfehlstellung durch die Stimulation der Fugen nur verstärkt.

Da eine gezielte Korrektur von Längendifferenzen grundsätzlich nicht stattfindet, ist eine zuverlässige primäre Längenprognose nicht möglich (32).

Gezielte Längenkorrekturen konnten wir – als Ausnahme – bisher nur am Vorderarm beobachten. Sie betreffen jedoch nicht die Längenrelation zur Gegenseite, sondern nur das Längenverhältnis zwischen Radius und Ulna. Diese Relation wird bis zum Wachstumsabschluß stets seitengleich wieder hergestellt (32) (sowohl primäre Verkürzungsfehlstellungen, als auch posttraumatische Verlängerungen, nicht aber Verkürzungen eines der beiden Knochen als Folge eines vorzeitigen Fugenverschlusses [Abb. **13**]).

– *Korrektur der Verlängerungsfehlstellung*

Sie ist nur iatrogen als Folge von Extensionen anzutreffen und wird im Verlauf des weiteren Wachstums nicht mehr korrigiert.

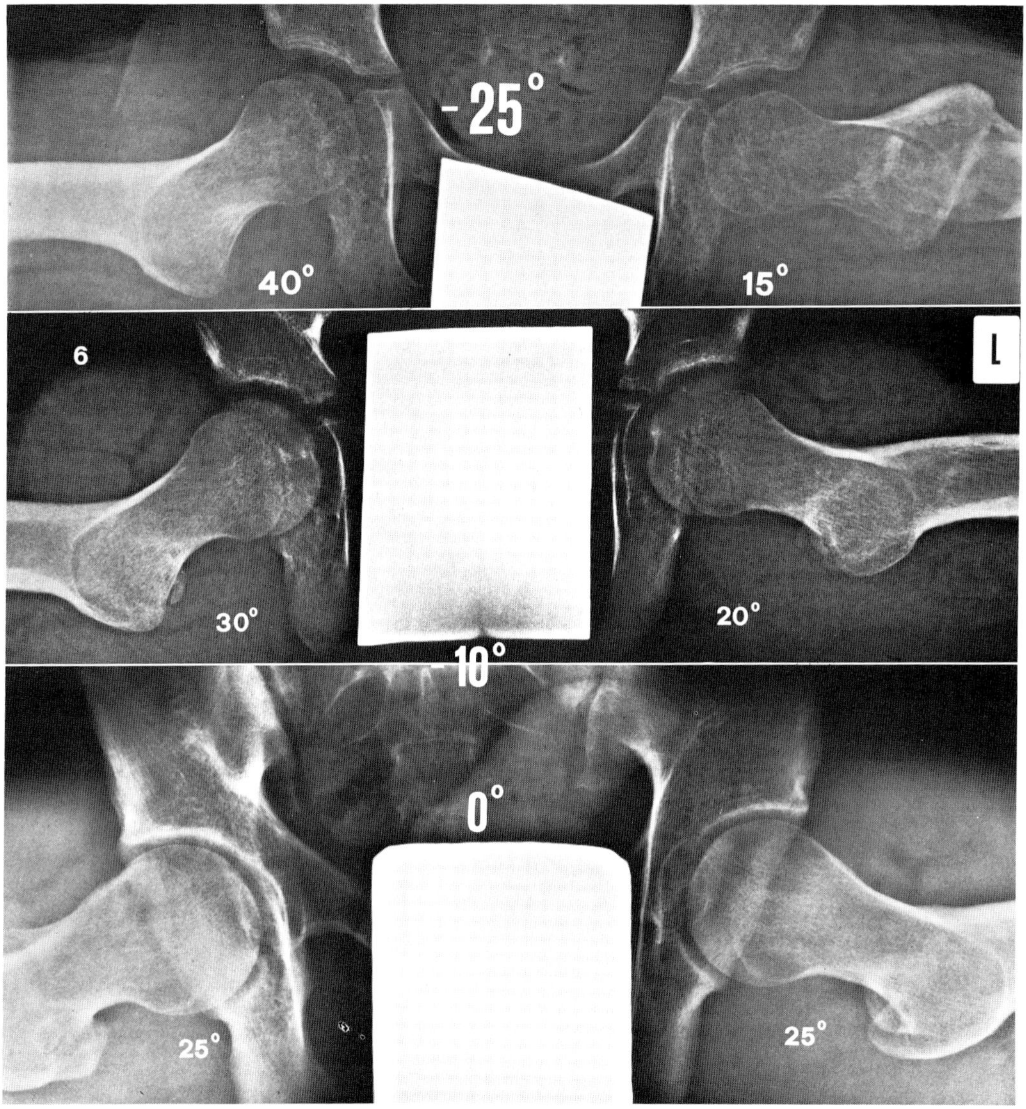

Abb. **14** „Spontankorrektur“ eines Rotationsfehlers. Die klinische Bedeutung eines posttraumatischen Rotationsfehlers am Oberschenkel wird oft überschätzt und aus der idiopathischen Mücke ein praearthrotischer Elefant gemacht. Klinisch und radiologisch stellt sich ein Rotationsfehler in einer Antetorsionsdifferenz der Schenkelhälse dar. Durch Detorsion der unbeteiligten Seite wird der häufigste, der Außenrotationsfehler des distalen Fragmentes, im Verlauf des Wachstums wieder ausgeglichen. Unter Umständen vermag sich die ehemals lädierte Seite dabei auch durch Retorsion wieder in Symmetrie zur Gegenseite einzustellen, wie bei diesem 6jährigen Knaben. Dadurch verliert der Rotationsfehler seine klinische und radiologische Meßbarkeit und damit auch seine klinische Bedeutung

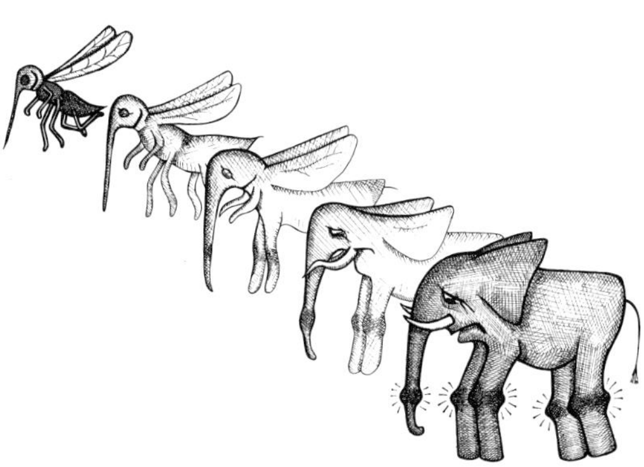

– *Korrektur des Rotationsfehlers*
Grundsätzlich finden an allen Röhrenknochen im Verlauf des Wachstums Torsionsveränderungen statt. Im Rahmen derartiger Torsionsveränderungen können posttraumatische Rotationsfehler korrigiert werden. Dies spielt vor allem für die Rotationsfehler eine Rolle, die primär klinisch nicht meßbar und damit auch nicht aktiv korrigierbar sind, wie der Rotationsfehler am Oberarm und am Oberschenkel. Rotationsfehler am Unterschenkel können primär direkt klinisch beurteilt und damit auch aktiv korrigiert werden. Dies gilt ebenso für den Vorderarm und die Finger- und Zehenphalangen (35).
Nachgewiesen wurden derartige sogenannte „Spontankorrekturen" von Rotationsfehlern bislang nur am Oberschenkel (s. auch spezieller Teil) (6a, 15, 24, 42, 50) (Abb. **14**).

Konsolidation und Konsolidationsstörungen

Die Knochenheilung am wachsenden Skelett erfolgt praktisch immer sekundär via Kallusbildung (48, 53, 56): Um die Fraktur bildet sich primär ein bindegewebiger appositioneller Reiz- und Fixationskallus. Das Ausmaß dieses Kallus ist von der primären Fehlstellung (z. B. Seit-zu-Seit-Verschiebung) und von der Unruhe in der Fraktur abhängig. Je mehr Unruhe, desto mehr Kallus. Über den Weg der Verknorpelung erfolgt dann die zunehmende Stabilisierung der Fraktur. Über das Einsprossen von Gefäßen und die Einwanderung von Chondroklasten, Osteoblasten und mesenchymalen Begleitzellen (56) wird der Kallus zunehmend ossifiziert. Im Vordergrund dieser Frakturstabilisierung steht der periostale Abstützungskallus. Er allein garantiert primär – bei radiologisch entsprechender Kalzifierung – die mögliche Bewegungs- oder Belastungsfreigabe der Fraktur. Der endgültige Durchbau der Fraktur und das radiologische Verschwinden des Frakturspaltes finden dann erst später – u. U. Monate nach Belastungsbeginn – statt.

Die stabilisierenden Kalluswülste werden im Verlauf des weiteren Wachstums entsprechend dem Wolffschen Transformationsgesetz (57) periost-endostal abgebaut, bis der Knochen seine ursprüngliche Form wieder erhalten hat. Voraussetzung für die Stabilität der in Heilung begriffenen Fraktur ist, daß eine derartige Kallusbildung im gesamten Bereich der Fraktur stattfindet. Voraussetzung hierfür ist wiederum eine gleichmäßige Druck- oder Zugverteilung der Frakturfragmente gegeneinander über die gesamte Frakturebene. Nur dadurch ist eine gleichmäßige Kallusbildung um die Fraktur und später ein gleichmäßiger knöcherner Durchbau der Fraktur gewährleistet.

Das radiologische Zeichen für die Bewegungs- bzw. Belastungsstabilität ist die kortikalisdichte, periostale Abstützung. Ebenso wichtig ist aber auch das zusätzliche klinische Kriterium über die Belastbarkeit: der Schmerz. Ist der Kallus palpatorisch indolent geworden, so ist auch aus klinischer Sicht die Fraktur bewegungsstabil. Über die weitere Belastbarkeit entscheidet dann das Kind individuell selber. Unter Berücksichtigung dieses Phänomens sind die durchschnittlichen Konsolidationszeiten (d. h. Ruhigstellungszeiten) als grober Anhaltspunkt für die am häufigsten vorkommenden Frakturen der Tab. **2** zu entnehmen.

Posttraumatische Weichteilinfekte und Ostitiden sind im Wachstumsalter glücklicherweise außerordentlich selten. Vor allem sind sie anzutreffen nach offenen Frakturen mit stark verschmutzten Wunden und Weichteilnekrosen. Bei offenen Frakturen der Grade 1 und 2 (Durchspießung von innen und außen mit mehr oder weniger ausgeprägten Weichteilläsionen) verhindert die schnelle Weichteilheilung meist eine mögliche Infektbildung. Dementsprechend können derartige offene Frakturen in den meisten Fällen via primäre Wundversorgung in eine geschlossene Fraktur umgewandelt und dann – vorausgesetzt, der Frakturtyp erlaubt es – wie eine geschlossene Fraktur konservativ weiterbehandelt werden. Selbstverständlich sind hierbei zur Vermeidung einer Weichteilinfektion alle chirurgischen Maßnahmen der primären Wundversorgung, z. B. die Friedreichsche Wundexzision, Drainagen, Mècheneinlagen usw., anzuwenden. Eine prinzipielle prophylaktische Antibiotikabehandlung bei offenen Frakturen 1. und 2. Grades ist nicht indiziert.

Bei drittgradigen offenen Frakturen sind in der Regel zusätzliche Nerven- und Gefäßläsionen neben den erheblichen Weichteilschäden und evtl. Nekrosen vorhanden, so daß hier – einmal um eine notwendige Gefäß- und Nervennaht zu sichern, zum anderen als Infektionsprophylaxe – die stabile Osteosynthese primär durchgeführt werden sollte. Dies gilt selbstverständlich auch für alle Replantationen. Über Antibiotikagaben sollte auch bei

drittgradig offenen Frakturen der Verlauf der weiteren Frakturheilung entscheiden.
Neben Konsolidationsstörungen im Rahmen pathologischer Frakturen, nach Infekten und iatrogen verursachten Konsolidationsstörungen (meist nach unkorrekten Osteosynthesen) ist mitunter im Rahmen konservativer oder operativer Behandlung paariger Knochen (z. B. Vorderarm) die verzögerte Konsolidation eines der beiden Knochen zu beobachten. Dies ist immer dann der Fall, wenn der eine Knochen schneller konsolidiert und dadurch die Konsolidation am Partnerknochen verzögert wird. Meist jedoch kommt es unter zunehmender Belastung ohne weitere Maßnahmen doch noch zum Durchbau der Gegenseite.
Während all die eben genannten Konsolidationsstörungen in gleicher Weise auch beim Erwachsenen vorkommen können, kennen wir einige für das Wachstumsalter ganz typische Konsolidationsstörungen.

Tabelle **2** Grobe Richtlinien für durchschnittliche Ruhigstellungszeiten der häufigsten Verletzungen im Wachstumsalter in Wochen

	bis 5 J.	5–10 J.	>10 J.
Klavikula	1	2	2–3
Humerus			
– proximal stabil	1	1–3	2–3
– proximal instabil	1	2–3	3
– Schaftmitte	2	3–4	4–6
– suprakondylär	1–2	2–3	3–4
– Condylus radialis	3	3–4	4
– Condylus ulnaris Y-Fraktur	2–3	3	3–4
– Epicondylus ulnaris (+Ellbogenluxation)	2–3	2–3	3
proximales Radiusende	1	2	2–3
Olekranon	1	2–3	3–4
Radiusköpfchen- und Ellbogenluxation	–	3	3
Vorderarmschaft inkl. GH	3	4	4–6
distaler Radius und VA	2	3–4	4–5
Epiphysenlösung distaler Radius	2	2–3	3–4
Handwurzel	–	4–6	6–12
Mittelhand subkapital und basal	–	2	2–3
– Schaft	–	3–4	4–6
Finger Subkapital und Basis	1–2	2	2–3
– Schaft	2–3	3–4	4–8
Femur			
– Schenkelhals	–	4–6	6–12
– subtrochantär	3–4	4–5	4–6
– Schaft	1–3	4–5	4–6
– Kondylen	2–3	3–4	4
Tibia und Unterschenkel			
– Eminentia	–	3–4	4–6
– proximale Metaphyse	2–3	3–4	4
– Schaft	2–3	3–5	4–6
– supramalleolär und Gelenk (OSG)	2–3	3–4	4–5
Fußwurzel und Kalkaneus	–	4–8	6–12
Mittelfußbasis und subkapital	2–3	3	3–4
Zehen	1	1–2	2–4
fibulotalarer Bundapparat			
– Ausriß knöchern	–	3	3–4

Metaphysäre Frakturen heilen etwa doppelt so schnell wie diaphysäre Frakturen. Diaphysäre Querfrakturen heilen langsamer als diaphysäre Schrägfrakturen.

– *Im Schaftbereich:*
Vorkommen nach Grünholzfrakturen (Biegungsbrüchen). Bei diesen Frakturen ist die eine Kortikalis auf der Konvexseite der Fehlstellung vollständig durchgebrochen, auf der Gegenseite, der Konkavseite der Fehlstellung, nur angebrochen. Wird die Fraktur „geradegestellt“ oder geringgradige Fehlstellungen belassen, so heilt die Fraktur in der Konkavseite der Fehlstellung schneller, nahezu primär, ab, während auf der Konvexseite der zur Konsolidation notwendige Druck der Fragmente gegeneinander fehlt: Hier kommt es zur verzögerten bis ausbleibenden Konsolidation (Abb. **15**). Auch nach langer Ruhigstellung ist dann eine fehlende periostale Überbrückung des Frakturspaltes festzustellen. Ein späterer, radiologisch sichtbarer Durchbau scheint inadäquat zu sein. Diese „partielle Pseudarthrose“ bedeutet eine Schwachstelle des diaphysären Rohres mit der Gefahr einer Refraktur (10).

– *Im Metaphysenbereich*
Vorkommen ebenfalls nach Grünholzfrakturen (Biegungsbrüchen), vor allem der proximalen und distalen Tibia. Eine primäre, übersehene geringgradige Valgusfehlstellung im proximalen oder distalen Tibiabereich führt zum schnelleren Abheilen der Fraktur auf der konkaven Seite der Fehlstellung, d. h. auf der lateralen Seite. Bei mangelnder medialer Kompression der Fragmente gegeneinander kommt es auch hier zur medialen Konsolidationsstörung, zur „partiellen Pseudarthrose“. Die dadurch bedingten vermehrten Umbauvorgänge führen zur partiellen Stimulation der nahegelegenen Fuge. Das daraus resultierende partielle mediale Mehrwachstum führt zur Verstärkung der ursprünglichen Valgusfehl-

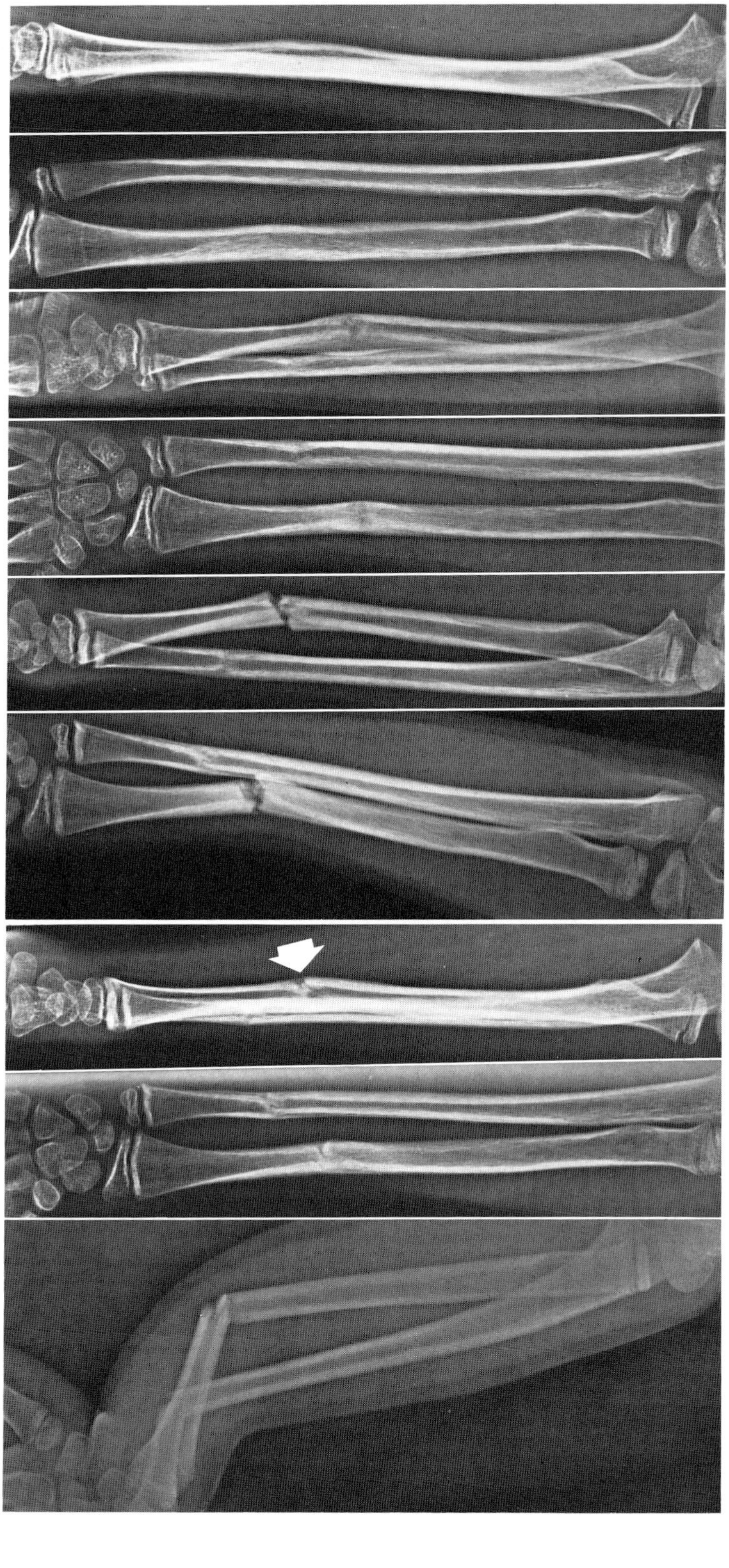

Abb. **15** „Partielle Pseudarthrose“ nach diaphysären Biegungsbrüchen (Grünholzfrakturen). 10jähriger Knabe mit dislozierter Grünholzfraktur des Vorderarmschaftes links. Die Fraktur wurde am Unfalltag reponiert und dabei lediglich „geradegerichtet“. Die Fraktur konsolidierte auf der ehemaligen Konkavseite der Fehlstellung prompt, während die Konsolidation auf der Konvexseite ausblieb. Die „partielle Pseudarthrose“ ist nach 12wöchiger Gipsruhigstellung noch deutlich zu sehen. Die dadurch bedingte Instabilität des diaphysären Rohres führte anläßlich eines Bagatelltraumas 3 Wochen später zur Refraktur

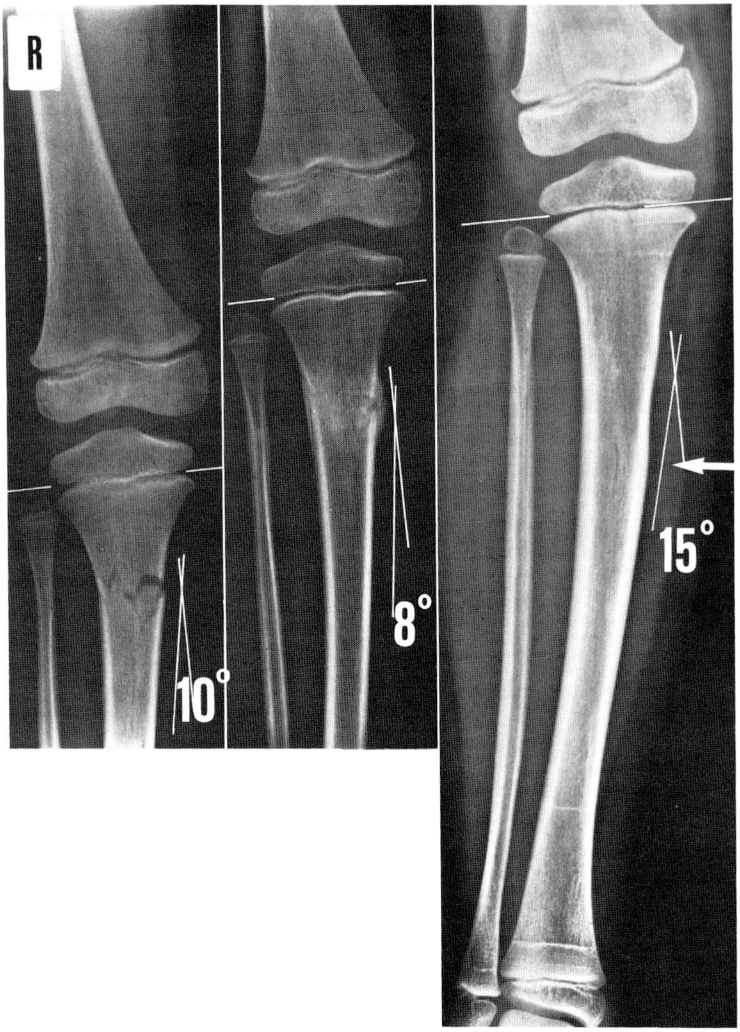

Abb. **16** „Partielle Pseudarthrose" nach metaphysären Biegungsbrüchen (Grünholzfrakturen). 5jähriges Mädchen mit typischem proximalem Biegungsbruch der Tibia rechts. Die primäre Valgusfehlstellung wurde nicht registriert und nicht beseitigt, so daß die Fraktur auf der Konkavseite der Fehlstellung prompt konsolidierte, während sich auf der Konvexseite die Konsolidation verzögerte. Es resultierte eine „partielle Pseudarthrose" medial. Die protrahierten Umbauvorgänge um diese Zonen der Konsolidationsverzögerung bedingen eine partielle Stimulation der nahegelegenen proximalen Tibiafuge und führen über ein vermehrtes mediales Wachstum zur Verstärkung der ursprünglich vorhandenen Valgusfehlstellung, zum einseitigen Genu valgum

stellung. Dies ist ganz besonders störend am proximalen Tibiaende wegen des einseitigen Genu valgum (Abb. **16**). Am distalen Tibiaende wird die Fehlstellung funktionell und kosmetisch besser kompensiert (26).
Die Gefahr der Refraktur ist wegen der breiten spongiösen Abstützung der metaphysären Frakturen nicht gegeben. Die Wachstumsstörung ist passager und mit Durchbau des nur kleinen „Pseudarthrosebereiches" beendet.

– *Im Gelenkbereich*
Vorkommen praktisch nur nach Frakturen des Condylus radialis humeri. Durch die speziellen Druckverhältnisse im radialen Ellbogenbereich und den niedrigen Wachstumsanteil der distalen Humerusfuge am Gesamtwachstum des Humerus kommt es im Rahmen konservativer Behandlung derartiger Frakturen zur zunehmenden Dislokation und zum Teil zur ausbleibenden Konsolidation: zur Pseudarthrose mit zunehmender Dislokation des peripheren Fragmentes (5, 11, 19, 21, 33, 43, 51 u. a.). Dadurch bedingt ist meist eine zunehmende Valgusfehlstellung des Ellbogens mit der Gefahr eines späten Ulnarisschadens (Abb. **17**) (s. auch spezieller Teil).

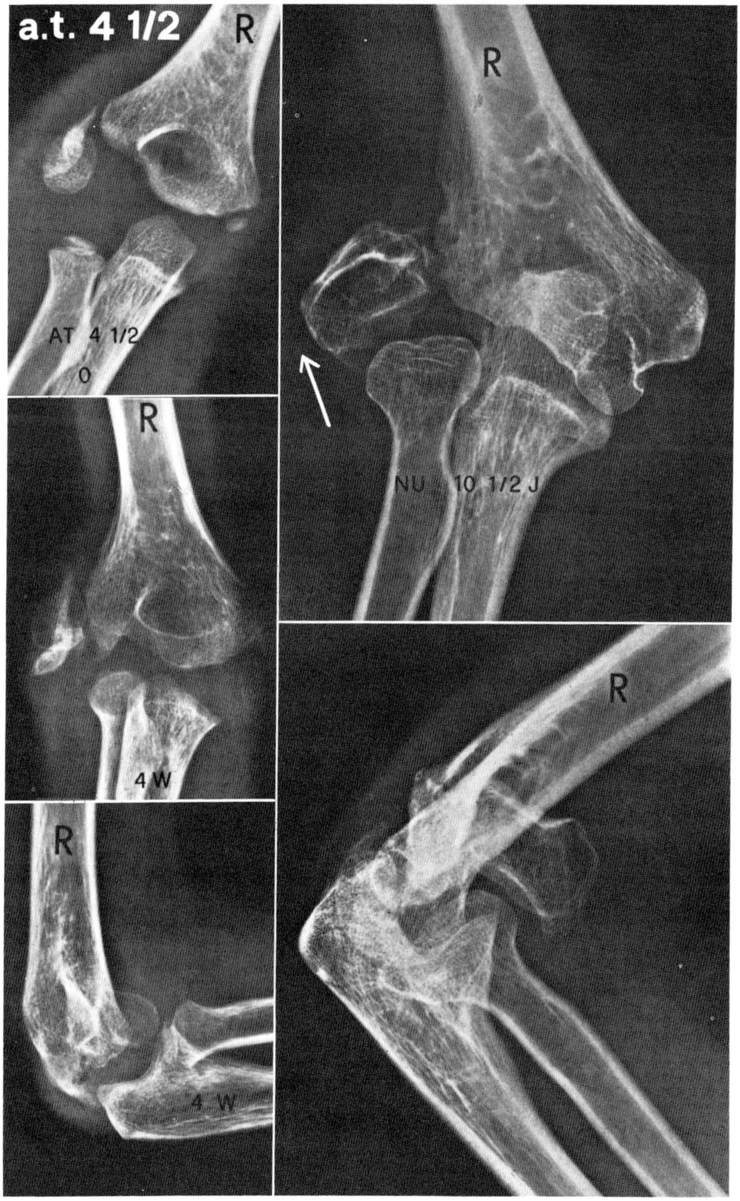

Abb. **17** Vollständige Pseudarthrose nach gelenkkreuzenden Konsolidationsstörungen. Die konservative Behandlung einer dislozierten, ungenügend reponierten Fraktur des Condylus radialis humeri führt unweigerlich zur Pseudarthrose mit zunehmender Dislokation des peripheren Fragmentes und damit auch zur zunehmenden Valgusfehlstellung des Ellbogens, wie bei diesem 4 1/2jährigen Knaben (s. auch „spezieller Teil")

Einteilung kindlicher Frakturen

Da Wachstumsstörungen grundsätzlich primär-therapeutisch nicht zuverlässig und nur indirekt beeinflußt werden können, sollte sich eine Einteilung kindlicher Frakturen nicht nach dem Aspekt der Wachstumsstörungen richten. Primär-therapeutische Unterschiede in Indikation und Technik bestehen nur zwischen Gelenkläsionen und Schaftfrakturen. Die typischen kindlichen traumatischen Läsionen des Skelettes seien deshalb nach diesen Gesichtspunkten ausgerichtet (22).

Schaftfrakturen

Diaphyse

Neben den auch beim Erwachsenen üblichen Torsionsfrakturen mit und ohne Drehkeil sowie Querfrakturen finden wir als typische kindliche Schaftfrakturen die

– *Grünholzfrakturen*
Es handelt sich hierbei stets um Biegungsbrüche, bei denen die eine Kortikalis angebrochen, die Gegenkortikalis vollständig durchgebrochen ist (Abb. **18**). Derartige Frakturen sind nicht mit den subperiostalen Wulstbrüchen zu verwechseln, da sie eine ganz eigenständige Problematik in Form einer Konsolidationsstörung aufweisen (s. Konsolidationsstörungen).

Metaphyse

– *Metaphysäre Wulstfrakturen*
Hierbei handelt es sich um unproblematische Frakturen, bei denen es im spongiösen Bereich der Metaphyse zur Einstauchung der Spongiosa und der hier dünner werdenden Kortikalis kommt (Abb. **19**).

– *Metaphysäre Biegungsbrüche* (Grünholzfrakturen, Abb. **20**). Hier kann es via Konsolidationsstörung (s. dort) auf der Konvexseite der Fehlstellung zur partiellen Stimulation der nahegelegenen Fuge kommen. Dadurch wird

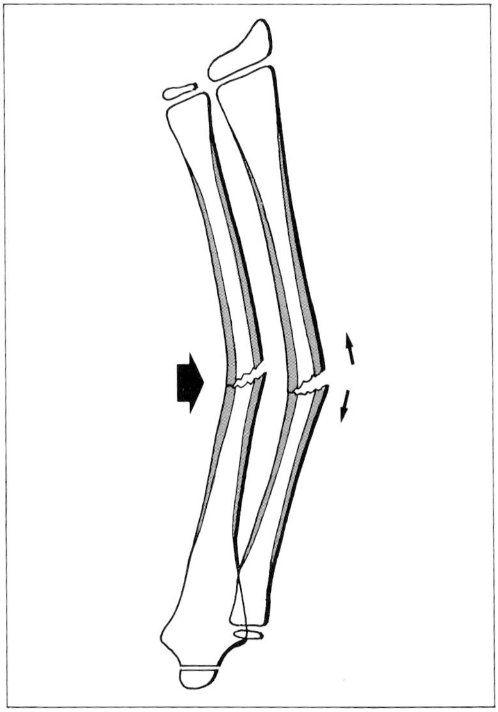

Abb. **18**

die primär vorhandene Fehlstellung verstärkt. Je nach Lokalisation kann dies kosmetisch und funktionell sehr störend sein.

– *Suprakondyläre Frakturen* (Abb. **21**)
Diese haben insofern eine eigene Problematik, als sie meist gut zu reponieren, wegen des kleinen peripheren Fragmentes aber schwierig zu retinieren sind (deshalb häufige Indikation zur perkutanen Spickung)

– *Bandausrisse (s. Gelenkläsion)*
Undislozierte und dislozierte knöcherne, metaphysäre Bandausrisse (Abb. **22**) können zum vorzeitigen, partiellen oder vollständigen Verschluß der naheliegenden Fuge via Gefäßschaden führen.

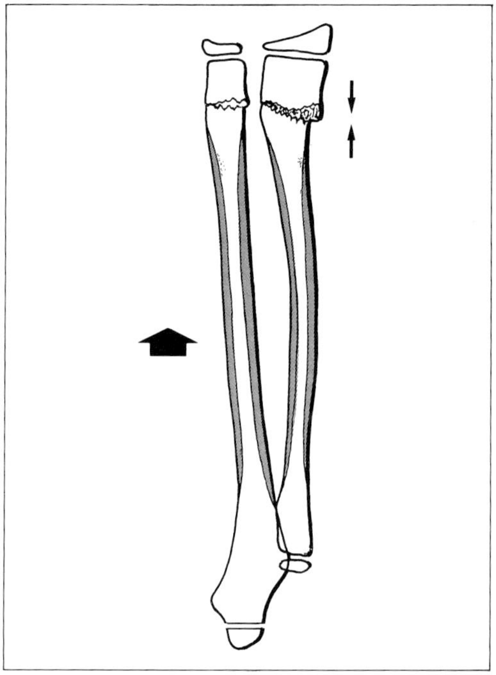

Abb. **19**

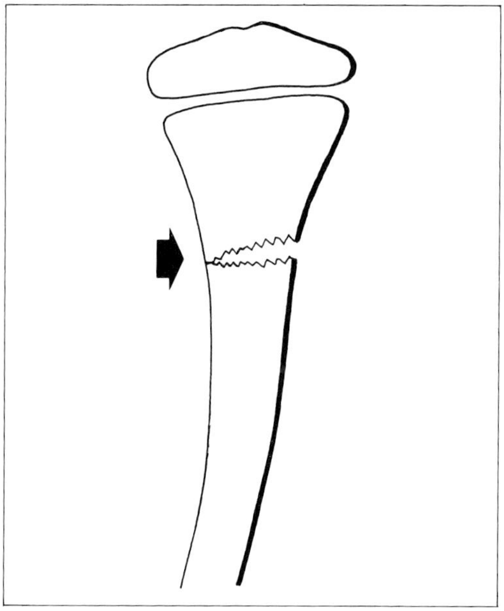

Abb. **20**

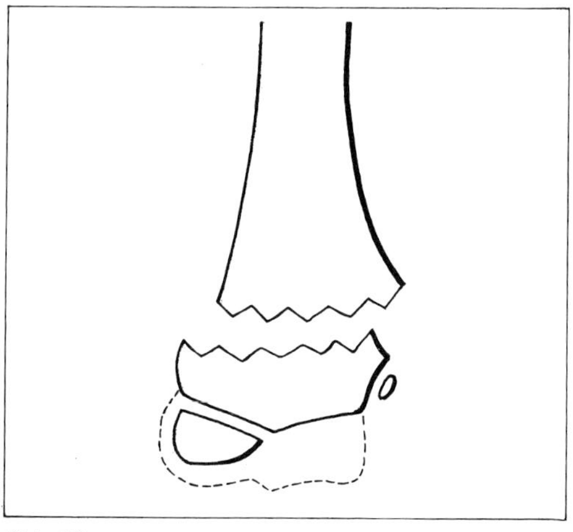

Abb. **21**

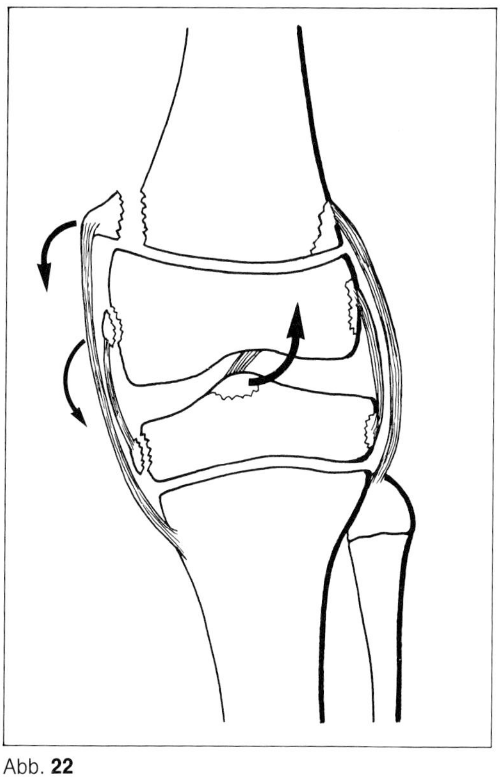

Abb. **22**

– *Apophysenausrisse* (Abb. **23**)
Apophysen sind Sehnenansatzpunkte im Metaphysenbereich, die den gleichen morphologischen Aufbau aufweisen wie die Epiphysen. Sie sind nicht am Längenwachstum des Knochens beteiligt (Traktionsepiphysen). Wachstumsstörungen sind nach Apophysenausrissen deshalb nicht zu erwarten.

– *Epiphysenlösungen (Salter I und II, Aitken I)* (1, 47)
Epiphysenlösungen mit und ohne metaphysären Biegungskeil sind die periphersten Schaftfrakturen (Abb. **24**). Die Lösung erfolgt im metaphysären Bereich der Fuge, in dem keine Zellproliferation mehr stattfindet. Die Epiphyse selbst, mit dem epiphysären Teil der Fuge, bleibt unversehrt. Wachstumsstörungen des vorzeitigen, partiellen Verschlusses der betroffenen Fuge als Folge von Gefäßschäden sind möglich.

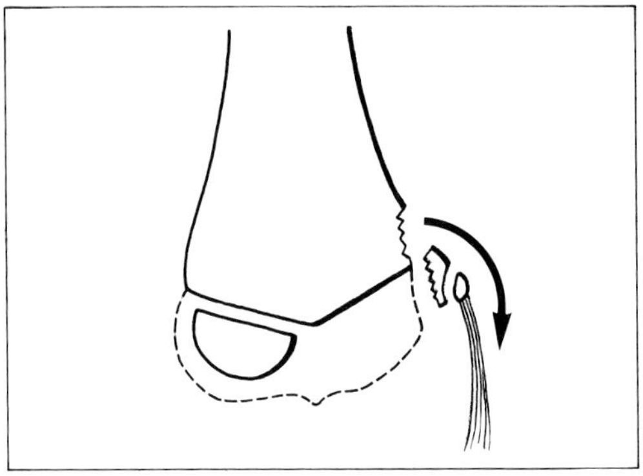

Abb. **23**

Gelenkläsionen

– *Typische Epiphysenfrakturen bei noch weit offenen Fugen (Salter III und IV, Aitken II und III)* (1, 47)
Diese Frakturen stellen stets Gelenkfrakturen dar. Der Frakturspalt kreuzt den metaphysären und epiphysären Teil der Fuge. Es kann durch knöchernes Auffüllen des Frakturspaltes im Bereich des Knorpels zur „banding"-Brücke (Ausheilungsbrücke) zwischen Epi- und Metaphyse kommen mit konsektutivem Fehlwachstum. Dies ist aber auch als Folge eines Gefäßschadens (Nekrosenbrücke) möglich. Die Gelenkläsion selbst liegt wegen der guten Pufferfunktion der Fuge meist randständig (Abb. **25**).

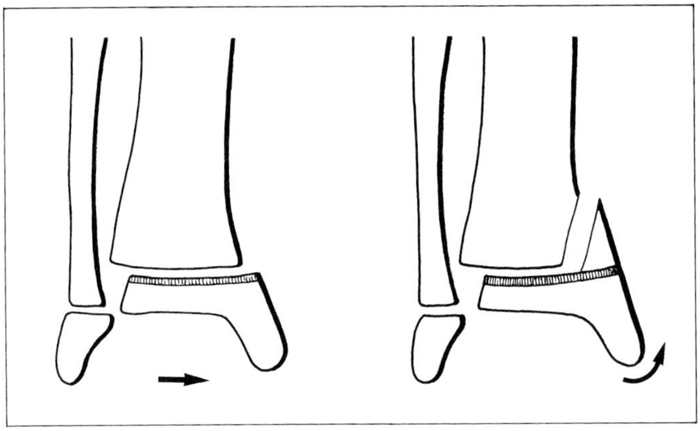

Abb. **24**

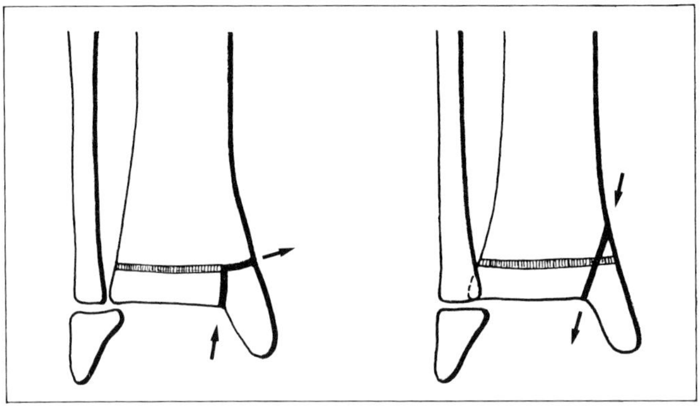

Abb. **25**

– Übergangsfrakturen (twoplane und triplane I und II)
Diese Frakturen kommen im Übergangsalter vom Jugendlichen zum Erwachsenen vor, wenn der physiologische Fugenschluß schon partiell eingesetzt hat. Wachstumsstörungen sind wegen des fortgeschrittenen Alters der Patienten im allgemeinen nicht mehr zu erwarten. Die Gelenkläsion liegt, je nach fortgeschrittener Reifung der Fuge, mehr oder weniger im zentralen Gelenkanteil (s. spezieller Teil OSG, S. 243) (Abb. **26**).

– Epiphysäre Bandausrisse
Sie sind am häufigsten als chondrale, periostale oder ossäre Ausrisse bei noch weit offenen Fugen anzutreffen und führen üblicherweise nicht zu einer Wachstumsstörung (distale Fibula: fibulotalare Bandausrisse, proximale Tibia: Eminentia-Ausrisse) (Abb. **27**).

– Chondrale oder osteochondrale „flake fractures“ (Abb. **28**)
Diese Verletzungen kommen, ebenso wie beim Erwachsenen, als Belgeitläsion von Luxationen vor und führen, da es sich um eine epiphysäre Fraktur ohne Fugenbeteiligung handelt, nicht zu einer WTS.

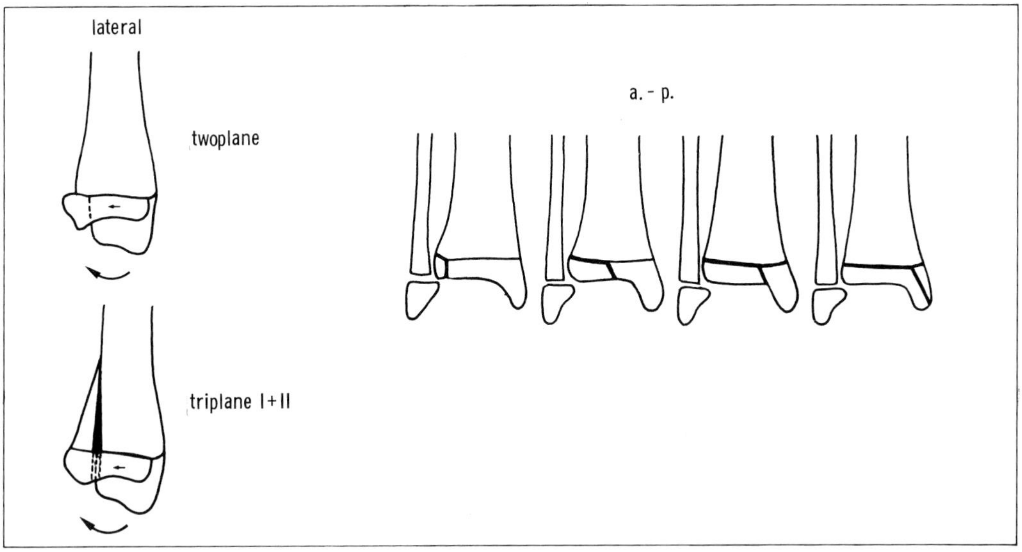

△
Abb. **26**

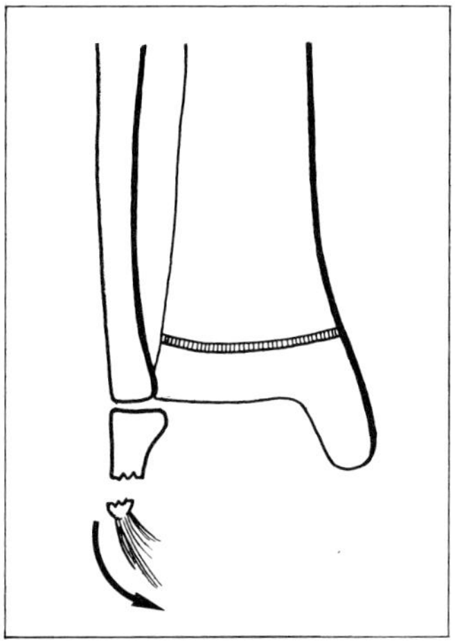

Abb. **27**

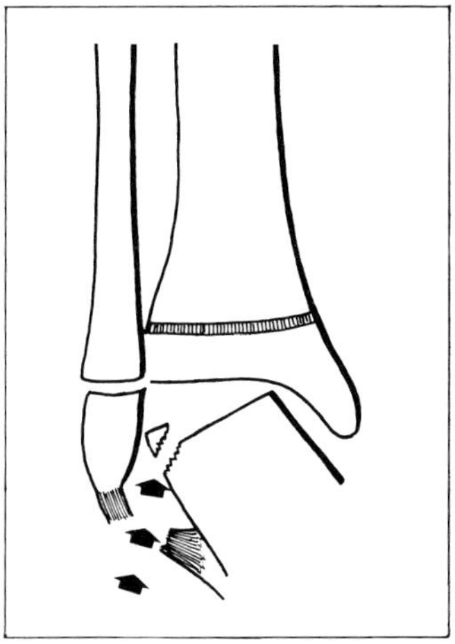

Abb. **28**

Diagnostik

Die Anamnese – Das Gespräch mit dem Patienten

Der Unfallmechanismus hat für Läsionen am wachsenden Skelett weitaus weniger Bedeutung als beim Erwachsenen: Die Art der Läsion ist hauptsächlich vom Reifezustand des Skelettes und der Epiphysenfugen abhängig und weitaus weniger vom Unfallmechanismus selbst (Bandläsionen, Übergangsfrakturen, suprakondyläre Frakturen, Luxationen usw.). Die Anamnese muß also nicht zum Ziel haben durch minutiöse Befragung von Patient, Eltern und Zeugen den Unfallhergang exakt zu rekonstruieren. Dies gelingt erfahrungsgemäß nie, hat keinen erheblichen Einfluß auf das weitere Prozedere und macht den schmerzgeplagten Patienten nur ungeduldig und unzufrieden. Ziel der Anamnese soll sein, zu eruieren, ob es sich um ein adäquates Trauma gehandelt hat, das zu einer behandlungs- und diagnosebedürftigen Verletzung geführt haben kann. Dabei ist aber zu bedenken, daß im Gegensatz zum Erwachsenen reine Kontusionen selten, Frakturen aber (Fissuren, Epiphysenlösungen, Stauchungsfrakturen, Bandausrisse usw.) sehr häufig anzutreffen sind. Die Anamnese hat sowohl die Lokalisation der möglichen Läsion als auch das subjektive Ausmaß der Schmerzen zu eruieren.

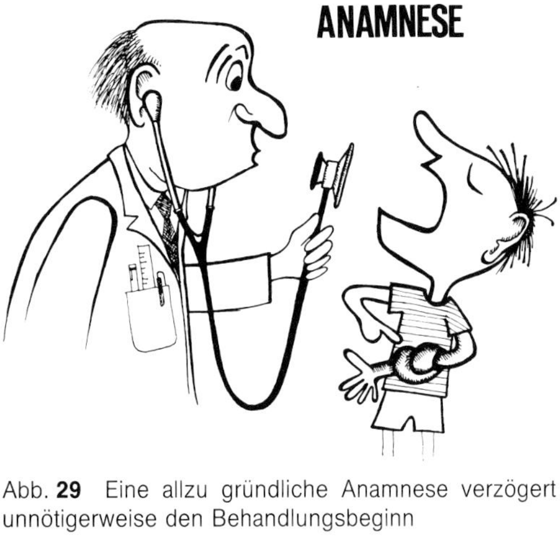

Abb. **29** Eine allzu gründliche Anamnese verzögert unnötigerweise den Behandlungsbeginn

Die Inspektion

Die Inspektion sollte primär visuell und nicht manuell erfolgen. Offenkundige Schwellungen, Deformierungen, fehlende Teile, Asymmetrie usw. können schon alleine inspektorisch festgestellt werden. Aufgrund des visuell erhobenen Befundes werden die Weichen für das weitere Vorgehen gestellt.

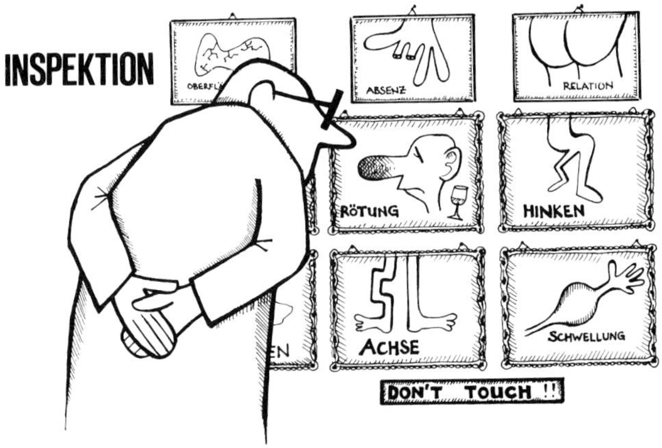

Abb. **30** Die Inspektion sollte vornehmlich visuell erfolgen

Die Prüfung der Peripherie

Vor jeder manuellen Untersuchung informiere man den Patienten über das Vorhaben und hole sein Einverständnis ein. Dies fördert nicht nur die Koordinationsbereitschaft des Patienten, sondern ist auch ein Akt selbstverständlicher Höflichkeit.
Die Prüfung der Peripherie ist die wichtigste und unumgänglichste „manuelle" Untersuchung des Patienten. Bei jedem Verdacht auf eine Fraktur – und das ist, wie gesagt häufig im Wachstumsalter – ist die Motorik, Durchblutung und Sensibilität der Peripherie zu prüfen und das Ergebnis zu dokumentieren (primär genügt eine grob-neurologische Untersuchung ohne Nadelstiche!).

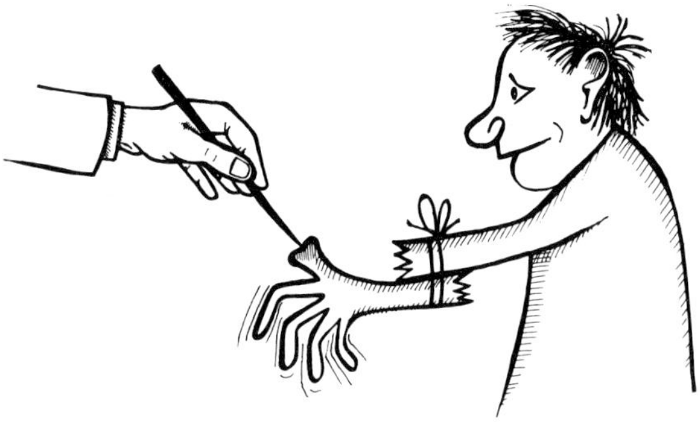

Abb. **31** Nur in seltenen Fällen bereitet die akribische Sensibilitätsprüfung keine Schmerzen mehr

Die „schmerzhafte" klinische Diagnostik

Vor Beginn der Röntgenära war es notwendig, durch eingehende und sorgfältige klinische Untersuchungsmethoden zu eruieren, ob es sich um eine Fraktur und um welche Form der Fraktur es sich handelte. Die positiven „Frakturzeichen" lösten dabei jeweils einen heftigen Schmerz beim Patienten aus, beim untersuchenden Arzt ein stolzes, beifälliges Nicken: „Also doch . . .!"
Warum auch heute noch, nach Einführung der Röntgendiagnostik, regelmäßig auf derartige schmerzhafte klinische Zeichen und auf deren Priorität gegenüber der Röntgenaufnahme verwiesen wird (13), entzieht sich zumindest dem Begriffsvermögen des Patienten. Dem des Arztes müßte es sich auch entziehen, angesichts der mangelnden Effizienz, die diese Untersuchungsmethode gegenüber einem Röntgenbild in zwei Ebenen aufweist: Auf klinischem Weg ist weder zu eruieren, ob es sich überhaupt um eine Fraktur handelt, noch läßt sich der Frakturtyp differenzieren (Stauchungsfraktur, Epiphysenlösung, Epiphysenfraktur usw.). Ebensowenig kann, angesichts einer alters- und geschlechtsabhängigen sowie einer individuellen Bandlaxität im Wachstumsalter auf klinischem Wege die Diagnose eines Bandausrisses oder einer Bandruptur erfolgen.

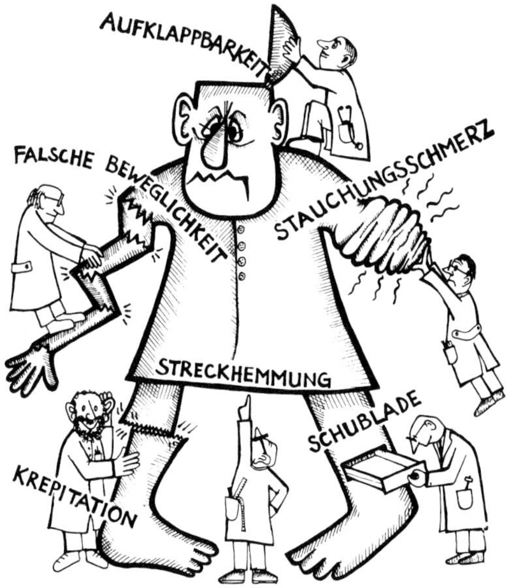

Abb. **32** Die klinische Diagnostik mit Hilfe der sog. Frakturzeichen ist ineffizient und schmerzhaft (aus *von Laer, L.:* Diagnostik und Verlaufskontrolle kindlicher Frakturen und Luxationen. Therapeutische Umschau 40 [1983] 920)

> Die klinisch-manuelle Diagnostik einer Fraktur oder Luxation ist – da außerordentlich schmerzhaft und weitgehend ineffizient – zu unterlassen!

Röntgendiagnostik

Je nach Ausmaß der vorhandenen Schmerzen erfolgt die primäre Röntgenkontrolle in Schmerz- oder schon mit einer Vorbereitungsmedikation für die Narkose. Es wird stets in zwei Ebenen geröntgt, da zahlreiche Frakturen sich nur in einer Ebene darstellen können (Abb. **33**). Bei Schaftfrakturen müssen die beiden umgebenden Gelenke mit abgebildet sein (Abb. **34**).

– *Gegenseitenröntgen.* Grundsätzlich unnötig ist das immer wieder geforderte (11, 13 u. a.) Gegenseitenröntgen zur Diagnostik frischer Frakturen und Luxationen (34). Es ist nachweislich ineffizient und kann primär nicht sichtbare Frakturen, wie sie sehr häufig im Wachstumsalter vorkommen, auch nicht sichtbar machen (Abb. **35a**). Meist werden zudem die Vergleichsaufnahmen in unterschiedlichen Ebenen angefertigt, so daß sie nicht vergleichbar sind.

> Mangelnde Kenntnisse des Betrachters über die radiologische Anatomie des wachsenden Skelettes lassen sich nur selten durch die Gegenseitenaufnahme kompensieren. Der Patient ist kein Studienobjekt!

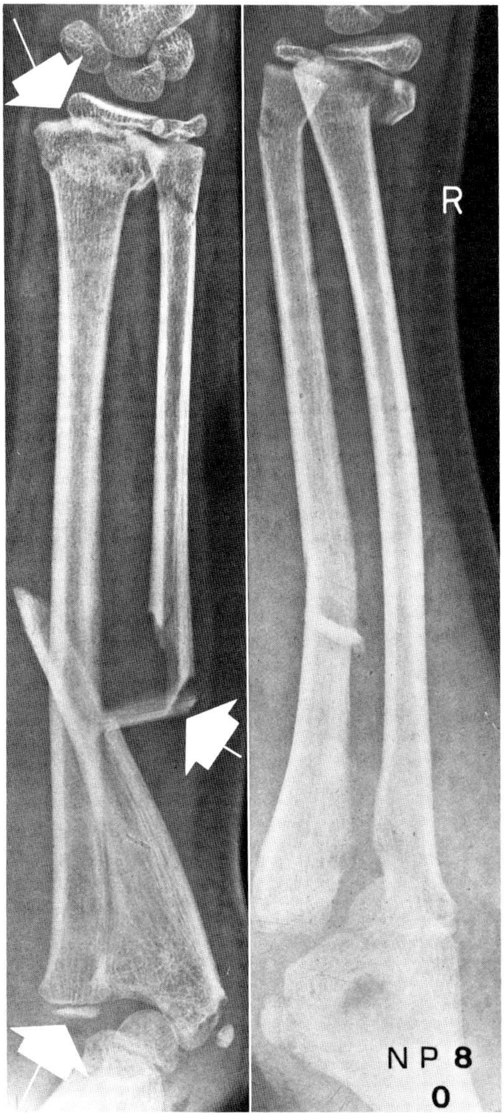

Abb. **34** Primäre radiologische Diagnostik. Die primäre Röntgenkontrolle muß die umgebenden Gelenke stets miterfassen. Zusätzliche Frakturen und Luxationen können beim „Ausschnittröntgen" leicht übersehen werden

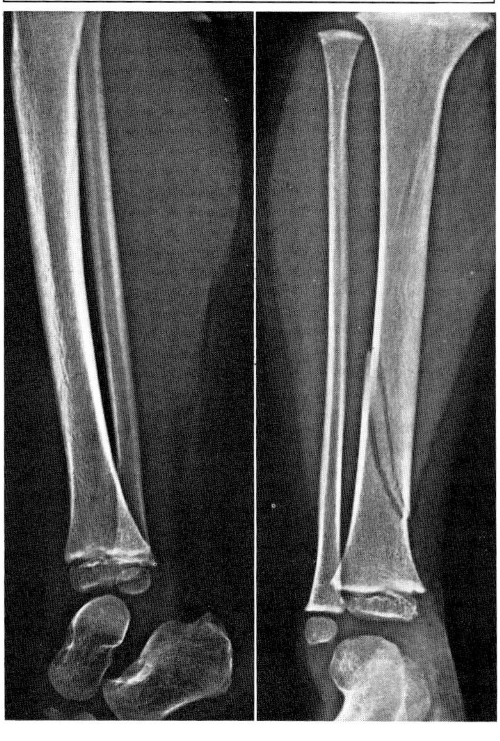

◁ Abb. **33** Primäre radiologische Diagnostik. Die primäre Röntgenkontrolle muß stets in zwei senkrecht aufeinander stehenden Ebenen erfolgen

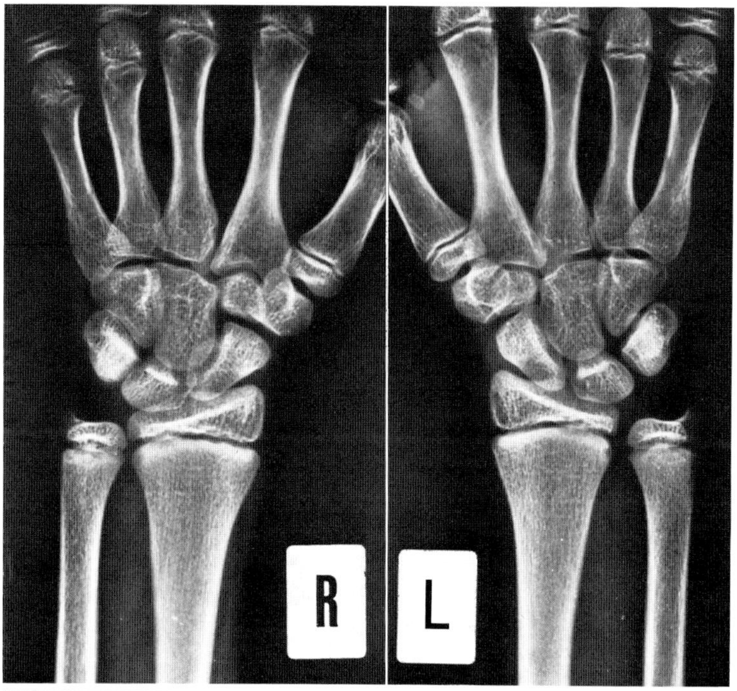

Abb. **35 a** Seitvergleichendes Röntgen. Im Wachstumsalter gibt es immer wieder Frakturen, die radiologisch primär nicht sichtbar sind, z. B. undislozierte oder spontan reponierte Epiphysenlösungen ohne metaphysären Ausbruchkeil (wie hier auf der linken Seite). Diese können auch mit Hilfe des seitvergleichenden Röntgenbildes nicht dargestellt werden

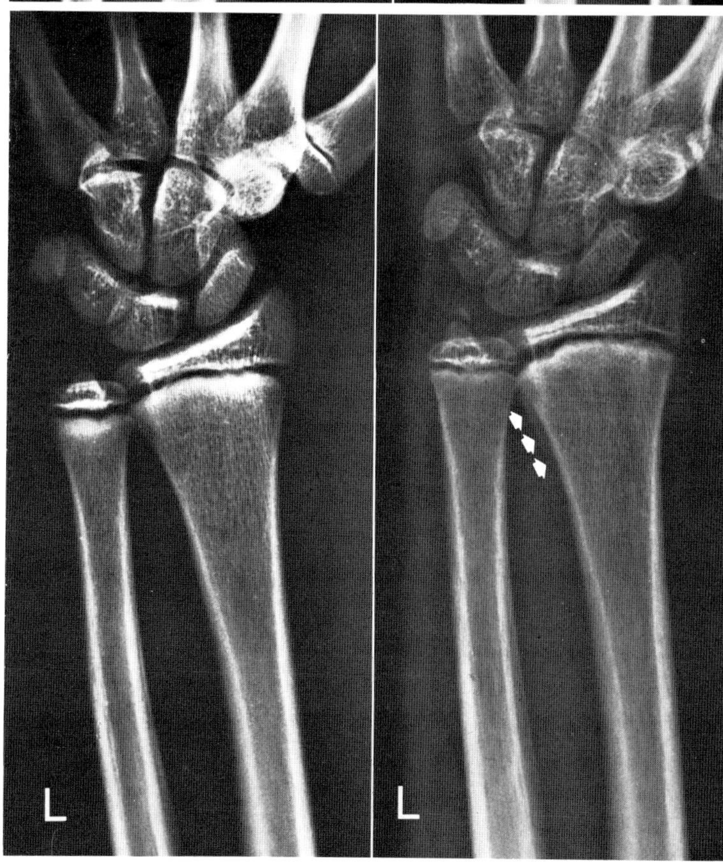

Abb. **35 b** Sekundäre radiologische Diagnostik. Erst das sekundär angefertigte Röntgenbild bestätigt den primär klinisch vorhandenen Verdacht auf eine Epiphysenlösung anhand eines dezent sichtbaren Fixationskallus

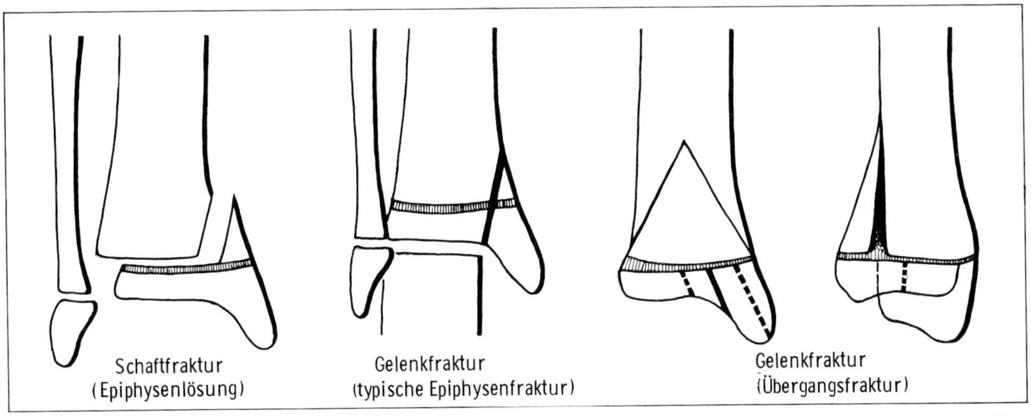

Abb. **36** Unterscheidung von metaphysären und epiphysären Frakturen. Bei jedem Frakturspalt, der aus der Metaphyse Richtung Fuge verläuft, muß die Epiphyse in beiden Ebenen sorgfältig auf einen möglichen Frakturspalt hin kontrolliert werden. Ist in der Epiphyse keine Fraktur festzustellen, so handelt es sich um eine Epiphysenlösung, also um eine Schaftfraktur. Ist in der Epiphyse ein Frakturspalt zu sehen, so handelt es sich um eine Epiphysen- also um eine Gelenkfraktur

– *Sekundäre Diagnostik.* Angenehm würde es der Patient empfinden, wenn sein Schmerz primär behandelt wird. Dies kann bei primär nicht sichtbaren oder kaum dislozierten und leicht übersehbaren, dia- und metaphysären Frakturen ohne weiteres geschehen: Der Patient erhält je nach Schmerz und Schwellung eine Gipsschiene zur Ruhigstellung des lädierten Skelettabschnittes für etwa 8 Tage. Nach probatorischer Abnahme wird dann die Schwellung und Schmerzhaftigkeit erneut geprüft (diesmal durch direkte Palpation). Bei noch deutlicher Druckdolenz und noch vorhandener Schwellung erfolgt weitere Ruhigstellung bis zur Schmerzfreiheit. Die dann angefertigten Röntgenbilder liefern die Diagnose der abgelaufenen Fraktur anhand des sichtbaren periostalen Abstützungskallus (Abb. **35b**). Dieses Prozedere kann ohne weiteres bei (undislozierten) diaphysären und metaphysären Frakturen durchgeführt werden.

– *Ausnahmen: Gelenkläsionen.* Riskant kann dieses Vorgehen nur bei Gelenkfrakturen werden, vor allem wenn diese auch in der Gipsruhigstellung zur sekundären Dislokation neigen (Fraktur des Condylus radialis humeri) (s. Abb. **97** u. **99a** u. **b**).
Deshalb ist es außerordentlich wichtig, primär Gelenkfrakturen sicher auszuschließen: Als Regel gilt, bei allen gelenknahen Schwellungen und Schmerzen sorgfältig in beiden Röntgenebenen auf einen Frakturspalt zu achten, der in Richtung Epiphysenfuge aus der Metaphyse heraus verläuft. Ist der Kern der Epiphyse schon vollständig dargestellt, so ist in diesem Bereich nach einem Frakturspalt entweder in direkter Fortsetzung der metaphysären Fraktur oder auch an völlig anderer Stelle der Epiphyse (Übergangsfraktur) zu suchen. (Abb. **36**). Findet sich ein Frakturspalt in der Epiphyse, so handelt es sich um eine Gelenkfraktur, die u. U. schon nach wenigen Tagen erneut geröntgt werden muß, um eine beginnende Dislokation rechtzeitig erfassen zu können (s. spez. Teil).
Ist die Epiphyse (wie z. B. am Ellbogen) im Röntgenbild noch nicht vollständig dargestellt, so muß bei Frakturen, die aus der Metaphyse in die Fuge laufen, angenommen werden, daß es sich um eine Gelenkfraktur handelt. Man muß sie dementsprechend weiter kontrollieren bzw. behandeln.

– *Kernsysteme* (Abb. **37a** u. **b**) (7, 43). Das radiologische Auftauchen jedes einzelnen Epiphysenkernes und der Zeitpunkt der späteren Verschmelzung ist genetisch geregelt und vom Alter, Geschlecht und der individuellen Entwicklung des einzelnen Patienten abhängig. Grundsätzlich muß man bedenken, daß die Fuge keine ebene Fläche darstellt. Da sie sich ständig den verschiedenen funktionellen Belastungen anpassen muß, weist sie in der metaphysären Aufsicht Hügel und Wellen auf, wie die Oberfläche einer Walnußschale. Dies gilt es in den radiologischen Projektionen zu berücksichtigen. Ossifikationszentren kommen

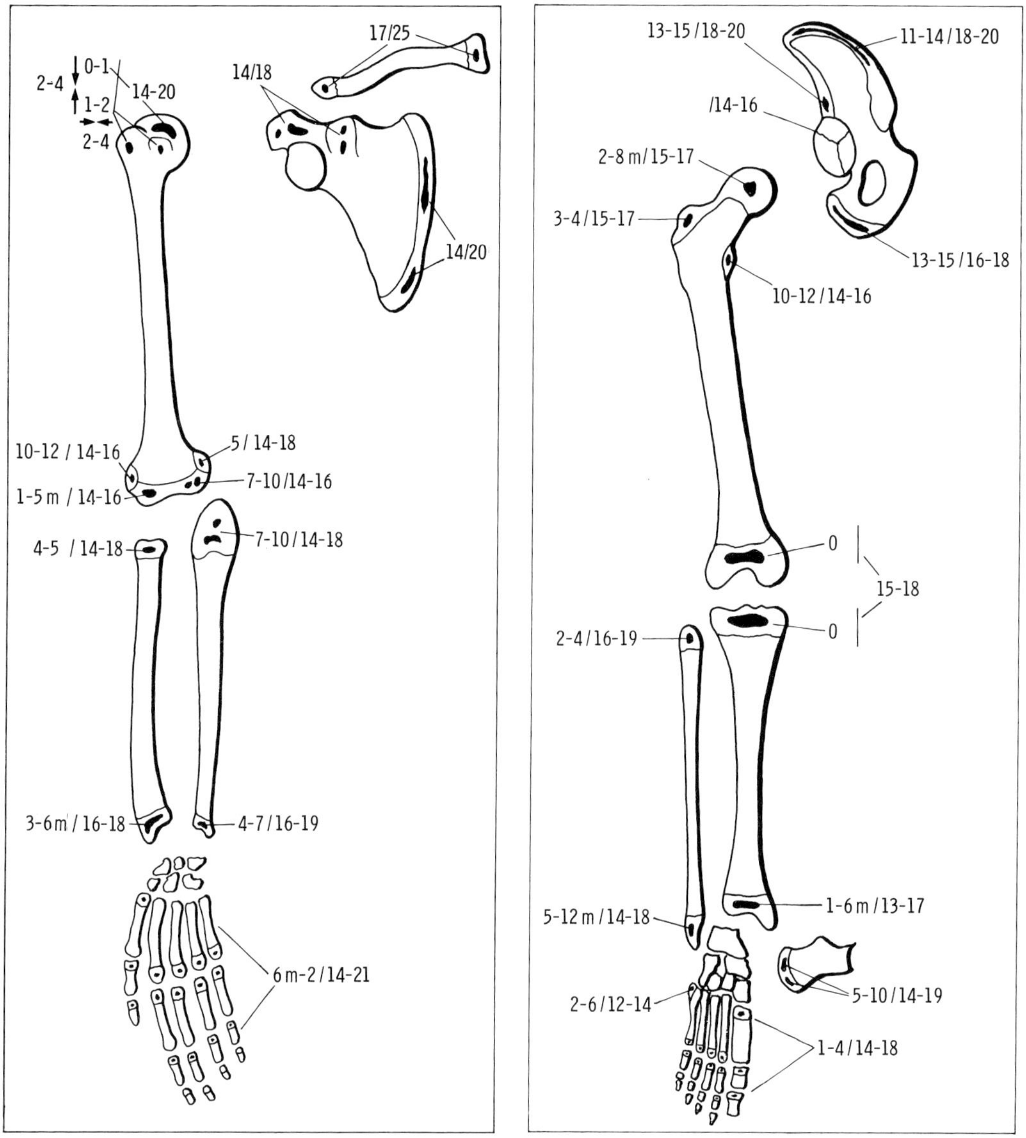

Abb. **37 a** u. **b** Kernsysteme. Das radiologische Auftauchen und Verschwinden der einzelnen Kernsysteme am Skelett erfolgt zu ganz unterschiedlichen Zeitpunkten. Die Zahlen links des Schrägstriches bezeichnen den Zeitpunkt des Auftauchens in Jahren (ohne Bezeichnung) bzw. in Monaten (m). Die Zahlen rechts des Schrägstriches bezeichnen den Zeitpunkt des knöchernen Verschmelzens in Jahren

oft multifokal vor und sind nicht mit Ausrißfrakturen oder freien Gelenkkörpern zu verwechseln. Kernsysteme sind rund, unregelmäßig begrenzt und schmerzen nicht. In diesem Zusammenhang sei nochmals in Erinnerung gerufen:

Gelenkfrakturen (Epiphysenfrakturen) sind selten, Schaftfrakturen (Epiphysenlösungen und metaphysäre Stauchungsfrakturen) häufig.

Messungen

Man sei sich bewußt, daß jede Meßmethode eine gewisse Fehlerbreite besitzt, und daß Messungen aus dem Röntgenbild, ebenso wie klinische Funktionsmessungen, keine absoluten Meßwerte vermitteln können.
Radiologische Messungen sind in der täglichen Praxis selten einmal notwendig. Mitunter sind sie zum Auffinden oder zur Bestimmung eines Achsenfehlers nicht zu umgehen. Selbstverständlich dienen sie zur Objektivierung eines Repositionseffektes.
Im Schaftbereich ist die Bestimmung eines Achsenknickes mit Hilfe des Schaftachsenwinkels meist einfach durchzuführen (Abb. **38**).
Bei kleinen peripheren, gelenknahen Fragmenten kann der Achsenknick oft übersehen oder unterschätzt werden. Hier empfiehlt sich die Messung des Achsenwinkels mit Hilfe des Epiphysenachsenwinkels (Abb. **39**) und erweist sich oft als notwendig bei Frakturen des proximalen Radiusendes, bei proximalen Tibiafrakturen und bei basalen Fingernphalangenfrakturen.
Die Seit-zu-Seit-Verschiebung sollte in Anteilen der Schaftbreite ausgedrückt werden (Abb. **40**).
Rotationsfehler können aus a.-p. und seitlichen Bildern weder beurteilt noch gemessen werden. Die gängigen Axialaufnahmen zur Darstellung eines Rotationsfehlers z. B. am Oberschenkel nach DUNN (s. spezieller Teil) haben auch bei korrekter Aufnahmetechnik eine Meßfehlerbreite von annähernd 10° (Abb. **41**).
Bei der Beurteilung von Verkürzungsfehlstellungen ist die radiologische Vergrößerung in der Aufnahme zu berücksichtigen. Eine exakte Messung (Abb. **42**) ist ohnehin nur selten möglich, da die zugehörigen Bezugspunkte nur ausnahmsweise exakt bestimmt werden können.
Bei klinischen Messungen ist für Bewegungsumfangsmessungen auch beim Geübten ebenfalls eine Meßfehlerbreite von etwa 5–10° ein-

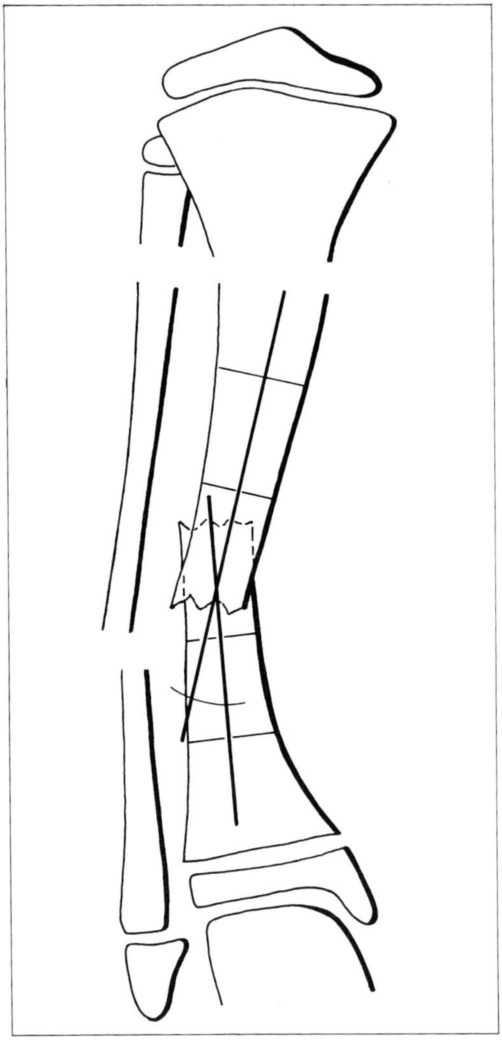

Abb. **38** Schaftachsenwinkel. Zur Beurteilung von Achsenfehlern in der Frontal- und Sagittalebene im Schaftbereich wird der Schaftachsenwinkel benutzt

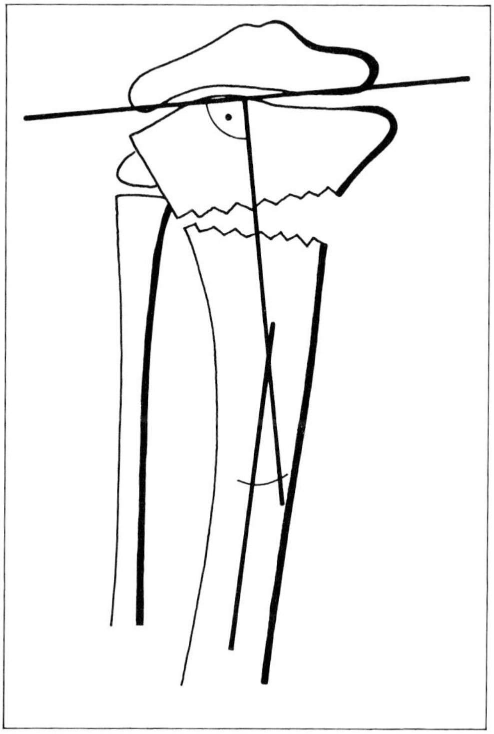

Abb. **39** Epiphysenachsenwinkel. Vor allem bei metaphysären Frakturen mit kleinem Fragment kann eine primäre Fehlstellung ohne Messung leicht übersehen werden. Mit Hilfe des Epiphysenachsenwinkels wird die Fehlstellung verifiziert: Markieren der Epiphysenfuge. Der Winkel aus der Senkrechten auf diese Markierungslinie und der Schaftachse zeigt die Fehlstellung an

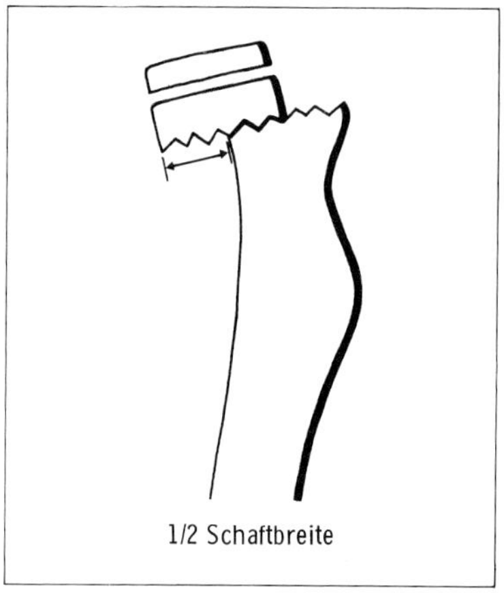

Abb. **40** Messung der Seit-zu-Seit-Verschiebung. Diese Fehlstellung wird in Anteilen der Schaftbreite angegeben (1/2, 1/3, ganze Schaftbreite)

zukalkulieren. Meßangaben in einzelnen Graden sind immer fragwürdig.
Am einfachsten sind die Messungen nach der Null-Durchgangsmethode durchzuführen. Der Vergleich mit der Gegenseite läßt auch den Ungeübten meist zu exakten Meßergebnissen kommen, vor allem wenn er sich an den leicht zu schätzenden Winkelmaßen des rechten Winkels und dessen Halbierungen orientiert: 90°, 45°, 135° (Abb. **43**).
Umfangsmessungen mit dem Maßband dienen vornehmlich gutachterlichen Zwecken. Es ist mit einer ganz erheblichen Meßfehlerbreite zu rechnen, wenn nicht die gleichen Bezugs-

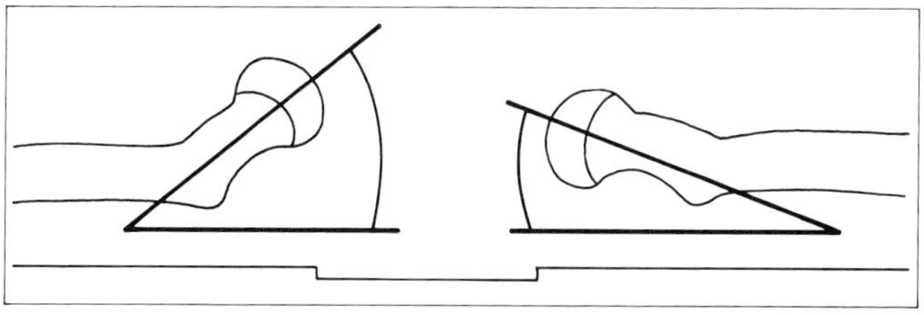

Abb. **41** Radiologische Messung des Rotationsfehlers. Ein Rotationsfehler kann lediglich durch axiale oder halbaxiale Aufnahmen dargestellt werden. Z. B. am Oberschenkel stellt sich ein Rotationsfehler in einer Antetorsionsdifferenz der Schenkelhälse dar. Der Antetorsionswinkel ergibt sich aus der Markierungslinie zwischen Kopfmittelpunkt und Schenkelhalsmitte und der Parallelen zur Begrenzung des Rippsteinschen Gestelles. Voraussetzung ist eine exakte Lagerung des Patienten auf dem Gestell. Die Messung ist mit einer erheblichen Meßfehlerbreite behaftet (s. „spezieller Teil")

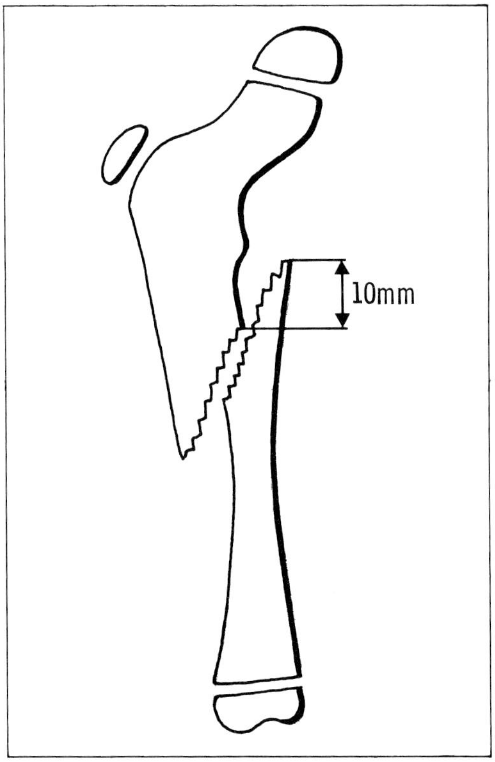

Abb. **42** Messung der Verkürzungsfehlstellung. Dies ist nur sehr ungenau möglich, da einerseits ein Vergrößerungseffekt durch die Röntgenaufnahmetechnik besteht, zum andern, da die sich entsprechenden Bezugspunkte meist nur sehr schwer auf den Röntgenbildern zu erkennen sind

punkte, jeweils auf beiden Seiten, vor der Messung markiert wurden.

Klinische Beinlängenmessungen sollten ausschließlich funktionell mit Hilfe der Brettchenmethode durchgeführt werden, um gleichzeitig die Wirbelsäulenstatik mitbeurteilen zu können und um einen klinischen Anhalt für das Ausmaß einer eventuell notwendigen Therapie zu erhalten (Abb. **44**). Man unterlege Brettchen von standardisierter Dicke unter das verkürzte Bein, bis die Wirbelsäule kompensiert ist. Direkte Messungen mit dem Meßband sind abzulehnen, da sie keinerlei Auskunft über das mögliche Ausmaß eines zu verordnenden Beinlängenausgleiches zu geben vermögen und mit einer ganz erheblichen Meßfehlerbreite behaftet sind.

Die direkten radiologischen Messungen (Maßaufnahmen) geben wohl sehr exakte Längendifferenzen an. Sie dienen aber höchstens einer präoperativen Kontrolle, wenn Zweifel bestehen, wo eine Verkürzungs- oder Verlängerungsosteotomie vorgenommen werden soll (Ober- oder Unterschenkel). Sie lassen aber keine Aussage über die Wirbelsäulenstatik zu.

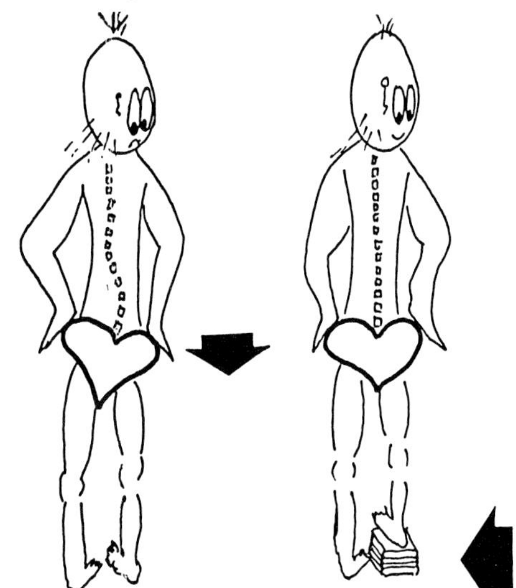

Abb. **44** Funktionelle Beinlängenmessung. Klinische und radiologische Beinlängenmessungen sollten grundsätzlich funktionell erfolgen, weil nur mit dieser Methode eine gleichzeitige Beurteilung der Wirbelsäulenstatik möglich ist

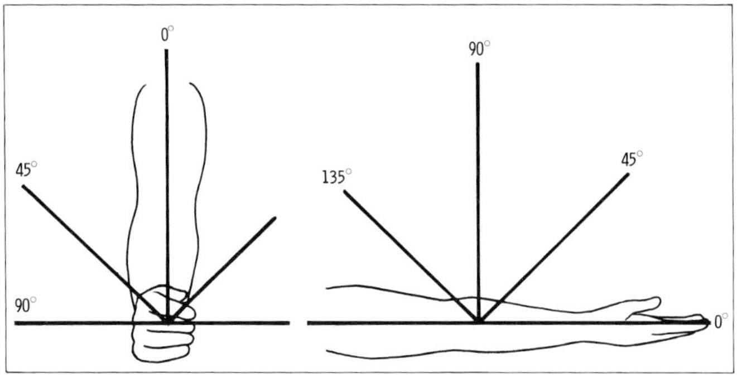

Abb. **43** Funktionsmessung von Gelenken. Sie erfolgt nach der Null-Durchgangsmethode. Das Bewegungsausmaß läßt sich auch ohne Meßinstrument gut abschätzen am 90°-Winkel und dessen Halbierungswerten

Grundsätzliches zur Anästhesie

Der Anästhesist sollte sämtliche in Frage kommenden Anästhesieverfahren (Allgemeinnarkose, alle Formen der Regionalanästhesie usw.) technisch in gleicher Weise beherrschen, um sie dem Patienten unbefangen anbieten und dessen spezieller Situation sowie einer differenzierten, individuellen Therapie anpassen zu können. Dies ist leider nur allzu selten der Fall. Die Ansicht, daß die beste Anästhesie die ist, die der Anästhesist gewöhnt ist und beherrscht, scheint mir eine fragwürdige Exkulpation für das mangelnde Interesse an anderen Anästhesieverfahren zu sein.

Der Einfluß des Chirurgen auf das anästhetische Vorgehen ist im allgemeinen nicht gerade sehr groß. Eine der wenigen Möglichkeiten, Einfluß zu nehmen besteht darin, mit den Indikationen zu primären Repositionen zurückhaltend zu sein und diese entweder ganz zu unterlassen, sie auf einen günstigeren Zeitpunkt zu verlegen, in dem der Patient nüchtern ist, oder sie durch Gipskeilungen zu ersetzen.

Natürlich müssen die Vor- und Nachteile jeder Anästhesieform gegeneinander abgewogen und der Situation des Patienten und seiner Zumutbarkeit angepaßt werden. Sie muß aber auch in Relation zum beabsichtigten chirurgischen Aufwand stehen.

Grundsätzlich gilt, daß bei Patienten jenseits des 9.–10. Lebensjahres Regionalanästhesien sehr viel leichter und günstiger durchzuführen sind, hingegen wird man kleineren Kindern eher nur eine Allgemeinnarkose zumuten können. Für letztere jedoch sollte bei Patienten im Wachstumsalter endlich von der ominösen 6-Stunden-Grenze für notfallmäßige Narkosen abgegangen werden.

Seit über 2 Jahrzehnten wird am Kinderspital Basel eine Anästhesievorbereitung vorgenommen, die es ermöglicht, diese aus forensischen Gründen immer wieder geforderte 6-Stunden-Wartezeit auf eine Stunde zu reduzieren (2, 3, 4). Dem Kind wird mit dieser Vorbereitung nicht nur die Wartezeit verkürzt, sondern auch der lästige Magenschlauch vor Beginn der Anästhesie erspart. Erst nach der Intubation wird mit Hilfe des Magenschlauches der Magen entleert. Es wäre im Interesse der Patienten wünschenswert, wenn sich ein solches Vorgehen endlich grundsätzlich durchsetzen würde.

Grundsätzliches zur Therapie

Die Therapie einer Fraktur oder Luxation hat sich drei Ziele zu stecken: 1. schnellstmögliche Schmerzbehandlung, 2. Wiederherstellung der Form und Funktion des betroffenen Skelettabschnittes, 3. Vermeiden von Spätschäden. Unter dem Aspekt der Effizienz muß deshalb aus der Vielfalt diagnostischer und therapeutischer Möglichkeiten entsprechend der Art der Läsion, dem Alter und der psychosozialen Situation des Patienten und unter Berücksichtigung sämtlicher Wachstumsphänomene das Minimum an Aufwand gewählt werden, das ein Optimum an Endergebnis gewährleistet.

Therapiemöglichkeiten

Konservative Behandlung – Gips

Neben elastischen Verbänden kommt vor allem der Gips als ideales Ruhigstellungsmittel zur Anwendung. Synthetische Gipsersatzmaterialien haben den Vorteil, besonders leicht zu sein und beim Anlegen wenig Schmutz zu verursachen. Sie haben aber den Nachteil, derart hart zu sein, daß die Weichteile dick abgepolstert werden müssen, um Druckschäden zu vermeiden. Diese Materialien eignen sich deshalb weniger für die Behandlung frischer Frakturen, vor allem, wenn starke Schwellungen vorliegen und eine sichere Retention der Fraktur gewährleistet werden sollte. Mit der Indikation zum Anlegen eines Gipses sollte man im Wachstumsalter ruhig großzügig sein. Man muß keine Bedenken haben, daß dies von den Kindern ausgenützt würde. Eher soll man berücksichtigen, daß ein Kind, das sich einen Gips wünscht, ihn auch, sei es aus psychischen oder physischen Gründen, dringend braucht.

Zur Gipstechnik sei grundsätzlich auf einschlägige Standardwerke hingewiesen, wie z. B. die Gipsfibel II im Springer-Verlag von Widmer, Freuler u. Biancchini (1976) oder auf die Nachbehandlungsfibel von Hardegger u. Biancchini im Springer-Verlag (1979) oder das Kompendium über Gipstechnik der Internationalen Verbandstoff-Fabrik Schaffhausen aus dem Jahre 1970 und ähnliche Standardwerke. Wir selbst bevorzugen die Longettentechnik, d. h. wir legen primär nie zirkuläre Gipse an, die wir dann sekundär spalten, sondern ausschließlich dorsale Schienen, meist mit seitlicher Verstärkung. Vor Anlegen des Gipses wird die Extremität mit einem Tubegaze-Schlauch überzogen, der anschließend mit einer dünnen, halbelastischen Polsterwatte abgepolstert wird. Die Gipsschienen werden dann so aufgelegt, daß ein mindestens 2–3 cm breiter gipsfreier Raum in der gesamten Länge des Gipses verbleibt, so daß bei Bedarf die Polsterung vollständig in diesem Bereich aufgeschnitten werden kann. Nach Anlegen der Gipslongetten werden diese mit einer elastischen Papierbinde anmodelliert. Diese wird vor Anlegen der elastischen Binde entfernt. Nach Abklingen der Weichteilschwellung um den 4. Tag herum kann dann der Gipsschluß erfolgen, wobei die Schienen nochmals gut an die Weichteile angepreßt werden können. Bei kleinen Kindern, die meist Bedenken vor dem Abnehmen eines Gipses mit der lauten Gipsfräse haben, kann, wenn es die Fraktur erlaubt, der Gipsschluß auch unterlassen werden.

– *Gipsfensterung.* Klagt der Patient über einen kontinuierlichen Schmerz im Gips, so muß die Haut darunter kontrolliert werden. Dazu wird ein Fenster in den Gips geschnitten, die Polsterung entfernt, die Haut inspiziert. Ist mit dieser Maßnahme der angegebene Schmerz verschwunden, so wird im Bereich des Fensters gut nachgepolstert. Das Gipsfenster muß wegen der Gefahr eines Fensterödems wieder verschlossen werden.

– *Gipskeilungen.* Im Prinzip kann jede Fehlstellung im Schaftbereich in der Frontal- und/

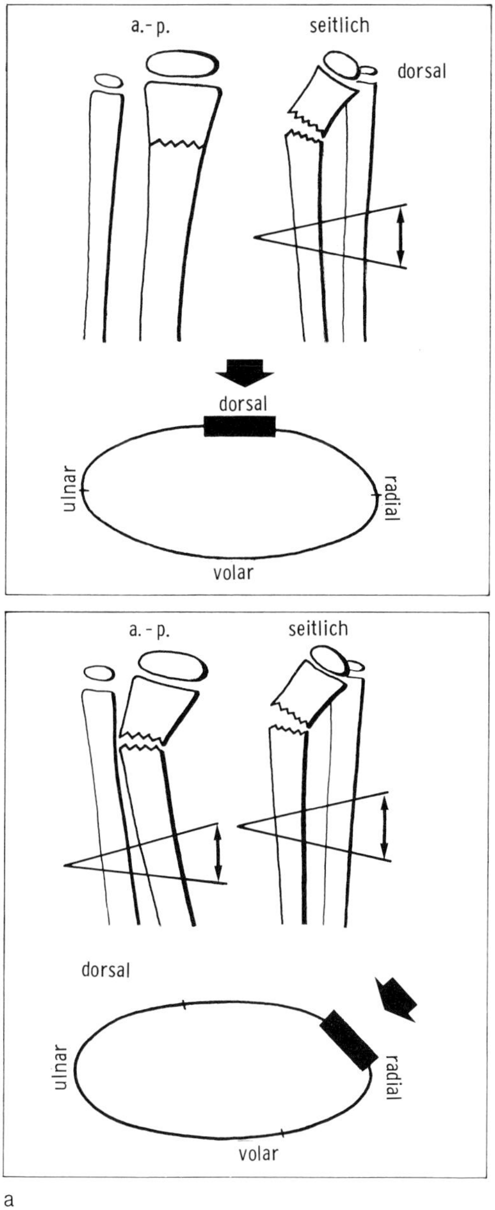

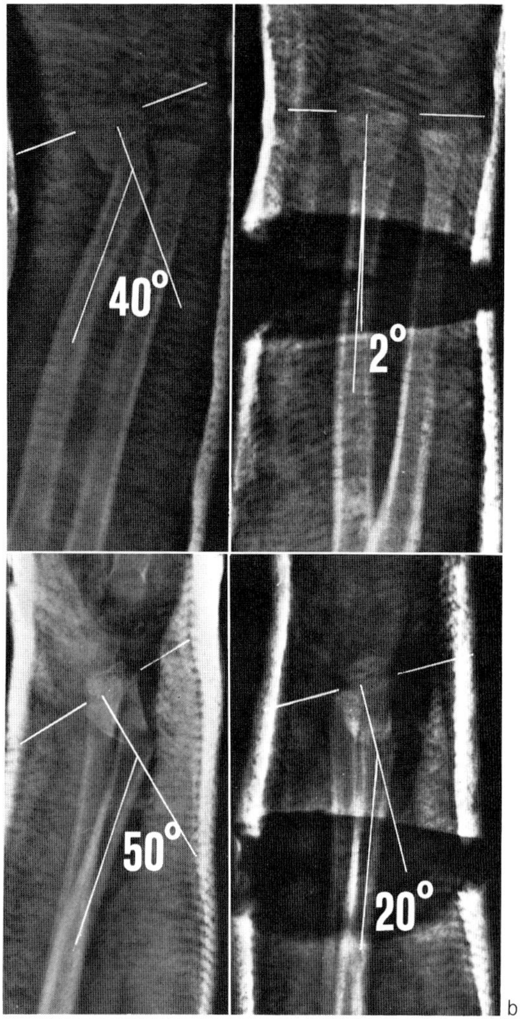

Abb. **45 a** Gipskeilung. Der Keil muß stets in die Konkavität einer einfachen (s. oben) oder einer kombinierten Fehlstellung (s. unten) eingebracht werden

Abb. **45 b** Gipskeilung. Je peripherer die Fraktur liegt, desto proximaler muß die Keilungsstelle gewählt werden, um den auf die Fraktur wirksamen Hebelarm so lange wie möglich werden zu lassen

oder der Sagittalebene im zirkulären Gips gekeilt werden. Dabei gilt es, zwei Dinge zu berücksichtigen:

1. *Der Zeitpunkt:* Er sollte um den 8. Tag gewählt werden, wenn die Schwellung vollständig verschwunden ist und eine sekundäre Dislokation nach der Keilung nicht mehr befürchtet werden muß und sich damit Nachkeilungen erübrigen.

2. *Die Lokalisation:* Der Keil muß immer in den tiefsten Punkt der Konkavität der Fehlstellung (u. U. auch kombinierter Fehlstellungen) eingebracht werden. Dazu wird der Gips je nach Fehlstellung streng, a.-p., p.-a. oder im ersten oder zweiten schrägen Durchmesser zur Hälfte aufgeschnitten (Abb. **45a**). Je peripherer die Fraktur, desto proximaler muß die Keilungsstelle liegen, um den Hebelarm zu

verlängern und um zu erreichen, daß das periphere Fragment überhaupt noch gefaßt wird (Abb. **45b**).
Jede Keilung schmerzt immer mehr oder weniger, nicht aber in dem Ausmaß, wie eine Reposition schmerzen würde. Der Schmerz flaut innerhalb der ersten 10–15 Minuten schnell wieder ab. Bei der Korrektur grober Fehlstellungen empfiehlt es sich, vorher ein Schmerzmittel zu geben. Dann aber sollten, um den Druck auf der Gegenseite beurteilen zu können, keine weiteren Schmerzmedikationen mehr erfolgen.
In den meisten Fällen (s. spezieller Teil) wird direkt nach dem Keilen das Keilungsergebnis radiologisch dokumentiert, um bei Bedarf den Keil noch umsetzen zu können. Erst wenn sich die Stellung als tolerabel erweist, wird der Keilungsspalt nachgepolstert und der Gips mit dem straff sitzenden Keil wieder zirkulär verschlossen.

Cave:
Die Gefahr des Keilens liegt im Druck auf der Gegenseite des Keils: Tritt nach der Keilung ein zunehmender Druckschmerz auf der Gegenseite auf, so muß hier gefenstert und nachgepolstert, dann das Fenster wieder verschlossen werden. Die vorher erzielte Stellungskorrektur wird durch diese Maßnahme nicht gefährdet. Ein Druckulkus auf der Gegenseite einer Keilung ist nicht der Methode, sondern der mangelnden Aufsichtspflicht und der schlechten Information des Patienten durch den behandelnden Arzt anzulasten.

– *Geschlossene Reposition:* Besteht primär eine Fehlstellung von der man annimmt, daß sie sekundär durch eine Gipskeilung nicht korrigiert und sie auch nicht den Korrekturkräften des weiteren Wachstums primär überlassen werden kann, so muß reponiert werden. Jede Reposition sollte in irgend einer Art von Anästhesie durchgeführt werden. Das oft angewandte und berüchtigte „Drücken" einer Fraktur, mit und ohne Schmerzmedikation, sollte unterlassen werden. Es schmerzt weitaus mehr und ist erfahrungsgemäß weitaus weniger effizient als z. B. eine Gipskeilung.

Halbkonservative Behandlung

Darunter sind Extensionen oder mehr oder weniger instabile Osteosynthesen zu verstehen, die einer zusätzlichen bzw. anschließenden Gipsruhigstellung bedürfen.

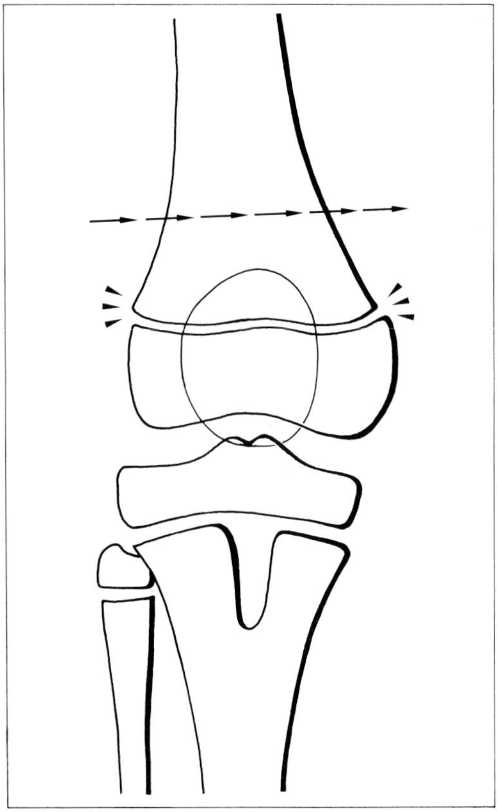

Abb. **46** Anbringen einer Extension am Oberschenkel. Es sollten keine Extensionen im Bereich der proximalen Tibia durchgeführt werden. Einmal wegen der Gefahr der Wachstumsschädigung (s. Abb. **47**), zum andern, da dann über ein Gelenk extendiert werden muß. Der Steinmann-Nagel wird suprakondylär am Oberschenkel eingebracht, 2 Querfinger oberhalb des gut tastbaren Übergangs von der Epiphyse zur Metaphyse. Die Fuge liegt exakt in diesem Übergangsbereich

– *Extensionen:* Die Indikation zur Extension stellt sich vornehmlich für Frakturen mit starker Verkürzungstendenz, deren Reposition und Retention auf konservativem Weg sonst nicht möglich ist. Es kommen also dafür dislozierte Ober- und Unterschenkelfrakturen in Frage. Die oft gestellte Indikation zur Extension aus bettenkosmetischen, d. h. wirtschaftlichen Gründen, ist abzulehnen.
Wir selbst hyperextendieren in allen Extensionsfällen mit primär $1/5$ des Körpergewichtes (16, 23, 25). Damit ersparen wir dem Patienten primäre und sekundäre Repositionen,

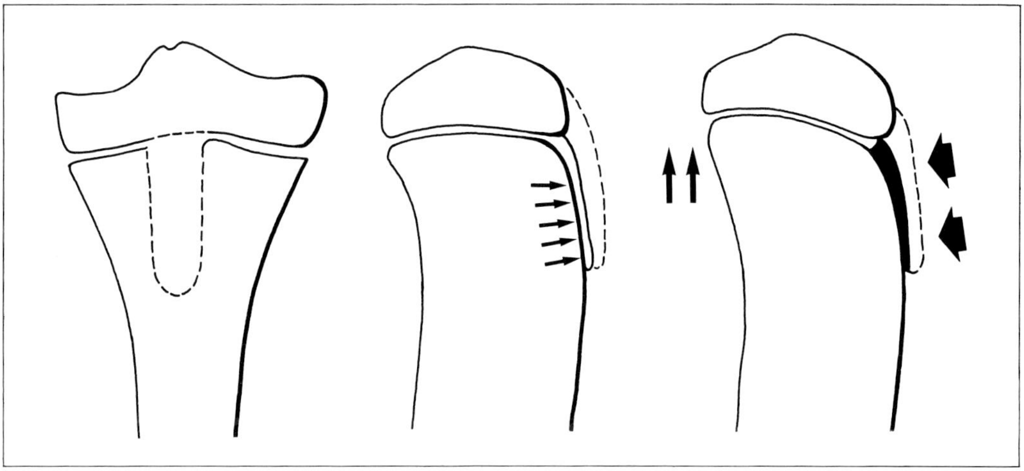

Abb. **47** Mögliche Komplikation einer Extension im Bereich der proximalen Tibia. Die proximale Epiphysenfuge setzt sich zungenförmig in die Apophysenfuge fort. Bei Extensionen im Bereich der proximalen Tibia kann es zur Verletzung dieses Fugenanteiles und zum vorzeitigen Verschluß der Fuge in diesem Bereich kommen. Dies würde zum zunehmenden Genu recurvatum führen

denn üblicherweise stellt sich damit die Fraktur in achsengerechte, d. h. auch rotationsgerechte Stellung ein (s. spezieller Teil „Oberschenkel"). Ist eine altersentsprechende, tolerable Stellung bis zum 4. Tag nach Anlegen der Extension nicht zu erzielen gewesen, stellen wir die Indikation zur Osteosynthese.
Extensionen legen wir jeweils in Allgemeinnarkose an. Wir verwenden dazu, wegen der deutlich geringeren Infektgefahr, ausschließlich Steinmann-Nägel, die manuell eingebracht werden.

– *Lokalisation für Steinmann-Nagel:* Für Oberschenkelschaftfrakturen am Oberschenkel 2 Querfinger oberhalb der Fuge (diese liegt genau am gut zu tastenden Übergang zur, an Dicke abnehmenden, Metaphyse) (Abb. **46**). Auf Extensionen durch die Tuberositas tibiae sollte wegen der Gefahr des vorzeitigen Fugenschlusses mit zunehmendem Genu recurvatum verzichtet werden (Abb. **47**).
Für Unterschenkelfrakturen erfolgt die Extension am Kalkaneus.

– *Perkutane Kirschner-Draht-Spickungen:* Die Indikation zur perkutanen Spickung ist vor allem dann gegeben, wenn das periphere Fragment sehr klein, die Fraktur gut zu reponieren aber schlecht zu retinieren ist (suprakondyläre Humerusfraktur). Unabhängig davon, ob die Reposition offen erfolgen mußte oder geschlossen möglich war, lassen wir grundsätzlich die Drähte perkutan herausstehen und versenken sie nicht unter die Haut. Sie sind dadurch leichter und schmerzloser, lediglich mit Hilfe einer unsterilen Faßzange ohne jede Schmerzmedikation oder Lokalanästhesie zu entfernen. Die Drähte müssen nie länger als 3, maximal 4 Wochen belassen werden.

Cave:
Man muß jedoch darauf achten, daß die heraustretenden Drähte nirgends Kontakt mit dem Gips bekommen und nie am Gips anschlagen können. Nur wenn ein genügend großer, gipsfreier Hof um die Drähte vorhanden ist, besteht keinerlei Gefahr für einen aufsteigenden Infekt. Ein Hineinwandern der Drähte ist nur dann möglich, wenn sie durch ständiges Anschlagen an den Gips im Knochen gelokkert werden und um sie herum eine Lysezone entsteht, die auch einen Infekt begünstigt (Abb. **48a** u. **b**).

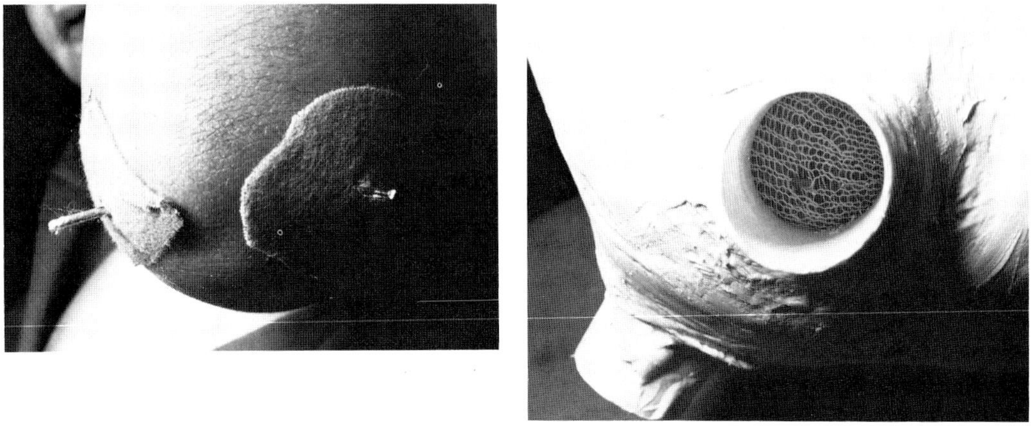

Abb. **48a** u. **b** Perkutane Kirschner-Draht-Spickungen. Alle perkutan eingebrachten Kirschner-Drähte werden etwa 2–3 cm oberhalb des Hautniveaus gekürzt und nicht unter die Haut versenkt. Voraussetzung dafür ist, daß um sie herum ein großer, gipsfreier Hof aufgebaut wird. Dieser Hof wird mit einem sterilen Verband verschlossen aber nicht zugegipst, um eventuell notwendige Drahtkontrollen vornehmen zu können. Die Drähte werden nicht länger als 3 bis maximal 4 Wochen belassen

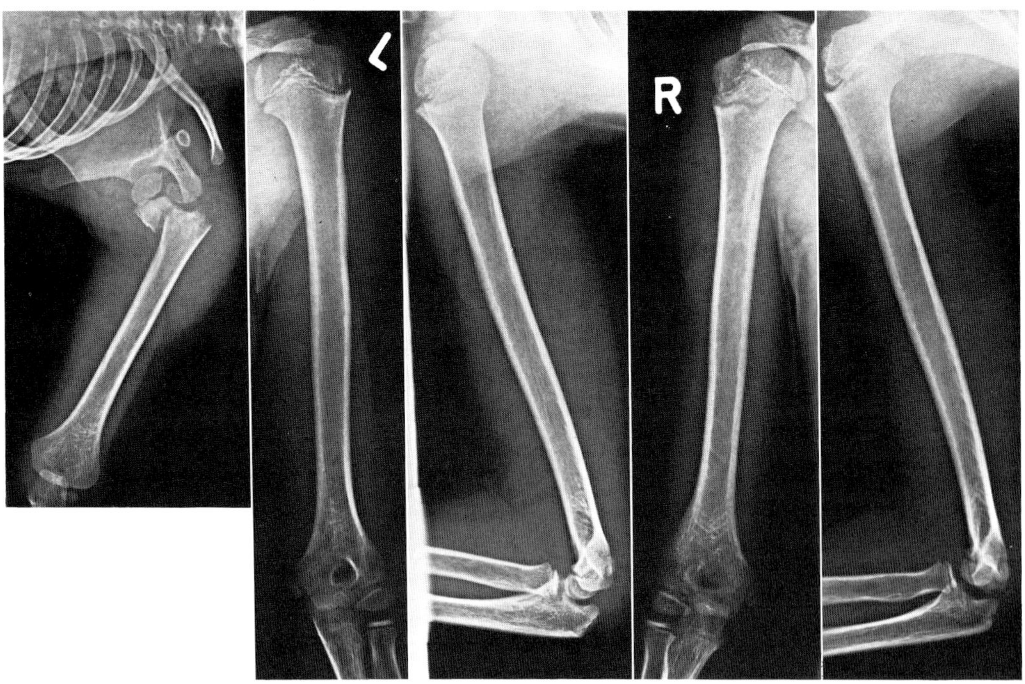

Abb. **49a** Gute Ergebnisse bei der Nachuntersuchung sind nicht immer auf die durchgeführte Therapie zurückzuführen. 3jähriger Knabe mit subkapitaler Humerusfraktur, die primär eine erhebliche Fehlstellung aufweist. Bei der Nachuntersuchung zeigen sich symmetrische Verhältnisse zur Gegenseite

Operative Behandlung

Auf technische Verfahren, unterschiedliche Zugänge usw. sei an dieser Stelle nicht näher eingegangen. Diese sind der einschlägigen Literatur zu entnehmen (8, 40, 41, 45, 54). Grundsätzlich sollte die operative Behandlung kindlicher Frakturen nur von erfahrenen, mit der Materie vertrauten Chirurgen durchgeführt werden.
Aber auch hier gilt es, aus allen technischen Möglichkeiten die einfachste und am wenigsten aufwendigste auszusuchen, die dem Patienten ein optimales Endergebnis gewährleistet.

– *Schaftfrakturen:* Die Frage, ob nach offener Reposition eine äußere Fixation (perkutane Kirschner-Drähte, Fixateur externe usw.) oder eine innere Fixation (Platte, Schrauben, Cerclagen) durchgeführt werden soll, entscheidet sich an der notwendigen Dauer der Fixation und der Zumutbarkeit für den Patienten. Rushpins und Marknägel sollten bei weit offenen Fugen wegen der Gefahr einer Fugenschädigung mit konsekutivem Fehlwachstum nicht benutzt werden. Ender-Nägel bieten zweifelsohne eine willkommene Alternative zur Plattenosteosynthese, haben aber bisher noch keine große Bedeutung in der Frakturbehandlung am wachsenden Skelett erlangt.

– *Gelenkfrakturen:* Gelenkfrakturen sollten wegen der zuverlässigen Kompression wenn immer möglich durch Schraubenosteosynthesen versorgt und nur in Ausnahmefällen mit Hilfe von Kirschner-Drähten stabilisiert werden. Beide Materialien sollten grundsätzlich die Fuge nicht kreuzen. Für dislozierte Distraktionsfrakturen (Olekranon und Patella) stellt sich ebenso wie beim Erwachsenen die Indikation zur Zuggurtungs-Osteosynthese.
Vor- und Nachteile sämtlicher Therapiemöglichkeiten sollten bei der Indikationsstellung gegeneinander abgewogen, deren Effizienz und Zumutbarkeit berücksichtigt werden. Es ist zu bedenken, daß durch alle therapeutischen Maßnahmen Wachstumsstörungen ausgelöst werden können und daß das Wachstum durch seine Korrekturkräfte manche Therapiemaßnahme unnötig macht (Abb. **49a** u. **b**).

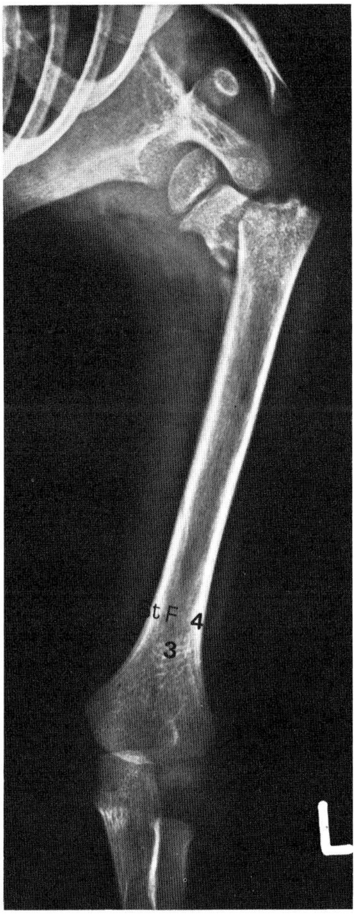

Abb. **49b** Erst das Konsolidationsbild zeigt, daß das gute Ergebnis bei der Nachuntersuchung durch das Wachstum verursacht wurde und nicht durch die durchgeführte Therapie, die in dem Versuch einer geschlossenen Reposition bestand

Gute Ergebnisse bei der Nachuntersuchung sind nicht immer auf die durchgeführte Therapie zurückzuführen

Kontrollen

Kontrollen sollten nur dann durchgeführt werden, wenn daraus eine klinische Konsequenz gezogen wird oder zumindest gezogen werden kann!

Röntgenkontrollen

– *Primäre Diagnosen* (s. dort).

– *Stellungskontrollen.* Bei allen Frakturen oder Luxationen die primär reponiert wurden, muß das Repositionsergebnis bei noch liegender Anästhesie radiologisch dokumentiert werden, um eventuelle Nachrepositionen noch durchführen zu können (Abb. **50**).
Bei allen übrigen Frakturen, die primär eingegipst wurden, erübrigt sich eine sofortige Stellungskontrolle im Gips, da sie ohne Konsequenz bleibt.
Dies gilt auch für die unnötig oft durchgeführte Röntgenkontrolle im Gips um den 4. Tag vor Gipsschluß. Wir selbst sehen die Indikation zu einer Stellungskontrolle um den 4. Tag herum nur bei Extensionsbehandlungen und bei dislokationsgefährdeten Gelenkfrakturen (Condylus radialis humeri). Für alle übrigen Frakturen sehen wir um den 4. Tag keine Indikation zum Röntgen, da der Zeitpunkt für eine therapeutische Konsequenz (Gipskeilung, Nachreposition usw.) zu früh ist.
Der günstigste Zeitpunkt zur radiologischen Stellungskontrolle ist der 8. Tag, nachdem die Weichteilschwellung völlig zurückgegangen und die Fraktur zu diesem Zeitpunkt schon bindegewebig anfixiert ist. Daher ist dieser Zeitpunkt ideal für Gipskeilungen (Abb. **51**), u. U. auch für selten notwendige Nachrepositionen.
Bei älteren Patienten, jenseits des 12. Lebensjahres, muß vor allem bei diaphysären Frakturen nochmals eine Stellungskontrolle um den 14. Tag herum durchgeführt werden. Stellungskontrollen jenseits dieses Zeitpunktes erübrigen sich, da eine weitere Dislokation im

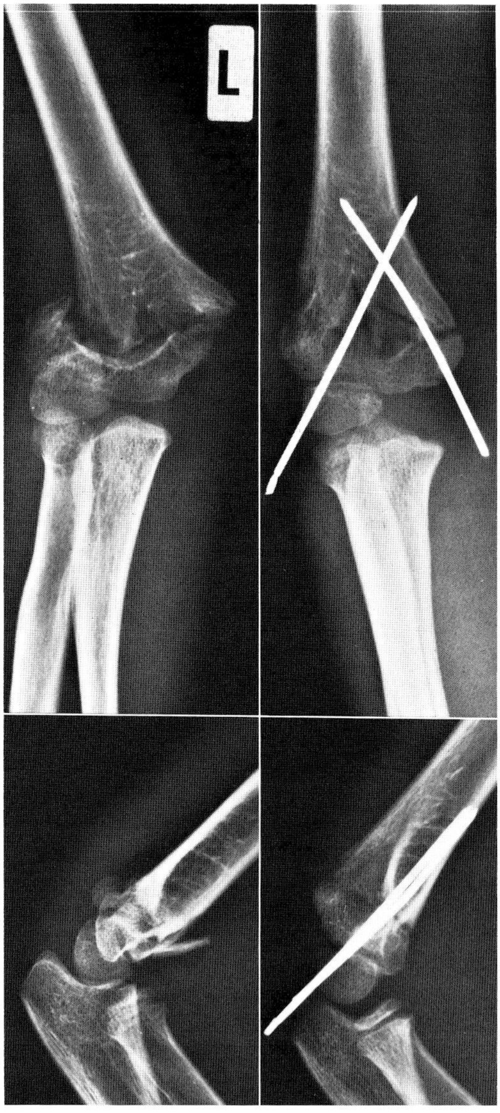

Abb. **50** Radiologische Stellungskontrollen. Eine radiologische Stellungskontrolle (im Gips) am Unfalltag sollte nur bei primär dislozierten und reponierten Frakturen zur Dokumentation des Repositionsergebnisses bei noch liegender Anästhesie durchgeführt werden

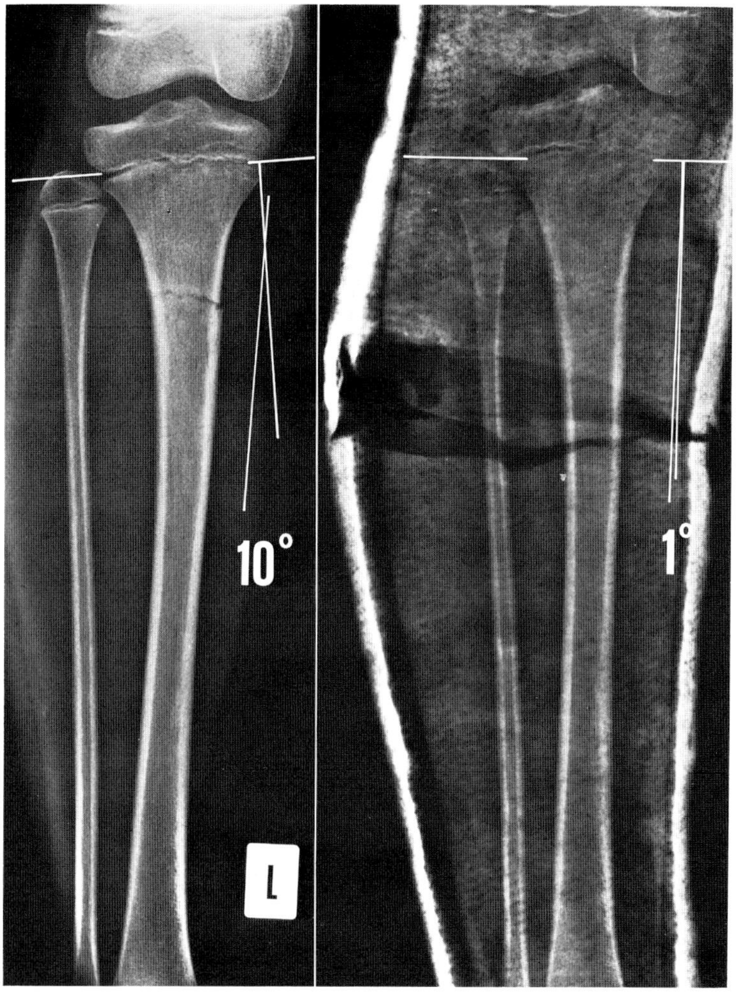

Abb. **51** Radiologische Stellungskontrollen. Der ideale Zeitpunkt für radiologische Stellungskontrollen ist der 8. Tag nach Unfall, da dann am ehesten therapeutische Konsequenzen daraus gezogen werden können, wie z. B. eine Gipskeilung. Im hier abgebildeten Fall wurde ohne vorherige Röntgenkontrolle die primäre Fehlstellung am 8. Tag nach Unfall durch eine Gipskeilung korrigiert und erst anschließend das Korrekturergebnis radiologisch dokumentiert

Gips nicht mehr zu befürchten ist, andererseits auch Stellungsänderungen durch Keilungen und Nachrepositionen meist nicht mehr vorgenommen werden können.

– *Kontrollen zur sekundären Diagnostik* (s. Kap. „Diagnose“, S. 32).

– *Konsolidationskontrolle.* Bei allen Frakturen, die primär reponiert wurden, bei Frakturen bei denen eine Konsolidationsstörung zu erwarten ist und bei Frakturen, die in Fehlstellung belassen wurden, sollte – abhängig von der Lokalisation der Fraktur und dem Alter des Patienten – zwischen der 3.–5. Woche nach dem Unfall eine gipsfreie Röntgenaufnahme vorgenommen werden. Zeigt sich in den beiden geröntgten Ebenen eine periostale Kallusüberbrückung des Frakturspaltes mindestens in 3 Ebenen und annähernd kortikalisdicht, so ist die Fraktur aus radiologischer Sicht bewegungsstabil konsolidiert (Abb. **52**). Bei allen Klavikulafrakturen, undislozierten metaphysären Stauchungsfrakturen und bei allen metaphysären Finger- und Zehenphalangenfrakturen wird die Konsolidation der Fraktur auf klinischem Wege festgestellt (indolenter Kallus!). Die radiologische Konsolidationskontrolle erübrigt sich bei diesen Frakturen.

Grundsätzlich sind nach erfolgter schmerzfreier Mobilisation des Patienten keinerlei Röntgenkontrollen mehr notwendig.

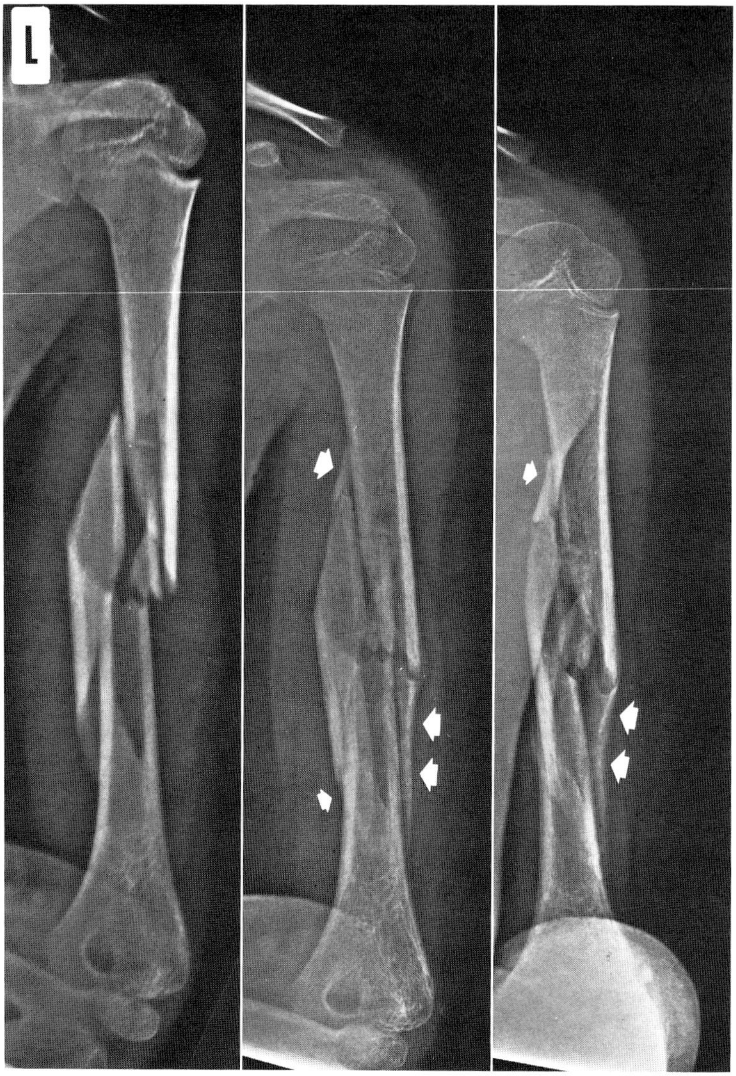

Abb. **52** Konsolidationskontrollen. Der Zeitpunkt einer radiologischen Konsolidationskontrolle richtet sich nach der Lokalisation einer Fraktur und dem Alter des Patienten. Stellt sich in beiden geröntgten Ebenen der Frakturspalt mindestens im Bereich dreier Kortikales periostal überbrückt dar und entspricht die Dichte der periostalen Abstützung annähernd der Kortikalisdichte, so ist aus radiologischer Sicht die Fraktur bewegungsstabil verheilt

– *Wachstumskontrollen* (Abb. **53**). Wachstumskontrollen zur Dokumentation von Fehlstellungskorrekturen und von Wachstumsstörungen und deren Folgen sollten primär klinisch erfolgen. Besteht jedoch aus klinischer Sicht der Verdacht auf eine ausbleibende oder mangelhafte Korrektur sowie auf posttraumatische Deformitäten nach Wachstumsstörungen, so sollte dies radiologisch festgehalten werden. Diese Kontrollen sollten in großen Abständen erfolgen und nur dann vorgenommen werden, wenn eine Befundänderung zu erwarten ist.

Klinische Kontrollen

– *Gipskontrollen.* Grundsätzlich haben Kinder, die über Schmerzen im Gips klagen, immer Recht! (Abb. **54**).

Am ersten Tag nach Anlegen eines Gipses sollte jeweils eine Kontrolle des Gipses und der Peripherie durchgeführt werden.

Weitere Gips-, Weichteil- und Peripheriekontrollen finden um den 4. Tag nach Gipsschluß, bei jeder radiologischen Stellungskontrolle, d. h. um den 8. evtl. um den 14. Tag und bei Konsolidation statt.

Bei Extensionsbehandlungen müssen die Peripheriekontrollen täglich bei jeder Visite erfolgen.

Abb. **53** Radiologische Wachstumskontrollen. Auch Fehlstellungskontrollen sollten in großen Abständen durchgeführt werden jeweils dann, wenn eine wesentliche Befundänderung, bzw. die vollständige Korrektur einer verbliebenen Fehlstellung zu erwarten ist. Bei der 8jährigen Patientin heilte die distale Radiusfraktur in radiodorsaler Abkippung aus. Radiologische Kontrollen wurden in Jahresabständen bis zu 2 Jahren nach der Konsolidation durchgeführt

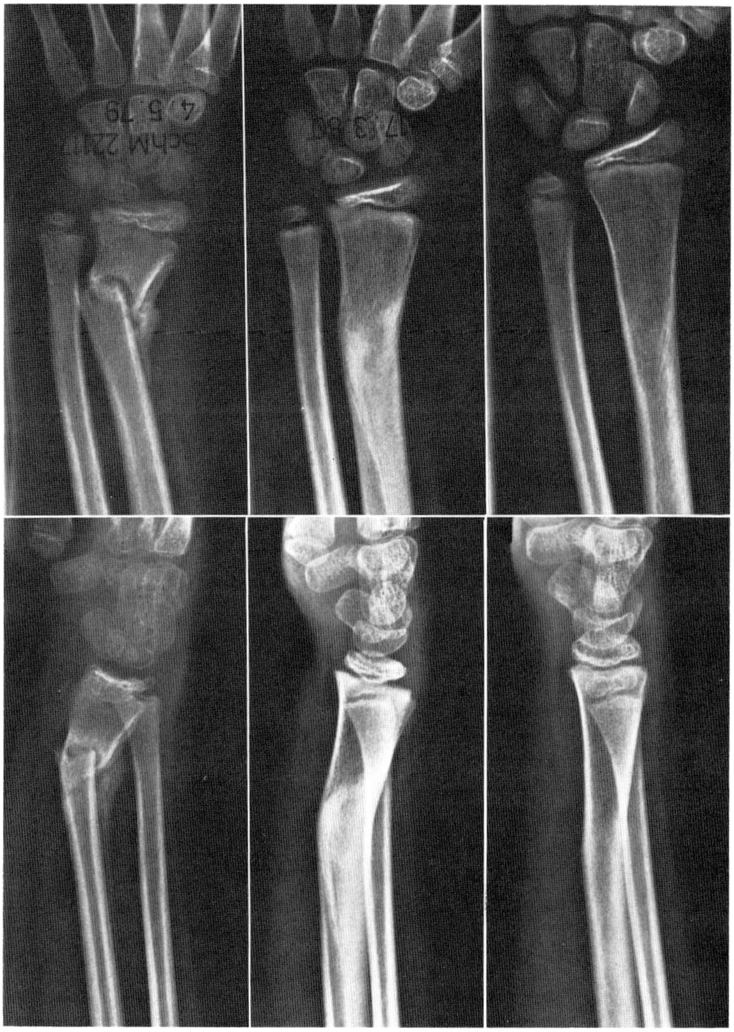

Der Patient mit Gips hat immer recht!

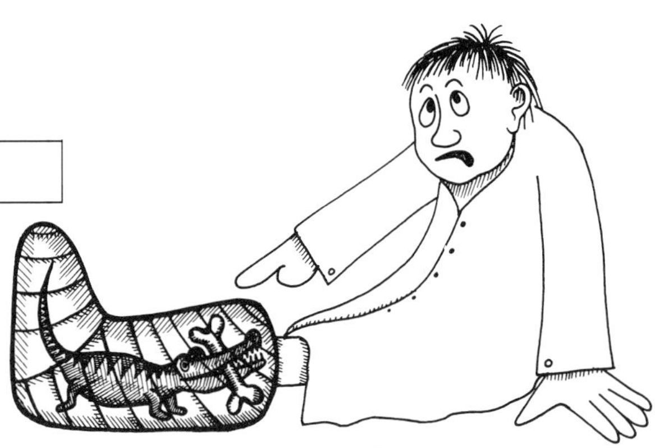

Abb. **54** Gipskontrollen.

– *Konsolidationskontrollen – Bewegungsbeginn, Belastungsbeginn.* Ergänzend zur gipsfreien Röntgenkontrolle erfolgt die Palpation des Fixationskallus zur Beurteilung der Bewegungsstabilität: Ist der Kallus indolent, so ist die Fraktur angesichts entsprechender radiologischer Konsolidationszeichen als bewegungsstabil zu bezeichnen. Ist der Kallus noch dolent, so erfolgt weitere Ruhigstellung für 2–3 Wochen bis zur Schmerzfreiheit.
Über den Belastungsbeginn entscheidet allein der Patient selbst, anhand der evtl. noch vorhandenen Schmerzen beim Belastungsversuch. Daher keine Gebote, keine Verbote, keinerlei aktive oder passive physiotherapeutische Maßnahmen innerhalb der ersten 3 Wochen nach Gipsabnahme. In dieser Zeit sollte der Patient alleine sich selbst überlassen werden.

– *Funktionskontrollen.* Nach Gipsabnahme ist in den meisten Fällen keine Funktionskontrolle angebracht, da schon allein durch die Gipsruhigstellung eine Funktionseinschränkung der Gelenke erwartet werden muß und die Funktionskontrolle dann schmerzhaft ist. Es empfiehlt sich deshalb, die ersten Funktionskontrollen je nach Lokalisation der Fraktur und je nach Alter des Patienten erst 2–3 Wochen nach Bewegungsfreigabe durchzuführen. Die Funktion der die Fraktur umgebenden Gelenke oder der durch die Fraktur betroffenen Gelenke sollte stets mit der Nulldurchgangsmethode geprüft und das Ergebnis im Vergleich mit der Gegenseite dokumentiert werden.

– *Wachstumskontrollen.* Durch klinische Wachstumskontrollen sollen einerseits posttraumatische Deformitäten nach Wachstumsstörungen erfaßt, andererseits soll die Korrektur verbliebener Fehlstellungen kontrolliert werden. Dies ist grundsätzlich in großen Abständen (1- bis 2-Jahresabständen) durchzuführen. Der Patient und die Eltern sind darauf aufmerksam zu machen, daß nach jeder Fraktur im Wachstumsalter eine der möglichen Wachstumsstörungen zu erwarten ist, daß diese Wachstumsstörungen primär therapeutisch in den meisten Fällen nur indirekt beeinflußbar sind, und daher primär eine exakte Wachstumsprognose nicht erstellt werden kann. Sind Wachstumsstörungen mit klinisch relevanten Folgen zu erwarten, so ist grundsätzlich bis zu zwei Jahre nach dem Trauma zu kontrollieren. Obligatorische Kontrollen empfehlen sich aber nur für die Gelenkfrakturen bis zu zwei Jahre nach Unfall, da hier sowohl von einer Ausheilungsbrücke als auch von einer Nekrosenbrücke her die Möglichkeit für eine Wachstumstörung des partiellen vorzeitigen Verschlusses mit zunehmendem Fehlwachstum gegeben ist.

Nachbehandlung

Nach Bewegungsfreigabe der Fraktur (über die mit Hilfe des Röntgenbildes und der Palpation des Fixationskallus entschieden wird) (34, 45), erfolgt für die ersten gipsfreien 3 Wochen spontane Selbstmobilisation des Patienten ohne Gebote und ohne Verbote (Ausnahme: keine sportliche Betätigung bis zu 3 Wochen nach Bewegungsfreigabe).
Grundsätzlich ist im Wachstumsalter keine medikamentöse, keine physikalische und keine physiotherapeutische Nachbehandlung frischer Frakturen und Luxationen notwendig (6, 11, 34). Der Patient muß kein neues Bewegungsmuster erlernen, sondern lediglich in sein altes Bewegungsmuster wieder zurückfinden. Dies fällt ihm am leichtesten in seiner gewohnten Umgebung, beim gewohnten Spiel. Dabei müssen ihm keine Vorschriften gemacht werden, denn der heranwachsende Patient reagiert weitaus zuverlässiger auf seinen Schmerz und nimmt weit mehr Rücksicht darauf, als es der Erwachsene tun würde (Abb. **55**).

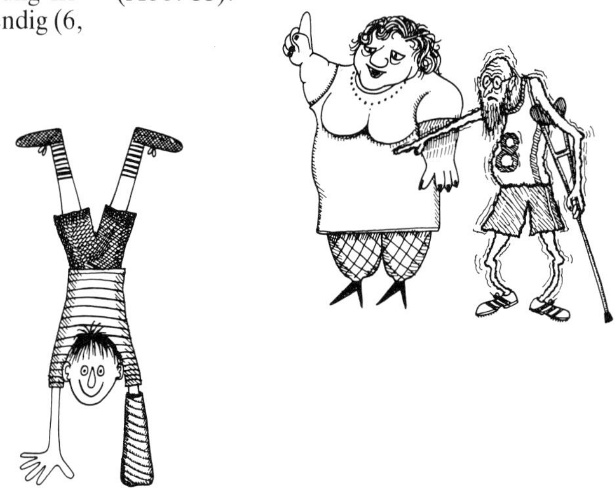

Abb. **55** Keine Gebote, keine Verbote während der Frakturbehandlung im Kindesalter. Mit zunehmendem Alter verliert sich „die Vernunft" des Kindes und weicht „unvernünftigen" Verhaltensweisen des Erwachsenen

„Vernunft“
nimmt mit zunehmendem Alter
ab,
„Unvernunft“
zu

Medizin und Sport

Nicht jeder Patient ist der Ansicht, daß Sport gesund sei. Man bedenke, daß auch eine solche Einstellung ihre Berechtigung hat und beziehe dies in die Indikationsstellung zur jeweiligen Therapie mit ein (Abb. **56**).

Die „Wiederaufnahme“ des Sportes bedeutet deshalb nicht im geringsten, daß der Patient wieder Sport treiben *muß*, sondern daß er es *kann*. Dies heißt, daß ihm für den Anfang selbst überlassen sein sollte, zu welcher Sportart er sich befähigt fühlt und welche er sich selbst zutraut. Sportlehrer haben oft Schwierigkeiten, dies zu begreifen, tolerieren es aber zunehmend, wenn sie sehen, daß der betroffene Schüler angesichts der ihm überlassenen Entscheidungsfreiheit vernünftiger und kooperativer reagiert, als er das unter Geboten und Verboten tun würde.

Als Arzt provoziere man nicht seine eigene Unglaubwürdigkeit, indem man unsinnige Verbote ausspricht, die nur dazu verlocken, mißachtet zu werden und in dem Patienten ein schlechtes Gewissen erwecken.

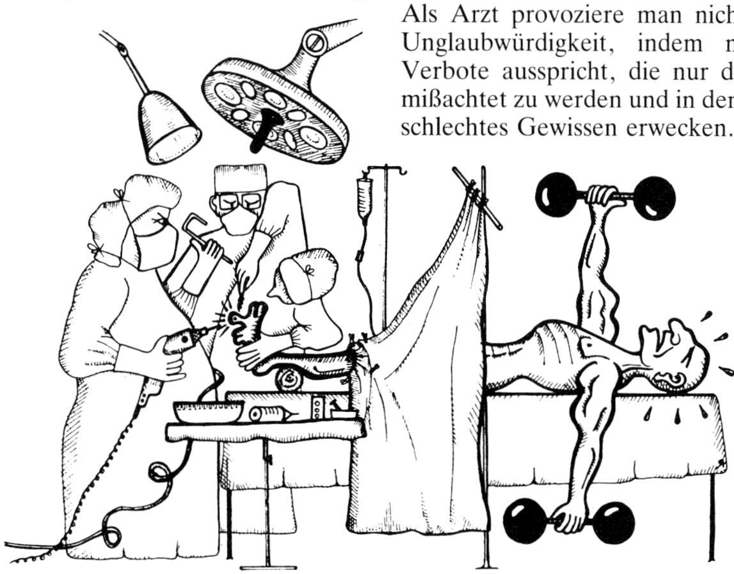

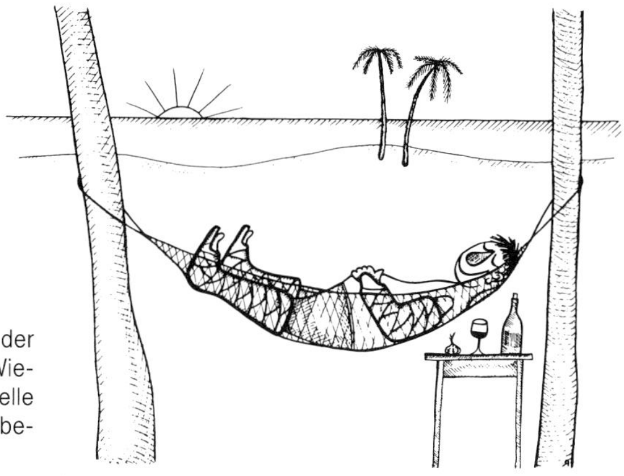

Abb. **56** Rehabilitation zur Wiedererlangung der Sportfähigkeit. Bei der Wahl der Maßnahmen zur Wiederherstellung der Sportfähigkeit ist die individuelle Einstellung des Patienten gegenüber dem Sport zu berücksichtigen

Krankenhaus, Eltern und Kind

Je nach sozialen und familiären Verhältnissen, je nach psychischer Situation des Kindes und der Eltern und je nach medizinischer Notwendigkeit wird der gemeinsame Entscheid getroffen, ob die Behandlung ganz ambulant, im Rahmen eines Kurzaufenthaltes von 1–3 Tagen oder im Rahmen eines maximal zu vertretenden längeren Aufenthaltes von mehreren Tagen oder sogar Wochen erfolgen soll und muß. Die Amortisationsgelüste der Krankenhausträger sollten diesen Entscheid nicht beeinflussen und damit auch keinen Einfluß auf die Wahl der Therapie haben (37a).

Die Besuchszeit für Eltern im Krankenhaus während 24 Stunden ist an den meisten Kinderkliniken inzwischen üblich geworden. Aber auch daraus sollte kein medizinisches Prestige gemacht werden (Abb. **57a** u. **b**, s. S. 52). Eltern, die ihre Kinder – aus familiären, arbeitstechnischen oder anderen Gründen – nicht ständig im Krankenhaus betreuen können, sollten von Ärzten und Pflegepersonal deshalb nicht desavuiert werden. Im Gegenteil sollte das Krankenhaus dann alles daran setzen, ohne jegliche Überheblichkeit und moralische Wertung den Kindern den mangelnden Elternbesuch zu kompensieren.

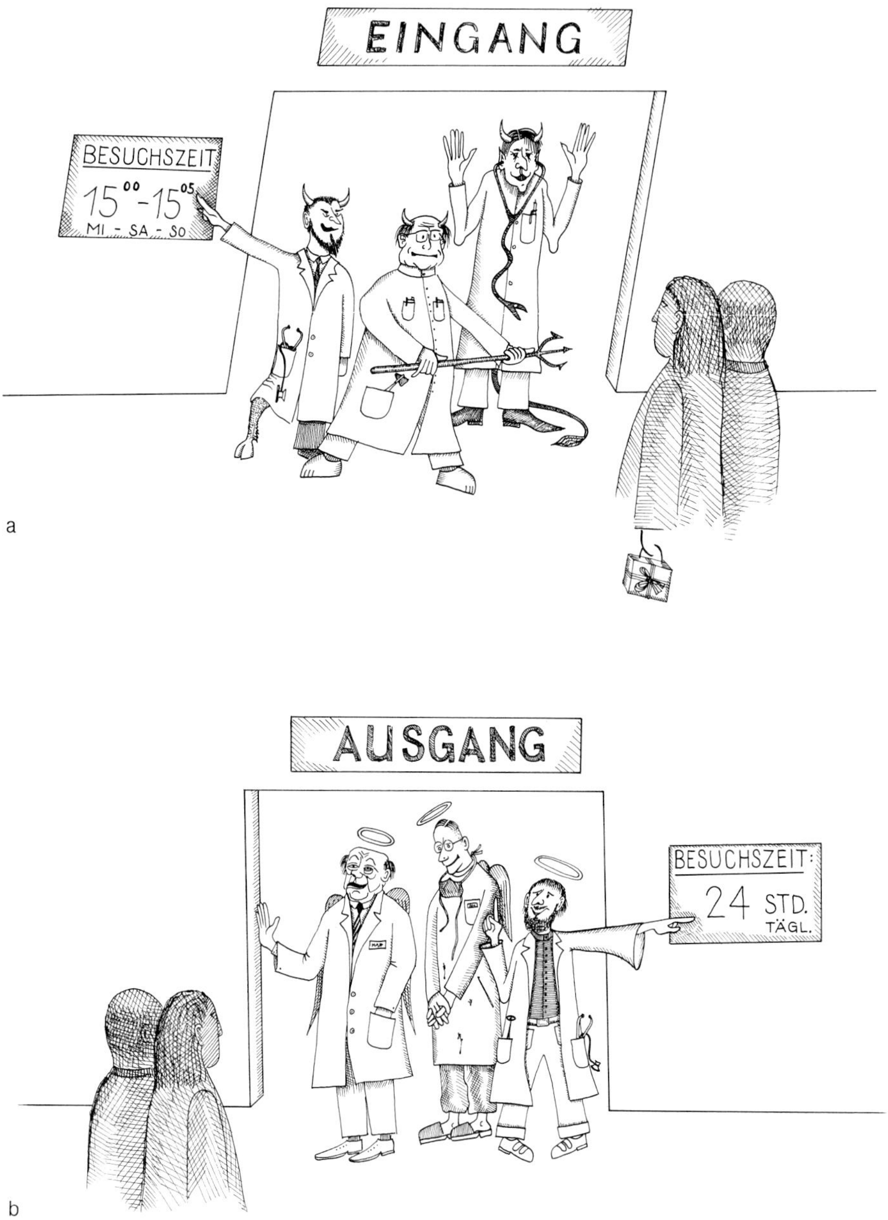

Abb. **57** Medizinische Apodiktik: **a** ehemalige Besuchszeitregelung, **b** jetzige Besuchszeitregelung. Auch bei der Besuchszeitregelung verbietet sich ärztlich-moralisierende Apodiktik

Spezieller Teil

Obere Extremitäten

Verletzungen im Bereich des Schultergürtels und des Humerusschaftes

Klavikulafraktur

Am häufigsten ist die Fraktur in der Schaftmitte zu finden, in der Hälfte dieser Fälle als Grünholzfraktur. Außerordentlich selten sind proximale, mediale (ca. 3%) und distale, laterale (ca. 5%) Klavikulafrakturen (7, 12). Bei den proximalen Frakturen handelt es sich zumeist um Epiphysenlösungen, die – unabhängig davon, ob die Epiphyse radiologisch schon sichtbar ist oder nicht – immer schwierig zu diagnostizieren sind (12, 13, s. auch, „Bandläsionen"). (Man bedenke, daß bei noch weit offenen Fugen Epiphysenlösungen weitaus häufiger sind als Bandläsionen.) Bei den distalen Frakturen handelt es sich um sogenannte Pseudoluxationen. Das zentrale Fragment luxiert nach oben oder nach unten aus dem Periostschlauch heraus. Der Bandapparat zwischen Akromion, Korakoid und Klavikula bleibt intakt (6) (Abb. **58**).

In Schaftmitte ist diese Fraktur klinisch und radiologisch einfach zu diagnostizieren, kann jedoch als minimal abgeknickte Grünholzfraktur radiologisch übersehen werden. Klinisch ist der Befund immer eindeutig.

Begleitende Weichteilverletzungen haben wir in den letzten 10 Jahren im eigenen Krankengut nicht beobachten können. In der Literatur wird lediglich bei nach innen und unten verbogenen Grünholzfrakturen auf die Möglichkeit einer passageren Subklaviakompression mit Stauungserscheinungen im Arm hingewiesen (10). Diese Fehlstellung ist eine Rarität.

Wachstumsstörungen sind mitunter nach seltenen distalen oder auch proximalen Frakturen möglich, im Sinne des vorzeitigen Verschlusses der Fuge mit konsekutiver Verkürzung des lateralen oder medialen Klavikulaanteiles. Funktionelle Beschwerden resultieren daraus nicht.

Verkürzungsfehlstellungen bei vollständig dislozierten Frakturen werden im Verlauf des weiteren Wachstums wieder korrigiert (6). Ob bei undislozierten Frakturen die Stimulation der umgebenden Fugen zu einer dezenten Verlängerung der Klavikula führt, ist nicht bekannt. Geringgradige Längendifferenzen scheinen keine funktionellen oder kosmetischen Behinderungen nach sich zu ziehen.

Die Seit-zu-Seit-Verschiebung wird altersabhängig im allgemeinen gut ausgeglichen. Das Remodeling sowohl dieser Fehlstellung als auch des nahezu immer auftretenden ausge-

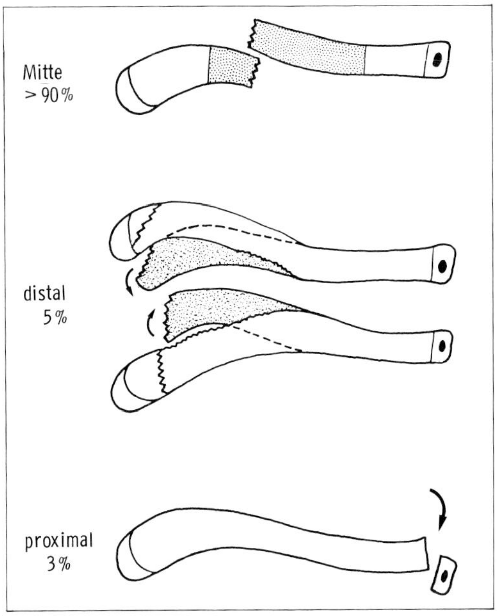

Abb. **58** Formen der Klavikulafrakturen. Am häufigsten finden sich Frakturen in Schaftmitte (oben). Bei den selteneren distalen, sogenannten „Pseudoluxationen", handelt es sich sehr oft um Epiphysenlösungen mit Dislokation des proximalen Fragmentes nach unten oder nach oben aus dem Periostschlauch heraus. Der Bandapparat bleibt stets intakt (Mitte). Auch bei den proximalen Klavikulafrakturen handelt es sich meist um Epiphysenlösungen mit und ohne Ausbruch eines metaphysären Keiles (unten)

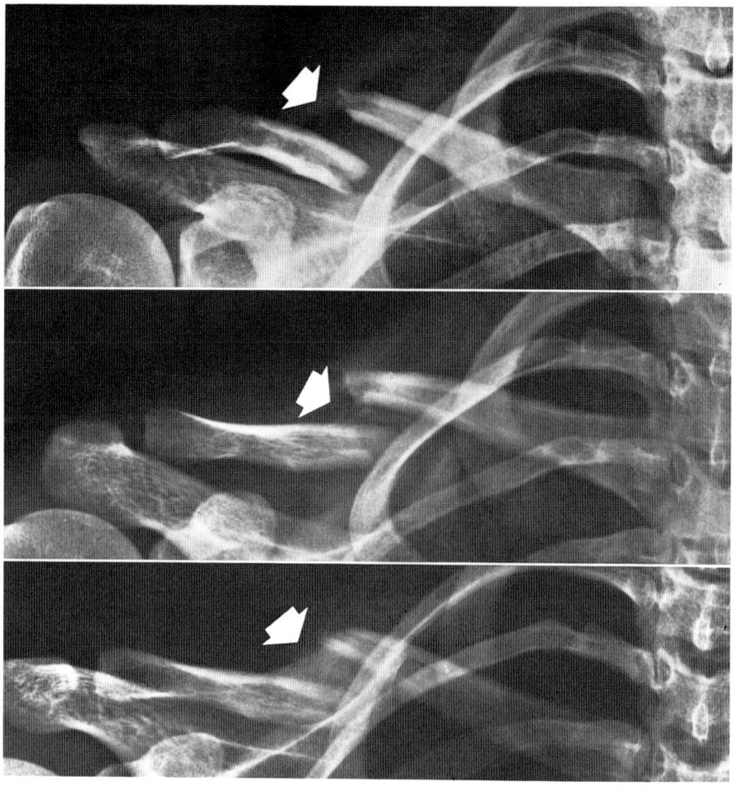

Abb. **59** Grenzen der „Spontankorrektur" einer Seit-zu-Seit-Verschiebung im Jugendlichenalter. 17jähriges Mädchen mit Klavikulafraktur in Schaftmitte. Die Fraktur weist eine Seit-zu-Seit-Verschiebung um annähernd doppelte Schaftbreite auf. Unter konservativer Behandlung mit einem Rucksackverband für 3 Wochen konsolidierte die Fraktur in der primären Fehlstellung. Bei der Nachuntersuchung nach 6 Monaten zeigten sich stabile Verhältnisse bei freier Beweglichkeit. Radiologisch besteht noch eine dezente Deformierung der Klavikula wegen der ausbleibenden Korrektur der Seit-zu-Seit-Verschiebung. Klinisch ist diese Deformierung kaum sichtbar, die Patientin fühlt sich subjektiv völlig beschwerdefrei

prägten Bewegungskallus kann bis zu einem halben Jahr dauern. Erst dann ist wieder mit der vollständigen Herstellung eines symmetrischen Décolletés zu rechnen. Bei Jugendlichen mit schon geschlossenen Fugen können Seit-zu-Seit-Verschiebungen persistieren (Abb. **59**).

Refrakturen sind im Rahmen von Grünholzfrakturen möglich aber außerordentlich selten. Klinisch ausbleibender tast- und sichtbarer Kugelkallus nach einer radiologisch sichtbaren Grünholzfraktur weist auf diese Gefahr hin (Abb. **60**).

Klavikulafrakturen aller Lokalisationen werden grundsätzlich konservativ behandelt. Sämtliche Verbände dienen der Schmerzlinderung und nicht einer Stellungskorrektur. Radiologische Stellungskontrollen erübrigen sich deshalb. Bei nicht verkürzten Frakturen genügt das Dreiecktuch zur Schmerzbehandlung. Nur bei stark verkürzten Frakturen ist ein Rucksackverband als Schienung wirkungsvoller. Dieser sollte innerhalb der ersten 5 Tage täglich kräftig angezogen werden. Die Peripherie ist entsprechend zu kontrollieren. Als Schmerzbehandlung ist trotzdem oftmals zusätzlich noch ein Dreiecktuch erwünscht (Abb. **61a** u. **b**). Nach 10 Tagen ist die Fraktur soweit bindegewebig fixiert, daß der Rucksackverband – je nach subjektivem Befinden des Patienten – wieder abgenommen werden kann.

Auch bei den lateralen Frakturen ist es gerechtfertigt, die bestehenden Korrekturkräfte zu nutzen und Frakturen mit gröberen Fehlstellungen konservativ zu behandeln (Abb. **62**).

Die Indikation zur offenen Reposition und Osteosynthese sehen wir nur bei schwer dislozierten distalen und proximalen Frakturen bei älteren Jugendlichen. Des weiteren kommt sie in Frage für alle Frakturen nach Direkttraumata mit akzessorischen erheblichen Weichteilverletzungen.

Die Dauer der Ruhigstellung währt so lange, wie sie der Patient als angenehm und hilfreich empfindet. In den meisten Fällen ist die Fraktur nach 3–4 Wochen konsolidiert. Die Kontrolle der Konsolidation erfolgt klinisch anhand der zunehmenden Indolenz des tastbaren

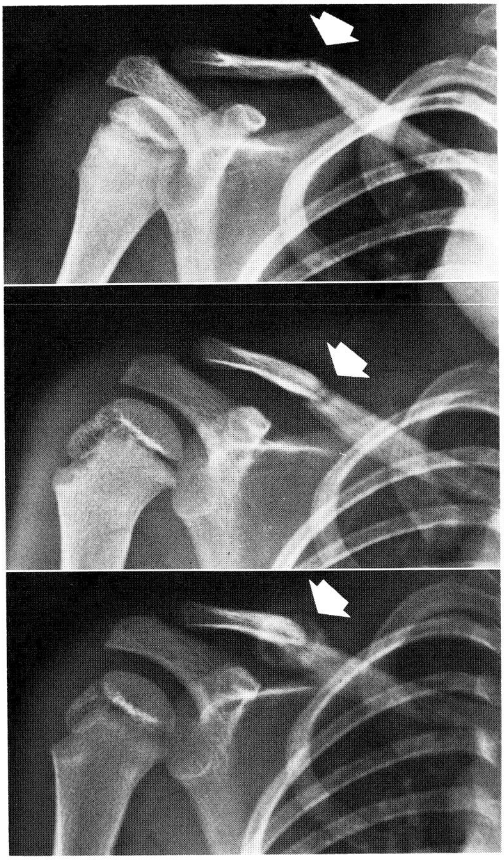

Abb. **60** Problematik der Grünholzfrakturen. 7jähriger Knabe mit einem Biegungsbruch (Grünholzfraktur) im mittleren Drittel. Konservative Behandlung. Nach 4 Wochen war kein Kallus über der ehemaligen Fraktur tastbar, die Fraktur aber völlig indolent geworden. Die Beweglichkeit in der Schulter war seitengleich frei. Nach 6 Monaten kam es anläßlich eines Bagatelltraumas zur Refraktur. 4 Wochen später zeigte sich nun klinisch und radiologisch (Röntgenbild wurde zur Beruhigung der Eltern durchgeführt) ein deutlicher indolenter Kugelkallus

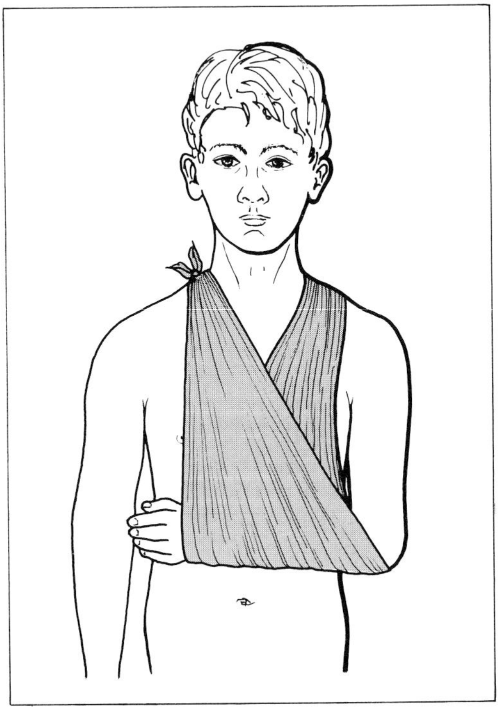

Abb. **61 a** Konservative Behandlung der Klavikulafrakturen. Am wohltuendsten wird bezüglich des Schmerzes das Dreiecktuch empfunden (**a**). Durch den Rucksackverband wird nur bei stark dislozierten Frakturen eine schmerzlindernde Stabilisierung erreicht (**b**)

Kallus. Ein weiteres sicheres Zeichen der Konsolidation ist die zunehmend normalisierte Funktion der betroffenen Schulter.

Der Beginn der Wiederaufnahme des Sportes wird vom Patienten selbst festgelegt. Voraussetzung dafür ist die freie, seitengleiche Schulterbeweglichkeit.

Weitere Kontrollen sind im allgemeinen nicht erforderlich, wenn der Patient beschwerdefrei bleibt und der kosmetisch störende Kallus nach ein paar Monaten erwartungsgemäß wieder verschwunden ist.

Im Wachstumsalter sind grundsätzlich keine Pseudarthrosen nach Klavikulafrakturen zu erwarten. Bei den selten geschilderten (4, 18) handelt es sich um kongenitale, frisch traumatisierte Pseudarthrosen, die nur dann einer Behandlung bedürfen, wenn sie dauerhaft Schmerzen bereiten oder wenn sie persistierende Funktionsstörungen zur Folge haben sollten. Die operative Sanierung dieser kongenitalen Pseudarthosen ist nicht immer erfolgreich. Der therapeutische Aufwand muß ge-

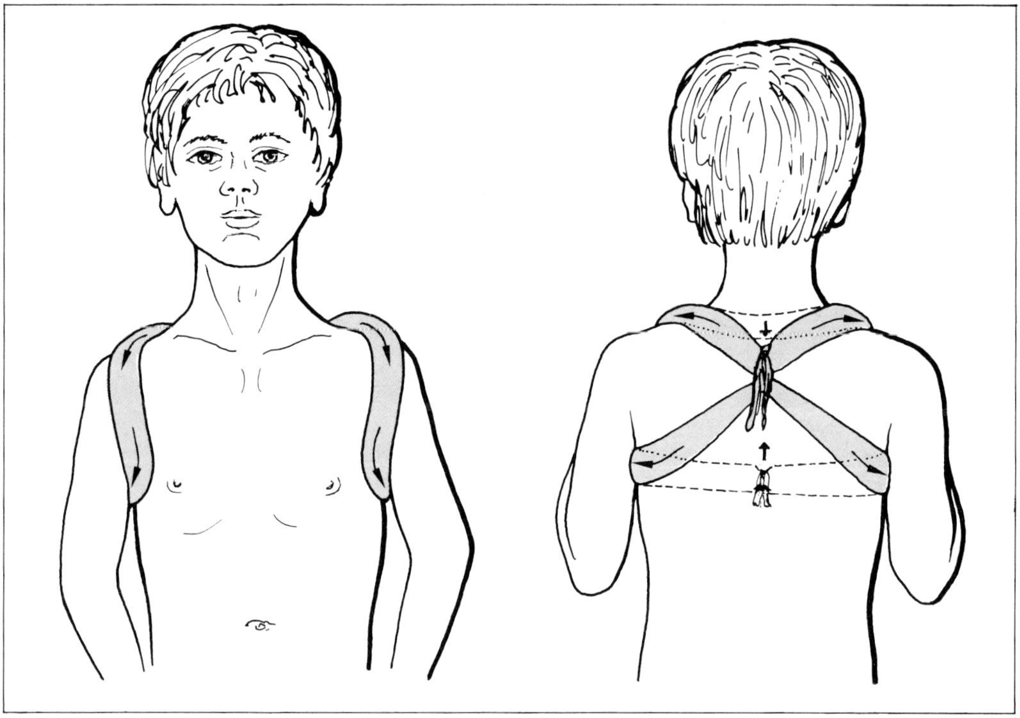

Abb. **61 b**

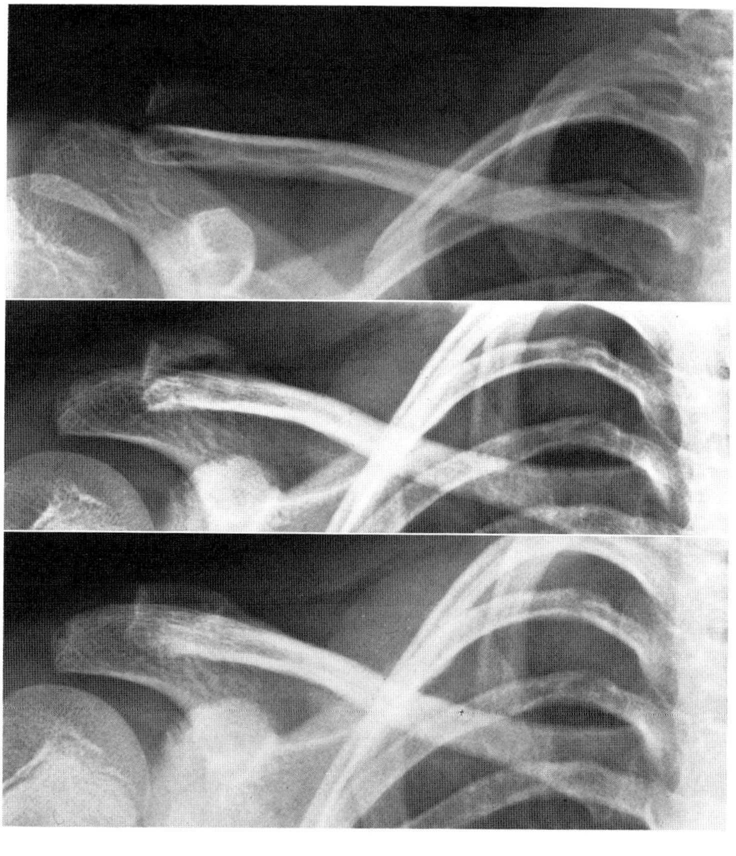

Abb. **62** Distale „Pseudoluxationen". 9jähriger Knabe. Konservative Behandlung der deutlich dislozierten „Pseudoluxation" (proximales Fragment nach unten disloziert) im Rucksackverband. Nach 5 Wochen klinisch und radiologisch stabile Verhältnisse bei freier Beweglichkeit der Schulter. Nach 7 Monaten weitgehendes Remodeling der Seit-zu-Seit-Verschiebung gen den möglichen Mißerfolg und die vorhandenen Beschwerden sorgfältig abgewogen werden. Die Operation sollte man möglichst erst bei Wachstumsabschluß durchführen (3).

Bandläsionen im klavikulo-akromialen, klavikulo-korakoidalen und klavikulo-sternalen Bereich

Derartige Bandläsionen sind erst im Jugendlichenalter bei vollständig geschlossenen Fugen zu erwarten. Im proximalen Bereich ist die Diagnose schwierig und gegen eine periphere Fraktur auch mit Hilfe von Tomogrammen nicht immer abzugrenzen. Oftmals kann die sichere Diagnose erst aus dem Verlauf gestellt werden: Eine derbe, an Ausmaß zunehmende und an Schmerz abnehmende Schwellung innerhalb der ersten 10–14 Tage entspricht der Bildung eines Fixationskallus nach einer Fraktur. Eine weiche, an Ausmaß und Beschwerden zunehmende Schwellung spricht für eine Bandläsion. Die Diagnosestellung sollte bis spätestens 14 Tage nach Trauma erfolgen. Dann wäre eine operative Bandrekonstruktion noch ohne weiteres möglich.
Die Diagnose der lateralen Bandruptur erfolgt – wie auch beim Erwachsenen – radiologisch mit Hilfe gehaltener Aufnahmen. Auch die Therapie besteht, wie beim Erwachsenen, in der operativen Rekonstruktion des Bandapparates, am besten mit Sicherung der Bandnaht durch eine passagere, klavikulo-korakoidale Stellschraube (5).

Humerusschaftfrakturen – proximales Drittel

Zu zwei Drittel finden wir subkapitale Schaftfrakturen, zu einem Drittel Epiphysenlösungen, selten ohne, meist mit metaphysärem Ausbruchskeil (1, 7). Epiphysenfrakturen sind derart selten, daß sie außer acht gelassen weden können (1, 9).
Aufgrund der anfänglich 3, später 2 unterschiedlichen Kernsysteme der Epiphyse des proximalen Humerus kann die Diagnose undislozierter Frakturen Schwierigkeiten bereiten. Umgekehrt kann die schräg projizierte, dachfirstartig ansteigende Epiphysenfuge leicht mit einer Fraktur verwechselt werden. Die Kerne, deren Erscheinen und Verschmelzen seien deshalb in Abb. **63** nochmals dargestellt.
Um vergleichbare Röntgenebenen zur Beurteilung des Ausmaßes und der Richtung von Fehlstellungen zu erhalten, sollte, wenn immer möglich, der Ellbogen mitgeröntgt werden. Ist dies z. B. wegen der Art der Ruhigstellung einmal nicht durchführbar, so sollten zumindest die senkrecht aufeinanderstehenden Röntgenebenen stets nach der gleichen Technik vorgenommen werden.
Angesichts der nahegelegenen hochprozentig wachsenden Fuge und angesichts der drei Funktionsebenen des Schultergelenkes besteht hier eine erhebliche Fähigkeit zur Spontankorrektur verbliebener Fehlstellungen, vor allem der Seit-zu-Seit-Verschiebung und der Achsenknicke in der Frontal- und Sagittalebene

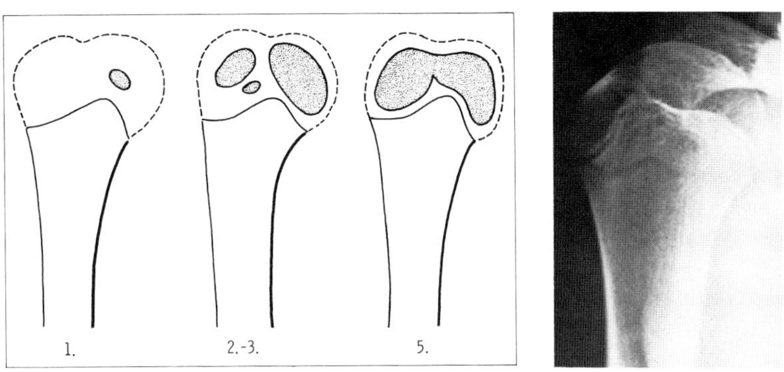

Abb. **63** Entwicklung der proximalen Humerusepiphyse. Im Verlaufe des 1. Lebensjahres erscheint der eigentliche Epiphysenkern des proximalen Humerusendes. Zwischen dem 2.–3. Lebensjahr erscheinen die beiden Kerne der Tuberkula. Bis zum 5. Lebensjahr verschmelzen diese 3 Kernsysteme miteinander. Zwischen dem 14.–16. Lebensjahr verschmilzt der mediale Anteil dieses gemeinsamen Fugensystemes, der eigentliche wachstumsverantwortliche Anteil, mit der Metaphyse. Der apophysäre Anteil der Fuge im Bereich der beiden Tuberkula verknöchert erst zwischen dem 17.–20. Lebensjahr. Dieser Anteil ist nicht mehr am eigentlichen Längenwachstum des Humerus beteiligt. Die schräg projizierte Fuge kann mit einer Fraktur verwechselt werden (rechts)

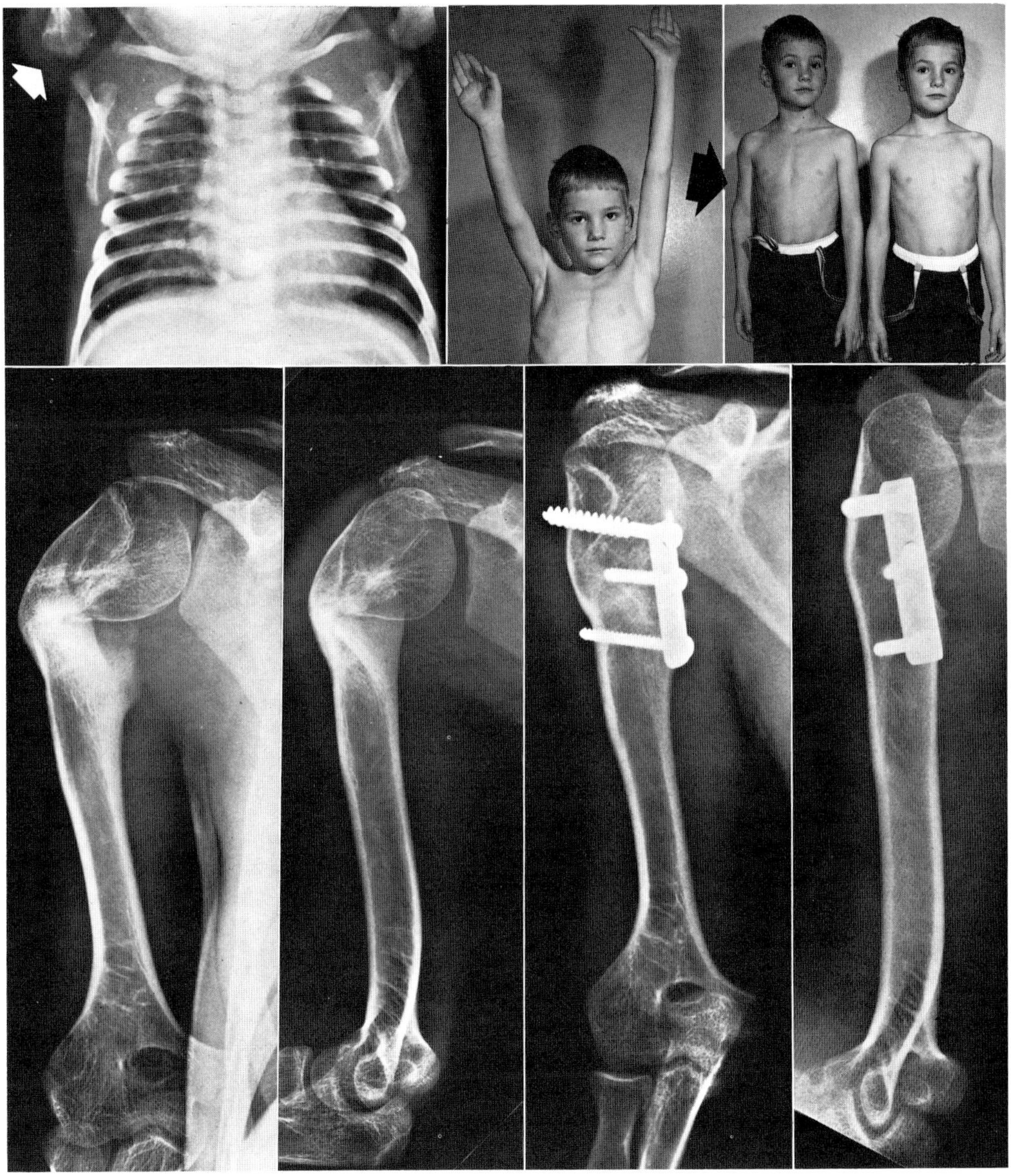

Abb. **64** WTS des vorzeitigen Fugenverschlusses nach Epiphysenlösungen. 17jähriger Knabe, bei dem es durch den vorzeitigen Verschluß der rechten proximalen Humerusepiphysenfuge zum schweren Varus- und Verkürzungsfehlwachstum des Humerus gekommen war. Die Diagnose eines kongenitalen Humerus varus konnte einmal durch die enorme Kallusbildung im proximalen Humerusbereich auf einem Thoraxbild am 42. Lebenstag ausgeschlossen werden (oben links) sowie durch die Tatsache, daß er als einer von eineiigen Zwillingen (Foto oben) alleine diese Deformität aufwies. Die aufklappende Valgisationsosteotomie zur Beseitigung des Varus im Alter von 17 Jahren konnte die Beweglichkeit im Schultergelenk verbessern, aber nicht vollständig normalisieren

(2, 11, 14). Letztere werden bis zu einem Ausmaß von 50–60° bis zu einem Alter von 12 Jahren wieder anstandslos korrigiert (9) (s. Abb. **49**). Jenseits des 12. Lebensjahres ist meist nur noch mit der Korrektur der Hälfte der ursprünglichen Fehlstellung zu rechnen (1). Fehlstellungen bis zu 30, max. 40° können aber auch in der Altersgruppe jenseits des 12. Lebensjahres toleriert werden, da die Restfehlstellung noch aus dem Gelenkbereich herausgewachsen wird und dann weder funktionell noch kosmetisch stört (1, 15) (s. Abb. **66**).
Wachstumsstörungen sind selten, aber vornehmlich nach Epiphysenlösungen möglich. Meist handelt es sich um den medialen vorzeitigen Verschluß. Dieser kann sich aber auch auf die ganze Fuge ausdehnen. Das Auftreten dieser Wachstumsstörung ist nicht von der Spontankorrektur belassener oder verbliebener Fehlstellungen abhängig. Die Folge besteht in einer mehr oder weniger ausgeprägten Varusfehlstellung mit Verkürzung des Oberarms (9, 12, 17) (Abb. **64**).
Die durch die Fraktur bedingte Wachstumsstörung der passageren Stimulation der proximalen Humerusfuge führt unterhalb des 10. Lebensjahres zur dezenten Verlängerung des Humerus bis zu einem Zentimeter. Jenseits dieses Alters führt es zur dezenten Verkürzung um ebenfalls einen Zentimeter. Derartige Längenalterationen können auch idiopathischen Längendifferenzen entsprechen.
Die Behandlung der proximalen Frakturen und Epiphysenlösungen ist vom Alter des Patienten bei Fraktur abhängig.
Unterhalb des 12. Lebensjahres lassen wir Abkippungen nach Rücksprache, Information und mit Einverständnis der Patienten und deren Eltern bis zu 60° primär stehen und stellen im gegipsten Desault-Verband ruhig (Abb. **65**). Vollständig dislozierte und verkürzte Frakturen werden in Allgemeinnarkose geschlossen reponiert und aufeinandergestellt. Es genügt eine Kontaktfläche von einer halben Schaftbreite. Bestehen nach der Reposition Abkippungen in der Frontalebene in tolerablem Rahmen bis zu maximal 60°, so werden sie ebenfalls belassen und den Korrekturkräften des weiteren Wachstums überlassen.
Jenseits des 12. Lebensjahres werden primäre und sekundäre Fehlstellungen bis zu 30°, max. 40° in der Frontal- und Sagittalebene belassen. Primär vollständig dislozierte Frakturen werden auch hier geschlossen in den altersentsprechend tolerablen Rahmen reponiert (Abb. **66**).
Erweisen sich Frakturen in der Altersgruppe jenseits des 12. Lebensjahres als instabil oder handelt es sich um Jugendliche kurz vor Verschluß der proximalen Humerusfuge, so sehen wir die Indikation zur Beseitigung jeder Fehlstellung, gleichzeitig auch die Indikation zur perkutanen Spickung mit 1–2 Kirschner-Drähten, die von distal nach proximal eingebracht werden (Abb. **67**).
Die Indikation zur offenen Reposition sehen wir nur bei Weichteilinterposita, z. B. der Interposition der Bizepssehne bei Epiphysenlösungen. Die Darstellung des proximalen Humerus erfolgt über den ventralen Zugang in der vorderen Deltoideusbegrenzung. Nach Entfernung des Interpositums und der Rekonstruktion eventuell lädierter Weichteile erfolgt die Fixation der Fraktur mit perkutan eingebrachten Kirschner-Drähten, die wir – wie bei allen perkutanen Spickungen – (siehe allgemeiner Teil) etwa 2 cm über dem Hautniveau kürzen, um sie später ohne weitere Maßnahmen anstandslos entfernen zu können (gipsfreies Areal nicht vergessen!).
Auf die unhandliche und störende Abduktionsschiene (schlechte Retention der Fraktur, asoziales Instrument in Straßenbahn und Bett) verzichten wir ebenso wie auf alle Extensionsverfahren (unnötig langer stationärer Aufenthalt) und spicken im Zweifelsfalle lieber primär perkutan.
Die Fixation all dieser Frakturen in allen Altersgruppen erfolgt im gegipsten Desault- oder Velpau-Verband (Abb. **68**). Wir unterpolstern dazu Axilla, Ellbogen und Handgelenk und legen übliche Bindetouren mit elastischen Binden an, wobei die Gegenschulter ebenfalls einen Träger erhält. Darüber wickeln wir 2 oder 3 Gipsbinden, um ein Verrutschen der elastischen Bindentouren zu verhindern. Ist die Atmung durch diesen Verband erschwert, so kann auf der Gegenseite der Fraktur am Thorax der Verband vollständig aufgeschnitten werden, ohne daß dadurch die Stellung und Fixation der Fraktur gefährdet wird.
Stabile Frakturen können selbstverständlich auch nur im Gilchrist-Verband ruhiggestellt werden (Abb. **69**). Subjektiv empfindet der Patient jedoch meist den gegipsten Desault-Verband als die zuverlässigere und schmerzfreiere Ruhigstellung. Man frage im Zweifelsfall den Patienten selbst.

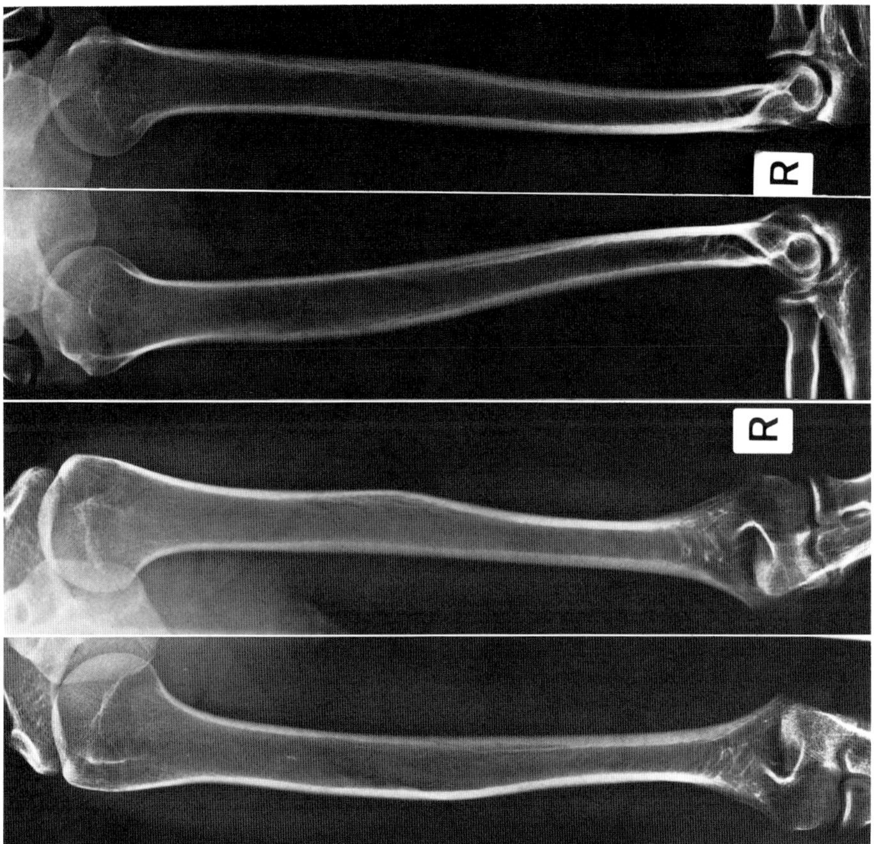

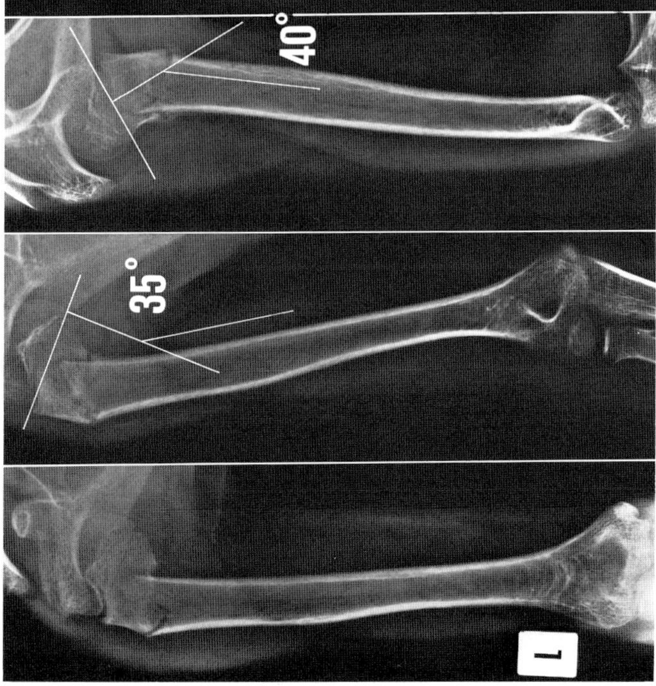

Abb. **65** Primäre Therapie der proximalen Humerusschaftfraktur bis zum 12. Lebensjahr: Belassen einer primären Abkippung ohne Reposition.

9jähriger Knabe. Die Fraktur wurde primär ohne jede Reposition konservativ im gegipsten Desault-Verband behandelt. Bei Konsolidation bestand ein Achsenknick in der Frontalebene von 35°, in der Sagittalebene von 40°. Bis zur Nachuntersuchung nach 12 Jahren hatten sich die Fehlstellungen in beiden Ebenen ausgewachsen. Es bestanden seitengleiche Verhältnisse

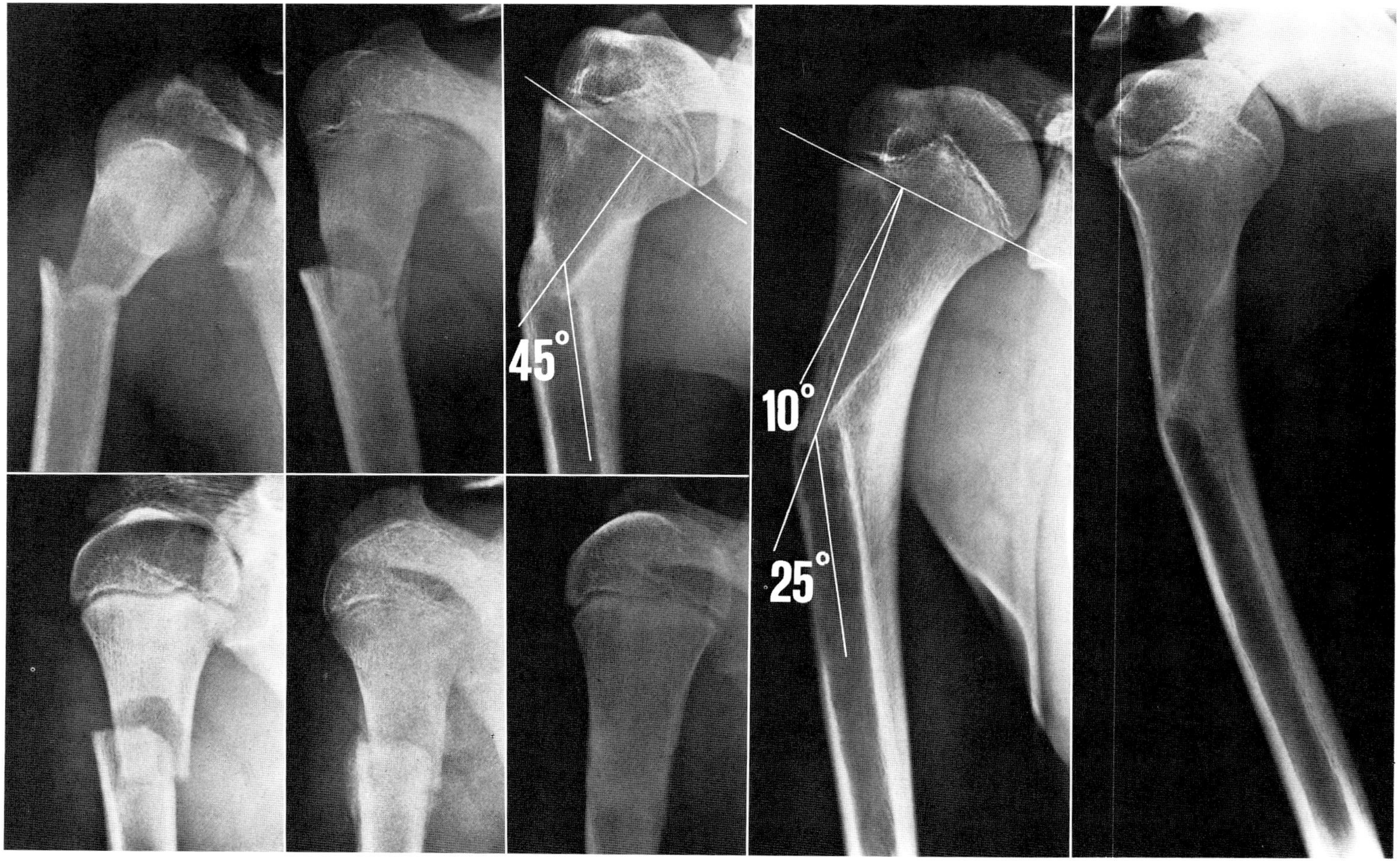

Abb. **66** Primäre Therapie der proximalen Humerusschaftfraktur jenseits des 12. Lebensjahres: bedingtes Belassen einer primären Abkippung ohne Reposition.
13jähriger Knabe. Konservative Behandlung der proximalen Schaftfraktur im gegipsten Desault-Verband ohne Reposition. Bei Konsolidation bestand eine Fehlstellung von 45° in der Frontalebene bei achsengerechten Verhältnissen in der Sagittalebene. Im weiteren Verlauf wuchs die Fehlstellung nach distal, bzw. die proximale Humerusepiphyse von der Fehlstellung weg. Nach einem Jahr war es zu einer weitgehenden radiologischen Korrektur der Fehlstellung gekommen. Klinisch war die Deformierung nicht mehr sichtbar. Es bestand keine Funktionseinschränkung

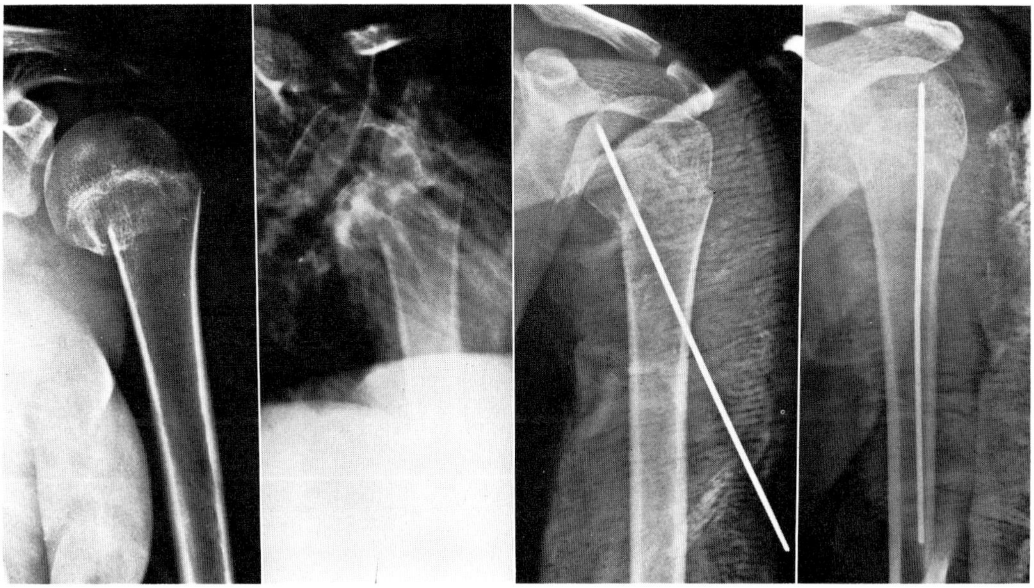

Abb. **67** Behandlung der proximalen Humerusschaftfrakturen kurz vor Wachstumsabschluß: die achsengerechte, korrekte Stellung ist herzustellen.
15jähriges Mädchen mit Epiphysenlösung des proximalen Humerus mit metaphysärem Ausbruchkeil. Am Unfalltag wurde die Fraktur geschlossen reponiert und angesichts des Alters der Patientin mit einem perkutan eingebrachten Kirschner-Draht stabilisiert

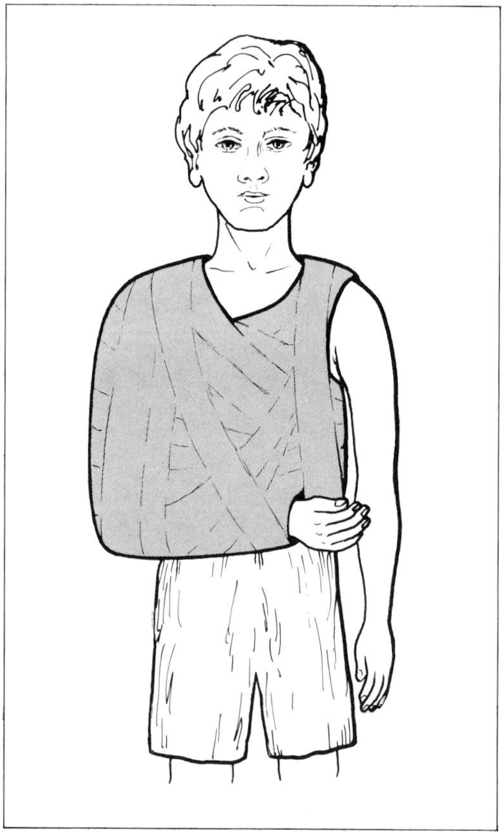

Abb. **68** Gegipster Desault-Verband.
Nach Anlegen der üblichen Bindentouren mit elastischen Binden wird eine Gipsbinde darüber gelegt, um ein Verrutschen der elastischen Binden zu verhindern. Der Gegenträger auf der unbeteiligten Schulter verhindert das Abrutschen des gegipsten Verbandes über die verletzte Schulter

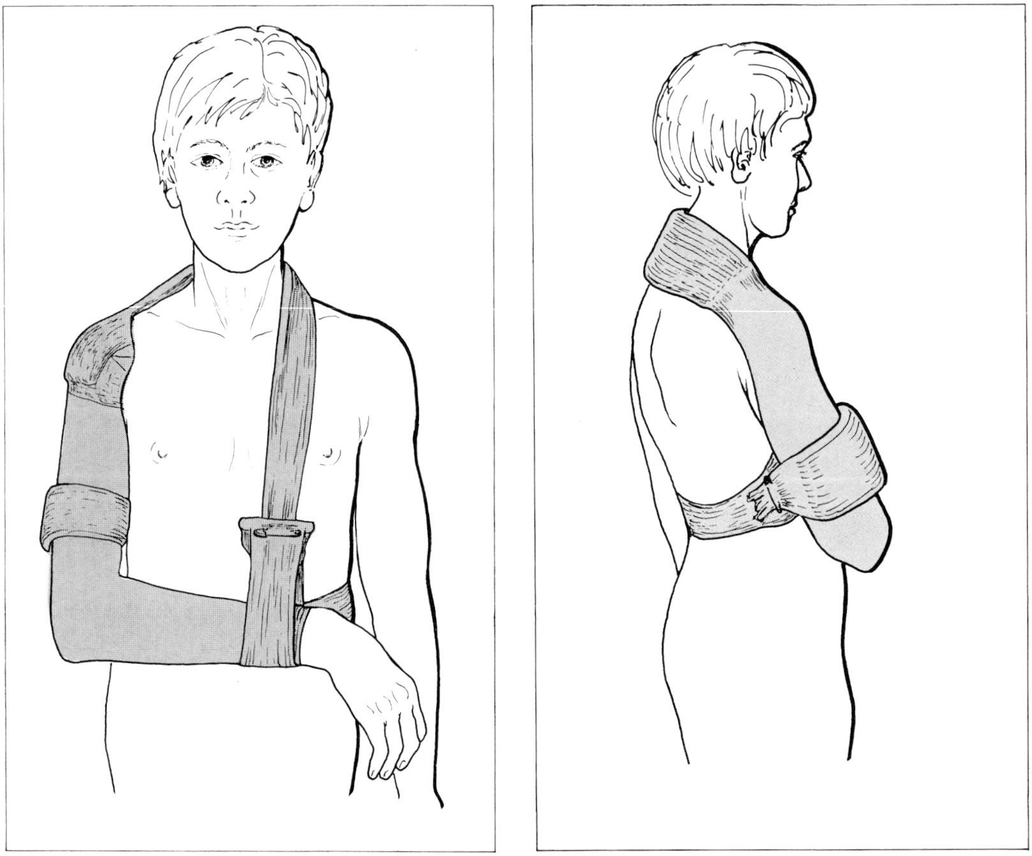

Abb. **69** Gilchrist-Verband. Der Gilchrist-Verband besteht aus einem Tubegazeschlauch, der in Höhe des Handgelenkes und der Schulter gegenläufig quer eingeschnitten wird. Der Schlauch wird über den Arm gezogen, die Enden um den Hals, bzw. um den Thorax zur Hand, bzw. zum Oberarm zurückgeführt. Es wird von den Patienten wohltuend registriert, wenn die Schlinge um den Hals und um den Arm mit Schaumgummi abgepolstert wird. Der Verband verhindert auf einfache Weise Abduktion, Elevation und Außenrotation des Oberarmes

Die Dauer der Ruhigstellung erfolgt bis zu maximal 3 Wochen in allen Altersgruppen. Radiologische Stellungskontrollen im Verband erübrigen sich und sind höchstens bei Jugendlichen, bei denen reponiert aber nicht gespickt wurde, vorzunehmen. Die gipsfreie Röntgenkontrolle zur Dokumentation der Konsolidation wird bei allen reponierten Frakturen sowie bei allen in Fehlstellung belassenen Frakturen vorgenommen. Bei undislozierten stabilen Frakturen verzichten wir auf eine Konsolidations-Röntgenaufnahme und diagnostizieren die Konsolidation der Fraktur anhand des indolent gewordenen Fixationskallus. Anschließend wird die spontane Mobilisation bis an die Schmerzgrenze vom Patienten selbst in die Wege geleitet.

Etwa 2–3 Wochen nach Mobilisationsbeginn kann meist bei seitengleich freier Beweglichkeit die sportliche Tätigkeit wieder aufgenommen werden. Dabei sollte man sich nach den Wünschen des Patienten richten. Ist die Beweglichkeit 4 Wochen nach Konsolidation noch stark eingeschränkt, so sollte hier – vornehmlich bei älteren Jugendlichen – eine physiotherapeutische Nachbehandlung einsetzen. Nach beschwerdefreier Aufnahme des Sportes, seitengleich freier Funktion und Ausheilung ohne klinisch sichtbare Deformierung kann die Behandlung abgeschlossen werden. Ein geringgradiges Ausmaß der üblichen posttraumatischen Längendifferenzen von knapp 1 cm rechtfertigt keine weiteren Nachkontrollen. Die seltenen, in unserem Krankengut nur in 0,4% aufgetretenen Wachstumsstörungen

des vorzeitigen Verschlusses nach Epiphysenlösungen rechtfertigen ebenfalls keine systematische Nachkontrolle all dieser Frakturen (9).
Sichtbare kosmetische Deformierungen als Folge einer belassenen Fehlstellung sollten in Halbjahresabständen klinisch kontrolliert werden, bis die Störung subjektiv und objektiv verschwunden ist. Ist nach einem Jahr noch eine deutliche kosmetische Deformierung sichtbar, so kann zur Dokumentation, um die Abnahme des Deformitätsausmaßes nachzuweisen, nochmals geröntgt werden.
Eine operative Korrektur verbliebener Fehlstellungen sollte wenn immer möglich nicht vor Wachstumsabschluß stattfinden, um sämtliche Korrekturkräfte vollständig auszunützen. Zur Therapie der Folgen von eventuell aufgetretenen Wachstumsstörungen kommen aufklappende Valgisationsosteotomien und unter Umständen Verlängerungsosteotomien in Frage. Beide Eingriffe sollten ausschließlich vom Patienten selbst indiziert werden, da die Indikation relativ und ausschließlich von den subjektiven Beschwerden des Patienten abhängig ist. Selbst schwere Funktionsstörungen aufgrund einer Varusfehlstellung werden von den Patienten subjektiv sehr unterschiedlich bewertet. Nur wenige Patienten erklären sich zu einer Korrekturosteotomie bereit, vor allem wenn sie wissen, daß die Korrekturosteotomie die bestehende Funktionsstörung nicht vollständig zu beseitigen vermag.

Geburtstraumata

Selten sind Epiphysenlösungen als Folge eines Geburtstraumas möglich (s. Abb. **64**). Die Diagnose ist erschwert, da radiologisch die Knochenkerne des proximalen Humerus noch nicht sichtbar sind. Wegen der schmerzbedingten Bewegungslosigkeit des Armes wird oft eine Plexuslähmung vorgetäuscht. In jedem Fall empfiehlt sich die Plexuslagerung. Schmerzen beim Versuch der physiotherapeutischen Mobilisation weisen auf eine Fraktur hin. In diesem Fall ist weitere Abklärung notwendig. Im Zweifelsfall ist die Diagnose mit Hilfe der Arthrographie zu sichern, vor allem, wenn klinisch der Verdacht auf eine vollständig dislozierte Epiphysenlösung besteht.
Sekundär kann die Diagnose klinisch und radiologisch nach etwa 10 Tagen anhand des meist umfangreichen Fixationskallus gestellt werden (s. Abb. **64**).

Humerusschaftfrakturen – mittleres Drittel

Schaftfrakturen des mittleren Drittels sind mit 0,75% aller kindlichen Frakturen (7) außerordentlich selten.
Wachstumsstörungen sind nicht zu befürchten. Geringgradige posttraumatische Längendifferenzen spielen klinisch keine Rolle.
Seit-zu-Seit-Verschiebungen werden im üblichen Rahmen anstandslos im weiteren Wachstum wieder ausgeglichen. Von den Achsenknicken wird der Varus, wie auch am übrigen Skelett, besser ausgeglichen als der Valgus. Exakte Korrekturgrenzen sind nicht bekannt. In jedem Fall besteht eine erhebliche Altersabhängigkeit.
Bei Frakturen am Übergang vom mittleren zum distalen Drittel kann es zu Alterationen des N.radialis kommen. Dies allein stellt jedoch keine Indikation zur offenen Reposition dar. Meist handelt es sich nur um eine Quetschung, die sich in den folgenden Wochen spontan wieder erholt. Persistiert ein primärer vollständiger Ausfall, so ist die operative Revision spätestens um die 3.–6. Woche nach Unfall indiziert.
Die Therapie der Schaftfraktur besteht in der konservativen Behandlung. Je nach Ausmaß der primären Dislokation und dem Alter des Patienten erfolgt die Reposition in Allgemeinnarkose. Meist genügt es, in Schmerzmedikation axial am Ellbogen zu ziehen, um eine korrekte Achsenstellung in der Frontal- und Sagittalebene zu erreichen. Verkürzungen von 1–2 cm können toleriert werden. Der Tendenz zur weiteren Verkürzung kann durch einen Hängegips entgegengewirkt werden. (Abb. **70**).
Die Ruhigstellung erfolgt mit und ohne Hängegips im Desault- oder Velpau-Verband. Bei distalen Frakturen genügt auch nur ein hochgezogener Oberarmgips mit Schulterkappe.
Die Dauer der Ruhigstellung liegt altersabhängig zwischen 3 und 6 Wochen. Eine Stellungskontrolle im Gips sollte etwa 8–10 Tage nach dem Trauma erfolgen. Zeigt sich eine zunehmende Achsabweichung, ist der Gips zu entfernen und durch Polsterunterlagen die Stellung zu korrigieren. Wurde primär ein hochgezogener „hanging cast“ angelegt, so kann durch eine Gipskeilung die Stellungskorrektur erreicht werden. Die Verbesserung der Stellung ist radiologisch zu bestätigen. Zeigen

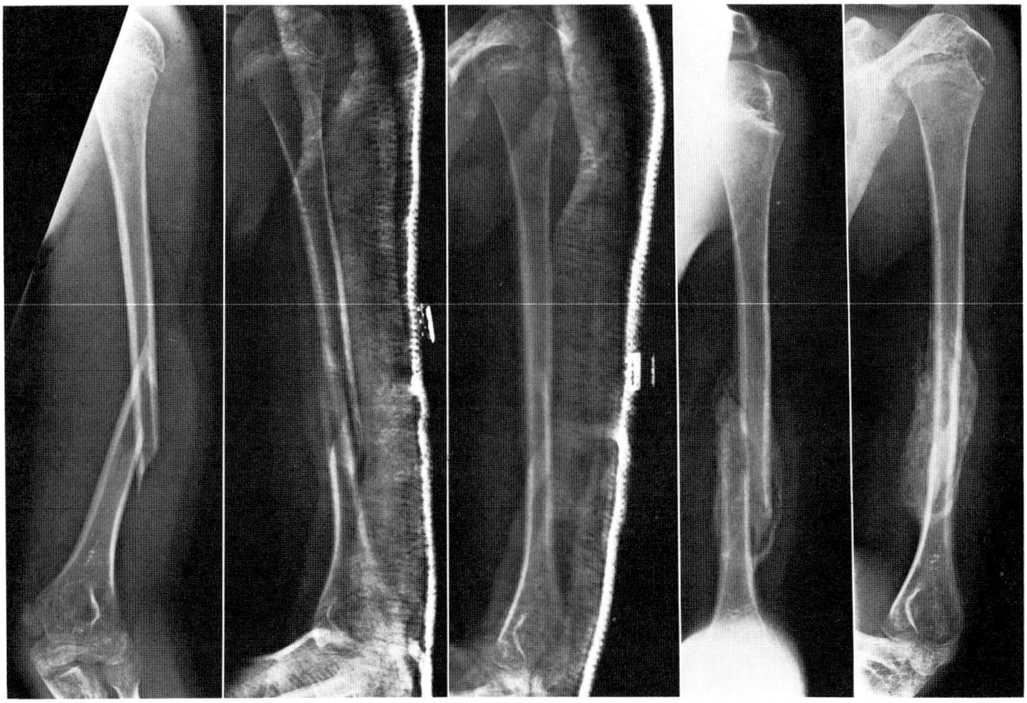

Abb. **70** Therapie der Oberarmschaftfraktur. 13jähriger Knabe. In Schmerzmedikation wurde die Oberarmschaftfraktur unter axialem manuellem Zug gerade und anschließend mit einer hochgezogenen dorsalen Oberarmgipsschiene im Desault-Verband ruhig gestellt. Die radiologische Stellungskontrolle am 9. Tag zeigte achsengerechte Stellung der Fraktur mit leichter Verkürzung. Anschließend an diese Kontrolle wurde der Desault-Verband entfernt, der Armgips zirkulär verschlossen und mit der Schultermobilisation begonnen. Klinisch und radiologisch war die Fraktur nach 5 Wochen fest verheilt

sich dann achsengerechte Verhältnisse, so genügt als nächstes die gipsfreie Konsolidations-Röntgenaufnahme. Ist der Kallus palpatorisch indolent, so beginnt der Patient mit spontanen Bewegungsübungen für die nächsten 2–3 Wochen und bedarf im Prinzip keines weiteren Verbandes mehr. Verzögert sich die Spontanmobilisation von Schulter und Ellbogen, vor allem bei älteren Jugendlichen, über die ersten 6 Wochen nach Konsolidation hinaus, so ist physiotherapeutische Nachbehandlung indiziert.

Im allgemeinen ist jedoch damit zu rechnen, daß je nach Dauer der Ruhigstellung die volle Beweglichkeit der umgebenden Gelenke 3–6 Wochen nach Bewegungsfreigabe erreicht und dann der Patient wieder voll sportfähig geworden ist. Hat der Patient den Sport wieder in vollem Maß aufnehmen können, ohne Beschwerden anzugeben und ohne klinisch einen kosmetischen Defekt aufzuweisen, so kann die Behandlung angesichts freier Funktion der umgebenden Gelenke abgeschlossen werden.

Schulterluxation

Schulterluxationen lösen nach Fugenschluß die Frakturen des proximalen Humerusendes ab und stellen damit eigentlich Verletzungen des Erwachsenenalters dar. Vereinzelt sind aber auch bei noch offenen Fugen Luxationen anzutreffen (19). Findet das Trauma in einem Alter statt in dem zu erwarten ist, daß die Fugen noch offen sind (Fugenschluß der proximalen Humerusfuge zwischen dem 14.–17. Lebensjahr), so ist in jedem Fall primär vor jedem Manipulationsversuch eine Röntgenkontrolle durchzuführen, um eine Fraktur auszuschließen.

Begleitende Weichteilverletzungen nach isolierten Luxationen sind außerordentlich selten. Es kann zu Paresen des N. axillaris kommen (8).

Handelt es sich um eine Luxation, so ist die Reposition so schnell wie möglich durchzuführen. Primär hat sich nach unserer Erfahrung die Repositionsmethode nach Hippokrates be-

währt. Gelingt die Reposition damit nicht sofort anstandslos, so schließen wir die Methode nach Kocher an. Das Repositionsergebnis muß radiologisch dokumentiert werden.
Ist auch in den Repositionsbildern keine sichtbare knöcherne Begleitverletzung zu finden, so wird im Gilchrist-Verband für 3 Wochen ruhiggestellt. Undislozierte knöcherne Begleitverletzungen, wie z. B. Pfannenrandbrüche, Ausbruch des Tuberculum majus oder Fraktur des Processus coracoideus, ändern nichts an diesem Vorgehen. Dislozierte Verletzungen dieser Art wären schon primär sichtbar gewesen und hätten ein operatives Prozedere induziert.
Bei nachfolgenden rezidivierenden habituellen Luxationen empfiehlt sich die Rekonstruktion und Refixation des meist primär lädierten knorpeligen Limbus nach Bankart, unter Umständen mit gleichzeitiger Raffung der Sehne des Subskapularis nach Putti-Platt (3).
Sportfähigkeit ist bei Erreichen der freien Beweglichkeit wieder möglich. Systematische Nachkontrollen erübrigen sich, wenn der Sport wieder beschwerdefrei aufgenommen werden konnte. Die Behandlung soll jedoch erst 1 Jahr nach dem Unfall abgeschlossen werden, da es aufgrund der radiologisch nicht immer sichtbaren Verletzungen des ventralen Pfannen- und Kapselbereiches zur habituellen Luxation kommen kann.

Skapulafrakturen

Skapulafrakturen sind außerordentlich selten (16). Die Diagnose wird vornehmlich aufgrund des klinischen Befundes gestellt. Die Behandlung erfolgt stets konservativ funktionell nach primärer Ruhigstellung im Gilchrist-Verband. Operative Korrekturen sind höchstens sekundär bei schweren funktionellen Ausfällen notwendig.

Verletzungen im Bereich des Ellbogens

Diagnostische Hinweise

Wir unterscheiden die Verletzungen des distalen Humerus von denen des proximalen Vorderarms. Im distalen Humerusbereich trennen wir die extraartikulären supra- und epikondylären Frakturen von den intraartikulären transkondylären Frakturen (Abb. **71a** und **b**). Im Vorderarmbereich finden wir die Frakturen des proximalen Radiusendes und die proximalen Ulna-, die Olekranonfrakturen (Abb. **72**).
Dazu kommen Luxationen und Kombinationsverletzungen. Wir kennen die eigentliche, meist dorsoradiale Ellbogenluxation, mit und ohne Begleitverletzungen, die isolierte Ra-

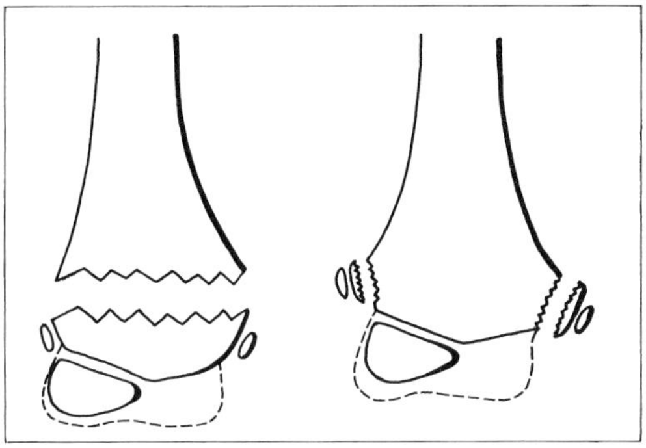

Abb. **71 a** Extraartikuläre Frakturen des distalen Humerus. Links: suprakondyläre Frakturen. Rechts: epikondyläre Frakturen

Abb. **71 b** Intraartikuläre Frakturen des distalen Humerus. Links: Fraktur des Condylus radialis humeri. Mitte: Fraktur des Condylus ulnaris humeri. Rechts: transkondyläre Y-Fraktur

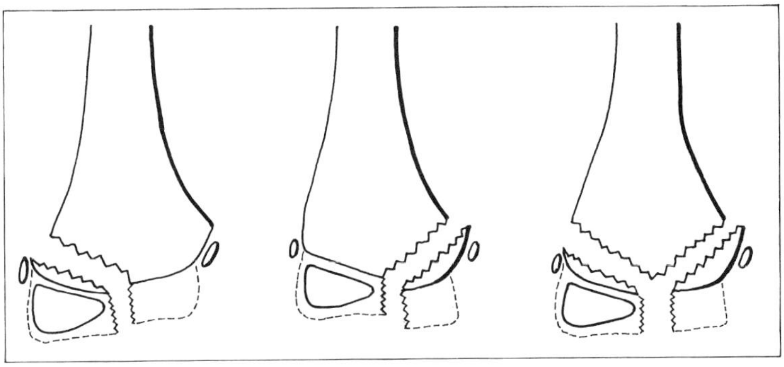

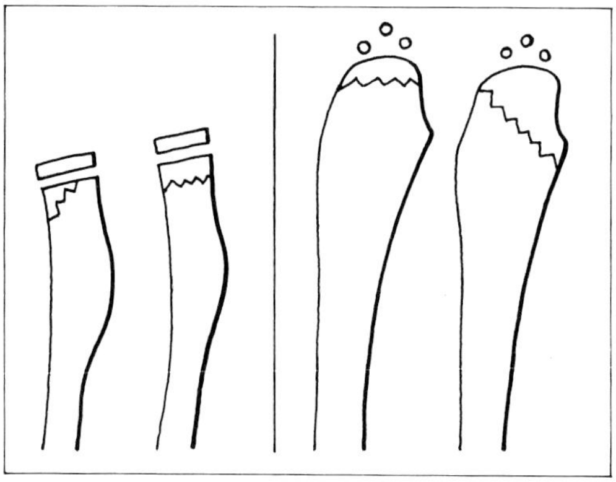

Abb. **72** Ellbogenfrakturen des proximalen Vorderarmes. Links: proximale Radiusfrakturen. Rechts: proximale Ulna-(Olekranon-)Frakturen

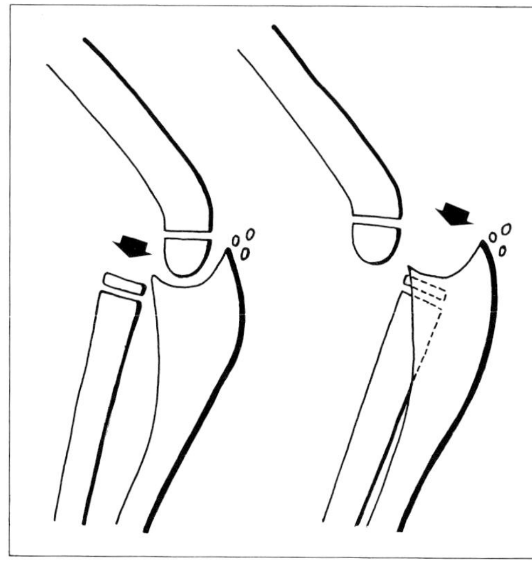

Abb. **73** Luxationen im Ellbogenbereich. Links: Luxation des Radiusköpfchens. Rechts: Ellbogenluxation

diusköpfchenluxation (Abb. **73**) und die Subluxation des Radiusköpfchens. Kombinationsverletzungen in Form der Monteggia-Läsionen dürfen nicht außer acht gelassen werden. An erster Stelle der Häufigkeit stehen die suprakondylären Frakturen, gefolgt von den transkondylären Frakturen und den Frakturen des proximalen Radiusendes zu gleichen Teilen. Danach sind in der Reihenfolge der Häufigkeit zu nennen: die Ellbogenluxationen, die epikondylären Ausrisse, die Olekranonfrakturen, Monteggia-Läsionen und isolierte Radiusköpfchenluxationen (20, 26, 39).

Am Ellbogen wird das altersabhängige, unterschiedliche Verhalten von Bandstabilität zur Widerstandsfähigkeit des Knochens gegenüber Traumata besonders deutlich. Im eigentlichen Wachtumsalter bis zum 7.–10. Lebensjahr finden wir sehr viel häufiger Frakturen und Infraktionen, auch wenn sie primär radiologisch nicht immer sichtbar sind. Die eindeutige Klinik der Schwellung und des ausgeprägten Schmerzes sollte deshalb stets in diesem Altersbereich an eine knöcherne Läsion denken lassen. Luxationen sind in dieser Altersgruppe außerordentlich selten. Erst jenseits dieses Alters kommen Luxationen als Ausdruck einer zunehmenden, knöchernen Festigkeit zu ungunsten der Bandstabilität vor.

Diagnostisch verwirrend sind vor allem die zahlreichen, zu unterschiedlichen Zeiten auftauchenden und zu unterschiedlichen Zeiten miteinander verschmelzenden Kernsysteme, die oft als Fraktur oder als freie Gelenkkörper interpretiert werden. Die Kernsysteme seien deshalb in den Abb. **74a** und **b** dargestellt.

Gerade für den Ellbogen sei nochmals betont, daß ein obligatorisches, seitvergleichendes Röntgenbild das mangelnde Wissen um die radiologische Anatomie des Ellbogens nicht zu ersetzen vermag. Folgende Beobachtungen, Hilfslinien und Messungen können helfen, aus der einseitigen Röntgenaufnahme die richtige Diagnose, bzw. die korrekte Stellung zu eruieren:

- die Relation zwischen proximalem Radiusende und Capitulum humeri (Abb. **75**),
- die Rogerssche Hilfslinie (Abb. **76a** und **b**),
- die sekundäre Diagnostik (Abb. **77**),
- die Differenzierung zwischen supra- und transkondylärer Fraktur (Abb. **78a** u. **b**),
- der Baumann-Winkel (Abb. **79**),
- der Ellbogenachsenwinkel (Abb. **80**),
- der Rotationsfehlerquotient (Abb. **81**) und
- der Epiphysenachsenwinkel (Abb. **82**).

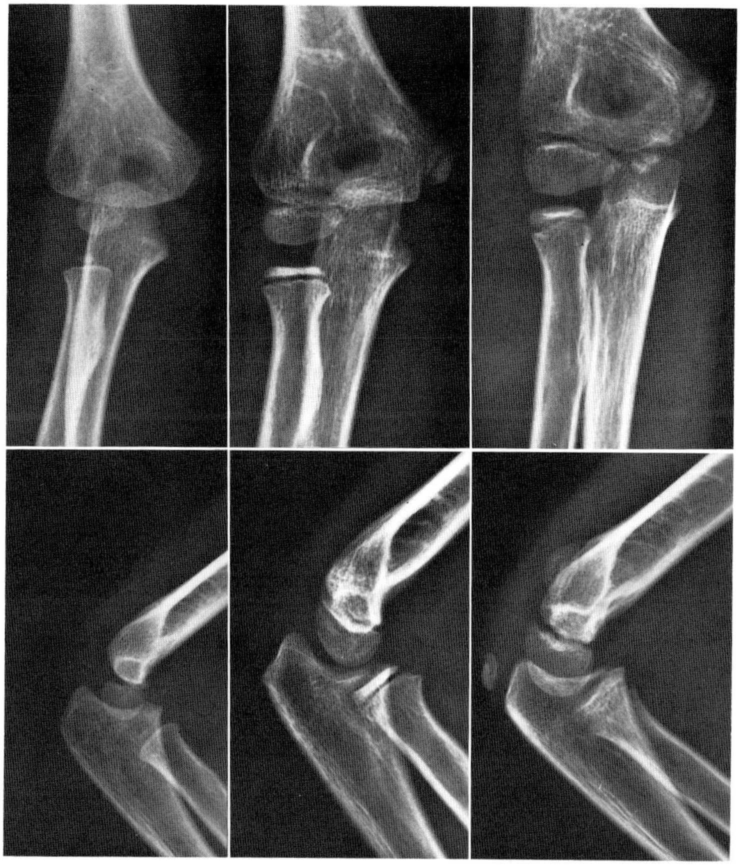

a

Abb. **74a** Kernsysteme im Ellbogenbereich. Der Zeitpunkt des Auftauchens und Verschmelzens der sechs verschiedenen Kernsysteme im Ellbogenbereich variiert sehr stark und ist im wesentlichen abhängig von der individuellen Entwicklung und vom Geschlecht eines jeden Patienten. – Links: 4jähriges Mädchen. Der Kern des Capitulum humeri ist voll ausgebildet. Die weite Öffnung der Fuge nach dorsal im seitlichen Bild zwischen Capitulum humeri und Humerusschaft ist physiologisch. Beginnend sichtbar werden die fast immer gleichzeitig erscheinenden Kerne des Epicondylus ulnaris und des Radiusköpfchens. – Mitte: 9jähriger Knabe. Voll ausgebildet ist der Kern des Capitulum humeri, der Kern des Radiusköpfchens und der Kern des Epipcondylus ulnaris, der sich im seitlichen Bild dorsal in den distalen Humerus projiziert. Beginnend sichtbar ist ein kleiner Trochleakern, der sich im Seitenbild in den Bereich des Capitulum humeri projiziert. – Rechts: 9jähriges Mädchen. Voll ausgebildet sind die Kerne des Capitulum humeri, des Radiusköpfchens, des Epicondylus ulnaris und hier auch schon des Olecranon und der Trochlea. Im Seitenbild ist der Kern des Epicondylus ulnaris dorsal im Schaftbereich sichtbar, die Trochleakerne projizieren sich in die Epiphysenfuge

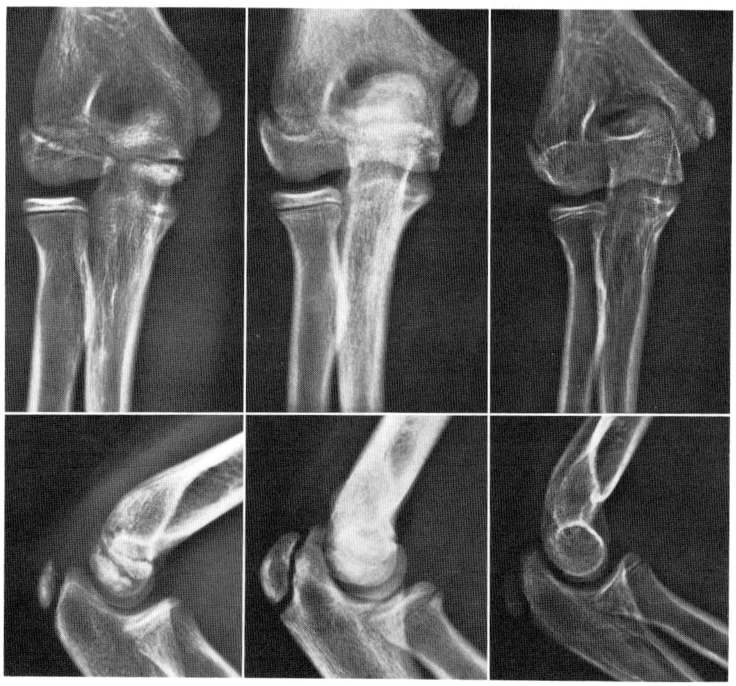

b

Abb. **74b** Kernsysteme im Ellbogenbereich. Links: 13jähriger Knabe. Eben sichtbar wird neben allen schon vorhandenen Kernsystemen der Kern des Epicondylus radialis. Im Seitenbild projizieren sich die Trochleakerne in das Capitulum humeri hinein. – Mitte: 15jähriger Knabe. Zu den noch vollständig isoliert sichtbaren kernsystemen hat sich nun voll ausgebildet der Kern des Epicondylus radialis dazugesellt. – Rechts: 11jähriges Mädchen. Die Trochleakerne sind miteinander und mit der Metaphyse fest verschmolzen. Isoliert sind noch die Kerne des Epicondylus ulnaris und des Radiusköpfchens (sie verschmelzen als letzte Kerne) sowie der Kern des Epicondylus radialis und des Olecranon sichtbar

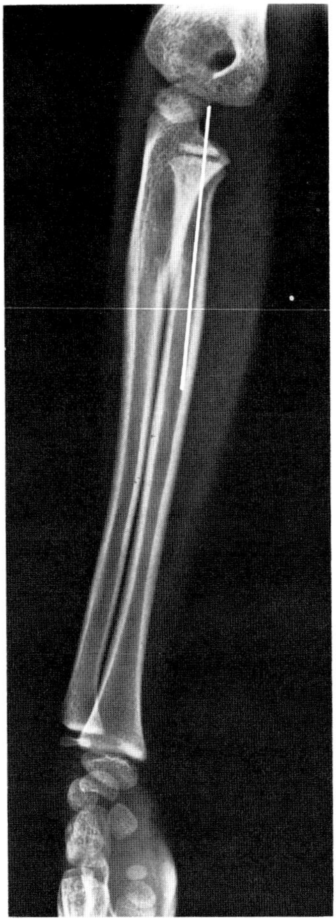

◁ Abb. **75** Relation zwischen proximalem Radiusende und Capitulum humeri. Die Achse des proximalen Radiusendes muß stets und in allen Ebenen (auch schräg!) auf das Capitulum humeri zentriert sein. Ist dies nicht der Fall, so liegt, wie hier im Bild, eine Luxation des Radiusköpfchens vor.

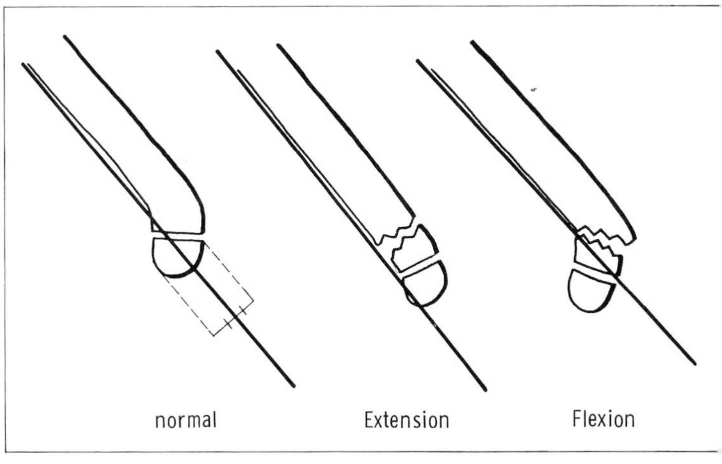

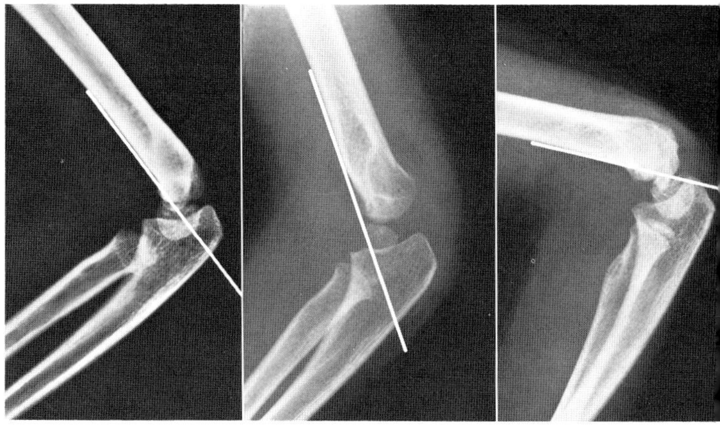

Abb. **76a** u. **b** Die Rogerssche Hilfslinie. Nahezu undislozierte suprakondyläre Humerusfrakturen können oft übersehen werden. Hilfreich kann dann zur Diagnose die Rogerssche (54) Hilfslinie im seitlichen Bild sein: Wegen der physiologischen Kippung des Capitulum humeri von ca. 30–40° gegenüber dem Schaft schneidet die Markierungslinie der vorderen Humeruskorticalis das Capitulum physiologischerweise am Übergang vom mittleren zum hinteren Drittel (links). Bei leicht dislozierten Extensionsfrakturen liegt der Schnittpunkt im vorderen Bereich des Capitulums oder vor ihm (Mitte). Bei seltenen, leicht dislozierten Flexionsfrakturen schneidet die Linie das hintere Drittel oder liegt hinter dem Kapitulum (rechts)

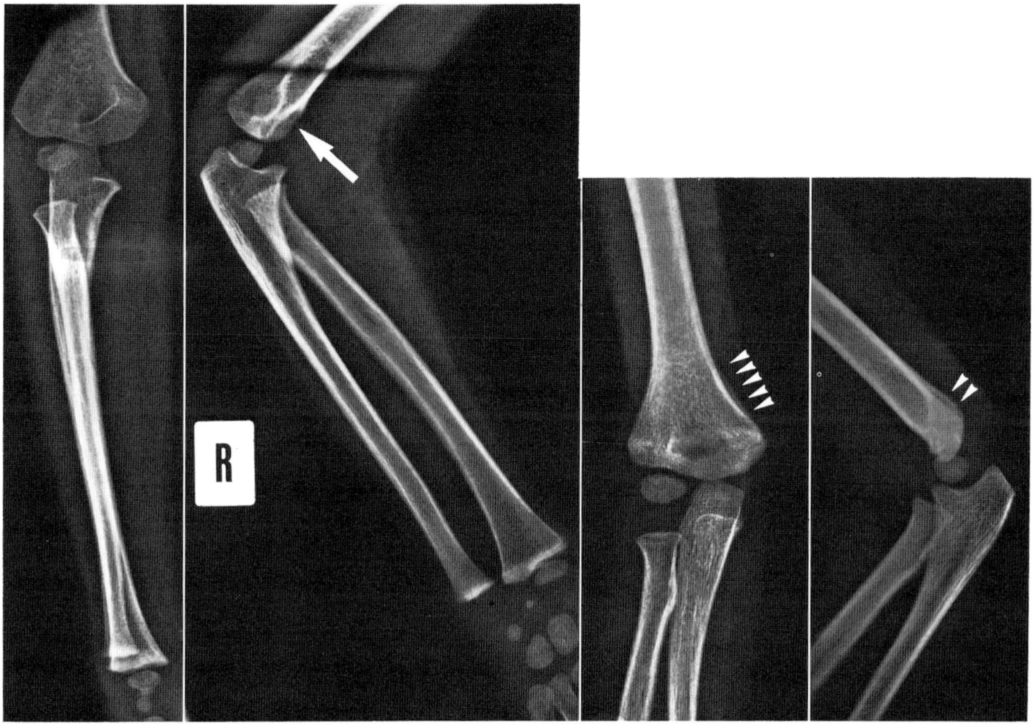

Abb. **77** Sekundär-Diagnostik. 6jähriger Knabe. Nach Sturz auf die rechte Hand Schmerzen im Ellbogen. Die primäre Röntgenaufnahme läßt keine eindeutige Fraktur erkennen. Nur der Schnittpunkt der Rogersschen Hilfslinie würde auf eine suprakondyläre Extensionsfraktur hindeuten. Wegen der bestehenden Beschwerden wurde der Ellbogen in einer Oberarmgipsschiene ruhiggestellt. Nach 12 Tagen war der Ellbogen auch palpatorisch indolent. Die dann angefertigte Röntgenkontrolle läßt nun im distalen Humerusbereich eine dezente periostale Auflagerung als Zeichen einer konsolidierten suprakondylären Fraktur erkennen. Verwirrenderweise können derartige periostale Lamellen aber auch physiologischerweise als Muskelansatzlamellen vorhanden sein. Als Zeichen einer abgelaufenen Fraktur müssen sie also sekundär entstanden und nicht primär sichtbar gewesen sein.

> Auf die sekundäre Diagnostik darf nur dann abgestellt werden, wenn eine Radiusköpfchenluxation und eine Fraktur des Condylus radialis humeri (Seitenbild!) ausgeschlossen werden konnte

a
b

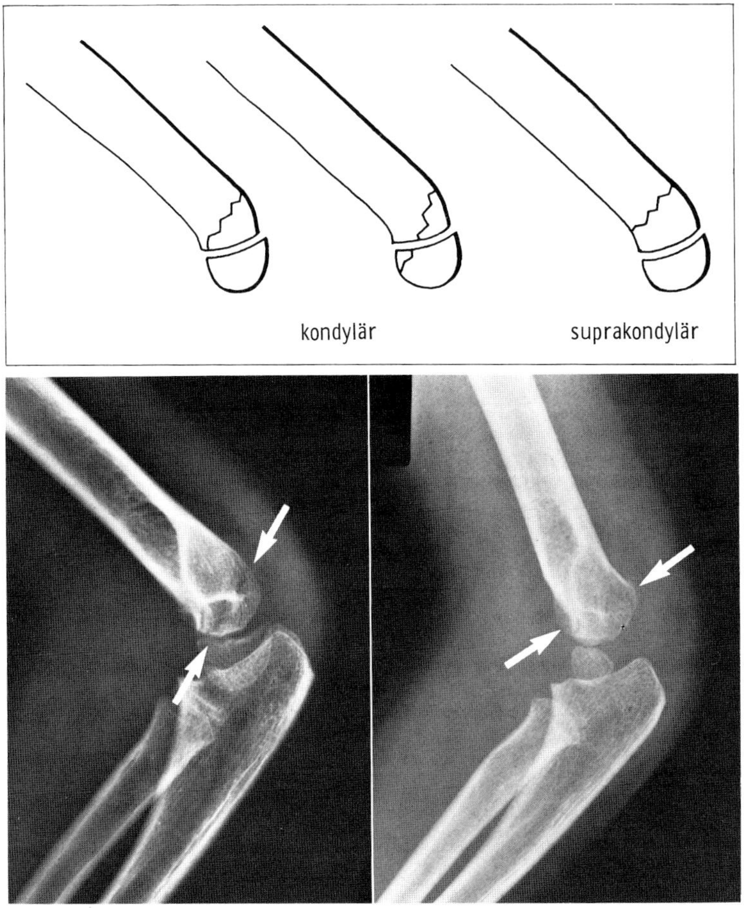

Abb. **78 a** u. **b** Differenzierung zwischen supra- und transkondylären Frakturen. Der Verlauf des Frakturspaltes im seitlichen Bild spielt bei der Differenzierung zwischen un- bis mäßig dislozierten suprakondylären und transkondylären Frakturen eine wesentliche Rolle. Der von hinten oben nach vorne unten verlaufende Frakturspalt endet ventral, bei den suprakondylären Extensionsfrakturen oberhalb der Fuge (rechts), bei den transkondylären, vor allem radialen Kondylenfrakturen, im Fugenspalt (links)

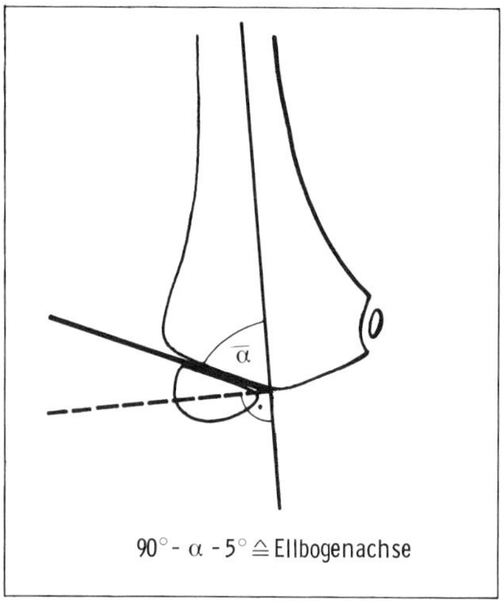

◁ Abb. **79** Baumann-Winkel. Der Baumann-Winkel (2) dient der indirekten Messung der Ellbogenachse, wenn aufgrund der Ruhigstellungsart der Ellbogen zur Achsenbeurteilung nicht gestreckt werden kann. Voraussetzung ist eine exakte Lagerung und exakte Zentrierung des Röntgenstrahles auf das der Platte flach aufliegende distale Humerusende

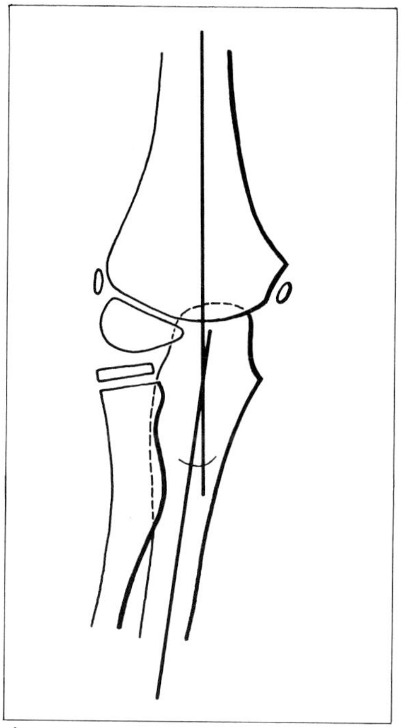

△ Abb. **80** Ellbogenachsenwinkel. Der Ellbogenachsenwinkel ist klinisch und radiologisch nur meßbar, wenn kein Extensionsdefizit besteht, d. h. der Ellbogen muß in maximaler Supination in die Nullstellung gebracht werden können. Ist dies nicht möglich, so darf diese Achsenbeurteilung nicht vorgenommen werden, denn ein Extensionsdefizit täuscht immer eine Hypervalgisierung der Ellbogenachse vor

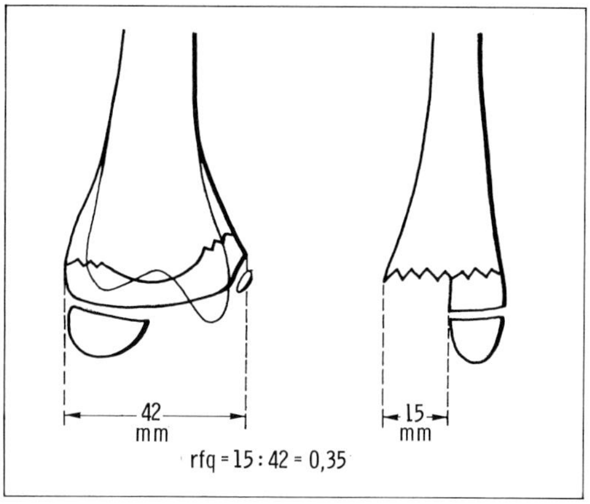

Abb. **81** Der Rotationsfehlerquotient (RFQ). Der Rotationsfehlerquotient (29) ist keine Messung der täglichen Praxis. Er kann aber bisweilen bei der Beurteilung von Rotationsfehlern in Repositionsbildern suprakondylärer Frakturen hilfreich sein, wenn es um die Frage geht, ob ein bestehender Rotationsfehler bzgl. der Ellbogenachse noch tolerabel ist, oder ob eine nochmalige Reposition durchgeführt werden muß. Bei einem RFQ unter 0,1 ist keine klinisch relevante Alteration der Ellbogenachse zu erwarten. Rotationsfehler mit einem RFQ über 0,1 sollten rigoros beseitigt werden

Abb. **82** Epiphysenachsenwinkel und Seit-zu-Seit-Verschiebung. Zur Beurteilung des Dislokationsausmaßes bei Frakturen des proximalen Radiusendes eignet sich am besten die Messung mit Hilfe des Epiphysenachsenwinkels. Seit-zu-Seit-Verschiebungen werden in 1/2-, 1/3-, 1/4-Schaftbreiten angegeben ▷

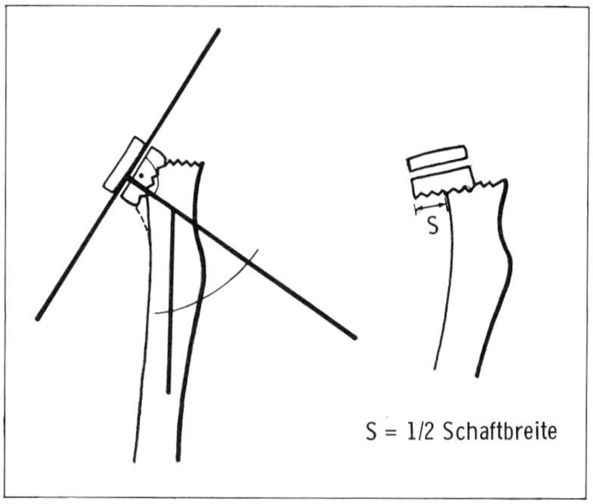

Suprakondyläre Humerusfrakturen

Es handelt sich um die häufigsten Ellbogenverletzungen im Wachstumsalter (4, 20, 53). Bei mäßig und schwer dislozierten Frakturen bereitet die Diagnose aufgrund des typischen suprakondylären Verlaufes keine Schwierigkeit. Bei Infraktionen ist der Bruchspalt primär oft nicht zu erkennen. Die Diagnose kann dann nur indirekt mit Hilfe der Rogersschen Hilfslinie (s. Abb. **76**) bzw. aufgrund der klinischen Symptomatik gestellt werden. Die Bestätigung der Diagnose erfolgt im letzteren Fall sekundär anhand des periostalen Abstützungskallus (s. Abb. **77**).

Die Unterscheidung in zu 98% vorkommende Extensionsfrakturen und nur zu 2% auftretende Flexionsfrakturen (2, 4, 8, 21, 26, 39 u. a.) (s. Abb. **76**) birgt ebenso wenig eine klinische Konsequenz in sich wie die Einteilungen nach Baumann (2) oder Felsenreich (8).

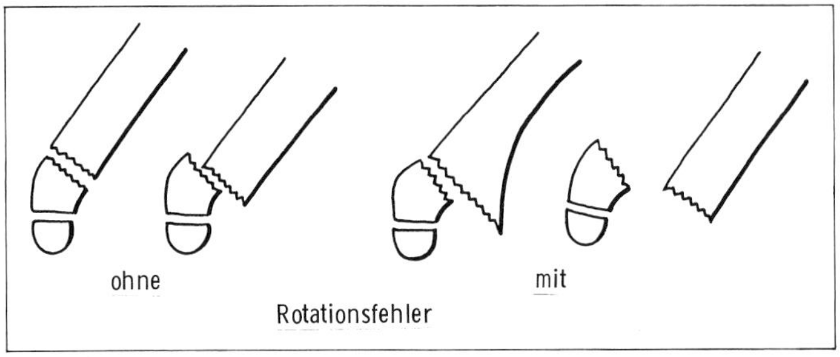

Abb. **83** Einteilung suprakondylärer Humerusfrakturen. Aus therapeutischen und prognostischen Gründen sollte primär und sekundär (bei Beurteilung eines Repositionsergebnisses) nur in Frakturen mit und Frakturen ohne Rotationsfehler unterschieden werden

Wir unterscheiden aus prognostischen und damit therapeutischen Gründen nur in Frakturen mit und Frakturen ohne Rotationsfehler (Abb. **83**).

Wachstumsstörungen können in Form einer radialen, passageren Stimulation der distalen Humerusfuge vorkommen, spielen aber klinisch keinerlei Rolle, da sie zu keiner nennenswerten Alteration der Ellbogenachse führen (29).

Wachstumsstörungen des vorzeitigen Verschlusses der Fuge sind als Folge mehrfacher Bohrversuche durch die Kondylen, d. h. die Fuge, im Rahmen perkutaner Kirschner-Draht-Spickungen möglich.

Da es sich beim Ellbogen um ein Scharniergelenk handelt, werden Fehlstellungen, die entgegen dieser determinierten Bewegungsebene liegen – die Achsenfehler in der Frontalebene, der Cubitus varus und hypervalgus – im weiteren Wachstum in keiner Weise mehr spontan korrigiert. Derartige Deformitäten (Abb. **84**) verbleiben unverändert und können unter Umständen eine erhebliche kosmetische und soziale Behinderung des Patienten darstellen.

Die häufigere Antekurvationsfehlstellung der Fraktur aufgrund der Extensionsstellung des distalen Fragmentes wird – abhängig vom Alter des Patienten – im weiteren Wachstum wieder spontan korrigiert, da sie sich in der Hauptbewegungsebene des Ellbogens, der Sagittalebene, befindet. Die Fehlstellung wird zunächst nach proximal wachsen. Das Capitulum humeri stellt sich dann wieder im Winkel von 30–40° zum Schaft ein. Da die Fuge jedoch nur zu 20% am Längenwachstum des Humerus beteiligt ist und sehr langsam wächst, nimmt dieser Korrekturvorgang relativ viel Zeit in Anspruch, so daß nur für jüngere Patienten eine vollständige Spontankorrektur dieser Fehlstellung zu erwarten ist (Abb. **85**) (29).

Über das Schicksal von Rotationsfehlern nach suprakondylären Humerusfrakturen wissen wir noch wenig. Die Folgen des Rotationsfehlers bzgl. der Ellbogenachse sind uns bekannt, sie persistieren unverändert. Hingegen verschwindet das Zeichen des Rotationsfehlers, der ventrale oder dorsale Rotationssporn zuverlässig: Er wird weitgehend abgebaut. Der Rest wächst zusätzlich nach proximal, so daß

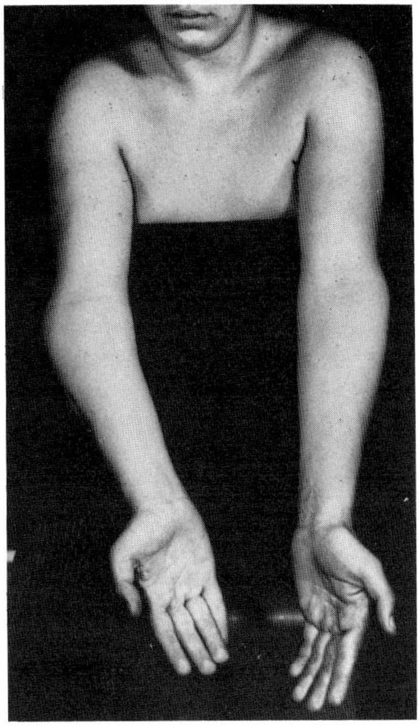

Abb. **84** Spätkomplikationen nach suprakondylären Humerusfrakturen. Der Cubitus varus ist die häufigste Spätkomplikation nach suprakondylären Humerusfrakturen. Diese Deformität erfährt im Verlauf des weiteren Wachstum keine Spontankorrektur, sie bleibt unverändert bestehen. Sie stellt ein kosmetisches und soziales Handikap dar

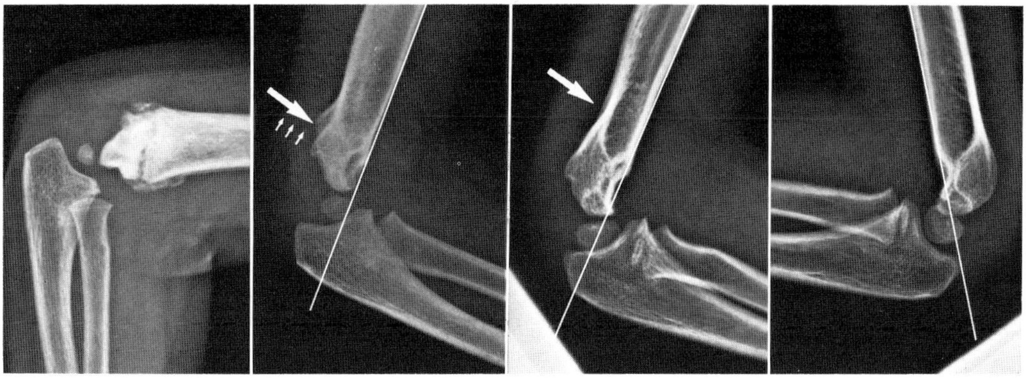

Abb. **85** „Spontankorrektur" der Antekurvationsfehlstellung. 1jähriges Mädchen mit suprakondylärer Humerusfraktur mit Extensionsfehlstellung des distalen Fragmentes. Im Verlauf der folgenden 4 Jahre ist die Antekurvationsfehlstellung nach proximal gewachsen, das Capitulum humeri hat sich fast seitengleich wieder in die physiologische Kippung gegenüber dem Humerusschaft eingestellt

die durch ihn anfänglich bedingte Flexionsbehinderung im weiteren Wachstum wieder verschwindet (Abb. **86**). Indirekt sprechen alle Zeichen dafür, daß aber auch der Rotationsfehler als solcher im Rahmen physiologischer Detorsionsvorgänge – wie auch am Oberschenkel – wieder teilweise oder vollständig „spontan" korrigiert werden kann. Um die beiden Kondylenpfeiler voneinander zu entfernen und ein Abkippen zu ermöglichen, ist eine Fehlrotation von 30–40° notwendig. Sie wird radiologisch an dem typischen Rotationssporn sichtbar (24). Bei der klinischen Nachuntersuchung von Patienten mit einem großen ventralen Rotationssporn war jedoch in keinem Fall eine Rotationsdifferenz über 10–15° gegenüber der unbeteiligten Gegenseite als Zeichen eines persistierenden Rotationsfehlers festzustellen (die durchschnittliche Nachuntersuchungszeit betrug 5 Jahre) (24). Dies spricht dafür, daß der anfänglich zweifelsohne vorhandene Rotationsfehler im Verlauf des weiteren Wachstums spontan korrigiert worden sein muß.

Die häufigste Komplikation der suprakondylären Humerusfrakturen besteht in der Varisierung der Ellbogenachse, dem Cubitus varus. Die Angaben über dessen Häufigkeit schwanken zwischen 20 und 50% in der Literatur (2, 4, 10, 26, 27, 29, 53, 58, 59). Verantwortlich dafür ist indirekt oder direkt stets ein Rotationsfehler, der als Wegbereiter der Instabilität zu betrachten ist und damit Abkippungen in den Varus, selten auch in den Valgus, zuläßt. Selten ist die alleinige Ursache für die Deformität eine schwere seitliche Abkippung nach ulnar oder nach radial bei Seit-zu-Seit-Verschiebungen über halbe Schaftbreite ohne Rotationsfehler.

Begünstigt wird eine Fehlrotation einmal durch die Art der Ruhigstellung, die z. B. im Gips mit Adduktion des Vorderarmes an den Körper erfolgt. Dadurch wird das distale Fragment nach innen rotiert. Gleichzeitig dreht in dieser Ruhigstellung der Tonus der Rotatorenmanschette der Schulter das proximale Fragment nach außen, so daß sich der ulnare, proximale Kondylenanteil nach ventral dreht. Durch diese beiden gegenläufigen Rotationskomponenten kann es zu Fehldrehungen von über 30° kommen. Es leuchtet ein, daß dadurch jeglicher Kontakt zwischen den proximalen und distalen Kondylenpfeilern verlorengeht und die Fraktur nur noch auf der dünnen Lamelle der Fossa olecrani abgestützt ist. Diese Instabilität provoziert geradezu ein Absinken des ulnaren Anteiles des distalen Fragmentes nach proximal und führt so zur meist erheblichen Varisierung der Ellbogenachse (Abb. **87**). Bei Schrägfrakturen mit gutem Fragmentkontakt kann es schon nur als direkte Folge der Rotation auf einer schrägen Frakturebene ohne Abkippung zum Achsenfehler in der Frontalebene kommen (29) (Abb. **88**).

Inzwischen selten geworden ist die schlimmste Frühkomplikation der suprakondylären Humerusfraktur, die Volkmannsche Ischämie mit der späteren schweren Folge der Volkmannschen Kontraktur. Deren Ursache ist auch heute noch nicht vollständig geklärt. Es ist je-

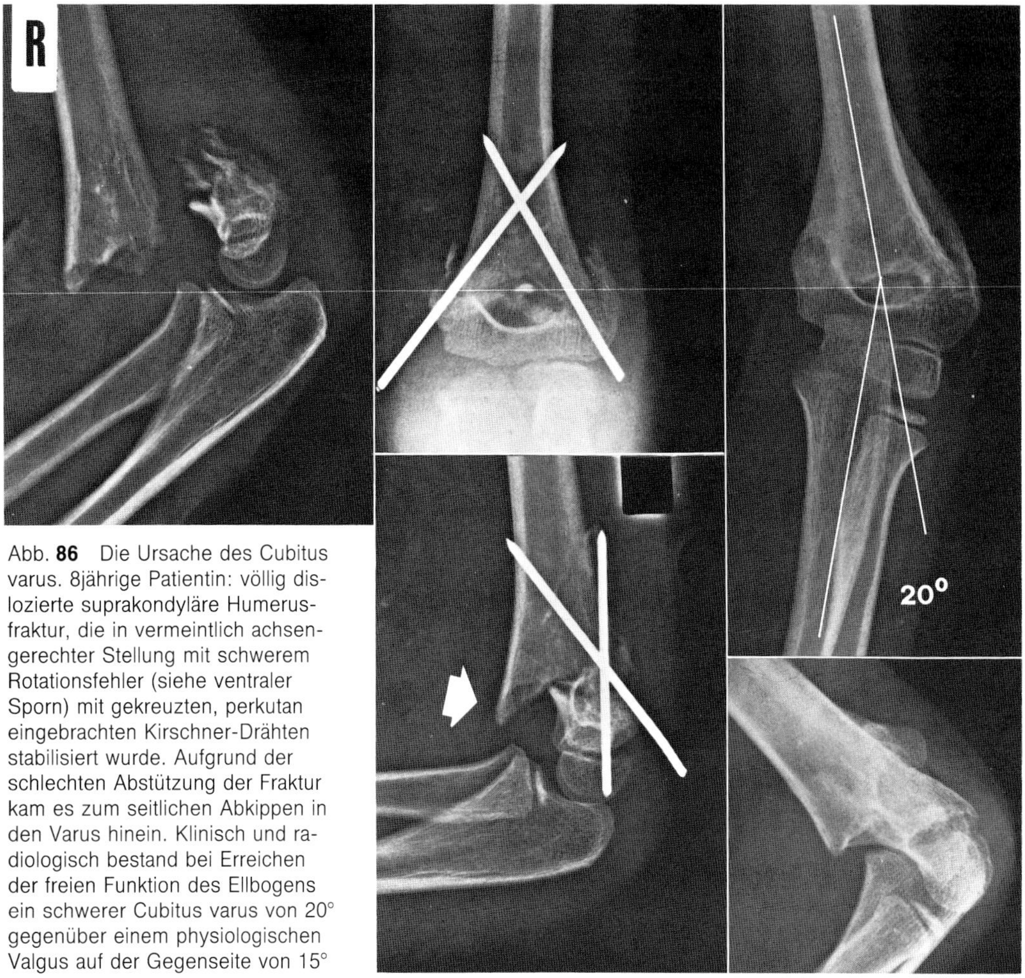

Abb. **86** Die Ursache des Cubitus varus. 8jährige Patientin: völlig dislozierte suprakondyläre Humerusfraktur, die in vermeintlich achsengerechter Stellung mit schwerem Rotationsfehler (siehe ventraler Sporn) mit gekreuzten, perkutan eingebrachten Kirschner-Drähten stabilisiert wurde. Aufgrund der schlechten Abstützung der Fraktur kam es zum seitlichen Abkippen in den Varus hinein. Klinisch und radiologisch bestand bei Erreichen der freien Funktion des Ellbogens ein schwerer Cubitus varus von 20° gegenüber einem physiologischen Valgus auf der Gegenseite von 15°

doch nicht völlig auszuschließen, daß der ventrale Rotationssporn – neben rüden und gehäuften sowie verspäteten Repositionsmanövern – als Kompressions- und Irritationselement des Gefäßnervenbündels dabei eine nicht unerhebliche Rolle spielt. Immerhin waren unsere drei Volkmannschen Kontrakturen jeweils nach in Spitzwinkelstellung mit erheblichen Rotationsspornen ruhiggestellten Frakturen aufgetreten (29). Sicherlich ist aber die Abnahme dieser Komplikation in den letzten Jahren auch der wesentlich schneller einsetzenden Therapie zuzuschreiben sowie schonenderen Anästhesieformen und Repositionsmanövern.

Ruhigstellung mit oder ohne Rotationssporn in Spitzwinkelstellung, zu enge elastische oder Gipsverbände können eine Depression des Stromflusses der die Peripherie versorgenden Gefäße provozieren (62). Durch das resultierende Ödem kommt es zur zunehmenden Drucksteigerung innerhalb der Muskellogen des Vorderarms, die – je nach Dauer – zum Untergang des Muskelparenchyms führt. Der fibröse Ersatz der untergegangenen Muskeln bedingt den mehr oder weniger ausgeprägten Funktionsverlust der Hand, der bis zur Verkrüppelung reichen kann (39). Das wichtigste Frühsymptom ist der zunehmende Schmerz bei beginnender Bewegungseinschränkung und beginnendem Kältegefühl der Finger. Erst im weiteren Verlauf kommt es zur Puls- und Gefühllosigkeit, bis hin zur vollständigen Lähmung der Hand. Bei Beginn der Symptomatik

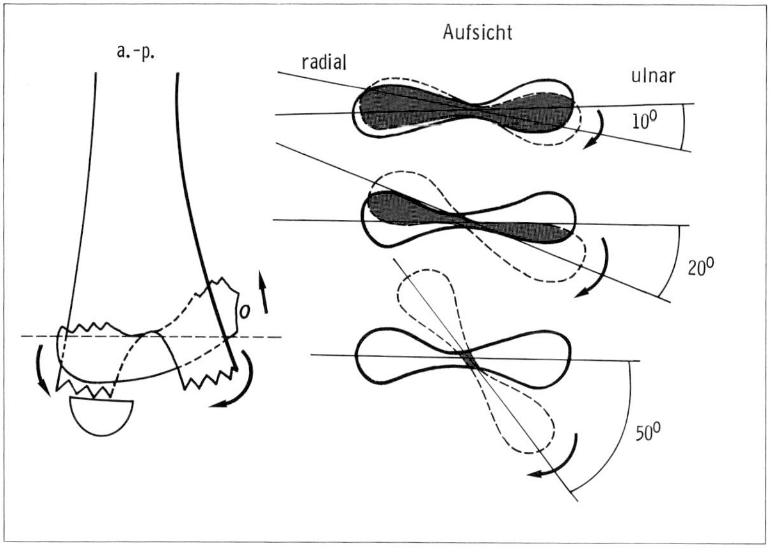

Abb. **87** Mangelhafte Abstützung der suprakondylären Humerusfraktur bei bestehendem Rotationsfehler. Mit zunehmendem Rotationsfehler nimmt das Ausmaß der Abstützung der Fraktur ab, so daß diese bei Rotationsfehlern über 30° nur noch auf der dünnen Lamelle der Fossa olecrani erfolgt. Im Rahmen dieser erheblichen Instabilität ist ein seitliches Abkippen des distalen Fragmentes fast zwangsläufig zu erwarten

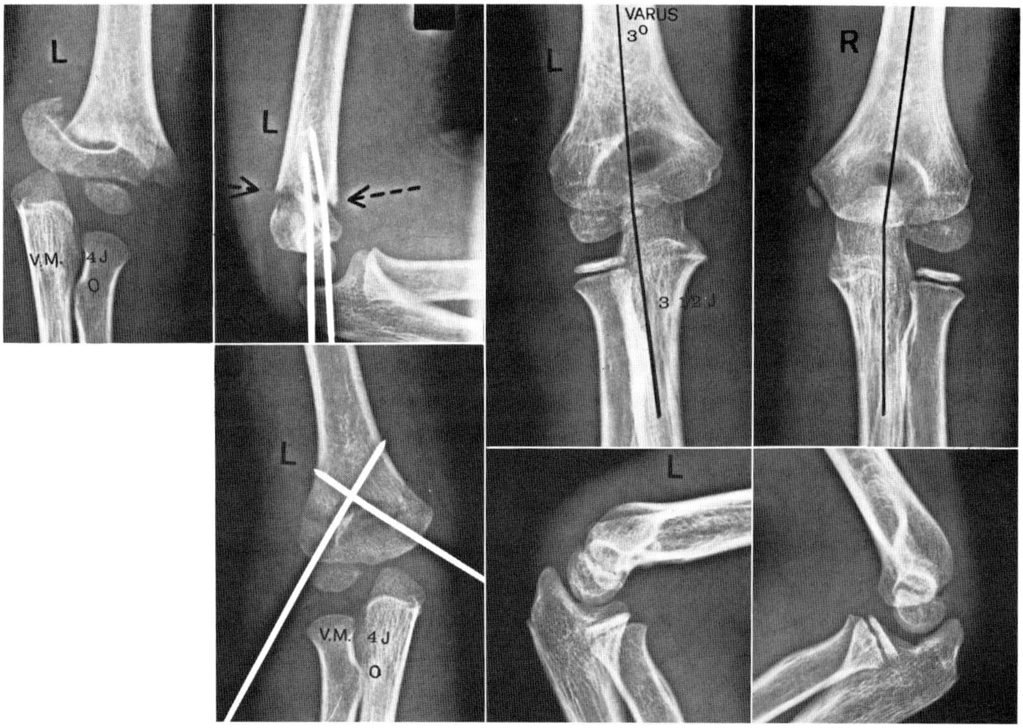

Abb. **88** Rotationsfehler bei Schrägfrakturen. Bei Schrägfrakturen führt der Rotationsfehler direkt durch Drehen der Fragmente auf einer schrägen Ebene zum Achsenfehler in der Frontalebene. Bei dieser 4jährigen Patientin lag die Kreuzungsstelle der Kirschner-Drähte in Höhe des Frakturspaltes, so daß es zu einem sekundären Drehfehler hat kommen können (ersichtlich an den verbogenen Drähten im Seitenbild und dem geringgradigen ventralen und dorsalen Rotationssporn). Dies führte zu einer mäßigen Varisierung der Ellbogenachse

müssen sofort sämtliche einengenden Verbände entfernt und etwaige primäre oder sekundäre Fehlstellungen (Rotationsfehler!) beseitigt werden. Nimmt trotz all dieser Maßnahmen die Symptomatik zu, so muß die sofortige ausgedehnte Fasziotomie zur Druckentlastung vorgenommen werden.
Nervenverletzungen, vornehmlich des Radialis und des Medianus, können ebenfalls als Folge einer Irritation durch die scharfen Kanten der Fragmente als Frühkomplikation zustande kommen. Ulnarisirritationen sind viel weniger als pertraumatische sondern vielmehr als iatrogene Läsionen in der Folge von gehäuften Repositionsmanövern oder von Kirschner-Draht-Osteosynthesen aufzufassen (16). Die Ulnarisirritationen nach gekreuzten perkutanen Spickungen im eigenen Krankengut aus den letzten 10 Jahren (7%), hatten sich jedoch alle bis spätestens 1 Jahr nach Fraktur wieder spontan zurückgebildet.
Rotationsfehler also bestimmen in hohem Maß die Prognose der suprakondylären Humerusfraktur. Sie im Interesse schwerwiegender Frühkomplikationen primär schonend zu beseitigen und die Fraktur im Interesse der Spätkomplikation, des Cubitus varus, rotationsfehlerfrei und rotationsstabil zu fixieren, ist oberste Aufgabe der Behandlung dieser Fraktur. Dazu muß der Rotationsfehler jedoch radiologisch korrekt erkannt werden. Der Rotationsfehler äußert sich meist in einem ventralen, selten auch dorsalen, typischen Rotationssporn, der nicht mit einer Seit-zu-Seit-Verschiebung nach dorsal oder ventral verwechselt werden darf (Abb. **89**).
Liegen Schrägaufnahmen vor, so läßt sich zusätzlich an der Kontur der Fossa olecrani im schrägen Seitbild beurteilen, ob eine Fehlrotation vorliegt oder nicht (Abb. **90**).
Der Entscheid zur jeweiligen Therapie wird durch das Vorhandensein eines Rotationsfehlers geprägt (s. Tab. **3**).
Liegt eine rotationsfehlerfreie, nahezu undislozierte oder lediglich antekurvierte Fraktur vor, so wird konservativ behandelt. Die Ruhigstellung erfolgt in der Blount'schen Schlinge oder im Oberarmgips (Abb. **91**). Nach primärer Ruhigstellung mit einer dorsoradialen Oberarmgipsschiene in 90°-Stellung des Ellbogens empfiehlt es sich, angesichts einer Antekurvationsfehlstellung, nach Abschwellen der Weichteile einen neuen zirkulären Gips in Spitzwinkelstellung zur Korrektur der Fehlstellung anzulegen.

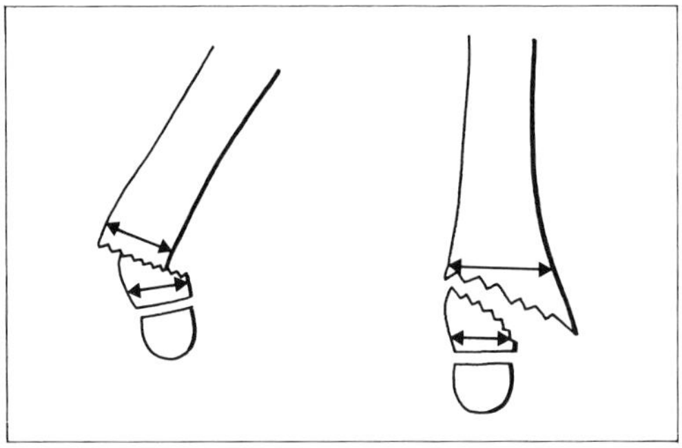

Abb. **89** Rotationssporn und Seit-zu-Seit-Verschiebung. Der Rotationssporn (rechts) ist gegen die Seit-zu-Seit-Verschiebung im seitlichen Bild (links) abzugrenzen. Stellt sich im Seitenbild das proximale Fragment erheblich breiter dar als das distale, so spricht dies für einen Rotationsfehler

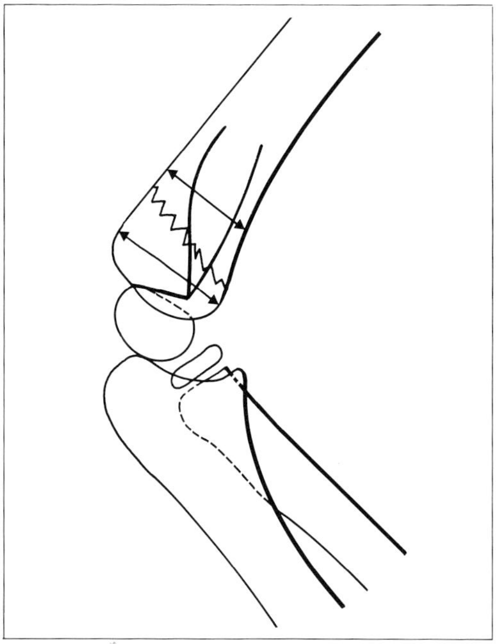

Abb. **90** Beurteilung eines Rotationsfehlers im schrägen Bild. Auch in Schrägaufnahmen ist die exakte, rotationsgerechte Reposition beurteilbar anhand der Kontur der Fossa olecrani, die sich vom proximalen zum distalen Fragment ohne Unterbruch verfolgen lassen muß

Ist die Fraktur disloziert, d. h. weist sie einen Rotationssporn auf, so ist in jedem Fall die Beseitigung dieses Rotationsfehlers indiziert. Es existieren zahlreiche Möglichkeiten, dieses Ziel zu erreichen (2, 4, 10, 21, 27, 29, 39, 59

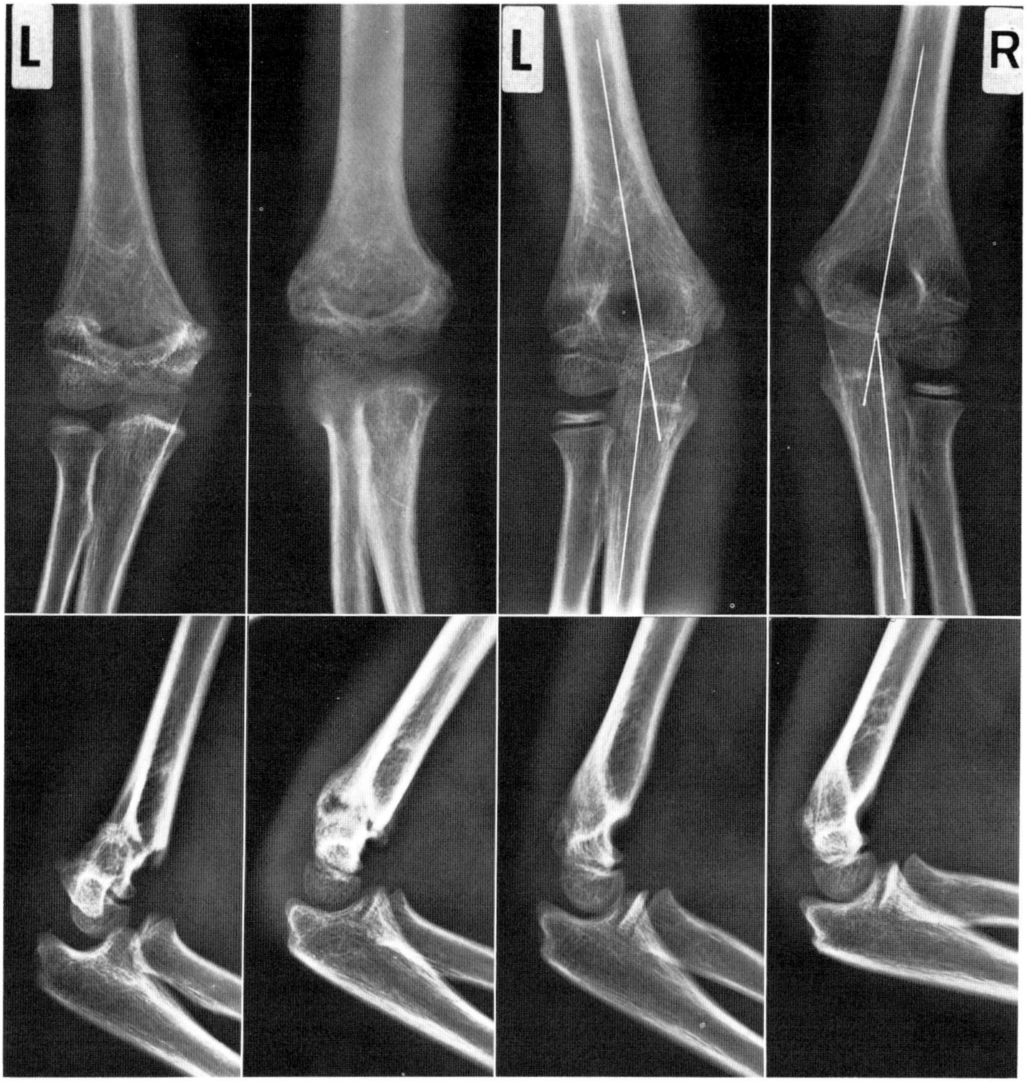

Abb. **91** Therapie der suprakondylären Humerusfraktur ohne Rotationsfehler. 8jähriger Knabe mit suprakondylärer Humerusfraktur mit Antekurvationsfehlstellung und dadurch bedingter leichter Seit-zu-Seit-Verschiebung nach hinten ohne Rotationsfehler. Die Behandlung erfolgt im Oberarmgips in leichter Spitzwinkelstellung. Die Antekurvationsfehlstellung wird dadurch nicht vollständig beseitigt. Die Nachkontrolle nach einem Jahr zeigt klinisch und radiologisch symmetrische Ellbogenachsen in der Frontalebene bei noch dezent vorhandener Fehlstellung in der Sagittalebene. Die Funktion ist seitengleich frei mit dezent vermehrter Extension bei dementsprechend leicht eingeschränkter Flexion links

u. a.) Da zur Reposition eine Narkose notwendig ist, gilt es jedoch, in gleicher Narkose die definitivste Methode zu wählen. Sie muß einen späteren Therapiewechsel ausschließen, die Röntgenkontrollen auf ein Minimum beschränken und einen stationären Aufenthalt so kurz wie möglich halten. Unter diesen Aspekten sind sämtliche Extensionsmethoden, Spitzwinkelgipse, bedingt auch die Blountsche Schlinge für die Behandlung dislozierter Frakturen auszuschließen. Bislang wird nur die perkutane, gekreuzte Kirschner-Draht-Spickung diesen Forderungen gerecht. (Abb. **92**).

Die Reposition erfolgt notfallmäßig schonend in Allgemeinnarkose. Man gibt sozusagen dem Patienten die Hand (Nullstellung bezüglich der Prosupination) und zieht kontinuierlich am gestreckten Arm. Dieser kontinuierliche Zug sollte 2–3 Minuten andauern, dann wird der Vorderarm proniert (je nach Rotationsrichtung des Fehlers u. U. auch supiniert) und der Ellbogen in Spitzwinkelstellung gebracht. Ist kein Weichteilinterpositum vorhanden, so stellt sich mit diesem Manöver schon nach dem ersten Repositionsversuch die Fraktur meist ideal und rotationsgerecht ein. Die Bestätigung der Reposition erfolgt durch Bildwandlerkontrolle. Wir bringen dann zuerst den radialen Draht perkutan ein. Der Epicondylus

Tabelle **3** Therapie supracondylärer Humerusfrakturen. RK = Röntgenkontrolle, () = eventuell, A = Anästhesie

	ohne Rotationsfehler	mit Rotationsfehler
0. Tag	Gipsschiene	Reposition, Spickung + RK + Gipsschiene in A
4. Tag	(Gipsschluß) ev. Gipswechsel	Gipsschluß
8. Tag	–	–
14. Tag	–	–
3. Woche	Gipsabnahme + (RK)	Gipsabnahme + RK + Drähte entfernen

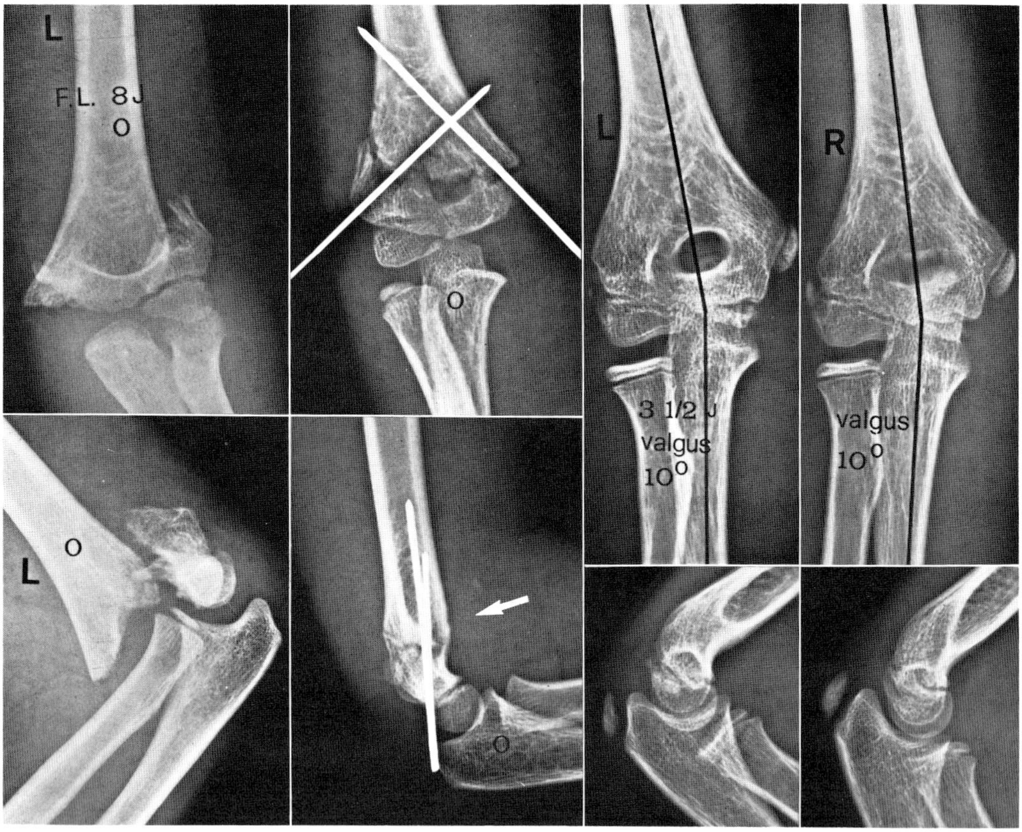

Abb. **92** Therapie der suprakondylären Humerusfraktur mit Rotationsfehler oder Seit-zu-Seit-Verschiebung über halbe Schaftbreite mit seitlicher Abkippung. Vollständig dislozierte Frakturen und unvollständig dislozierte Frakturen mit einem Rotationsfehler werden primär geschlossen oder offen reponiert und mit Hilfe der perkutanen, gekreuzten Kirschner-Draht-Spickung rotationsstabil retiniert. Die Kreuzungsstelle der Drähte muß, um ein Nachrotieren der Fragmente gegeneinander zu verhindern, stets proximal des Frakturspaltes liegen. Bei dem 8jährigen Knaben war die Fraktur korrekt reponiert und mit der gekreuzten Kirschner-Draht-Spickung rotationsstabil fixiert worden. Bei der Nachuntersuchung bestanden seitengleiche Ellbogenachsen radialis ist auch bei massiven Schwellungen in Spitzwinkelstellung gut zu finden. Der Draht sollte exakt im Epikondylus eingebracht werden und nicht distal davon, um die Fuge nicht durchbohren zu müssen (anschließende Wachstumsstörungen sind möglich). Dabei ist zu beachten, daß der Epicondylus radialis ventraler liegt als der Epicondylus ulnaris. Der Draht sollte von schräg hinten nach vorne die Gegenkortikalis eben noch durchbohren. Sitzt dieser Draht unter Durchleuchtungskontrolle gut, so kann die Spitzwinkelstellung kurzfristig aufgegeben werden um den Sulkus des N. ulnaris nochmals abzutasten und um den dorsal liegenden Epicondylus ulnaris besser lokalisieren zu können. Nach Aufsetzen des ulnaren Drahtes unter Durchleuchtungskontrolle auf den Epicondylus ulnaris wird die Spitzwinkelstellung wieder hergestellt. Bleibt man strikt auf dem vor dem Sulkus liegenden Epikondylus und bringt den Draht von hinten nach vorne verlaufend in die Gegenkortikalis ein, so kann weder der N. ulnaris noch der dorsal liegende N. radialis verletzt werden. Die Kreuzungsstelle beider Drähte muß proximal des Frakturspaltes liegen, um ein Nachrotieren der Fraktur zu vermeiden. Die gipsfreie Röntgenkontrolle in zwei Ebenen bestätigt die korrekte Lage der Drähte und die Beseitigung des Rotationsfehlers. Anschließend erfolgt das Anlegen einer dorsoradialen Gipsschiene unter Aussparung der heraussteheden Drahtenden (s. Abb. **48a** und **b**).

Gelingt im ersten Anlauf die Reposition nicht, so versuchen wir höchstens noch ein zweites mal geschlossen zu reponieren. Ist dies dann – ohne rüde Manöver – ebenfalls nicht möglich, so stellen wir in gleicher Narkose die Indikation zur offenen Reposition. Den Zugang wählen wir von ulnar, da er kosmetisch und funktionell weniger stört als von ventral. Das Gefäßbündel ist von ulnar gut zu inspizieren und im allgemeinen ist die Fraktur auch von ulnar genügend gut zu reponieren. Der Nachteil dieses Zugangs besteht darin, daß in manchen seltenen Fällen doch noch zusätzlich radial eröffnet werden muß, um ein radiales Interpositum zu beseitigen. Die offene Reposition gestaltet sich meist erstaunlich mühsam. Die Fixation der exakt zu reponierenden Fraktur erfolgt auch hier wieder durch perkutan eingebrachte gekreuzte Kirschner-Drähte. Zeigt die Röntgenkontrolle befriedigende Ergebnisse, so wird die Fraktur in einer dorsoradialen Gipsschiene, mit Aussparung der herausstehenden Drahtenden, fixiert. Ist primär bei vollständig dislozierten Frakturen der Radialispuls nicht zu tasten, so sehen wir vor einer eventuellen angiographischen Abklärung die Indikation zur sofortigen offenen Reposition von ulnar. Meist ist das Gefäßnervenbündel interponiert. Der Puls erholt sich nach schonender Reposition der Fraktur dann stets wieder schnell. Gefäßverletzungen, die durch die scharfen Kanten der Fragmente hervorgerufen werden könnten, sind selten zu beobachten.

Im Anschluß an geschlossene oder offene Repositionen bleibt der Patient zur Beurteilung der Peripherie und zum Abschwellen der Weichteile für 2–3 Tage stationär. Nach dem Gipsschluß wird der Patient dann nach Hause gelassen. In allen Fällen erfolgt Ruhigstellung im Gips für 3 Wochen. Zeigt die dann anschließende gipsfreie Röntgenkontrolle eine gute periostale Abstützung, so werden eventuell vorhandene Kirschner-Drähte entfernt, was ohne jede Anästhesie mit einer unsterilen Zange durchgeführt werden kann. Dies verursacht dem Patienten keine Schmerzen. Im Anschluß daran darf sich der Patient spontan bewegen, ohne Ge- und Verbote, wichtig aber, ohne jede Physiotherapie. Innerhalb des ersten Vierteljahres besteht bei allen provozierten Bewegungsübungen, inkl. der Physiotherapie, die Gefahr einer zunehmenden Kapselverkalkung mit entsprechender Funktionseinschränkung. Unter spontaner Bewegung bis an die Schmerzgrenze normalisiert sich die Beweglichkeit – alters- und befundabhängig – meist schnell innerhalb der nächsten 3–6 Wochen. Erst wenn ein Funktionsausfall über mehrere Wochen hin völlig stationär bleibt, verordnen wir sekundär Physiotherapie, nicht aber vor Ablauf von 12 Wochen nach der Bewegungsfreigabe.

Nach Erlangen der freien Beweglichkeit ist der Patient wieder sportfähig. Weitere Röntgenkontrollen erübrigen sich im allgemeinen. Persistiert eine Antekurvationsfehlstellung, so kann deren Spontankorrektur vor allem klinisch an der Abnahme der bestehenden Hyperextension kontrolliert werden.

Hat der Patient den Sport ohne jede Beschwerden aufnehmen können, ist die Funktion annähernd seitengleich frei und zeigen sich bei der klinischen Nachkontrolle nach Sportbeginn seitengleiche Ellbogenachsen, so kann die Behandlung abgeschlossen werden.

Achsenfehler in der Frontalebene korrigieren sich – wie gesagt – im weiteren Wachstum nicht. Trotzdem ist es ratsam, mit der operativen Korrektur einer Varusfehlstellung erst einmal abzuwarten, um zu sehen, inwieweit sich der Patient kosmetisch und sozial an die Fehlstellung adaptieren kann und will. Spätschäden sind – auch bei schwerem Cubitus varus – nicht zu erwarten. Die Sportfähigkeit ist – trotz des oft skurrilen Aussehens des Armes – nicht eingeschränkt.

Epiphysenlösungen des distalen Humerus

Epiphysenlösungen des distalen Humerus (Abb. **93**), d. h. der gesamten Trochlea mit und ohne schalenförmiger, metaphysärer Beteiligung werden immer wieder in der Literatur beschrieben, selten dargestellt (17, 23, 37, 40, 47). Fast immer entpuppen sie sich als isolierte Frakturen des Condylus radialis oder als transkondyläre Y-Frakturen, deren senkrechter Frakturanteil durch die Trochlea nicht disloziert ist (17, 40). Eine korrekte Diagnose wäre, vor allem wenn die Trochleakerne nicht sichtbar sind und keine wesentliche Dislokation vorliegt, nur mit Hilfe der Arthrographie möglich (11, 43).

Handelt es sich tatsächlich um eine Epiphysenlösung mit metaphysärem Keil, so ist sie als die peripherste Form einer suprakondylären Fraktur aufzufassen und auch dementsprechend zu behandeln. Undislozierte Frakturen werden im Gips für ca. 3 Wochen ruhiggestellt. Bei starker Dislokation – vor allem wenn ein Rotationsfehler vorliegt – ist, ebenso wie bei den suprakondylären Frakturen, eine gekreuzte perkutane Kirschner-Drahtspickung indiziert. Nachkontrollen und Nachsorge erfolgen wie bei den suprakondylären Frakturen.

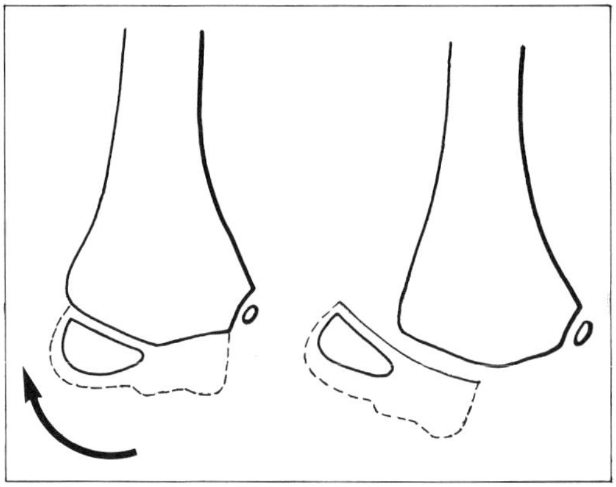

Abb. **93** Epiphysenlösungen des distalen Humerus. Eine höchst seltene Verletzung, die, solange die Trochleakerne noch nicht sichtbar sind, exakt nur mit Hilfe des Arthrogramms verifiziert werden kann und nicht mit transkondylären Frakturen (s. dort) verwechselt werden sollte

Epikondyläre Frakturen

Beide Epikondylen stellen Traktionsepiphysen, d. h., Apophysen dar. Sie sind damit nicht am Längenwachstum des Humerus beteiligt (56, 57).

Die isolierte Fraktur bzw. der Ausriß des Epicondylus radialis ist außerordentlich selten und war z. B. in Kutscha-Lissbergs (26) und im eigenen Krankengut nur in einem einzigen Fall zu finden. Der Ausriß des Epicondylus ulnaris ist weitaus häufiger, zu einem Drittel isoliert, zu 2/3 als Begleitverletzung einer Ellbogenluxation vorkommend. Wie auch Bede (3) sind wir der Meinung, daß es sich bei ulnaren und radialen epikondylären Läsionen fast immer um Begleitverletzungen einer Ellbogenluxation handelt, die sich in etwa 1/3 der Fälle spontan wieder reponiert hat. Dafür sprechen auch die Instabilitätsbefunde, vornehmlich des ulnaren Seitenbandapparates bei sogenannten isolierten ulnaren epikondylären Ausrissen.

Die Abhandlung der Therapie dieser Verletzungen soll deshalb im Rahmen der Ellbogenluxationen erfolgen.

Wachstumsstörungen sind – da es sich um Apophysen handelt – nicht zu befürchten.

Pseudarthrosen des ulnaren Epikondylus sind im Rahmen konservativer Behandlungen möglich, führen jedoch außerordentlich selten zu Beschwerden.

Transkondyläre Humerusfrakturen (Condylus-radialis-, Condylus-ulnaris- und Y-Fraktur)

Fraktur des Condylus radialis humeri

Bei dieser, der zweithäufigsten, Ellbogenverletzung handelt es sich stets um eine fugenkreuzende Gelenkfraktur mit metaphysärem Keil. Nur selten tangiert die Fraktur den Kern des Kapitulums. Meist verläuft sie medial des Kernes in das Gelenk.

Die Diagnose dislozierter Frakturen bereitet keine Schwierigkeiten. Undislozierte Frakturen sind im a.-p.-Bild nicht immer zu erkennen. Die schräg projizierte Fuge kann oftmals auch eine Fraktur vortäuschen. Beweisend ist stets der Frakturspalt im seitlichen Bild mit typischem, in der Fuge endendem Verlauf (Abb. **94**) (33, 47, 53). Auch beginnende Dislokationen sind u. U. nur im seitlichen Bild zu erkennen (Abb. **95**).

Bei dieser Fraktur spielen zwei Probleme eine wichtige Rolle: Die Gefahr der sekundären Dislokation mit Pseudarthrosenbildung und schwersten Deformierungen des Gelenkes sowie die typische Wachstumsstörung des distalen Humerus (31).

Mechanische Probleme bestehen in den speziellen Druckverhältnissen im radialen Ellbogenbereich. Das Ringband fesselt das Radiusköpfchen via Seitenband an das Capitulum humeri (44). Zusätzlich steht der radiale Ellbogenanteil aufgrund des physiologsichen Ellbogenvalgus, der individuell und geschlechtsabhängig zwischen 5 und 25° schwanken kann (Mädchen mehr, Knaben weniger) unter erheblichen radialen Schubkräften. Unter diesen Umständen ist die schräge Frakturfläche dieser Fraktur sowohl in der Sagittal- als auch in der Frontalebene geradezu eine Verlockung für das periphere Fragment zur zunehmenden Dislokation nach proximoradial (s. Abb. **99**). Der dislozierende Schermechanismus bleibt nur dann aus, wenn das periphere Fragment primär in Varusfehlstellung abgekippt, oder wenn die Fraktur unvollständig ist und medial noch „hängt" (18) (Abb. **96**). Letzteres ist wegen der radiologisch noch nicht sichtbaren Trochlea primär nicht zu diagnostizieren, sondern höchstens sekundär an einer zunehmenden oder ausbleibenden Dislokation des peripheren Fragmentes (Abb. **97**).

Kommt es zur zunehmenden Dislokation des Fragmentes, so findet die Konsolidation verzögert (9, 31), u. U. erst nach Jahren statt (Abb. **98**). Die Konsolidation kann aber auch vollständig ausbleiben (Abb. **99a** und **b**).

Konsolidiert die Fraktur nach zunehmender Dislokation doch noch, so finden wir bei der Nachuntersuchung oft seitengleiche Ellbogenachsen, denn die valgisierende Fehlstellung des Fragmentes wird durch die typische stimulative Wachstumsstörung und deren Folgen (s. unten) weitgehend kompensiert (32). Ist die valgisierende Dislokation wenig ausgeprägt,

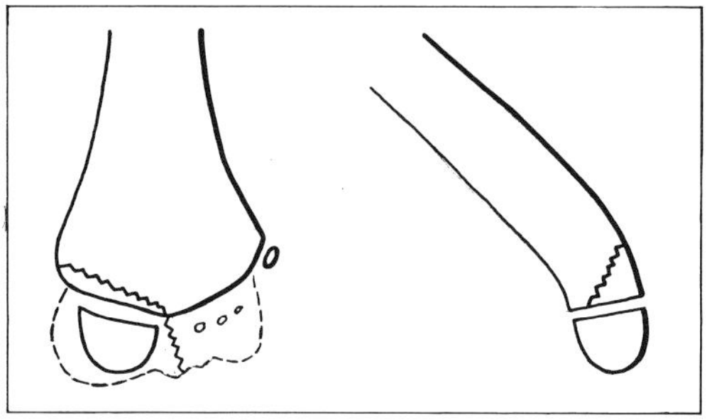

Abb. **94** Undislozierte Fraktur des Condylus radialis humeri. Es handelt sich stets um eine fugenkreuzende Gelenksfraktur. Sie kann, undisloziert, im a.-p.-Bild übersehen und mit der schräg projizierten Fuge verwechselt werden. Die Gelenkfraktur selbst ist radiologisch nicht sichtbar, solange die Trochlea knöchern noch nicht dargestellt ist. Im Zweifelsfall kann die Diagnose nur aus dem Seitenbild erstellt werden. Hier ist immer ein in der Fuge endender Frakturspalt zu verifizieren

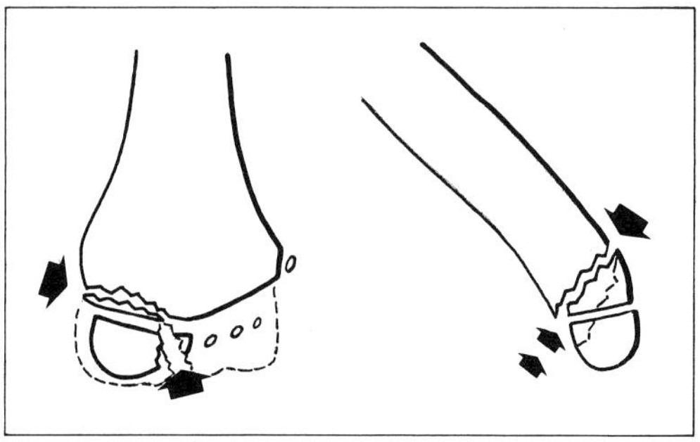

Abb. **95** Beginnende Dislokation der Fraktur des Condylus radialis humeri. Die Fraktur tangiert nur selten den Kern des Capitulum humeri. Deshalb ist mitunter eine zunehmende Dislokation im a.-p. Bild nur schwer zu erkennen, so daß diese dann ebenfalls nur in dem seitlichen Bild an der zunehmenden Weite des Frakturspaltes zu verifizieren ist

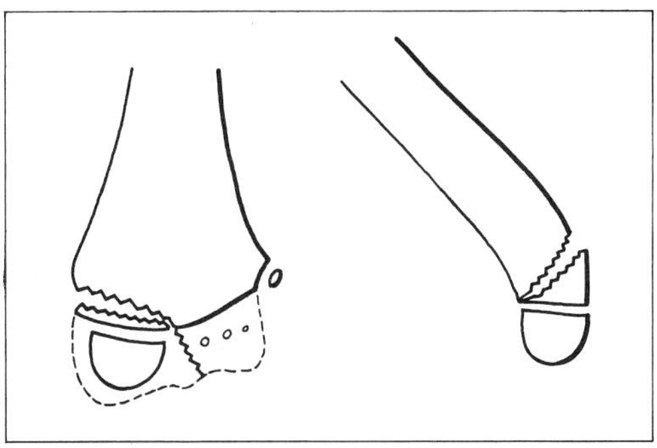

Abb. **96** „Hängende" Fraktur des Condylus radialis humeri. Weder aus dem a.-p. noch aus dem seitlichen Röntgenbild läßt sich primär mit Sicherheit erkennen, ob die Fraktur medial knorpelig noch „hängt" (18) (s. auch Abb. **99**a, Unfallbild) oder nicht

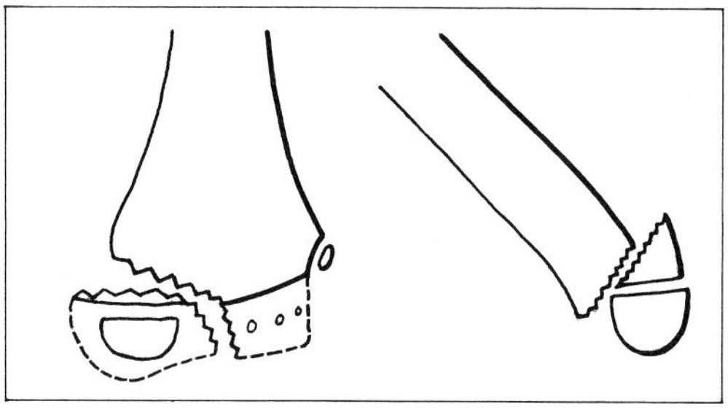

◁ Abb. **97** Zunehmende Dislokation der Fraktur des Condylus radialis humeri. „Hängt" die Fraktur medial nicht im knorpeligen Bereich der Trochlea, so kann es auf der schrägen Frakturfläche in beiden Ebenen zur zunehmenden Dislokation des peripheren Fragmentes nach proximoradial, auch in der Gipsruhigstellung, kommen (s. Abb. **99 a, Konsolidationsbild)**

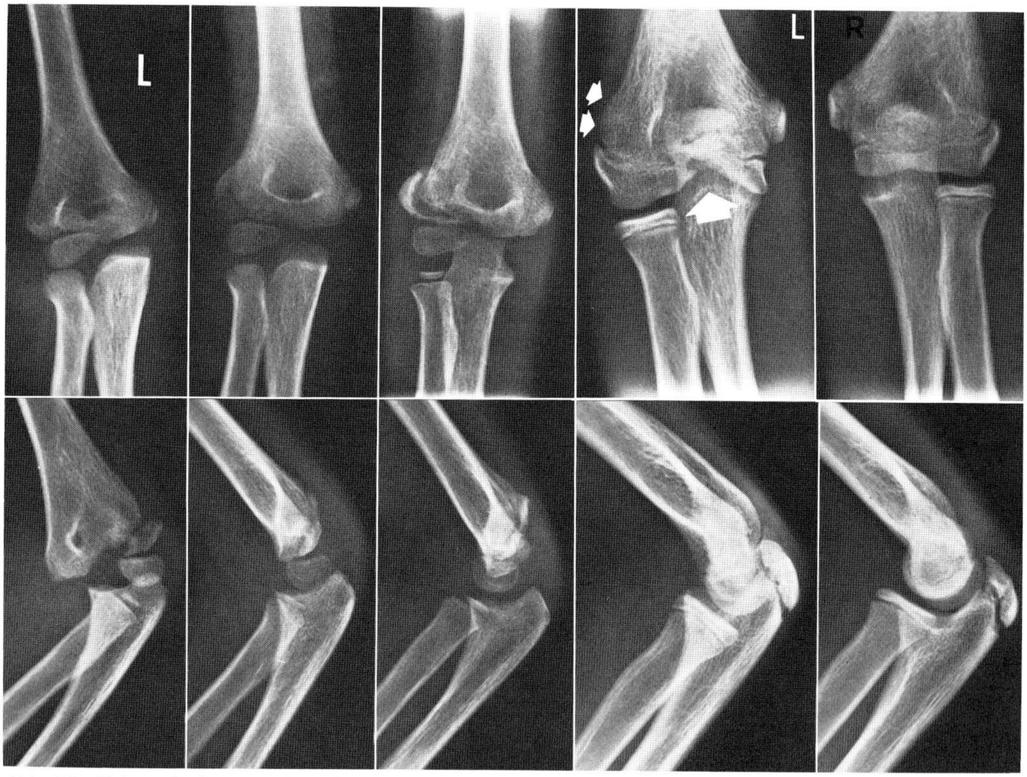

Abb. **98** Folgen der konservativen Behandlung der Fraktur des Condylus radialis humeri. 8jähriger Knabe mit einer dislozierten Fraktur des Condylus radialis humeri. Die Fraktur wurde geschlossen reponiert und im Oberarmgips ruhiggestellt. Die Dislokation des peripheren Fragmentes und die Druckverhältnisse im radialen Ellbogenbereich bedingen eine deutliche Konsolidationsverzögerung, eine „passagere Pseudarthrose": Nach 12 Wochen besteht radiologisch noch keine ausreichende periostale Abstützung und kein Durchbau der Fraktur. Die vermehrten Umbauvorgänge um diesen Bezirk der Konsolidationsstörung führten über eine radiale Fugenstimulation zum radialen Mehrwachstum mit Varisierung der Ellbogenachse. Die dezente Fischschwanzdeformität ist als Zeichen der medialen Instabilität aufzufassen. Bei der Nachuntersuchung nach 5 Jahren ist die Fraktur fest verheilt

a

b

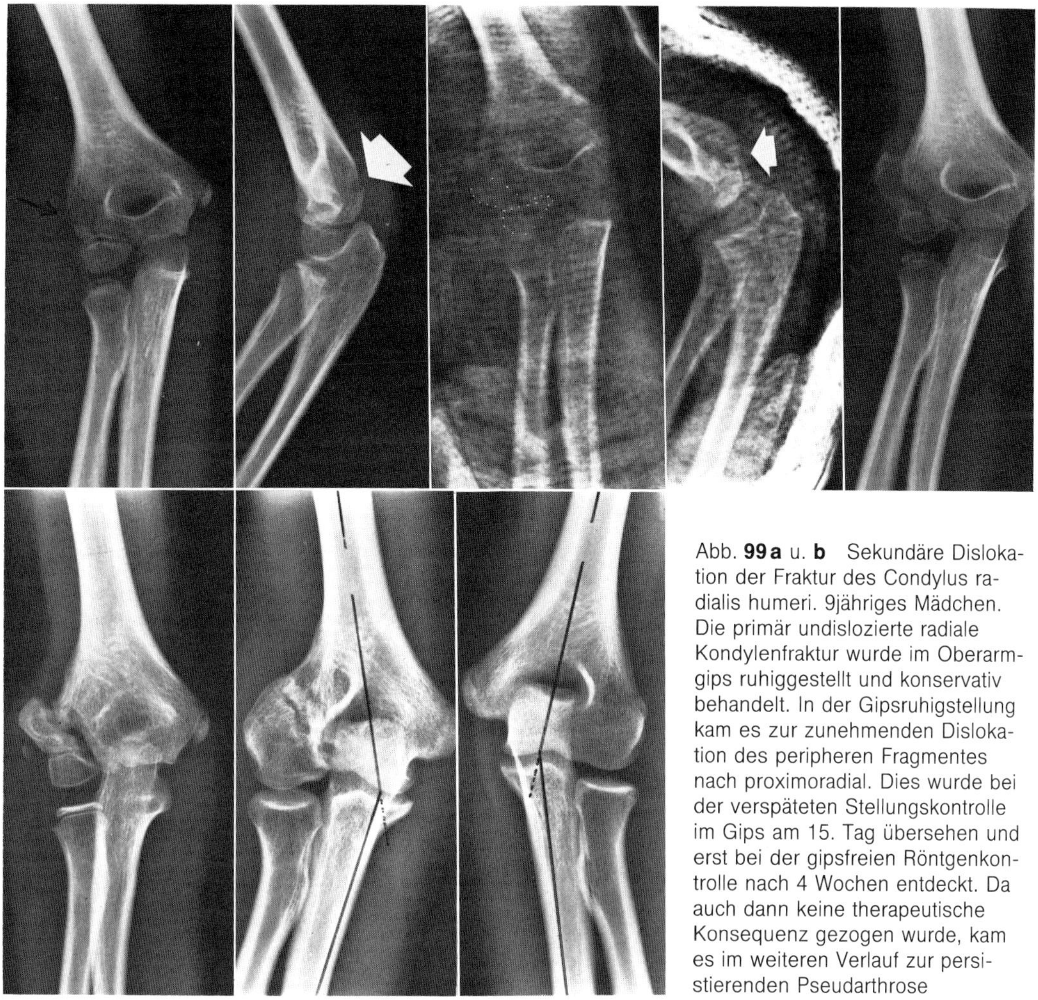

Abb. **99a** u. **b** Sekundäre Dislokation der Fraktur des Condylus radialis humeri. 9jähriges Mädchen. Die primär undislozierte radiale Kondylenfraktur wurde im Oberarmgips ruhiggestellt und konservativ behandelt. In der Gipsruhigstellung kam es zur zunehmenden Dislokation des peripheren Fragmentes nach proximoradial. Dies wurde bei der verspäteten Stellungskontrolle im Gips am 15. Tag übersehen und erst bei der gipsfreien Röntgenkontrolle nach 4 Wochen entdeckt. Da auch dann keine therapeutische Konsequenz gezogen wurde, kam es im weiteren Verlauf zur persistierenden Pseudarthrose

so treten die Folgen der Wachstumsstörung überwiegend in Erscheinung, es kommt zur Varisierung der Ellbogenachse (s. Abb. **98** und **101**).

Als Ausdruck einer medialen Instabilität im Rahmen konservativer und operativer Behandlung kann es zu einer mehr oder weniger ausgeprägten Fischschwanzdeformität kommen (s. Abb. **98**, **100** und **101**). Diese spielt klinisch keine wesentliche Rolle, da es sich um ein unbelastetes Gelenk handelt (18, 31, 32, 47, 65).

Bleibt die Konsolidation vollständig aus, so disloziert oft das periphere Fragment zunehmend nach proximoradial. Die Folge ist eine schwere Valgusfehlstellung des Ellbogens. Bei Differenzen über 10° gegenüber der Gegenseite ist die Gefahr einer späten Ulnarisirritation unter Umständen erst 10–15 Jahre nach dem Unfall gegeben. Zusätzlich bestehen ganz erhebliche Gelenkdeformierungen (Abb. **100**). Erstaunlicherweise ist die Beweglichkeit dieser Gelenke meist frei und uneingeschränkt. Sie weisen jedoch deutliche Instabilitäten auf. Die Spätbehandlung derartiger Pseudarthrosen ist aufwendig und problematisch (41). Mitunter schwebt man zwischen Skylla und Charybdis: Stabilisiert man die Pseudarthrose und damit den Ellbogen. So kommt es oft zu einer erheblichen Bewegungseinschränkung, was dem Patienten dann subjektiv mehr schaden als nützen und seine Lebensqualität erheblich vermindern kann. Im Zweifelsfall ist es manchmal sinnvoller, die Instabilität zu belas-

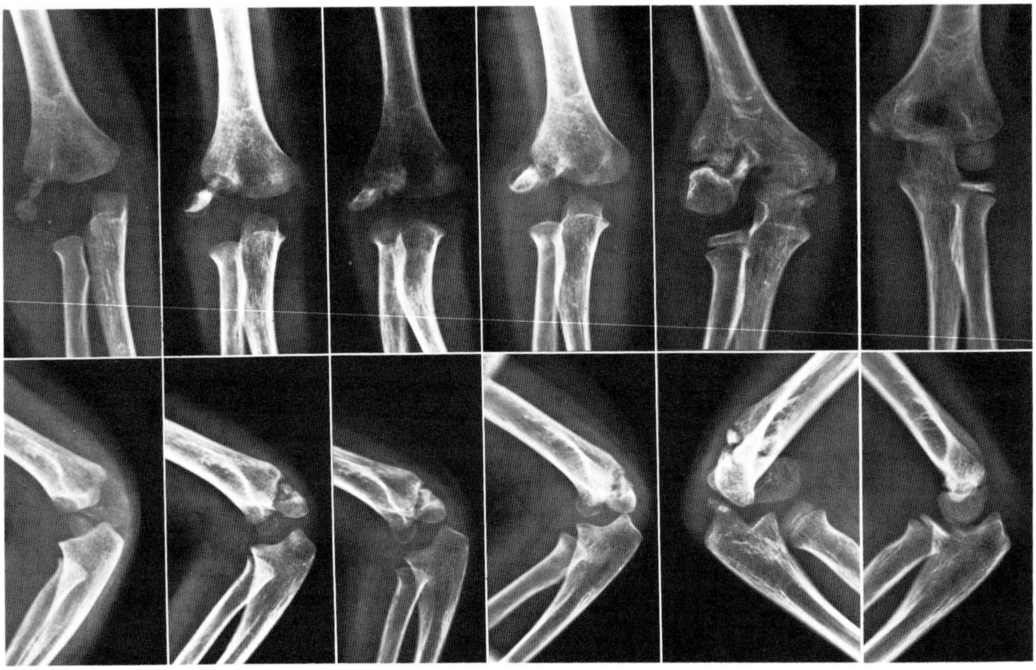

Abb. **100** Folgen der konservativen Behandlung der Fraktur des Condylus radialis humeri. Schwer dislozierte Fraktur des Condylus radialis humeri bei einem 3jährigen Knaben, die nach geschlossenem Repositionsversuch im Oberarmgips ruhiggestellt wurde. Im weiteren Verlauf kam es aufgrund der persistierenden Dislokation zur Pseudarthrose mit schwerer Gelenkdeformierung und ausgeprägter Valgusfehlstellung der Ellbogenachse. Die Folge war eine, schon 5 Jahre nach Unfall feststellbare Ulnarisirritation, die durch eine Ventralisation des N.ulnaris behoben werden mußte

sen, eine entsprechende Berufswahl zu treffen und erst später, je nach Beschwerden, symptomatische, evtl. arthroplastische Behandlungen durchzuführen. Frühzeitig sollte jedoch bei schweren Hypervalgisierungen die Ulnarisventralisation mit und ohne gleichzeitige suprakondyläre Korrektur der Valgusfehlstellung durchgeführt werden, um wenigstens den Spätschaden des N. ulnaris zu verhindern.
Aufgrund des geringgradigen Wachstumsanteiles der distalen Humerusfuge am Längenwachstum des Humerus von nur 20% und der radialen Druckverhältnisse im Ellbogenbereich, besteht – wie gesagt – die Gefahr einer Konsolidationsverzögerung. Diese führt zu der hier typischen posttraumatischen Wachstumsstörung, zur passageren Stimulation des radialen Fugenanteiles. Dies hat wiederum ein mehr oder weniger ausgeprägtes radiales Mehrwachstum mit entsprechender Varisierung der Ellbogenachse zur Folge (26, 31, 32, 53, 70). Das Ausmaß des Varusfehlwachstums ist dabei direkt abhängig von der Zeitdauer bis zur Konsolidation bzw. bis zum Durchbau des Frakturspaltes und dies wieder von der Stabilisierung der Fraktur: Je instabiler desto länger die Zeitdauer bis zur Konsolidation und desto ausgeprägter die Varisierung (31, 32, 35) (s. Abb. **101**).
Ein vorzeitiger Verschluß des radialen Fugenanteiles ist möglich (65) aber keinesfalls obligatorisch. Er ist stets Ausdruck einer Überstrapazierung der Fuge und tritt dementsprechend nur nach rüden, mehrfachen geschlossenen und offenen Repositionen oder nach operativer Therapie konservativ vorbehandelter Frakturen auf. Zuvor findet stets die typische Wachstumsstörung der partiellen passageren Stimulation statt mit entsprechendem Varisierungseffekt. Da der Wachstumsanteil der Kapitulumfuge zugunsten der Trochleafuge mit zunehmendem Alter abnimmt (47), reicht der Valgisierungseffekt des partiellen Verschlusses nicht aus, um eine Hypervalgisierung der

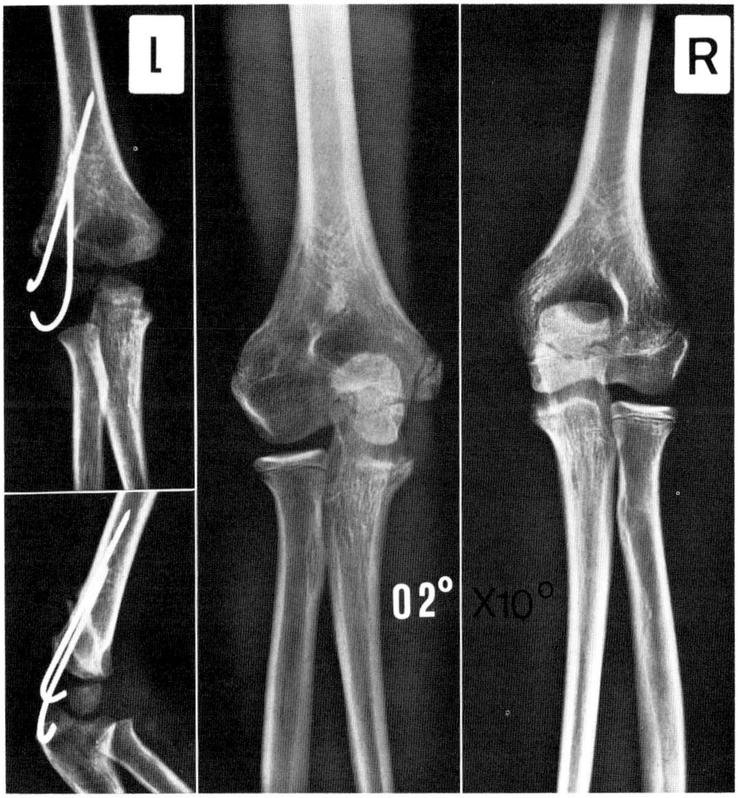

Abb. **101** Die typische WTS der distoradialen Humerusfuge. 5jähriger Knabe mit primär dislozierter Fraktur des Condylus radialis humeri. Die offene Reposition und Kirschner-Draht-Spikkung wurde am Unfalltag durchgeführt, die Fraktur nach 4wöchiger Gipsruhigstellung bei beginnender Konsolidation freigegeben. Im weiteren Verlauf war es aufgrund der typischen WTS in diesem Bereich nach einer sogenannt instabilen Osteosynthese zum radialen Mehrwachstum mit Varisierung der Ellbogenachse gekommen (die Bilder dieses Falles verdanke ich Herrn Prof. *Havemann*, Kiel)

Ellbogenachse zu erzeugen. Zumeist wird dadurch höchstenfalls eine bestehende vorgängige Varisierung kompensiert. (Abb. **102**) (32). Das wichtigste Ziel der Primärtherapie besteht vor allem darin, persistierende Konsolidationsstörungen zu verhindern. Aufgrund des Frakturtypes oder der Art der Dislokation ist primär nicht vorauszusagen, welche Fraktur sekundär dislozieren wird, bei welcher es zu einer Pseudarthrose kommen kann, oder welche spät aber doch noch konsolidiert. Diesbezüglich haben nur völlig undislozierte Frakturen eine bessere Prognose als dislozierte. Wir müssen deshalb grundsätzlich in undislozierte und dislozierte Frakturen unterscheiden.
Als undislozierte Frakturen bezeichnen wir solche, deren Frakturspalt – vor allem im seitlichen Bild – eine Weite von maximal 2 mm nicht überschreitet. Wir haben die Erfahrung machen können, daß undislozierte Frakturen nach dieser Definition nur vereinzelt abrutschen und daß auch im Rahmen konservativer Behandlung die Wachstumsstörung keine klinisch relevanten Folgen aufweist.
Primäre Frakturspaltdehiszenzen im Seitenbild über 2 mm betrachten wir als dislozierte Frakturen. Hier besteht weitaus häufiger die Gefahr der sekundären Dislokation und deren Folgen im Rahmen konservativer Behandlung (12, 31).
Undislozierte Frakturen werden konservativ in einer dorsolateralen Gipsschiene in 90°-Stellung des Ellbogens und Nullstellung des Vorderarms behandelt. 4 Tage nach dem Unfall empfiehlt es sich ein – u. U. gipsfreies – Röntgenbild durchzuführen um sekundäre Dislokationen auszuschließen. Zeigen sich im Seitenbild Zeichen der zunehmenden Dislokation so stellen wir die Indikation zur operativen Fixation des Fragmentes. Die Operation führen wir am folgenden Tag durch. Verspätete Operationen jenseits des 5. Tages nach Trauma sind meist mühevoller durchzuführen, bedeuten eine vermehrte Traumatisierung und

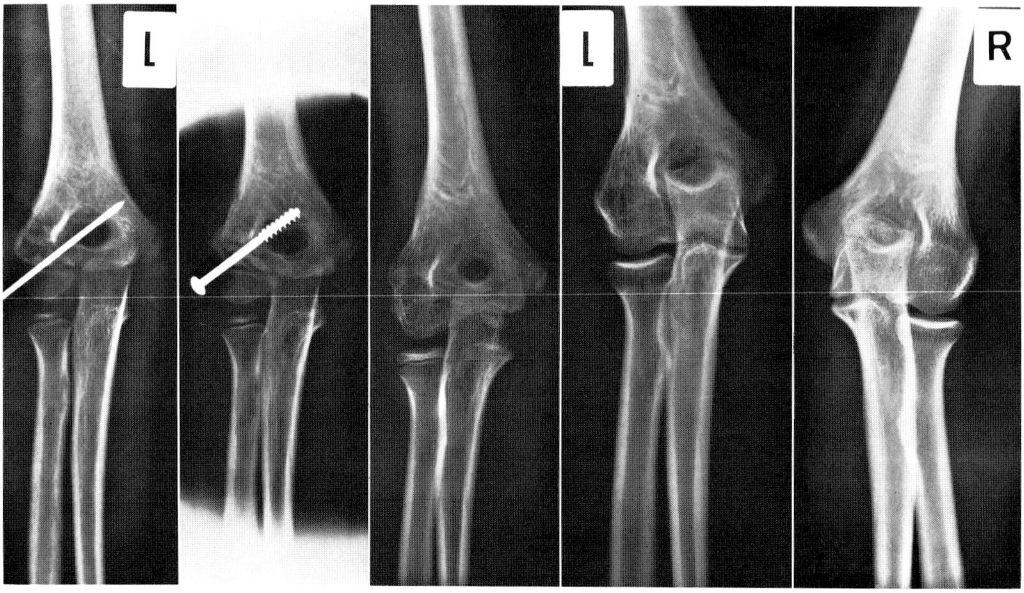

Abb. **102** Seltene Wachstumsstörung im Bereich der distoradialen Humerusfuge. 7jähriger Knabe, dessen dislozierte Fraktur des Condylus radialis humeri am Unfalltag offen reponiert und mit einem Kirschner-Draht fixiert wurde. Wegen einer Konsolidationsverzögerung wurde nach 6 Wochen nochmals operiert und nun die Fraktur mit einer Kleinfragment-Zugschraube unter Kompression gesetzt. Die vermehrte Traumatisierung führte zum vorzeitigen Verschluß der Kapitulumfuge (Mitte: 2-Jahres-Kontrolle). Das zu erwartende Valgusfehlwachstum blieb jedoch aus, da vorgängig die typische WTS mit varisierendem radialem Mehrwachstum stattgefunden hatte. Bei der Nachuntersuchung nach 7 Jahren bestand dementsprechend sogar noch eine dezente Varisierung der Ellbogenachse gegenüber der unbeteiligten Gegenseite

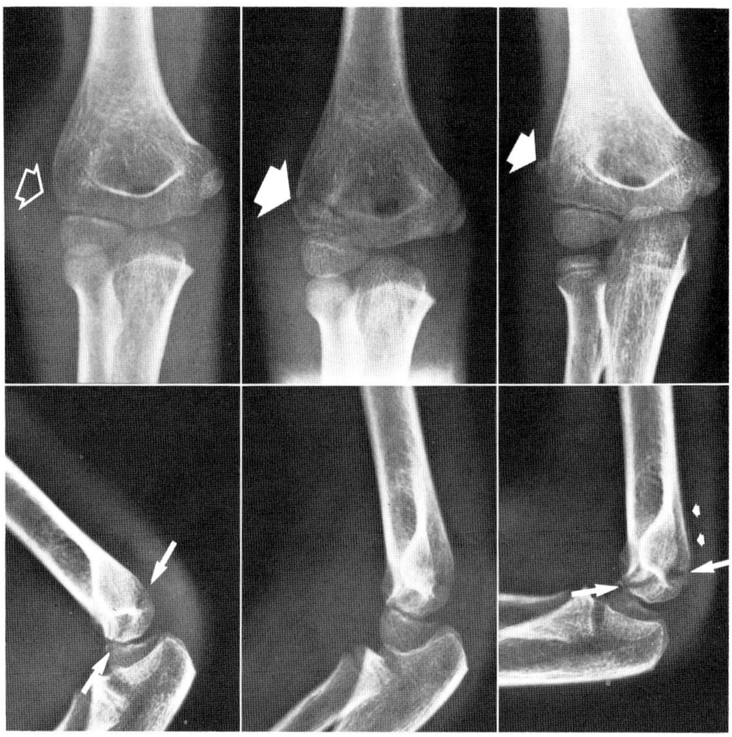

Abb. **103** Therapie der Fraktur des Condylus radialis humeri. Undislozierte Frakturen können konservativ behandelt werden. Es muß jedoch radiologisch ausgeschlossen werden, daß es zu einer Dislokation der Fraktur im Gips gekommen ist. Beim hier dargestellten Fall eines 9jährigen Knaben zeigt die gipsfreie Stellungskontrolle am 4. Tag keine zunehmende Dislokation im seitlichen Bild, so daß weiterhin konservativ behandelt werden konnte. Nach 3 Wochen zeigte sich im a.-p. und seitlichen Strahlengang eine beginnende periostale Abstützung bei unveränderten Stellungsverhältnissen. Bei den weiteren klinischen Kontrollen bis zu 2 Jahren nach dem Unfall war keine Alteration der Ellbogenachse zu beobachten. Bei der 2-Jahres-Kontrolle bestanden symmetrische Ellbogenachsen bei freier, seitengleicher Funktion. Die Behandlung wurde aufgrund dieses Befundes abgeschlossen

vermögen vor allem die Wachstumsstörung nicht mehr zu verhindern. Besteht am 4. Tag nach Trauma kein Zeichen einer zunehmenden Dislokation, so wird der Gips zirkulär geschlossen, je nach Alter des Patienten wird ev. nochmals eine radiologische Stellungskontrolle, diesmal im Gips, am 8. Tag nach Trauma durchgeführt. Besteht auch hier kein Zeichen einer zunehmenden Dislokation, so wird weiterhin konservativ behandelt (Abb. **103**).
Für alle dislozierten Frakturen stellt sich die Indikation zur sofortigen offenen Reposition und Osteosynthese. Nach unseren Untersuchungen ist die Kirschner-Draht-Osteosynthese nicht zuverlässig in der Lage, die Wachstumsstörung und deren Folgen zu verhindern (35). Mit einer Kleinfragment-Zugschraube ist dies jedoch nahezu in allen Fällen möglich. Wir streben deshalb immer an, die Stabilisierung mit einer metaphysären Kleinfragment-Zugschraube vornehmen zu können: Nur hiermit ist die Fraktur zuverlässig unter Kompression zu bringen, die Zeitdauer bis zur Konsolidation kurz und damit die Folgen der typischen Wachstumsstörung klein und klinisch irrelevant zu halten (Abb. **104**) (31, 32, 35).
Der Zugang erfolgt über einen gebogenen Längsschnitt über dem Epicondylus radialis. Das metaphysäre Fragment wird durch eine Längsinzision in der Muskulatur dargestellt. Durch Verlängerung dieses Schnittes wird das Ellbogengelenk von dorsal eröffnet. Nach exakter Reposition der Fraktur sollte die Kleinfragment-Spongiosaschraube am Kulminationspunkt des metaphysären Fragmentes von distoradial nach ulnoproximal eingebracht werden (s. Abb. **104**). Im Zweifelsfall ist zuvor die Fuge von radial mit einer dünnen Na-

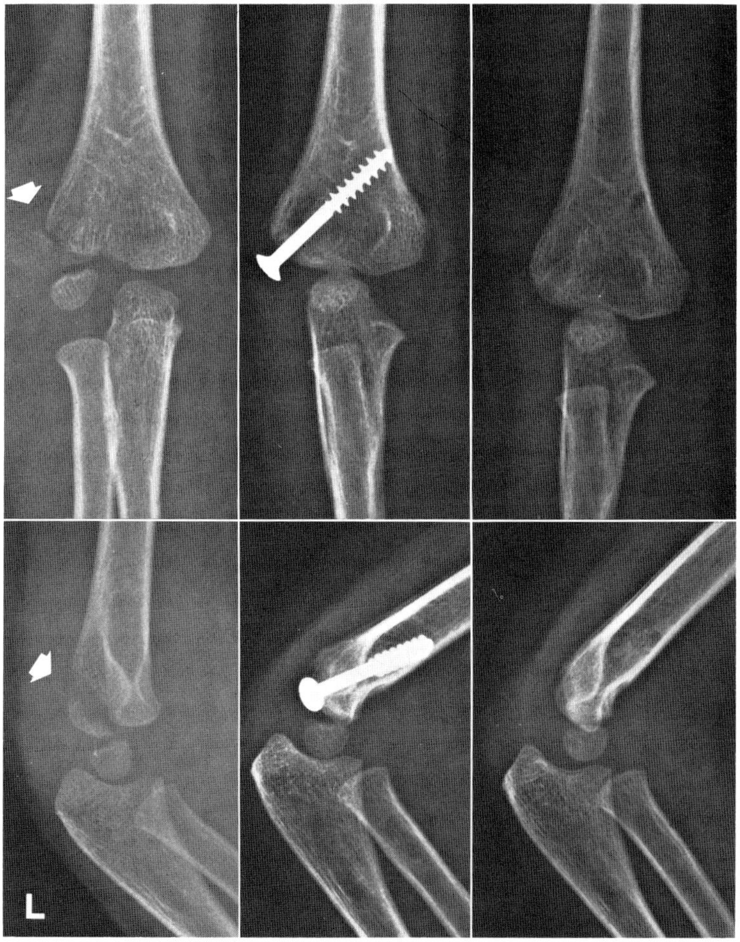

Abb. **104** Therapie der Fraktur des Condylus radialis humeri. Dislozierte Frakturen werden stets primär operiert. Soweit es die Größenverhältnisse des metaphysären Fragmentes zulassen, sollte stets eine Kompressions-Osteosynthese, wenn möglich mit einer Kleinfragment-Zugschraube, durchgeführt werden. Wenn klinisch kein Anhalt für eine Wachstumsstörung besteht, sind nach der Metallentfernung keine weiteren radiologischen Kontrollen mehr notwendig. Bei dem hier dargestellten Fall eines 3jährigen Mädchens wurde zwei Jahre nach dem Unfall die Behandlung bei freier Funktion und klinisch symmetrischen Achsenverhältnissen abgeschlossen del zu markieren. Falls das Fragment klein ist, empfiehlt es sich, eine Unterlagsscheibe zu benutzen. Wichtig ist, daß die Schraube die gegenüberliegende Kortikalis fest faßt, um die Kompression auf das metaphysäre Fragment zu sichern. Bei sehr kleinen Verhältnissen (Kinder bis zum 2. Lebensjahr) ist das Fragment für eine Schraube mitunter zu klein, so daß hier selbstverständlich die Fixation mit 2 Kirschner-Drähten erfolgen muß. Dies garantiert aber, wie gesagt, nicht zuverlässig eine Kompression (s. Abb. **101**) (35). Bei größeren Verhältnissen, bei allen älteren Patienten, ist es unter Umständen sinnvoll – um die mediale Stabilität zu verbessern – zusätzlich zur metaphysären Schraube noch eine epiphysäre Schraube oder Kirschner-Drähte einzubringen (Abb. **105**) (14). Man gebe sich jedoch nicht der Illusion hin, daß dies leicht zu bewerkstelligen sei und wäge die zusätzliche Traumatisierung sorgfältig gegen den klinisch eher unbedeutenden Nutzeffekt (Vermeiden einer Fischschwanzdeformität) ab.

In Narkose wird geröntgt und eine dorsoradiale Oberarm-Gipsschiene zur weiteren Ruhigstellung angelegt.

Bei undislozierten und dislozierten Frakturen erfolgt in jedem Fall die Ruhigstellung im Oberarmgips für insgesamt 4 Wochen. Zeigt die gipsfreie Röntgenkontrolle danach beginnenden Durchbau und gute periostale Abstützung (letztere kann bei idealen Kompressionsverhältnissen und idealer anatomischer Reposition auch ausbleiben) so erfolgt die spontane Mobilisation durch den Patienten. Nach 3 weiteren Wochen wird bei reizlosen Narbenverhältnissen die Schraube ambulant, je nach Alter des Kindes in Allgemeinnarkose oder Lokalanästhesie entfernt, danach nochmals geröntgt. Freie Beweglichkeit ist meist 4–6 Wochen nach Bewegungsfreigabe erreicht. Ab dann ist der Patient wieder voll sportfähig.

Im allgemeinen genügt es, weitere Kontrollen klinisch in etwa Halbjahresabständen bis zu 2 Jahre nach dem Trauma durchzuführen. Nur wenn sich eine Achsenalteration des Ellbogens zeigt, oder wenn sich Funktionsstörungen einstellen oder primäre persistieren, sowie bei plötzlich auftretenden Schmerzen, ist eine nochmalige Röntgenkontrolle indiziert.

Ist die Funktion bei der klinischen Zweijahreskontrolle frei, die Ellbogenachse symmetrisch bzw. seit einem Jahr unverändert, sind eventuell vorhandene Narben reizlos und die Peripherie unauffällig, so kann die Behandlung abgeschlossen werden.

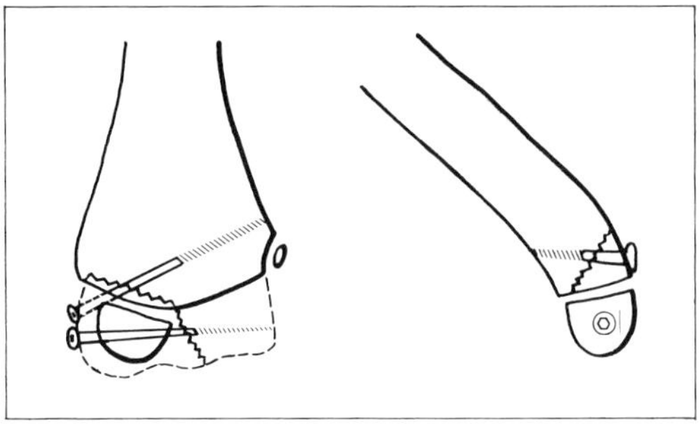

Abb. **105** Therapie der Fraktur des Condylus radialis humeri. Bei älteren Patienten kann zusätzlich zur metaphysären Kompressionsosteosynthese noch eine epiphysäre Zugschraube oder ein epiphysärer Kirschner-Draht zur medialen Stabilisierung eingesetzt werden

Fraktur des Condylus ulnaris humeri

Isoliert ist diese Fraktur außerordentlich selten. Sie tritt häufiger bei älteren Jugendlichen kurz vor Schluß der Ellbogenfugen auf. Auch hier handelt es sich um eine Epiphysenfraktur mit metaphysärem Keil.

Die Diagnose ist auch bei undislozierten Frakturen einfach zu stellen, da das metaphysäre Fragment stets größer ist als auf der radialen Seite.

Die Gefahr einer Wachstumsstörung ist relativ gering (Abb. **106**). Auch hier ist oft eine dezente Stimulation des ulnaren Fugenanteiles mit ulnarem Mehrwachstum zu verzeichnen. Dies kann zu einer mehr oder weniger ausgeprägten Valgisierung der Ellbogenachse führen, was klinisch praktisch keine Folgen hat, da die Hypervalgisation kaum einmal 10° überschreitet (32). Die Gefahr einer sekundären Dislokation ist hier nicht gegeben, da der kontinuierliche Druck des Radiusköpfchens auf das Fragment fehlt.

Je nach Ausmaß der Dislokation der Fraktur im Bereich des Gelenkes ist auch hier, analog zu den radialen Frakturen zwischen undislozierten und dislozierten Frakturen zu unterscheiden.

Undislozierte Frakturen werden konservativ im Oberarmgips behandelt, wobei etwa nach 8 Tagen noch eine Röntgenkontrolle zur Beurteilung der Stellung der Fragmente im Gips durchgeführt werden sollte.

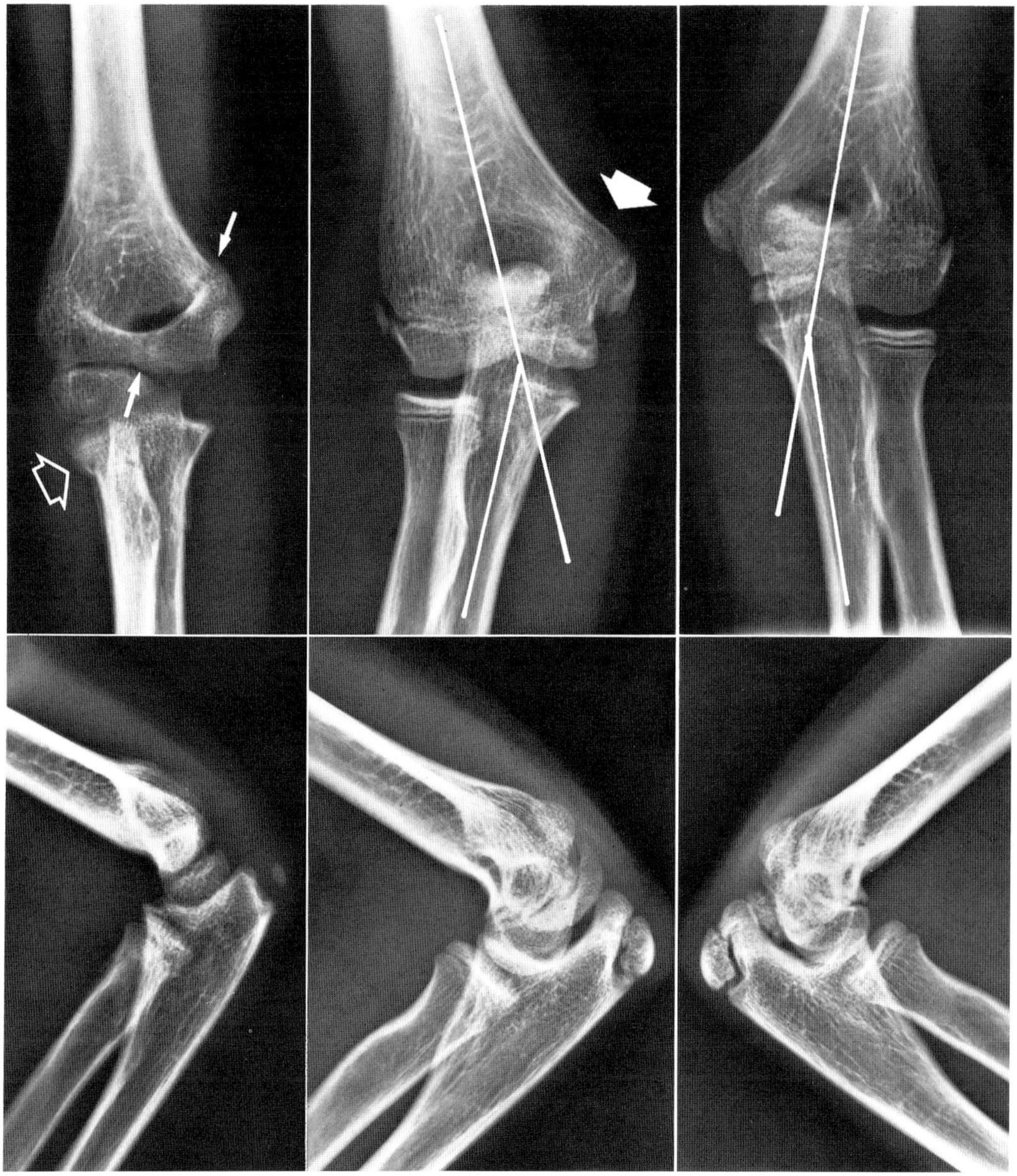

Abb. **106** Fraktur des Condylus ulnaris humeri. 9jähriger Knabe mit einer undislozierten Fraktur des Condylus ulnaris humeri, die nach 3wöchiger Ruhigstellung radiologisch und klinisch konsolidiert war. Im weiteren Verlauf kam es zum dezenten ulnaren Mehrwachstum. Bei der Nachuntersuchung nach 4 Jahren war eine dementsprechend leichte Hypervalgisierung gegenüber der Gegenseite festzustellen, bei freier, seitengleicher Funktion

Dislozierte Frakturen werden primär osteosynthetisiert und mit – je nach Größe des Fragmentes – 1–2 Kompressionsschrauben fixiert. Je nach Alter des Patienten kann postoperativ auf eine Ruhigstellung im Gips verzichtet werden. Die Ruhigstellungsdauer für alle Frakturen – dislozierte und undislozierte – beträgt 4 Wochen. Danach – vorausgesetzt das Konsolidationsbild zeigt stabile und gut abgestützte Verhältnisse – beginnt die spontane Mobilisation des Patienten ohne Physiotherapie.

Ist die freie Beweglichkeit 4–6 Wochen nach Bewegungsfreigabe erreicht, so kann wieder Sport getrieben werden. Die Metallentfernung wird zwischen der 6.–12. Woche nach Operation vorgenommen.
Wegen der möglichen Wachstumsstörung, auch wenn deren Folge gering ist, sollte die Behandlung erst zwei Jahre nach Unfall abgeschlossen werden, bzw. wenn die Fugen geschlossen sind. Sind dann klinisch funktionelle und kosmetische Verhältnisse unauffällig, so kann die Behandlung abgeschlossen werden.

Transkondyläre Y-Frakturen des distalen Humerus

Es sind außerordentlich seltene Frakturen und wenn sie nur leicht disloziert sind, oftmals von den suprakondylären Humerusfrakturen nicht zu unterscheiden. Auch hier bestätigt der Verlauf des Frakturspaltes im Seitenbild die Diagnose (Abb. **107**).
Je nach Ausmaß und Lokalisation einer Dislokation kann es zu Wachstumsstörungen radial oder auch ulnar kommen. Meist überwiegt jedoch die radiale Stimulation mit entsprechendem Varusfehlwachstum. (Abb. **108**). Zunehmende Dislokationen auf der radialen Seite sind nur bei primär deutlich dislozierten Frakturen zu verzeichnen.
Auch hier stellt sich die Indikation zur jeweiligen Therapie aufgrund des Ausmaßes der Dislokation.
Undislozierte Frakturen werden konservativ behandelt und im Oberarmgips für 4 Wochen ruhiggestellt.
Dislozierte Frakturen werden primär operativ versorgt. Je nach Ausmaß der Dislokation empfiehlt sich der dorsale Zugang, ansonsten kann der jeweils dislozierte Kondylenpfeiler separat angegangen und fixiert werden. Ist nur ein Pfeiler disloziert, so kann der undislozierte Pfeiler lediglich mit einem perkutan eingebrachten Kirschner-Draht gesichert werden neben der offenen Reposition und Osteosynthese des anderen, dislozierten Pfeilers.
Postoperativ erfolgt die Ruhigstellung im Gips für 4 Wochen. Die Metallentfernung sollte 6–12 Wochen nach der Operation durchgeführt werden, danach wird nochmals geröntgt. Nach radiologisch und klinisch verifizierter Konsolidation erfolgt die spontane Mobilisation bis zur freien Funktion. Der Abschluß der Behandlung dieser Fraktur sollte – wie bei

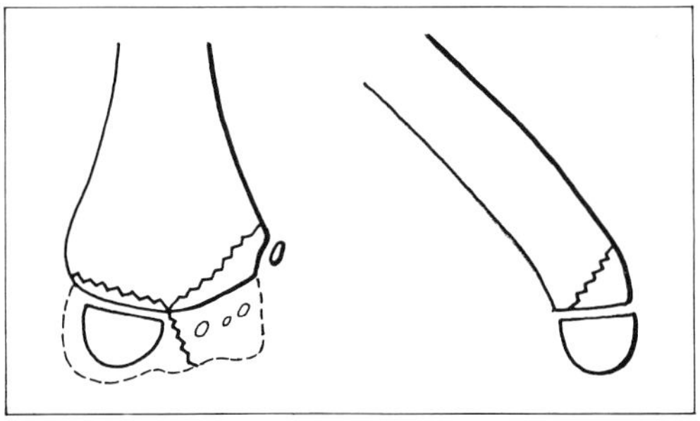

Abb. **107** Y-Fraktur des distalen Humerus. Diese Fraktur kann leicht mit suprakondylären Frakturen verwechselt werden, da der in das Gelenk einstrahlende Frakturanteil radiologisch nicht immer sichtbar ist. Wenn der Frakturspalt im a.-p. Bild sowohl von radial als von ulnar auf die Fuge hin verläuft, spricht dies für eine transkondyläre Y-Fraktur

allen anderen transkondylären Frakturen auch – erst zwei Jahre nach Trauma, bzw. bei Wachstumsabschluß vorgenommen werden. Die Abschlußkontrolle kann dann, ebenso wie bei den anderen Frakturen, klinisch erfolgen, vorausgesetzt Funktion und kosmetischer Befund sind unauffällig.

Frakturen des proximalen Radiusendes

Diese Frakturen kommen etwa gleich häufig vor wie die Frakturen des Condylus radialis humeri und liegen zu 1/3 als Epiphysenlösungen (mit und ohne metaphysären Keil), zu 2/3 als subkapitale Halsfrakturen vor. Epiphysenfrakturen werden vereinzelt in der Literatur geschildert (47) (Abb. **109**).
Die Diagnose deutlich abgekippter Frakturen bereitet keine Schwierigkeiten. Leicht dislozierte Frakturen können jedoch übersehen werden, vor allem, wenn das proximale Radiusende bei der Röntgenaufnahme nicht ganz orthograd getroffen wurde, oder wenn der Epiphysenkern des Radiusköpfchens noch nicht sichtbar ist. Ein metaphysärer Kortikalisunterbruch, bzw. eine metaphysäre Stauchungszone weist auf eine Fraktur hin (Abb. **110**). Die Messung des Abkippungsausmaßes erfolgt mit Hilfe des Epiphysenachsenwinkels.
Die wichtigste Problematik dieser Fraktur ist durch die Blutversorgung des Radiusköpfchens bedingt: Das Radiusköpfchen wird durch periostale Halsgefäße versorgt. Dadurch kommt es nach jeder Traumatisierung

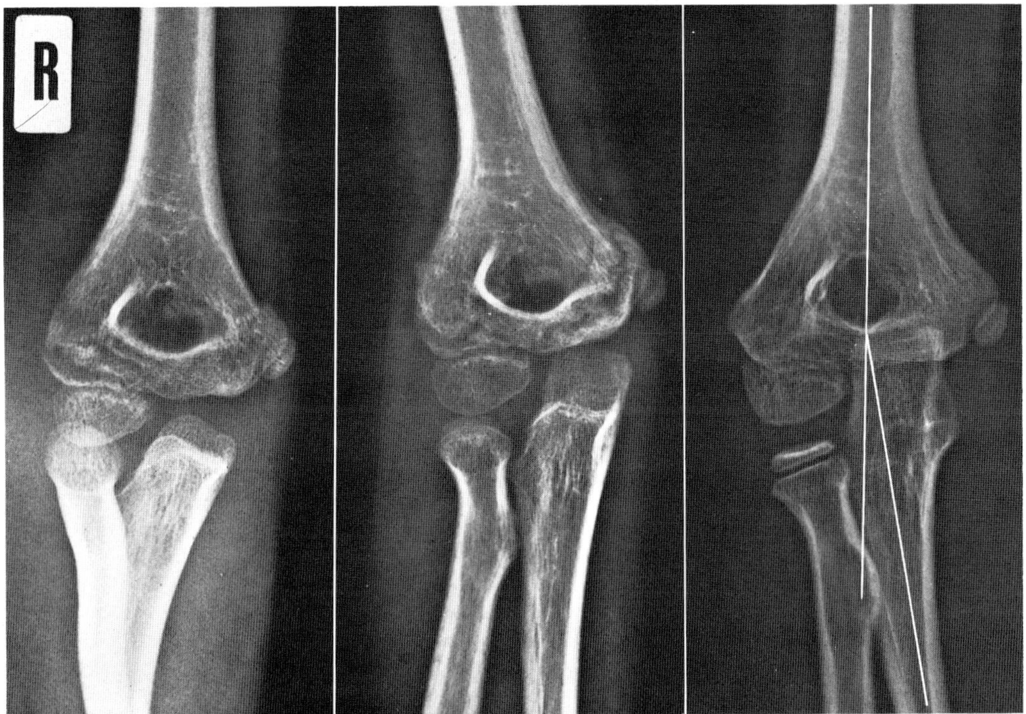

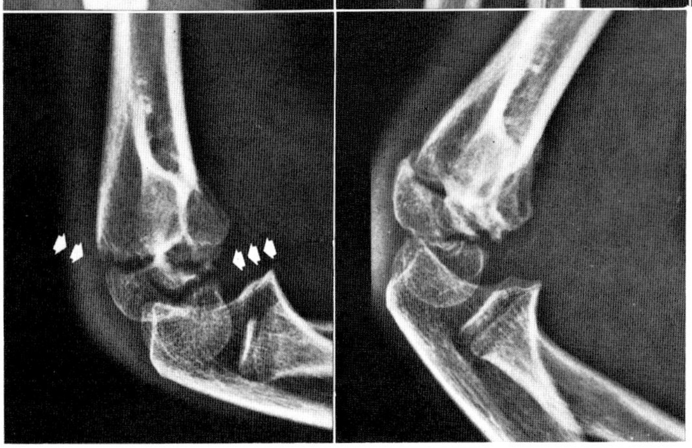

Abb. **108** Transkondyläre Y-Fraktur des distalen Humerus. 7jähriger Knabe mit nahezu undislozierter transkondylärer Y-Fraktur. Die Gelenkbeteiligung kann nur an dem im seitlichen Bild ventral in der Fuge endenden Frakturspalt erkannt werden. Die Behandlung erfolgte konservativ im Gips. Ein Jahr nach dem Unfall zeigte sich eine deutliche Varisierung der Ellbogenachse als Folge eines radialen Mehrwachstums

des proximalen Radiusendes (mit und ohne Fraktur) zu einer mehr oder weniger ausgeprägten Umbaustörung des Radiushalses und des Radiusköpfchens. Die Folge davon kann eine dezente Verkürzung des proximalen Radiusendes mit leichter Valgisierungstendenz der Ellbogenachse sein. Bedeutungsvoller ist jedoch die gleichzeitige Verbreiterung und Verplumpung des Köpfchens und des Halses, die – in ausgeprägten Fällen – zur Einschränkung der Prosupination führen kann.

Das Ausmaß dieser Verplumpung scheint weitgehend vom Ausmaß der primären und sekundären Traumatisierung abhängig zu sein. Die Verplumpung ist weniger ausgeprägt nach Kontusionen, z. B. im Rahmen der Ellbogenluxationen (28) und stärker ausgeprägt nach Frakturen des proximalen Radiusendes. Weiterhin ist das Ausmaß der Verbreiterung des Radiusköpfchens und des Radiushalses ausgeprägter nach geschlossenen oder offenen Repositionen dislozierter Frakturen, als wenn

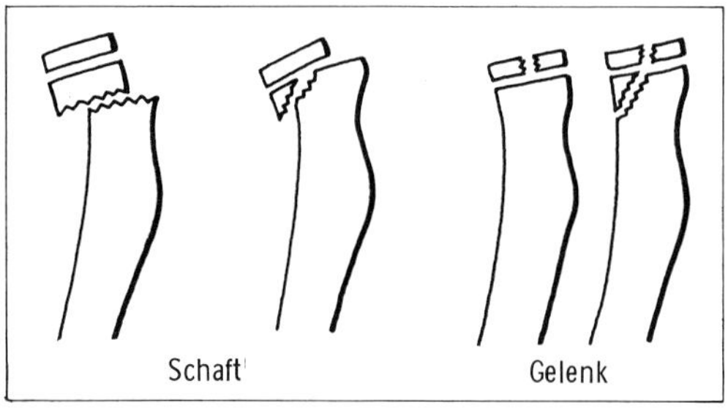

Abb. **109** Frakturen des proximalen Radiusendes. Nahezu ausschließlich metaphysäre Frakturen: 2/3 subkapitale Halsfrakturen, 1/3 Epiphysenlösungen mit oder ohne metaphysären Keil (links). Gelenkfrakturen mit oder ohne metaphysäre Beteiligung sind bei noch offenen Fugen eine Seltenheit (rechts)

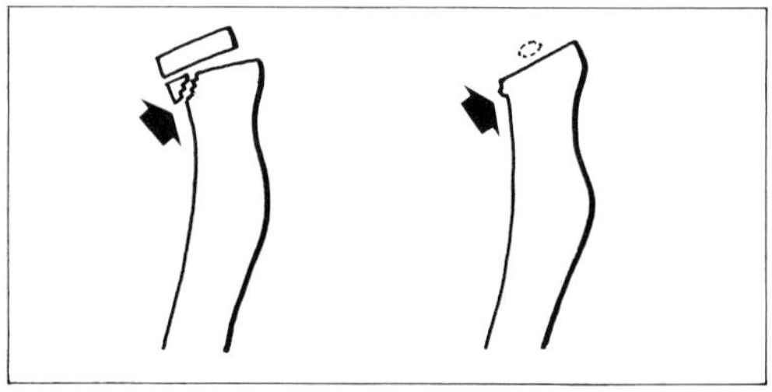

Abb. **110** Diagnostik der Frakturen des proximalen Radiusendes. Die Diagnose dislozierter Frakturen bietet keine Schwierigkeiten. Nur leicht abgekippte Frakturen sind oft schwer zu erkennen, wobei eine metaphysäre, meist radiale Stauchungszone auf die Läsion aufmerksam macht

keine Reposition durchgeführt wurde (34) (Abb. **111**).

Inwieweit eine spätere radioulnare Synostose auf Repositionsmanöver oder nur auf die Art der Verletzung, z. B. mit Ausriß des Ringbandes aus der Insertionsstelle an der Ulna zurückzuführen ist (47), entzieht sich unserer Kenntnis. Zumindest sind derartige Synostosen nur nach ausgeprägt dislozierten Frakturen anzutreffen (30).

Bei der Behinderung der Funktion der Prosupination kann aber auch allein die erhebliche Traumatisierung der umgebenden Weichteile und deren Folgen die ausschlaggebende Rolle spielen. Dies bestätigt sich in den meist schlechten Ergebnissen nach offenen Repositionen (19, 34, 46, 53, 58).

Verstärkt wird unter Umständen die Verplumpung des proximalen Radiusendes durch ausgedehnte Seit-zu-Seit-Verschiebungen, über halbe Schaftbreite. Derartige Verschiebungen werden hier, als der einzigen Stelle des wachsenden Skelettes, im weiteren Wachstum nicht mehr korrigiert (36) (Abb. **112**).

Demgegenüber stehen enorme Korrekturpotenzen von Achsenfehlern in der Frontal- und Sagittalebene (15, 22, 25, 70). Angesichts des nur 20prozentigen Wachstumsanteils der Fuge und einer mangelnden funktionellen Belastung in diesen Ebenen sind diese Korrekturen eigentlich nicht selbstverständlich. Trotzdem erfolgen sie zuverlässig und vermögen – geschlechts- und altersabhängig – bis zu einem Alter von 9–10 Jahren Abkippungen in der Frontal- und/oder Sagittalebene bis zu 60° zu beseitigen (34). Die meist sehr kurze Zeitdauer bis zur Korrektur weist eher auf eine mechanische Aufrichtung des peripheren Fragmentes hin, als auf eine Korrektur durch das Wachstum.

Die üblicherweise nach Schaftfrakturen zu erwartende passagere Stimulation der proximalen Radiusfuge, bzw. deren Folge, wird durch den verkürzenden Effekt der Kopfumbaustörung weitgehend kompensiert (32).

Die Wachstumsstörung des partiellen vorzeitigen Verschlusses ist möglich, aber außerordentlich selten (15, 34, 66, 70). Ihr Vorkommen ist nicht von dem Vorhandensein einer Epiphysenfraktur abhängig, sondern von der Störung der epiphysären Durchblutung im ulnaren Bereich auch nach Epiphysenlösungen und subkapitalen Frakturen. Die dann auftretende physäre Brücke führt zur zunehmenden ulnaren Verkürzung mit entsprechender Fehlstellung des Köpfchens. Die Folge ist eine Funktionseinschränkung der Prosupination (Abb. **113**).

Das Ziel der Therapie sollte im Interesse der Funktion darin bestehen, dem Köpfchen keine unnötigen Traumatisierungen zuzumuten, aber auch keine intolerablen Fehlstellungen zu belassen.

Abb. **112** Grenzen der „Spontankorrekturen" am proximalen Radiusende. Die Seit-zu-Seit-Verschiebung wird hier, als an der einzigen Stelle des Skelettes, nicht korrigiert und bleibt unverändert bestehen, wie z. B. bei dem 10jährigen Knaben, bei dem die Seit-zu-Seit-Verschiebung um 1/3 Schaftbreite bis zur Nachuntersuchung nach 4 Jahren keine Korrektur erfahren hat ▷

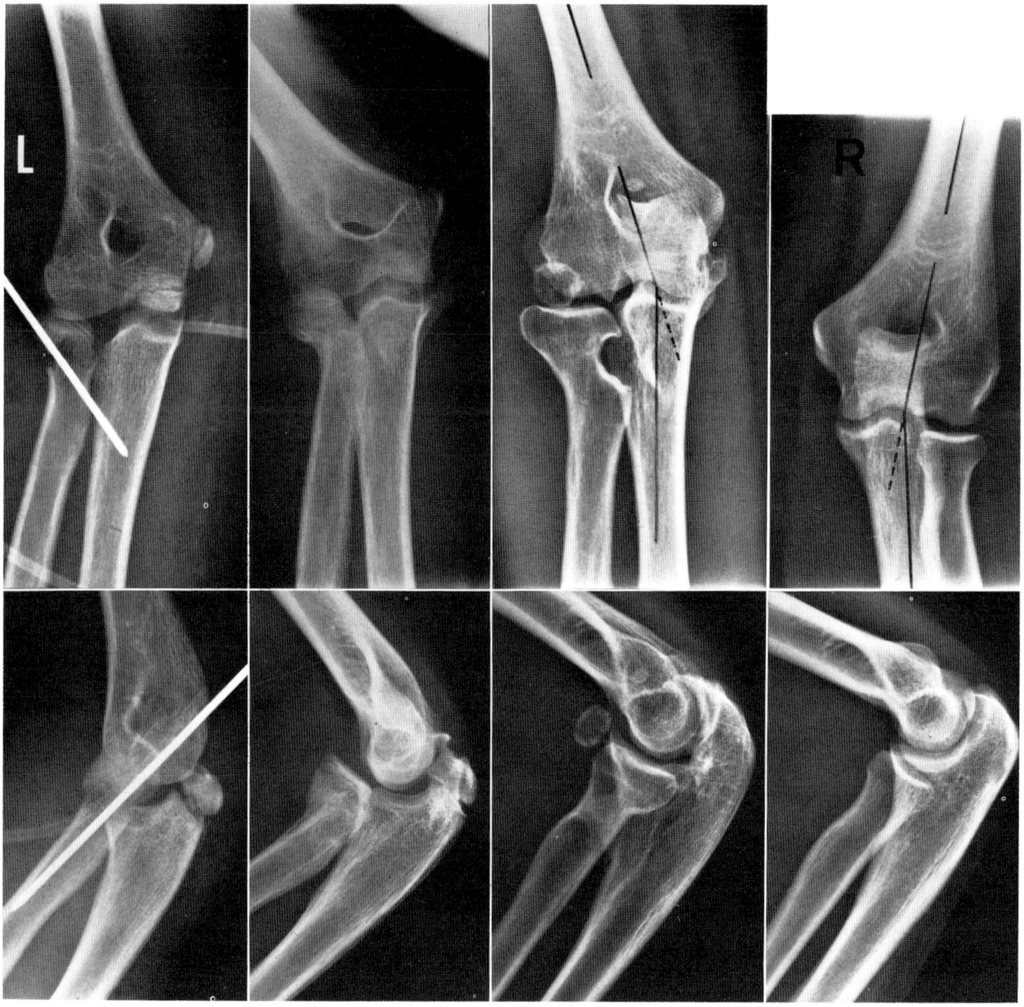

Abb. **111** Posttraumatische Deformierungen des proximalen Radiusendes. 11jährige Patientin mit vollständig dislozierter subkapitaler Fraktur, die offen reponiert und mit einem Kirschner-Draht fixiert wurde. Sowohl das Ausheilen in Seit-zu-Seit-Fehlstellung als auch eine ausgeprägte Kopfumbaustörung hatten eine deutliche Deformierung des gesamten proximalen Radiusendes mit deutlicher Einschränkung der Prosupination zur Folge

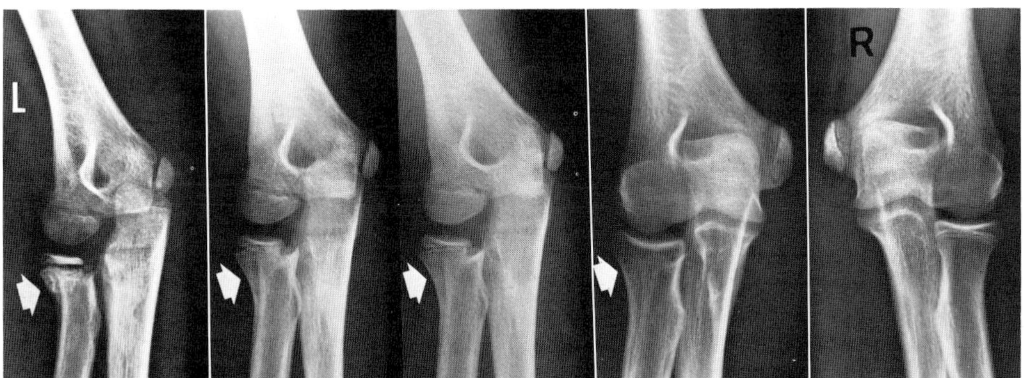

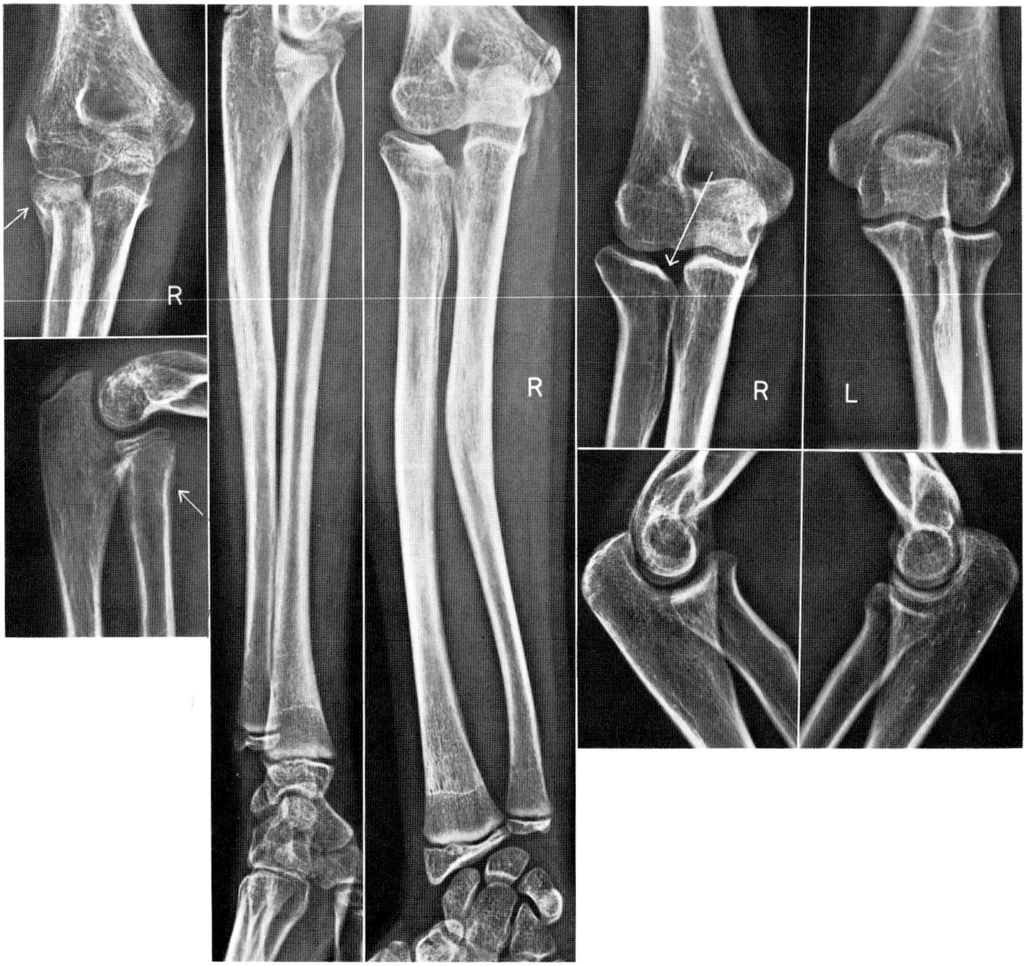

Abb. **113** Wachstumsstörung am proximalen Radiusende. Der vorzeitige partielle Verschluß der proximalen Radiusfuge kann nach subkapitalen Frakturen ebenso auftreten, wie nach Epiphysenlösungen und Epiphysenfrakturen. Hier bei diesem 9jährigen Mädchen ist es im Rahmen einer Monteggia-Läsion mit Epiphysenlösung mit metaphysärem Keil im Bereich des proximalen Radiusendes zum vorzeitigen Verschluß der proximalen Epiphysenfuge des Radius auf der ulnaren Seite gekommen. Die Folge war eine an Ausmaß zunehmende Fehlstellung mit entsprechender Bewegungseinschränkung

Aus diesen Gründen belassen wir primär ohne jeden Repositionsversuch bis zum 9.–10. Lebensjahr bei Fraktur Abkippungen bis zu max. 60° und stellen lediglich mit einer dorsoradialen Gipsschiene ruhig (Abb. **114**). Nach 14 Tagen wird die Schiene entfernt und der Patient beginnt mit spontanen Bewegungsübungen. Nach 3–4 Monaten stellt sich dann üblicherweise die Funktion der Prosupination wieder seitengleich frei ein.
Seit-zu-Seit-Verschiebungen über eine halbe Schaftbreite sollten geschlossen oder gegebenenfalls auch offen reponiert werden.

Abkippungen über 60° sollten ohne jeden konservativen Vorversuch primär offen reponiert werden, ebenso wie vollständig dislozierte und verkürzte Frakturen (Abb. **115**).
Der operative Zugang erfolgt, um den Ast des N. radialis profundus zu schonen, von dorsoradial durch einen Längsschnitt zwischen Radiusköpfchen und Olekranon. Eine Fixation des reponierten Köpfchens erübrigt sich im allgemeinen. Nur bei jugendlichen Patienten kurz vor Wachstumsabschluß wird es notwendig sein, die Retention der Stellung mit einem feinen, von radial eingebrachten Kirschner-Draht zu sichern.

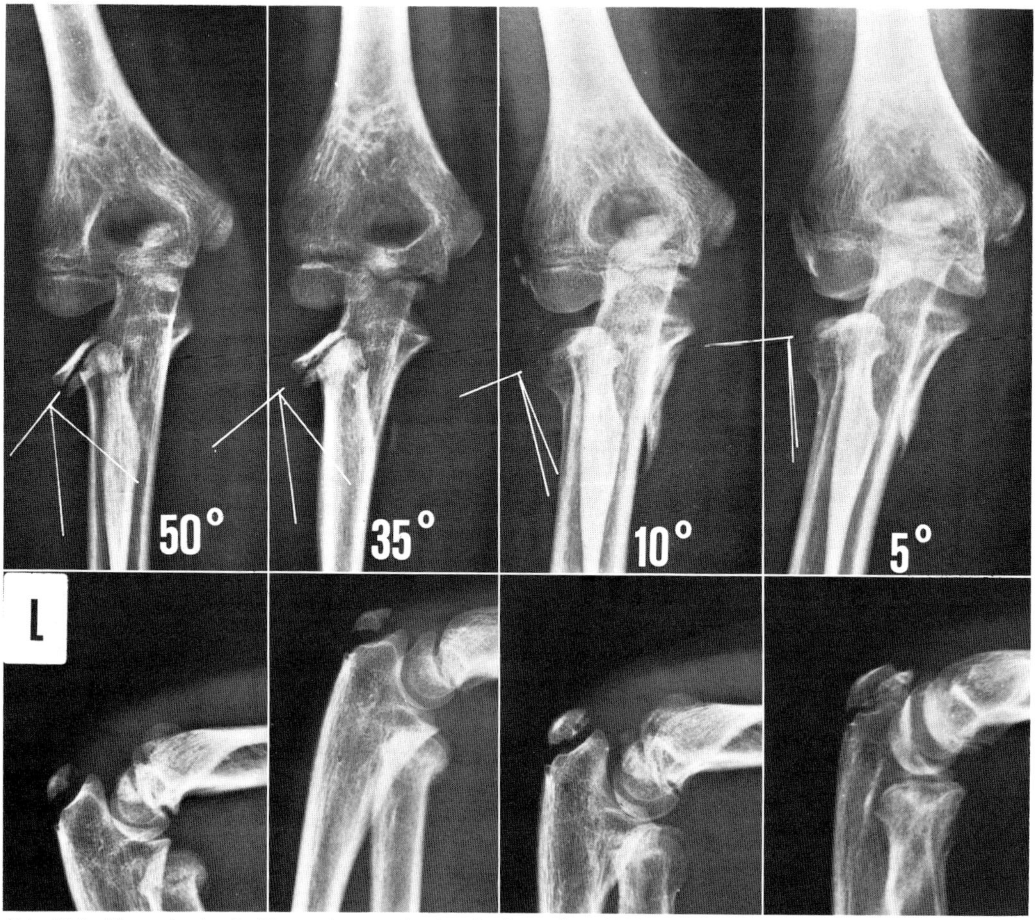

Abb. **114** Therapie der Frakturen des proximalen Radiusendes. Abkippungen in der Frontal- und Sagittalebene bis zu 50° bis max. 60° bis zu einem Alter von 9–10 Jahren können primär ohne Reposition ruhiggestellt werden. Bei dem gut 10jährigen Knaben wurde die proximale Radiusfraktur mit einer Abkippung von 50° nach radial primär belassen und im Oberarmgips ruhiggestellt. Die radiologische Konsolidationskontrolle nach 2 Wochen zeigte eine Aufrichtung um etwa 15°. Danach wurde mit der funktionellen Weiterbehandlung begonnen. Bei der Kontrolle nach 8 Monaten zeigte sich radiologisch nur noch eine Fehlstellung von 10°, die Beweglichkeit war seitengleich frei. Bei der Kontrolle nach 2 Jahren zeigte sich eine mäßige Deformierung des Köpfchens mit einer Restabkippung von 5° bei freier, seitengleicher Funktion. Klinisch bestand keine Hypervalgisierung der Ellbogenachse gegenüber der Gegenseite

Bei Patienten jenseits des 10. Lebensjahres sehen wir bei Abkippungen über 20° die Indikation zur geschlossenen, bei vollständig dislozierten Frakturen zur offenen Reposition.
Die geschlossene Reposition nehmen wir ausschließlich manuell vor und verzichten auf das seitliche Anheben des peripheren Fragmentes mit Hilfe eines Steinmann-Nagels (21, 48), da wir dies als zu große und unnötige Traumatisierung ansehen. Die geschlossene Reposition gelingt meist gut durch gezielten Druck von dorsoradial auf das Köpfchen bei gleichzeitiger Pro- oder/und Supination.

In allen Fällen erscheint uns die frühzeitige funktionelle Belastung wichtig für die Revaskularisierung des Radiusköpfchens zu sein und nicht die lange Ruhigstellung. Keine Physiotherapie!
Sportfähigkeit ist bei Konsolidation der Fraktur, d. h. bei Schmerzfreiheit üblicherweise 3 Wochen nach Unfall erreicht, auch wenn die volle Prosupination noch nicht vorhanden ist. Dementsprechend müssen bestimmte Sportarten unter Umständen noch ausgeklammert werden.
Im Prinzip genügt es, bis zu zwei Jahre nach

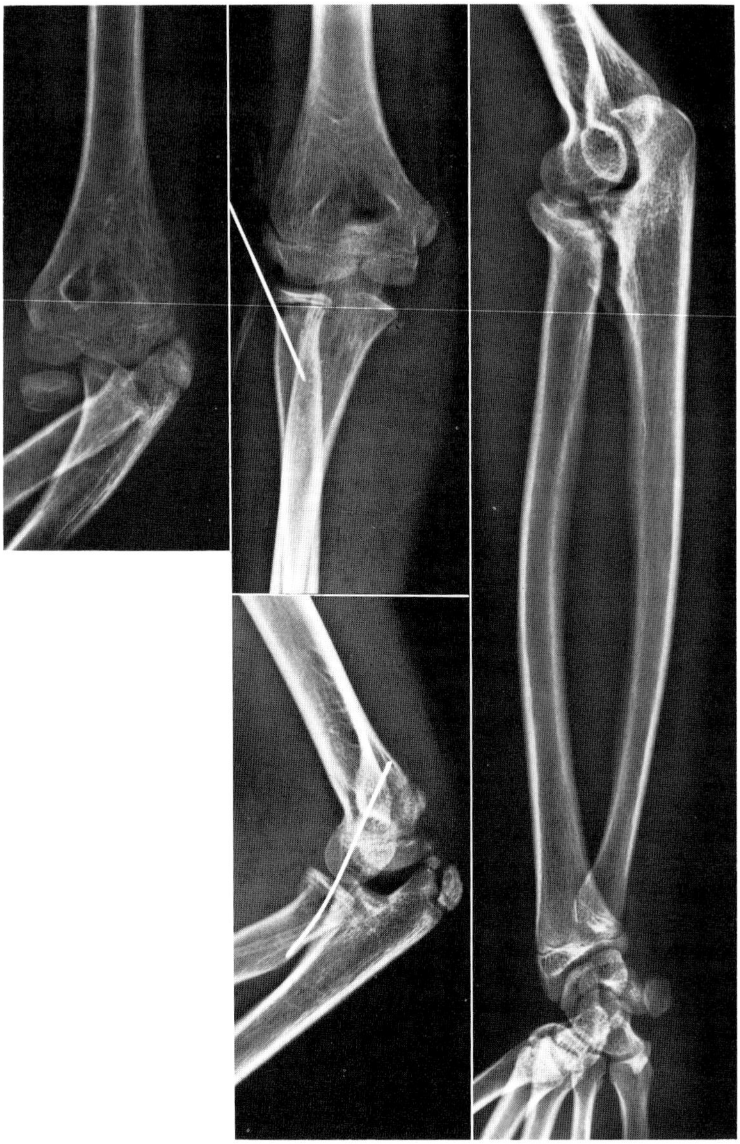

Abb. **115** Therapie der Frakturen des proximalen Radiusendes. Vollständig dislozierte Frakturen müssen primär operativ behandelt werden. Bei dem 13jährigen Patienten wurde primär die offene Reposition vorgenommen und die Fraktur mit einem radialen, dünnen Kirschner-Draht stabilisiert. Im weiteren Verlauf war es nicht nur zu einer erheblichen Kopfumbaustörung mit Deformierung des Köpfchens gekommen, sondern auch zu einem vorzeitigen Verschluß der Fuge auf der ulnaren Seite mit konsekutivem Fehlwachstum bis Wachstumsabschluß. Die Beweglichkeit der Prosupination war in Nullstellung blockiert. 3 Jahre nach der Operation konnte die Radiusköpfchenresektion noch nicht vorgenommen werden, da die distale Radiusfuge noch offen war

dem Trauma klinische Kontrollen durchzuführen. Bleibt die Funktion über die ersten 5 Monate hinaus behindert oder kommt es gar zu einer zunehmenden Bewegungseinschränkung, so ist die Röntgenkontrolle indiziert, einmal um Wachstumsstörungen auszuschließen, zum andern, um das Ausmaß der bisherigen Fehlstellungskorrektur zu dokumentieren und zu beurteilen. Bei seitengleichen Ellbogenachsen und bei seitengleich freier Funktion kann die Behandlung zwei Jahre nach dem Unfall aufgrund des klinischen Befundes abgeschlossen werden.

Würde eine Fehlstellung persistieren oder ist es durch einen vorzeitigen Verschluß der Fuge zur zunehmenden Fehlstellung des Köpfchens gekommen, so kann bei Wachstumsabschluß versucht werden, durch eine subkapitale Korrekturosteotomie die Stellung und damit die Beweglichkeit wieder zu verbessern.

Ist die Verplumpung des Radiusköpfchens für eine Bewegungseinschränkung verantwortlich zu machen, so kann bei erheblichen Bewegungseinschränkungen bei Wachstumsabschluß die Resektion des Köpfchens vorgenommen werden. Dabei ist jedoch darauf zu

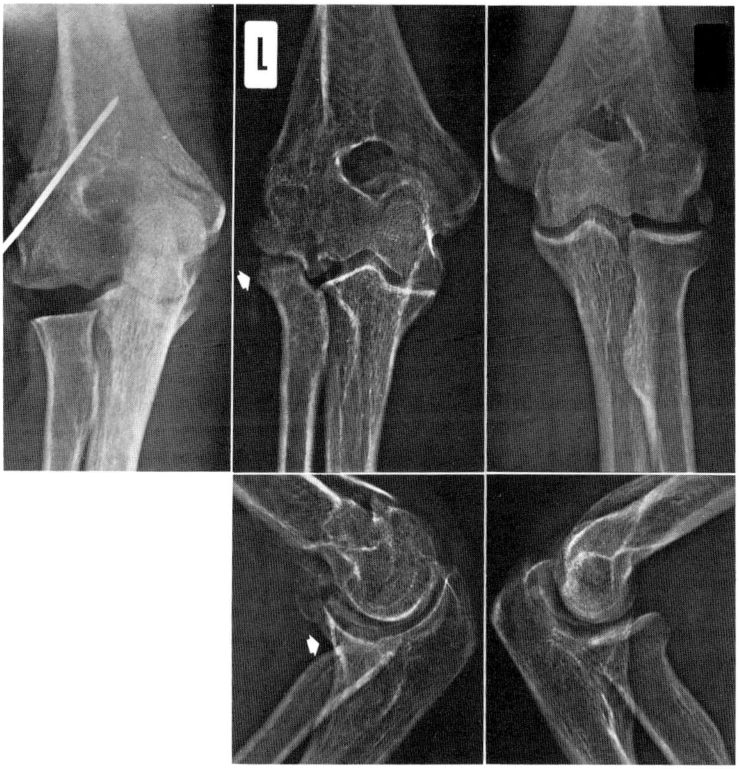

Abb. **116** Folgen einer vorzeitigen Radiusköpfchenresektion. Bei einem knapp 15jährigen Knaben wurde wegen einer posttraumatischen Deformierung und Bewegungseinschränkung des Köpfchens bei geschlossener proximaler Fuge die Radiusköpfchenresektion durchgeführt. Da die distale Fuge des Radius jedoch noch offen war, kam es zum deformierenden Wachstum im Bereich des ehemaligen Radiusköpfchens mit schwerer Destruktion des lateralen Gelenkanteiles

achten, daß auch die distale Radiusfuge sicher geschlossen sein muß. Ansonsten kann es – wie auch bei Resektionen des proximalen Endes bei noch offener proximaler Fuge – zu schwerstem Fehlwachstum des Radiusstumpfes und Schäden des Ellbogengelenkes kommen (Abb. **116**). Präoperativ muß also vor der Köpfchenresektion eine Röntgenkontrolle der distalen Fuge vorliegen. (Die distale Radiusfuge verschließt sich erst zwischen dem 16. und 18. Lebensjahr!)

Um die zum Teil zunehmende Valgisierung der Ellbogenachse sowie Instabilitäten nach Köpfchenresektionen zu verhindern, kann das resezierte Köpfchen auch durch eine Prothese ersetzt werden. Bei jungen und sehr aktiven Patienten dürfen aber sekundäre Brüche, Abkippungen und Luxationen dieser Prothesen nicht überraschen.

Es wäre deshalb unter Umständen sinnvoller, wenn schon der Entscheid zu einer Resektion gefällt wird, gleichzeitig die Ulnarisventralisation vorzunehmen, um der Folge einer zunehmenden Valgisierung vorzubeugen und auf die Prothese zu verzichten. Die – nicht immer – vorhandene Instabilität müßte dann jedoch in Kauf genommen werden.

Synostosen in diesem Bereich operativ zu beseitigen ist eine der undankbarsten Aufgaben. Kann man mit viel Glück durch eine Silastic-Membran die Resynostosierung vermeiden, so ist es meist durch die Traumatisierung des operativen Eingriffs zur zusätzlichen Verplumpung des Radiusköpfchens und zur Alteration des Kapselapparates gekommen, so daß die erhoffte Funktionsverbesserung meist ausbleibt. Auch hier ist vor wiederholten Operationen abzuwägen, ob die Resektion des Köpfchens nicht die einfachere Behandlungsmethode darstellt, oder ob die Bewegungseinschränkung nicht überhaupt in Kauf genommen werden kann.

Isolierte proximale Ulnafrakturen

– Olekranonfraktur
– Fraktur des Processus coronoideus ulnae

Bei den Olekranonfrakturen handelt es sich um seltene Verletzungen, die zumeist intraartikulär, aber auch extraartikulär schräg und

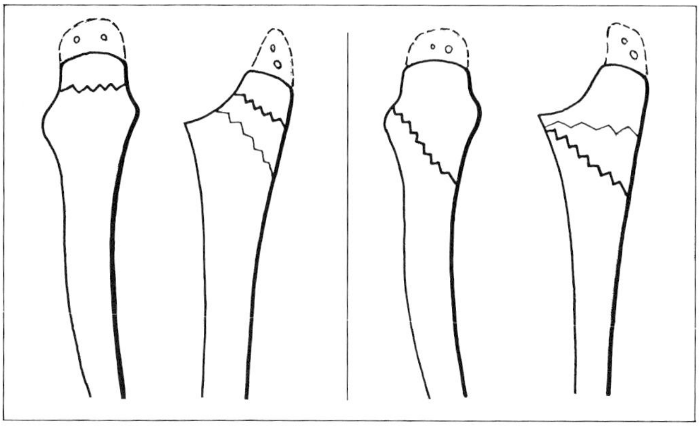

Abb. **117** Olekranonfrakturen. Links: intraartikuläre Quer- oder Schrägfrakturen. Rechts: extraartikuläre Quer- oder Schrägfrakturen

quer verlaufen können (52) (Abb. **117**). Häufiger kommen sie kombiniert mit anderen Verletzungen vor, vornehmlich der Radiusköpfchenluxation oder der proximalen Radiusfraktur (42) (Monteggia-Läsionen).
Diagnostische Schwierigkeiten entstehen vor allem bei jüngeren Patienten, bei denen die meist multizentrischen Olekranonkerne radiologisch noch nicht sichtbar sind und bei denen neben den klinischen Beschwerden, radiologisch nur eine feine Lamelle an der Spitze der proximalen Ulnametaphyse auf eine Fraktur hinweisen kann (Abb. **118**).
Wachstumsstörungen sind nicht bekannt.
Vor allem intraartikuläre Querfrakturen können als Distraktionsfrakturen unter dem Zug des Trizeps zunehmend dislozieren, während die schrägen, meist extraartikulären Frakturen diese Tendenz nicht aufweisen.
Extraartikuläre Schrägfrakturen sind oft in den Varus, selten in den Valgus disloziert. Diese Fehlstellungen werden im weiteren Wachstum in keiner Weise mehr spontan korrigiert (Abb. **119**). Das tolerable Ausmaß derartiger Fehlstellungen wird weit weniger vom kosmetischen Aspekt bestimmt als vor allem von der Funktionseinschränkung, die bei hohen Varisierungen in einer Behinderung der Prosupination besteht.
Undislozierte intra- und extraartikuläre Quer- und Schrägfrakturen werden konservativ behandelt (s. Abb. **118**). Extraartikuläre Schrägfrakturen werden geschlossen reponiert und unter Umständen – je nach besserer Beurteilung der Achsen – in Streckstellung eingegipst (s. Abb. **119**). Dislozierte intraartikuläre Quer- und Schrägfrakturen werden stets offen reponiert und entweder durch eine Zuggurtungs-Osteosynthese (Abb. **120**) bei den

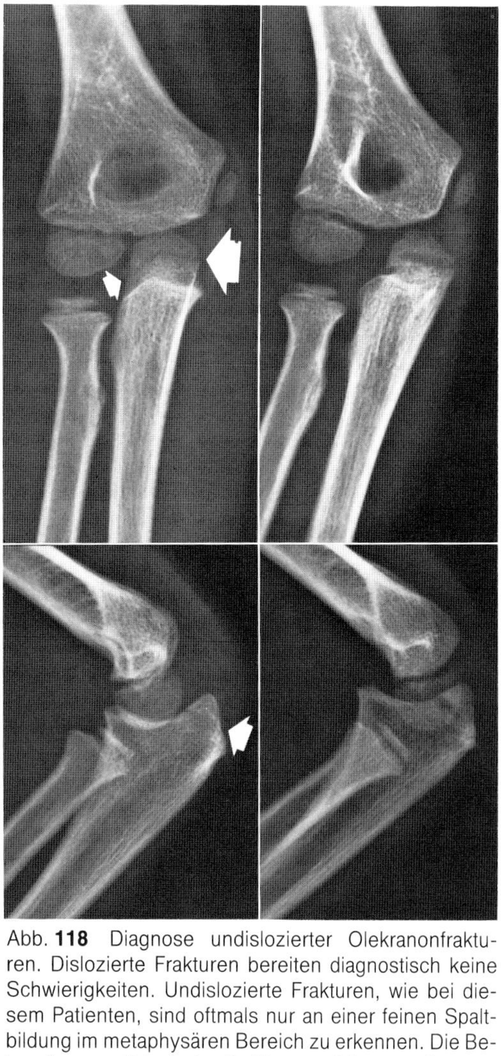

Abb. **118** Diagnose undislozierter Olekranonfrakturen. Dislozierte Frakturen bereiten diagnostisch keine Schwierigkeiten. Undislozierte Frakturen, wie bei diesem Patienten, sind oftmals nur an einer feinen Spaltbildung im metaphysären Bereich zu erkennen. Die Behandlung undislozierter Frakturen erfolgt stets konservativ im Oberarmgips für etwa 2–3 Wochen

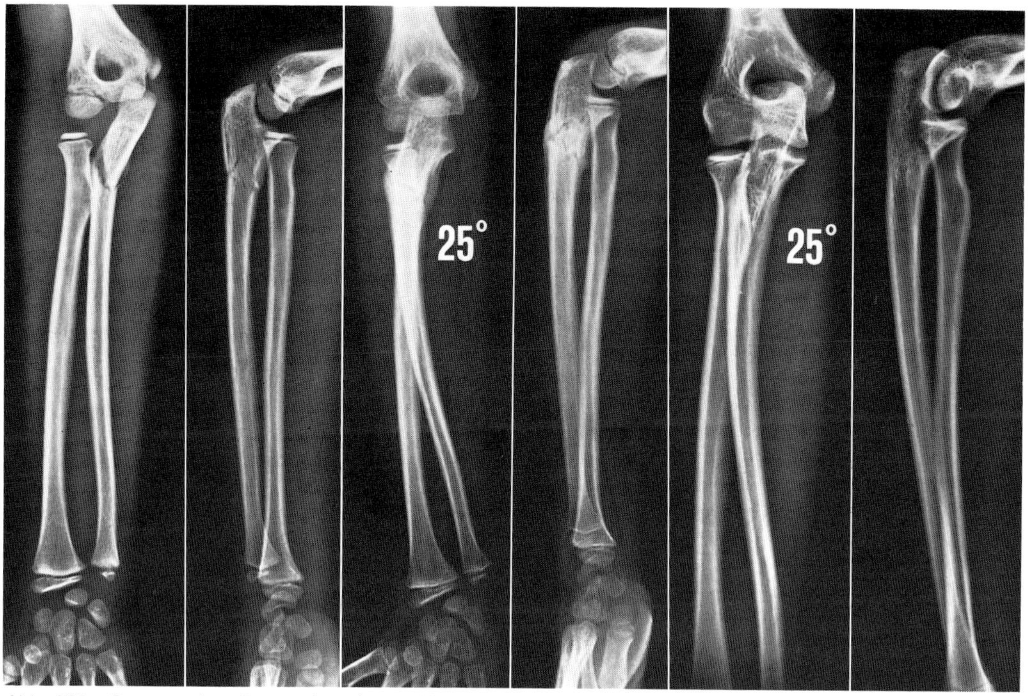

Abb. **119** Grenzen der „Spontankorrekturen" im proximalen Ulnabereich. Achsenfehler in der Frontalebene bleiben bestehen und verändern sich nicht mehr im weiteren Wachstum. Extraartikuläre Quer- und Schrägfrakturen werden konservativ behandelt. Jedoch ist darauf zu achten, daß vor allem Achsenfehler in der Frontalebene exakt beseitigt werden müssen. Bei dem 8jährigen Knaben war die Fraktur ohne Reposition eingegipst worden und in der primären Fehlstellung verheilt, die bis zur Nachuntersuchung nach 5 Jahren unverändert persistierte

Querfrakturen oder durch eine Schrauben-Osteosynthese bei den Schrägfrakturen versorgt. Bei jungen Patienten bis etwa zum 5. Lebensjahr, kann aufgrund der schnellen Heilung auf die Zuggurtungs-Osteosynthese querer Frakturen verzichtet und die Fraktur nur durch zwei Kirschner-Drähte fixiert werden. Dann jedoch muß in jedem Fall eine zusätzliche Gipsruhigstellung für 3 Wochen erfolgen. Dies gilt auch bei Schrägfrakturen, die mit einer Minimal-Osteosynthese, d. h. 1–2 Zugschrauben versorgt wurden. Bei älteren Patienten mit einer stabilen Zuggurtungs-Osteosynthese kann auf die Gipsruhigstellung, je nach Temperament des Patienten, selbstverständlich verzichtet werden.

Der operative Zugang erfolgt von dorsal mit einem S-förmigen Schnitt über dem Olekranon. Nach der Darstellung des N. ulnaris erfolgt die Reposition und Fixation bei queren Frakturen mit Hilfe der üblichen Zuggurtung, deren Technik als bekannt vorausgesetzt werden darf. Bei Schrägfrakturen erfolgt die Fixation durch eine oder zwei Schrauben, unter Umständen aber auch mit einer Drittel-Rohrplatte. Bei Kindern, bei denen nur die Spickdraht-Osteosynthese durchgeführt wurde, lassen wir die Drähte wie üblich perkutan herausstehen, um sie später einfacher wieder ziehen zu können. Bei der Zuggurtung werden die Drähte umgebogen und versenkt.

Ruhigstellung, bzw. Schonung erfolgt bis zur Konsolidation der Fraktur nach 4 Wochen. Dann wird mit spontanen Bewegungsübungen begonnen.

Röntgenkontrollen im Gips sind nur bei geschlossenen reponierten Frakturen etwa 8 Tage nach der Reposition notwendig. Bei operativ versorgten Frakturen und bei primär undislozierten Frakturen sollten keine Stellungsröntgenaufnahmen mehr notwendig sein.

Die freie Beweglichkeit ist etwa 4–6 Wochen nach spontanem Mobilisationsbeginn wieder erreicht, der Patient ist dann wieder voll sport-

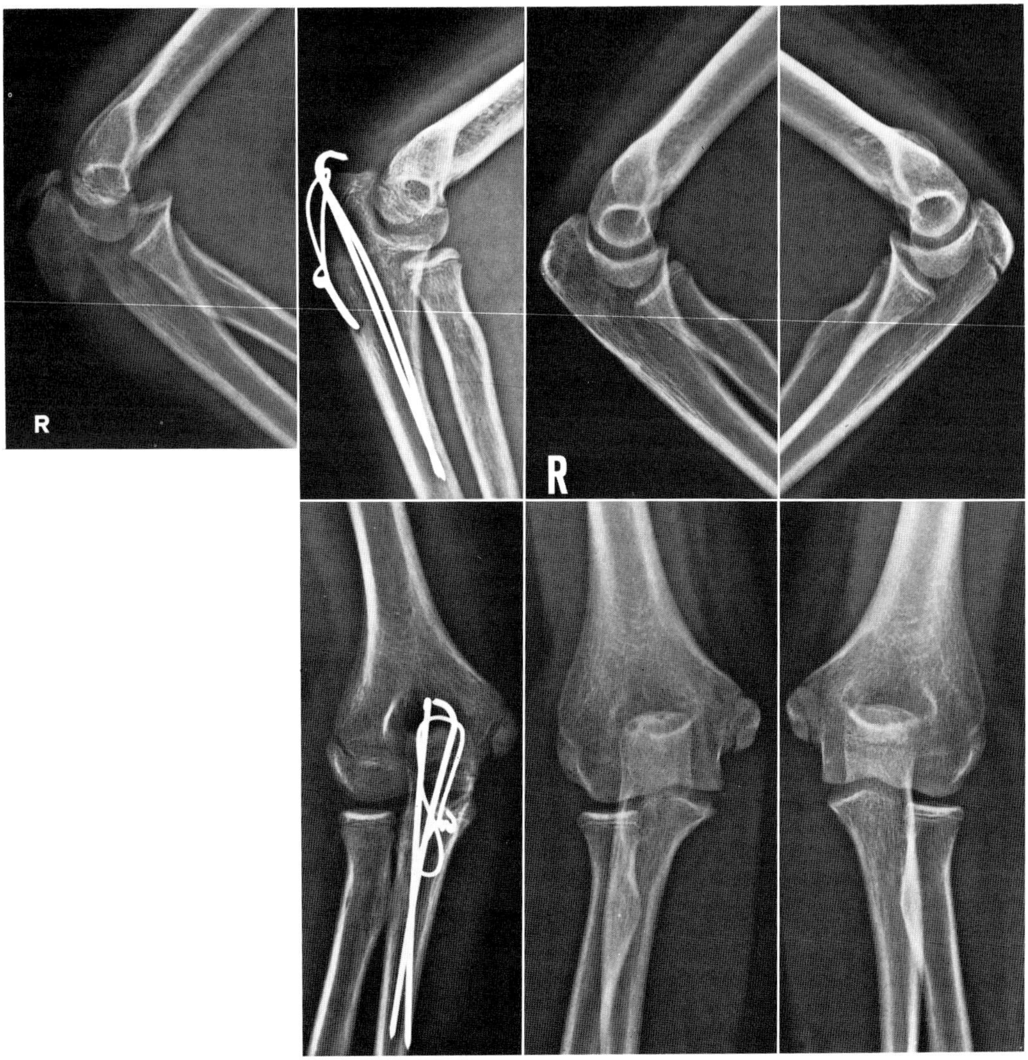

Abb. **120** Therapie der Olekranonfrakturen. Intraartikuläre dislozierte Querfrakturen werden in üblicher Weise mit einer Zuggurtungsosteosynthese versehen. Bei dem 12jährigen Mädchen wurde die dislozierte Olekranonfraktur am Unfalltag mit der offenen Reposition und Zuggurtungsosteosynthese versorgt. Bei der Nachuntersuchung nach 2 Jahren zeigten sich klinisch und radiologisch seitengleich unauffällige Verhältnisse

fähig. Zwischen der 12. und 14. Woche nach dem Trauma ist auch üblicherweise die Metallentfernung vorzunehmen.

Nachkontrollen sind radiologisch nach dem Konsolidationsbild bei Funktions- und Beschwerdefreiheit nicht mehr notwendig. Eine klinische Kontrolle erfolgt nach Wiederaufnahme des Sportes. So dies anstandslos möglich war und der Patient beschwerdefrei ist, kann die Frakturbehandlung angesichts freier Funktion abgeschlossen werden.

Die Fraktur des Processus coronoideus ulnae

Der höchst seltene Ausriß des Processus coronoideus ulnae ist leicht zu diagnostizieren, wenn man daran denkt (Abb. **121**). Er ist oft Begleitverletzung einer Ellbogenluxation. Ohne zusätzliche Ellbogenluxationen macht der isolierte Schmerz in der Ellbeuge darauf aufmerksam.

Die Ruhigstellung undislozierter Frakturen erfolgt im Oberarmgips für 2–3 Wochen.

Bei schwer dislozierten Frakturen – im Rahmen von Ellbogenluxationen – sollte die primär offene Reposition durchgeführt werden. Es genügt die Fixation mit einem Kirschner-Draht. Der Zugang kann von ventral oder ulnar erfolgen. Wird die Fixation derart dislozierter Frakturen unterlassen, so besteht die Gefahr der Instabilität des Ellbogens mit Luxationstendenz nach vorne.

Die Sportfähigkeit ist auch hier mit Erreichen der freien Beweglichkeit – meist 4–6 Wochen nach Bewegungsfreigabe – gegeben. Nachkontrollen sind nach beschwerdefreier Sportaufnahme nicht mehr nötig. Wachstumsstörungen sind nicht zu befürchten.

Ellbogenluxationen

Jenseits des 7. Lebensjahres wird die suprakondyläre Humerusfraktur aufgrund der veränderten Bandstabilität durch die Ellbogenluxation abgelöst.

Die Diagnose ist einfach zu stellen, es handelt sich meist um dorsoradiale Luxationen. Wenn eine Spontanreposition stattgefunden hat, so ist die Diagnose der Luxation oft nur aufgrund der Begleitverletzung, des Ausrisses des Epicondylus ulnaris oder aufgrund der meist ulnaren, seltener auch der radialen Seitenbandinstabilität zu stellen.

Die weitaus häufigste Begleitverletzung ist der Ausriß des Epicondylus ulnaris, seltener sind es periostale, chondrale oder ossäre Abscherverletzungen auf der radialen Seite im Bereich des Radiusköpfchens, des Capitulum humeri oder des Epicondylus radialis (Abb. **122**). Selten sind zusätzliche Frakturen des proximalen Radiusendes, des Condylus radialis humeri oder des Processus coronoideus ulnae (28). Bei schwer dislozierten Luxationen kann es leicht zur Interposition des abgerissenen Epicondylus ulnaris in das Gelenk kommen. Dies kann ebenso eine Reposition verhindern wie der möglicherweise eingeschlagene N. ulnaris oder medianus (3, 7, 28, 60, 64).

Wachstumsstörungen mit relevanten klinischen Folgen sind nicht zu befürchten, einerseits wegen des Alters des Patienten, andererseits wegen der nur geringgradigen Traumatisierung der Fuge (28).

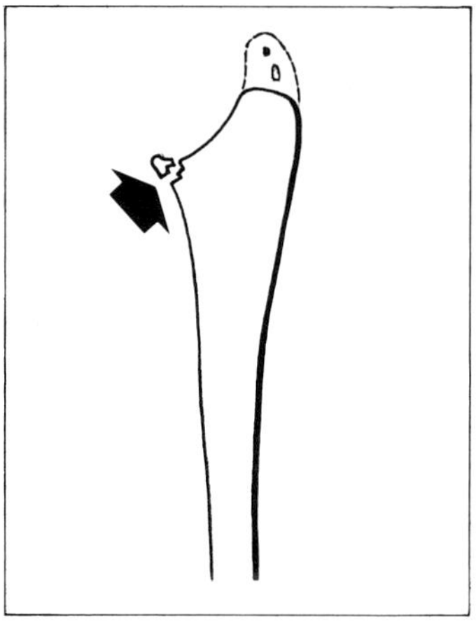

Abb. **121** Fraktur des Processus coronoideus ulnae. Meist handelt es sich um die Begleitverletzung einer Ellbogenluxation

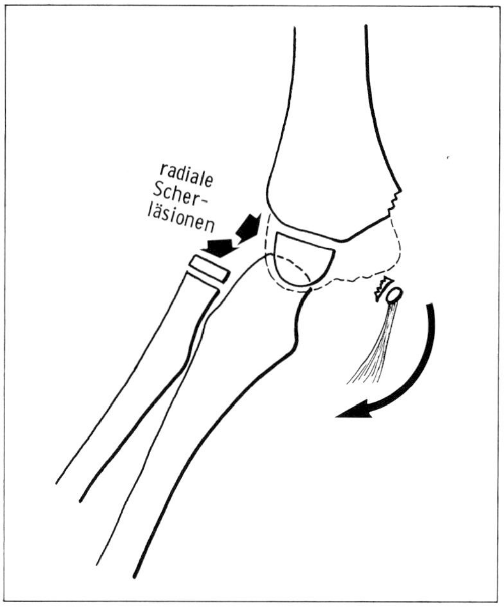

Abb. **122** Begleitverletzungen der Ellbogenluxation. Bei den meist radiodorsalen Luxationen kommt es am häufigsten zum Abriß des Epicondylus ulnaris, der mitunter ins Gelenk eingeschlagen sein kann. Gleichzeitig kann es zu ossären, chondralen oder periostalen und ligamentären Abscherverletzungen auf der radialen Seite kommen

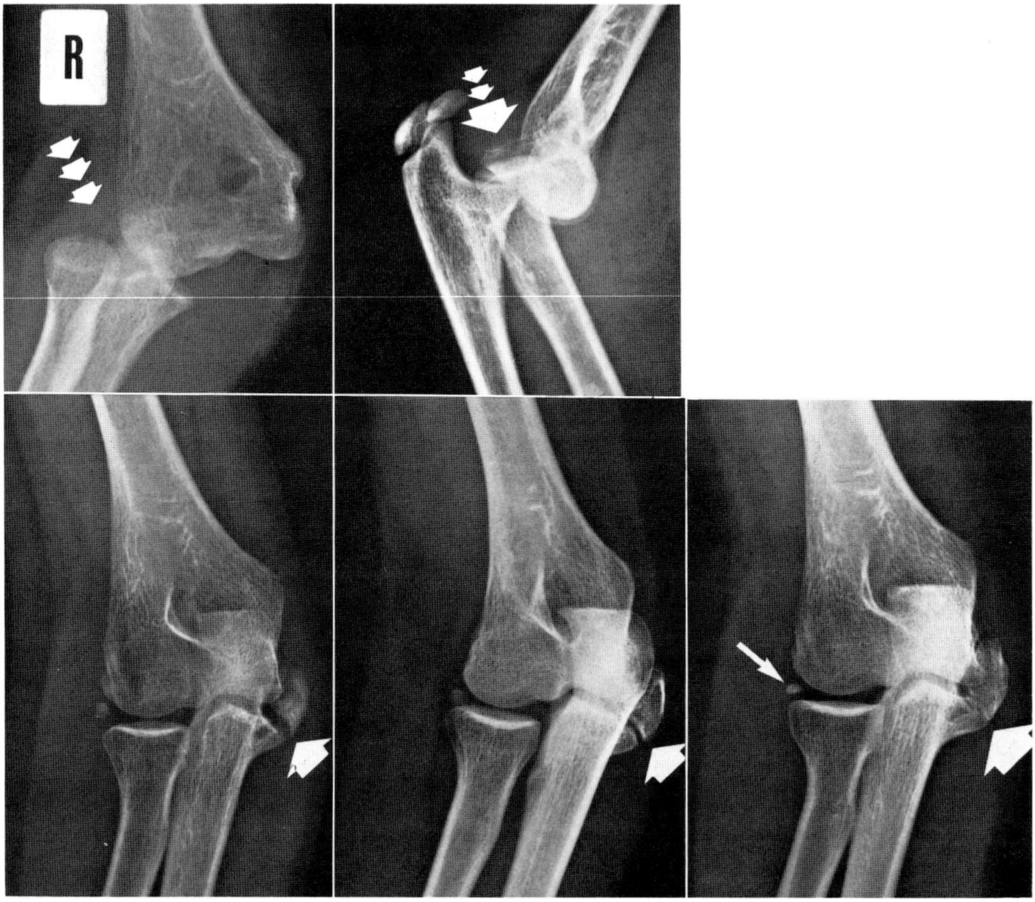

Abb. **123** Spätfolgen von Ellbogenluxationen. Bei dem 11jährigen Mädchen war es im Rahmen einer Ellbogenluxation zum Abriß des Epicondylus ulnaris und zum Abscheren eines schalenförmigen Fragmentes auf der radialen Seite gekommen. Nach geschlossener Reposition am Unfalltag wurde im Oberarmgips konservativ weiterbehandelt. Im weiteren Verlauf heilte der Epicondylus ulnaris an der Ulna pseudarthrotisch an, auf der radialen Seite entwickelte sich ein randständiges osteochondrotisches Fragment. Die Patientin hatte bei der Nachuntersuchung nach 4 Jahren keinerlei Beschwerden, die Funktion des Ellbogens war seitengleich frei. Es bestand seitengleiche Seitenbandstabilität

Es kann aufgrund der radialen Abschermechanismen zu randständigen osteochondrotischen Fragmenten auf der radialen Seite kommen, die selten einmal zu Beschwerden führen (28) (Abb. **123**). Bei älteren Jugendlichen mit schon geschlossenen Fugen, zum Teil auch in jüngerem Alter, werden in der Literatur, ähnlich wie beim Erwachsenen, nach konservativer Behandlung habituelle Luxationen des Ellbogens angegeben. Als Ursache dafür wird eine radiale Instabilität angenommen (6, 13, 45, 49, 61). Pseudarthrosen des Epicondylus ulnaris nach konservativer Behandlung, aber auch nach Kirschner-Draht-Osteosynthese sind möglich, bereiten jedoch nur in Einzelfällen Beschwerden (7, 64, 69) und können dann angefrischt und refixiert oder überhaupt entfernt werden (61).

Das Ziel der primären Therapie besteht einmal natürlich in der Beseitigung der Luxation, zum anderen in der Beseitigung möglicher Instabilitäten. Handelt es sich um eine spontan reponierte Luxation mit einem nahezu undislozierten Epikondylenausriß, so prüfen wir die radiale und ulnare Seitenbandinstabilität in Schmerzmedikation oder Prämedikation für

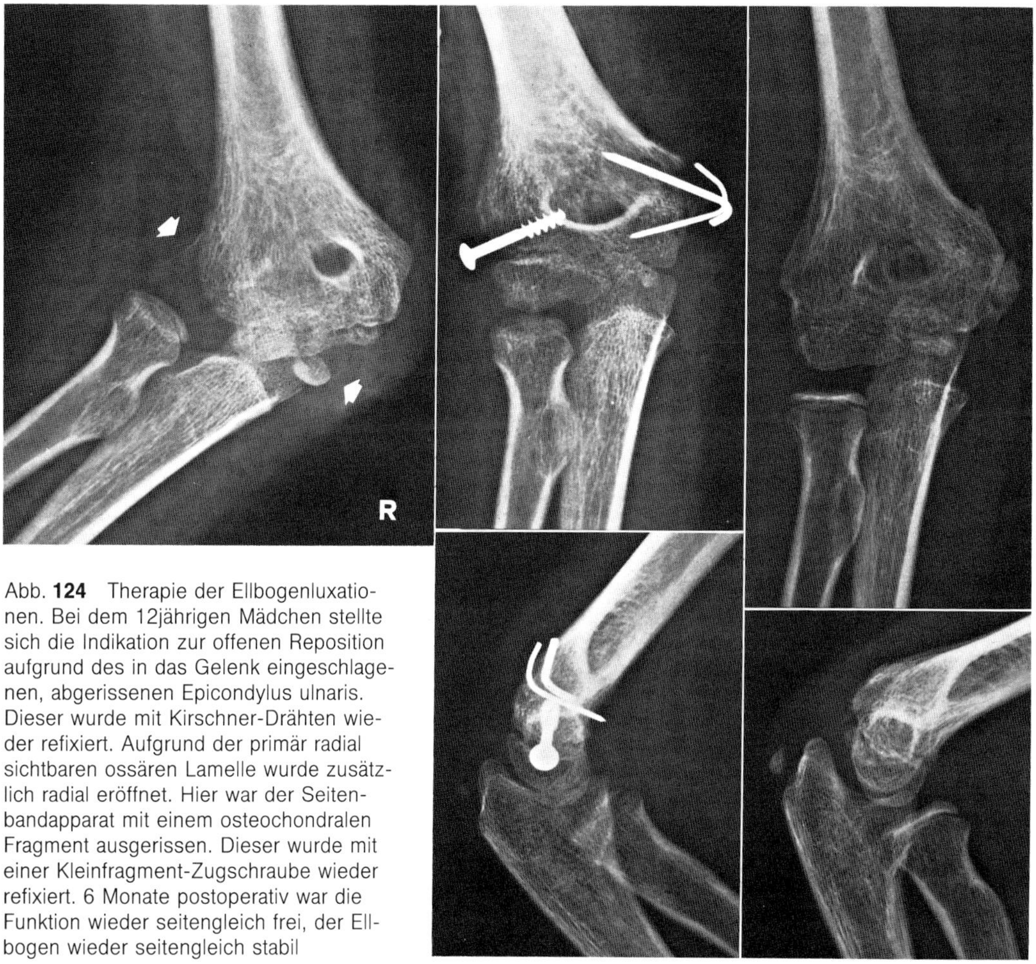

Abb. **124** Therapie der Ellbogenluxationen. Bei dem 12jährigen Mädchen stellte sich die Indikation zur offenen Reposition aufgrund des in das Gelenk eingeschlagenen, abgerissenen Epicondylus ulnaris. Dieser wurde mit Kirschner-Drähten wieder refixiert. Aufgrund der primär radial sichtbaren ossären Lamelle wurde zusätzlich radial eröffnet. Hier war der Seitenbandapparat mit einem osteochondralen Fragment ausgerissen. Dieser wurde mit einer Kleinfragment-Zugschraube wieder refixiert. 6 Monate postoperativ war die Funktion wieder seitengleich frei, der Ellbogen wieder seitengleich stabil

die evtl. notwendige Narkose. Besteht keine eindeutige Instabilität, so behandeln wir die Luxation konservativ im Oberarmgips.

Besteht eine Seitenbandinstabilität, dann sehen wir die Indikation zur operativen Revision ebenso, wie bei erheblich dislozierten Frakturen des Epicondylus ulnaris oder radialis.

Zur Revision wählen wir primär den Zugang von ulnar. Nach Darstellung des N. ulnaris und Reposition des Epicondylus ulnaris wird dieser – je nach Größe des Fragmentes – mit einer Kleinfragmentzugschraube oder 1–2 Kirschner-Drähten fixiert. Der distal davon ansetzende Seitenbandapparat wird inspiziert. Meist ist er mit dem dort befindlichen Periost nach dorsal umgeschlagen und läßt sich gut nach vorne bringen und an den distalen Teil des Epicondylus ulnaris wieder refixieren. Ist dies mit Einzelknopfnähten nicht möglich, so ist es unter Umständen notwendig, ihn mit einer zusätzlichen Schraube mit Unterlagsscheibe wieder zu befestigen. Nach Revision des Gelenks wird der radiale Gelenkanteil via Gelenk palpatorisch inspiziert. Besteht auch radial eine Instabilität oder lassen sich zusätzliche Fragmente tasten, die auf einen Seitenbandausriß hinweisen, so sollte – bei älteren Jugendlichen mit geschlossenen Fugen in jedem Fall – die radiale Seite über einen kleinen radialen Längsschnitt inspiziert werden. Meist ist das Seitenband auch hier ausgerissen. Im Falle größerer Ausrißfragmente wird es mit Hilfe einer Schraube refixiert (Abb. **124**) oder durch zwei bis drei transossäre Nähte nach der

Methode Osgood und Cotterills wieder an seinen Ursprungsort fixiert (6, 49). Kleinere freie Fragmente werden entfernt.
Die Ruhigstellungszeit beträgt in allen Fällen 3 Wochen im Oberarmgips, der nach Abschwellen der Weichteile und gesicherter Wundheilung zirkulär verschlossen wird. Nach geschlossener oder offener Reposition wird in jedem Fall im Gips eine Stellungskontrolle vorgenommen, um sicher zu sein, daß es nicht während des Eingipsens zur Reluxation gekommen ist. Die gipsfreie Röntgenkontrolle nach der Ruhigstellungszeit soll die Konsolidation knöcherner Begleitverletzungen bestätigen.
Anschließend erfolgt der spontane Bewegungsbeginn ohne Physiotherapie auch bei älteren Jugendlichen. Erst wenn 6 Wochen nach Bewegungsfreigabe keine zunehmende Verbesserung der Beweglichkeit zu verzeichnen wäre, müßte mit Physiotherapie begonnen werden. Besteht jedoch eine zunehmende Verbesserung der Funktion, so ist abzuwarten, bis sich die freie Beweglichkeit – meist 10–12 Wochen nach dem Trauma – wieder einstellt. Sportfähigkeit besteht 4–6 Wochen nach der Bewegungsfreigabe. Nach beschwerdefreier Sportaufnahme kann angesichts freier Funktion und stabilier Verhältnisse die Behandlung abgeschlossen werden. Weitere klinische und radiologische Kontrollen erübrigen sich.

Isolierte Luxation des Radiusköpfchens

Sie ist eine außerordentlich seltene Verletzung und wird leicht übersehen (s. auch Monteggia-Läsionen). Bei jedem Röntgenbild des Ellbogens muß darauf geachtet werden, ob die Verlängerung der Achse des proximalen Radiusendes sich auch korrekt auf das Capitulum humeri zentriert. Ist dies nicht der Fall, so liegt eine isolierte Luxation vor.
Die sofortige Diagnose und Behandlung dieser Verletzung ist außerordentlich wichtig, da die primäre Reposition im allgemeinen keinerlei Schwierigkeiten bereitet (Abb. **125**). Sekundär jedoch ist eine Reposition meist nur noch sehr schwierig durchzuführen und eine dauerhafte Retention nur selten gewährleistet. Die primäre Reposition gelingt einfach durch Druck auf das Radiusköpfchen bei gleichzeitiger Supination (68). Je nach Alter des Patienten wird dies in regionaler oder allgemeiner Anästhesie durchgeführt. Sollte wider Erwarten das Lig. anulare eingeschlagen sein und dadurch die Reposition verhindern, so ist in gleicher Narkose die offene Reposition und die Rekonstruktion des zerrissenen Lig. anulare indiziert. Eine zusätzliche Fixation mit einem Kirschner-Draht sollte wegen der dadurch bedingten, zusätzlichen Traumatisierung des proximalen Radiusendes besser unterlassen werden (s. Abb. **111**). In allen Fällen ist selbstverständlich die Dokumentation des Repositionsergebnisses durch eine Röntgenkontrolle im Gips und bei noch liegender Anästhesie notwendig.
Die Ruhigstellung erfolgt für 3 Wochen im Oberarmgips. Danach wird der Ellbogen spontan, ohne Therapie mobilisiert. Die Beweglichkeit ist meist nach 14 Tagen wieder voll hergestellt. Ab dann ist der Patient wieder sportfähig. Die Behandlung kann nach beschwerdefreier Sportaufnahme abgeschlossen werden. Wachstumsstörungen und weitere Spätkomplikationen sind bei sofort durchgeführter Therapie nicht zu erwarten.

Subluxationen des Radiusköpfchens – „pronation doloreuse Chassaignac“ oder auch „nurse elbow“ genannt

Zwischen dem 1. und 4. Lebensjahr (51) ist dies eine außerordentlich häufige Verletzung aufgrund des Unfallmechanismus. Dieser besteht im unvorbereiteten, plötzlichen Zug an der Hand. Am häufigsten kommt dies vor, wenn das Kind an der Hand gehalten, z. B. vor einem Hindernis plötzlich unerwartet und abrupt nach oben gezogen wird (4). Die Subluxation kann bei älteren Kindern aber auch beim Judo und durch direkte Traumen ausgelöst werden.
Der Patient ist meist auf den plötzlichen Zug am Arm nicht gefaßt und kann den Ellbogen muskulär nicht dagegen stabilisieren. Dadurch kommt es zur Subluxation des Radiusköpfchens unter das Lig. anulare. Begreiflicherweise wird die Verletzung mit zunehmendem Alter seltener, da die Patienten dann zu groß sind, um an der Hand nach oben gerissen zu werden. Die Form des Radiusköpfchens ist knorpelig schon immer in gleicher Weise ange-

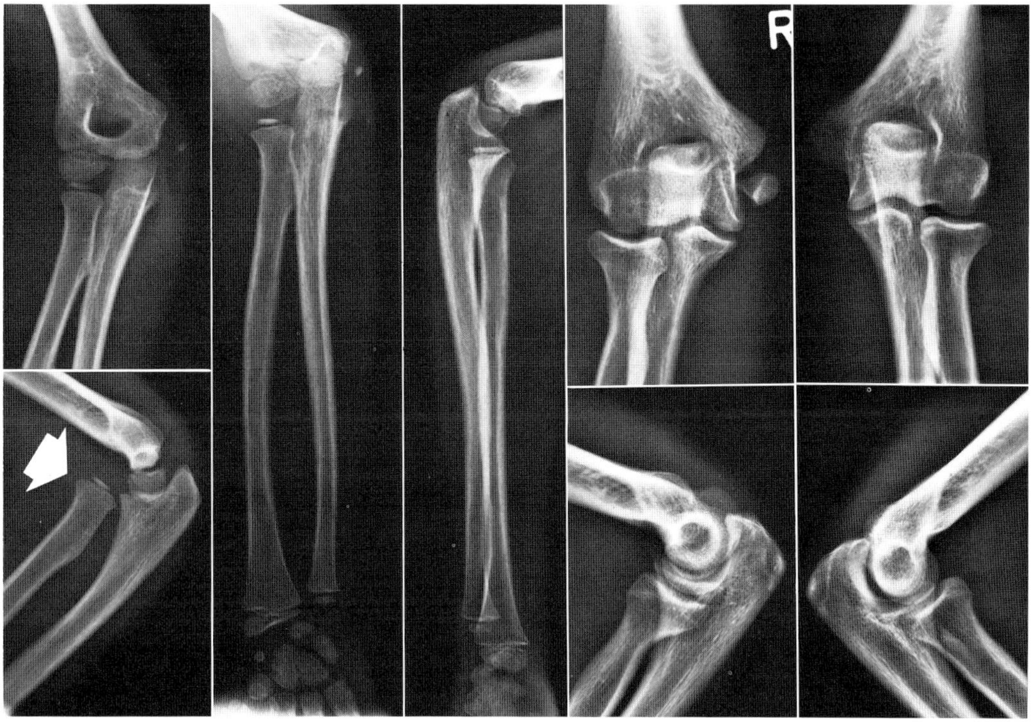

Abb. **125** Diagnose und Therapie der Radiusköpfchenluxation. Die Achse des proximalen Radiusendes muß in allen Ebenen auf das Capitulum humeri zentriert sein. Ist dies nicht der Fall, so handelt es sich um eine isolierte Radiusköpfchenluxation. Die Reposition gelingt primär anstandslos geschlossen, wie bei diesen 8jährigen Knaben. Der gleichzeitige Abriß des Epicondylus ulnaris wurde übersehen. Bei der Nachuntersuchung nach 7 Jahren war die Funktion des Ellbogens seitengleich frei, der Patient war subjektiv beschwerdefrei trotz der radiologisch sichtbaren Pseudarthrose des Epicondylus ulnaris. Als Zeichen der radialen Traumatisierung ist eine deutliche Verbreiterung des Radiusköpfchens in beiden Ebenen zu verzeichnen

legt und verändert sich im weiteren Wachstum nur unwesentlich. Deshalb ist nicht die Form des Köpfchens, sondern der Unfallmechanismus für die Abnahme der Häufigkeit dieser Verletzung mit zunehmendem Alter verantwortlich zu machen (Abb. **126**).

Die Diagnose ist bei typischer Anamnese einfach aufgrund des klinischen Befundes zu stellen und bedarf weder eines Röntgenbildes noch einer neurologischen Abklärung: Der Arm wird spontan in Pronation gehalten und nicht mehr gebraucht. Das Kind vermag einen angebotenen Gegenstand mit der betroffenen Hand nicht mehr zu ergreifen, was oft den

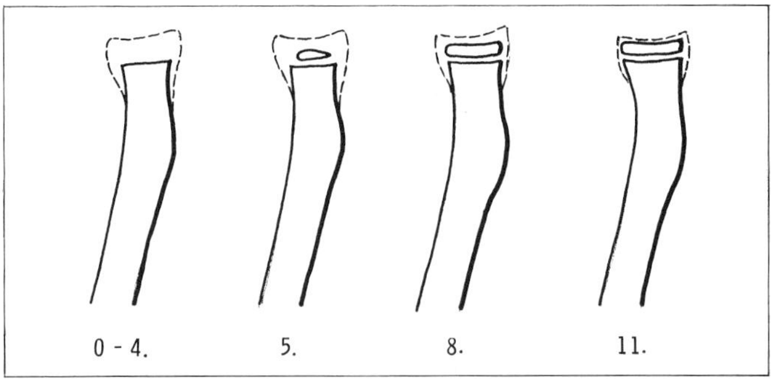

Abb. **126** Form des Radiusköpfchens während des Wachstums. Knorpelig ist die Form des Radiusköpfchens schon im ersten Lebensjahr normal angelegt. Der Epiphysenkern erscheint erst um das 5. Lebensjahr und vergrößert sich in den folgenden Jahren zunehmend, ebenso wie die Metaphyse, so daß erst jenseits des 10. Lebensjahres auch radiologisch die typische Form des Radiusköpfchens sichtbar wird

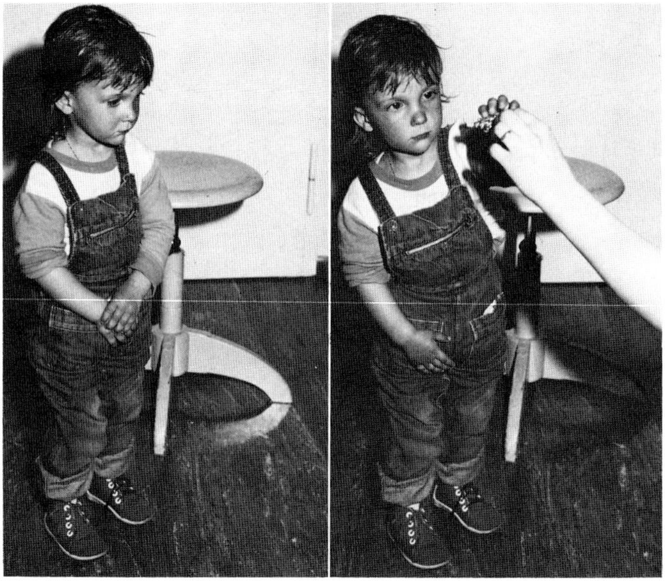

Abb. **127** „Pronation doloreuse Chassaignac". Der betroffene Arm wirkt wie gelähmt, ist schmerzhaft im Ellbogen- und Handgelenksbereich und wird selbst zum Ergreifen eines Bonbons nicht mehr benutzt

Eindruck einer Lähmung erweckt (Abb. **127**). Es werden Spontanschmerzen sowohl über dem distalen Radius als auch über dem proximalen Radiusende angegeben. Bei atypischer Anamnese, z. B. bei direktem Sturz auf den Ellbogen usw., empfiehlt es sich, eine Röntgenkontrolle durchzuführen, da dem Schonen des Armes auch eine Fraktur zugrunde liegen kann.

Zur Behandlung der Subluxation werden verschiedene Repositionstechniken angegeben (51). Gleich welcher Art kommt es darauf an, aus rechtwinklig gebeugtem Ellbogen heraus unter Zug mit einer schnellen Supinationsbewegung den Ellbogen zu strecken. Meist springt das Radiusköpfchen mit einem leichten Knacken, das gut palpabel, meist aber auch hörbar ist, wieder in sein Lager zurück. Schon kurz darauf bewegt der Patient seinen Ellbogen wieder frei und benützt die Hand wieder normal zum Spielen.

Bei länger zurückliegenden Subluxationen kann wohl die Reposition ebenfalls gut bewerkstelligt werden. Häufig jedoch rezidiviert die Subluxation spontan im Schlaf oder bei den ersten Bewegungsversuchen. In derartigen Fällen, oder wenn die Reposition nach dem ersten Mal nicht ganz anstandslos gelingt, empfiehlt es sich, eine dorsale Oberarmgipsschiene in maximaler Supination für 3 Tage anzulegen. Nach Abnahme der Schiene sind dann die Kinder beschwerdefrei. Eine Resubluxation ist dann nicht mehr zu befürchten.

Monteggia-Läsionen

Die typische Monteggia-Läsion besteht aus einer Kombination von Ulnaschaftfraktur und Radiusköpfchenluxation. Im gleichen Unfallgeschehen kann es aber auch neben der Ulnafraktur zur Luxationsfraktur des proximalen Radiusendes kommen. Die Lokalisation der Ulnafraktur kann vom mittleren Drittel bis ganz nach proximal reichen und dann als Olekranonfraktur imponieren (Abb. **128**). Die Luxation des proximalen Radius erfolgt nach ventral oder radial, selten nach dorsal. Auf in der Literatur übliche Einteilungen der Monteggia-Frakturen (1, 50, 63) verzichten wir, da sie keine wesentlichen therapeutischen Konsequenzen aufweisen.

Es verbleibt die ganz grundsätzliche Forderung, die Läsion des proximalen Radiusendes, vor allem aber die der Luxation nicht zu übersehen. Voraussetzung dafür ist, daß bei allen Schaftfrakturen im Vorderarmbereich der Ellbogen mit geröntgt wurde. Dabei ist stets die Achse des proximalen Radiusendes auf ihre korrekte Einstellung zum Capitulum humeri zu überprüfen. Wird diese Begleitverletzung übersehen und nur die meist leicht dislozierte Ulnafraktur behandelt, so ist die Prognose der

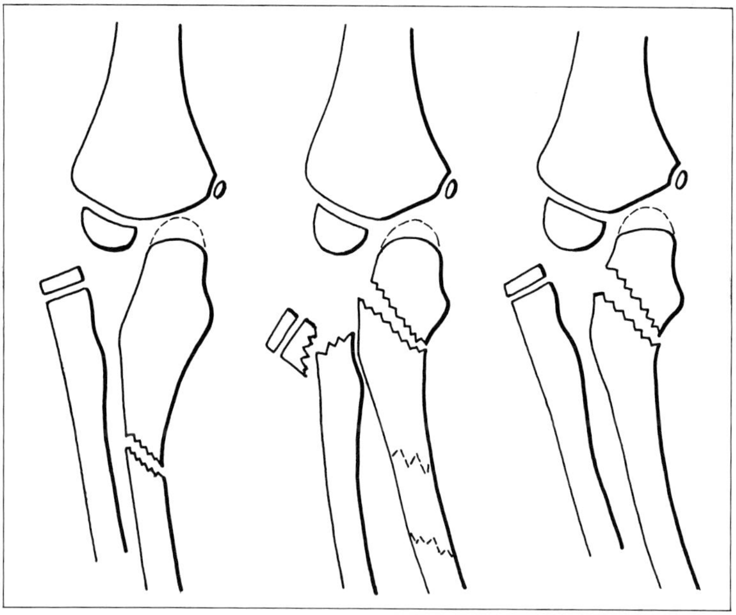

Abb. **128** Formen der Monteggia-Läsionen. Links: Kombination von Ulnafraktur im mittleren Drittel mit Radiusköpfchenluxation. Mitte: Kombination von Ulnafraktur im proximalen oder mittleren Drittel mit Fraktur des proximalen Radiusendes. Rechts: Kombination von proximaler Ulnafraktur (Olekranonfraktur) mit Radiusköpfchenluxation

übersehenen Radiusköpfchenluxation trotz weniger gegenteiliger Berichte (38) bezüglich einer sekundären Reposition grundsätzlich schlecht (55). Bewegungseinschränkungen, Instabilitäten und Valgusfehlstellungen des Ellbogens können die Folge sein.

Nach Luxationen und Luxationsfrakturen kann es zu Kopfumbaustörungen mit mehr oder weniger ausgedehnten Verplumpungen des proximalen Radiusendes kommen. Dies führt aber höchstens nach schweren Luxationsfrakturen zu Einschränkungen der Prosupination (s. Frakturen proximales Radiusende).

Wachstumsstörungen als Folge der radialen Fugentraumatisierung der distalen Humerusfuge und des proximalen Radiusendes können vorkommen. Deren Folgen bezüglich der Ellbogenachse heben sich jedoch weitgehend auf, so daß sie klinisch keine Relevanz besitzen (30, 32, 34).

Fehlstellungskorrekturen im Rahmen der Ulnaschaftfrakturen finden – außer der Seit-zu-Seit-Verschiebung – nicht statt. Die meist nur leichten Achsabweichungen in der Frontal- und Sagittalebene persistieren.

Erstes Ziel der Therapie ist es, die Luxation des Radiusköpfchens zu beseitigen. Dies gelingt nur durch Korrektur der Ulnafehlstellung. Bei Grünholzfrakturen der Ulna mit Radiusköpfchenluxationen kombiniert, gelingt die geschlossene Reposition meist anstandslos (Abb. **129**). Selten einmal wird eine Interposition des Ringbandes hier die offene Reposition erfordern.

Besteht zusätzlich eine Luxationsfraktur des proximalen Radiusendes, so wird wie bei den isolierten Frakturen des proximalen Radiusendes behandelt, nachdem die Grünholzfraktur der Ulna durchgebrochen worden ist. Nach Korrektur der bestehenden Ulnafehlstellung ist dann meist auch automatisch die Luxationsstellung des proximalen Radiusendes korrigiert. Bei vollständig dislozierten Ulnafrakturen (oft instabile Schrägfrakturen) empfiehlt sich die primäre Plattenosteosynthese der Ulna, um das Repositionsergebnis im radialen Bereich zuverlässig und dauerhaft zu sichern.

Bei allen konservativ behandelten Monteggia-Läsionen sollte um den 8. Tag herum nochmals eine Stellungskontrolle vorgenommen werden, um evtl. auftretende Achsabweichungen im Bereich der Ulna noch durch Gipskeilungen korrigieren zu können.

Die Ruhigstellungsdauer beträgt 4 Wochen. Das gipsfreie Röntgenbild zeigt dann meist eine befriedigende Konsolidation der Ulnafraktur. Die Indolenz des Kallus indiziert den spontanen Bewegungsbeginn bis an die Schmerzgrenze ohne Physiotherapie. Üblicherweise ist die Sportfähigkeit mit Erreichen der freien Beweglichkeit 4–6 Wochen nach

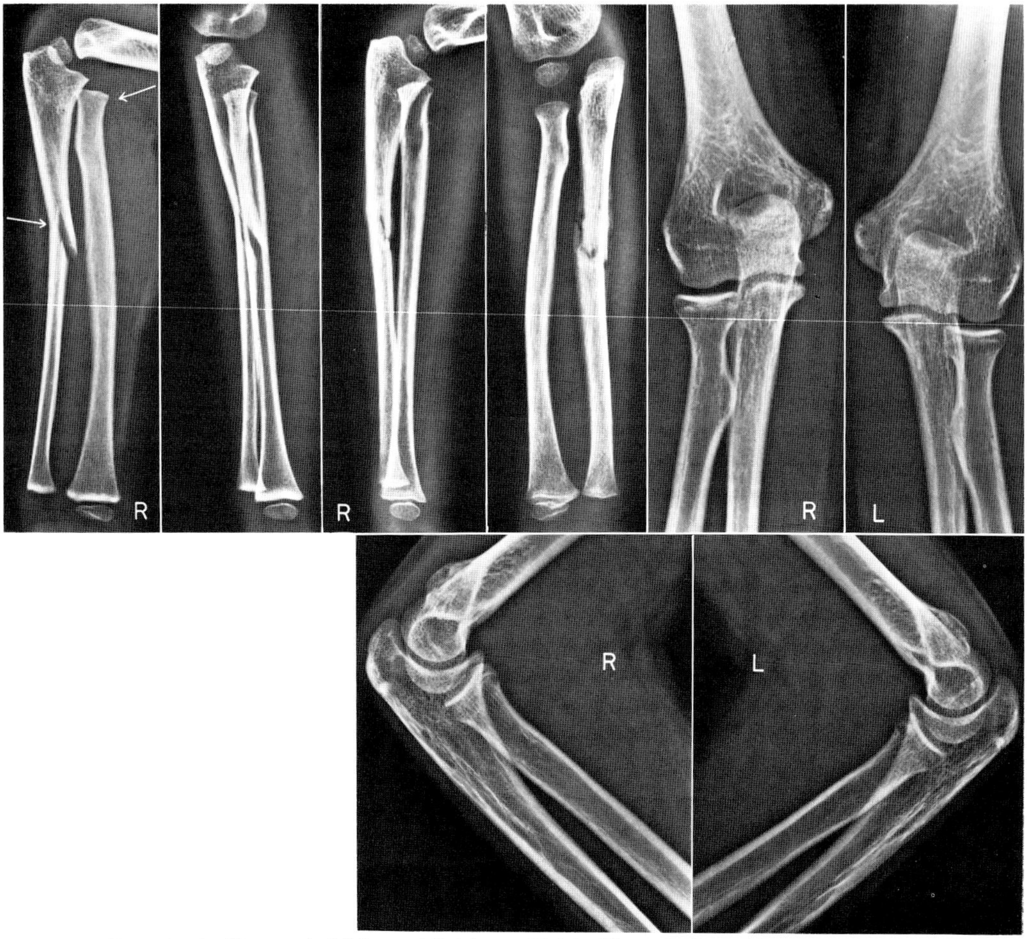

Abb. **129** Therapie der Monteggia-Läsionen. Wichtigstes Ziel der Therapie dieser Kombinationsverletzung ist die Beseitigung der Radiusköpfchenluxation, die meist anstandslos gelingt, wenn die Fehlstellung der Ulna geschlossen oder offen reponiert wurde. 5jähriger Knabe mit typischer Monteggia-Fraktur. Die geschlossene Reposition wurde am Unfalltag durchgeführt. Mit der Korrektur der Ulnafehlstellung stellte sich prompt das Radiusköpfchen in seine korrekte Stellung ein. Bei der Nachuntersuchung nach einem Jahr zeigten sich klinisch und radiologisch symmetrische Verhältnisse

Bewegungsfreigabe wieder erreicht. Konnte der Sport anstandslos wieder aufgenommen werden, so schließen wir die Behandlung angesichts freier Funktion, subjektiver Beschwerdefreiheit und symmetrischer Ellbogenachsen ab.

Nach zusätzlichen Frakturen des proximalen Radiusendes kontrollieren wir klinisch bis zu 2 Jahren nach dem Trauma, um evtl. Wachstumsstörungen oder Folgen von Kopfumbaustörungen auszuschließen, oder die Korrektur belassener Fehlstellungen zu dokumentieren.

Veraltete Luxationen des Radiusköpfchens haben eine ungünstige Prognose. Alleinige Ringbandplastiken genügen auch innerhalb der ersten Monate nach dem Trauma trotz der dann besseren Prognose nicht (55). In jedem Fall muß die meist nur dezente Fehlstellung der Ulna, die für die persistierende Luxation verantwortlich zu machen ist, durch eine Korrekturosteotomie beseitigt werden (5, 67). Der Zugang erfolgt von einem radialen, nach ulnar gebogenen dorsalen Schnitt. Zuerst wird die Gelenkloge des Radiusköpfchens unter Schonung des tiefen Radialisastes von dorsal aufgesucht und die Verwachsungsschwarten daraus entfernt. Anschließend erfolgt die aufklappende und verlängernde Osteotomie der Ulna. Unter Beseitigung und unter Umständen auch leichter Überkorrektur der ursprünglichen Ulnafehlstellung wird dann meist das Köpfchen in die Loge spontan hineingezogen und verbleibt in dieser Stellung bei allen Bewegungen im Ellbogen- und Ulnoradialgelenk ohne zusätzliche Fixation. Trotzdem sollte zur zusätzlichen Sicherung eine Ringbandplastik durchgeführt werden. Je länger die Luxation zurückliegt, desto größer ist die Deformierung des Köpfchens, desto länger ist der Radius und desto schwieriger wird es, auch mit diesem Eingriff eine dauerhafte Reposition mit gleichzeitiger Verbesserung der Beweglichkeit zu erreichen.

Am einfachsten ist zweifelsohne die primäre Behandlung. Wenn aber schon eine derartige Verletzung übersehen wurde, sollte die Sekundärtherapie, wenn sie gute Ergebnisse zeitigen soll, so bald als möglich einsetzen.

Frakturen im Bereich des Vorderarmschaftes

Frakturen im Bereich des Vorderarmschaftes – proximales und mittleres Drittel

– unvollständige (= Grünholz) Frakturen
– vollständige Frakturen

Es sei nochmals in Erinnerung gerufen, daß die proximalen Fugen des Vorderarms nur zu etwa 20%, die distalen Fugen zu etwa 80% am Längenwachstum beider Knochen beteiligt sind. Die proximalen Fugen im Ellbogenbereich verschließen sich relativ bald, um das 12. Lebensjahr. Die distalen Fugen verschließen sich erst zwischen dem 15. und 18. Lebensjahr (Abb. **130**).

Zur Erinnerung sei auch nochmals die Definition der Grünholzfraktur erwähnt. Diese ist als Biegungsbruch zu interpretieren und unbedingt gegen die metaphysären, spongiösen Stauchungsfrakturen abzugrenzen (5, 13) (Abb. **130**).

Am häufigsten finden wir an dieser Lokalisation Grünholzfrakturen mit der ihnen typischen Problematik (s. allgemeiner Teil). Wesentlich seltener sind – dann nahezu nur auf das Jugendlichenalter jenseits des 10.–12. Lebensjahres beschränkt – vollständig dislozierte Frakturen des Erwachsenentypes.

Fehlstellungen werden in diesem Bereich nur bedingt korrigiert (1, 8, 10, 17, 20): Die Seit-zu-Seit-Verschiebung wird weitgehend ausgeglichen. Im Jugendlichenalter können kosmetisch störende Residuen dieser Fehlstellung verbleiben. Achsenfehler in der Frontal- und Sagittalebene werden nur zögernd bis zu einem gewissen Grad spontan korrigiert. Restfehlstellungen von 10–15° verbleiben meist

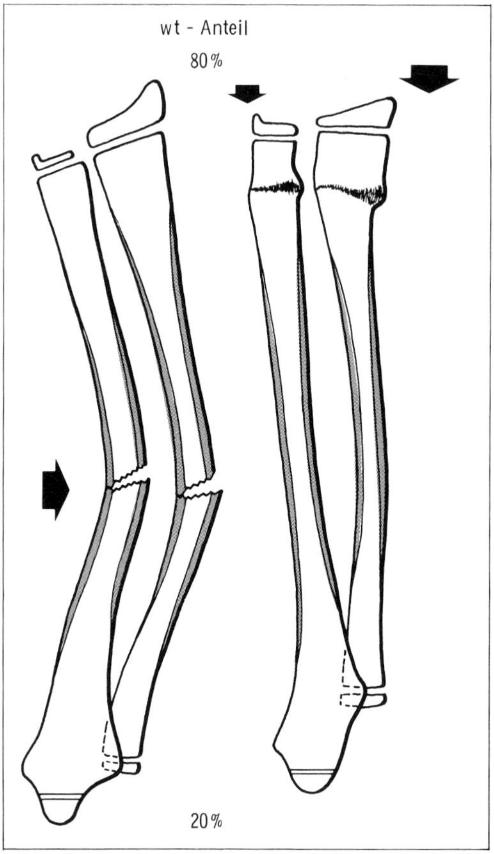

Abb. **130** Grünholzfraktur, Stauchungsfraktur und Wachstumsanteil der einzelnen Fugen. Die Grünholzfraktur (links) ist als Biegungsbruch zu interpretieren und gegen die Stauchungsfraktur (rechts) abzugrenzen. Der Wachstumsanteil der distalen Fugen von Radius und Ulna beträgt etwa 80%, der der proximalen Fugen etwa 20% am Längenwachstum der beiden Vorderarmknochen

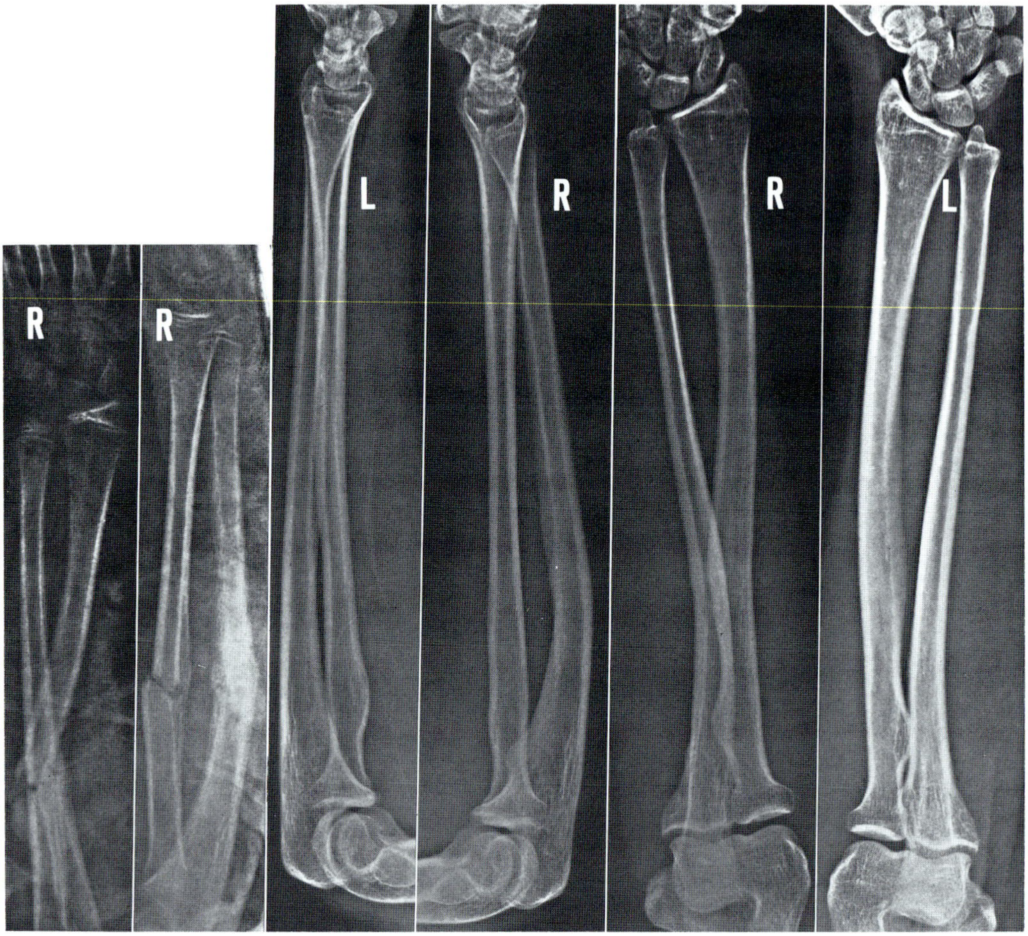

Abb. **131** Ausbleibende Korrektur von Fehlstellungen im Schaftbereich. 11jähriger Knabe: Konsolidation einer Vorderarmschaftfraktur in Fehlstellung in der Frontal- und Sagittalebene. Im weiteren Verlauf kam es zur teilweisen Korrektur des Achsenfehlers in der Frontalebene. Der Achsenfehler der Ulna in der Sagittalebene blieb unverändert bestehen. Bei der Nachuntersuchung nach 11 Jahren bestand aufgrund der Fehlstellung der Ulna eine erhebliche Prosupinationseinschränkung

unverändert während des weiteren Wachstums und können, je nach Lokalisation und Richtung, zu erheblichen Prosupinations-Einschränkungen führen (Abb. **131**). Hier kommt besonders deutlich das limitierende Prinzip zum Ausdruck, daß die Korrekturmechanismen weitgehend von der funktionellen Belastung der umgebenden Gelenke und der umgebenden Muskulatur abhängig zu sein scheinen (12, 16). Fehlt dieser Reiz, so bleibt die Korrektur aus.

Die übliche Wachstumsstörung der passageren posttraumatischen Stimulation der die Fraktur umgebenden Wachstumsfugen, kommt hier klinisch nicht zum tragen. Mitunter kann es wohl zur dezenten Verlängerung eines der beiden Knochen, meist des Radius, kommen. Diese wird jedoch im weiteren Wachstum wieder auf die korrekte Längenrelation beider Knochen zueinander korrigiert. Dies gilt auch für in Verkürzungsfehlstellung verheilte Frakturen (s. allgemeiner Teil).

Aus prognostischer Sicht müssen wir zwei Formen der Grünholzfrakturen voneinander unterscheiden: Die „bowing fractures" und die „eigentlichen" Grünholzfrakturen.

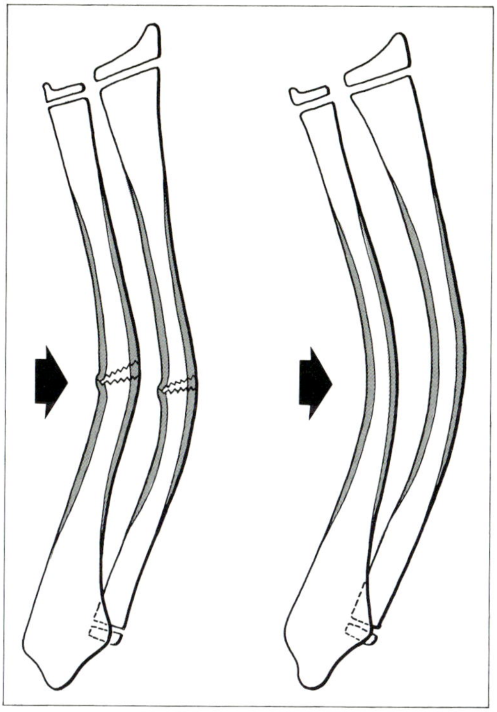

Abb. **132** Formen der Grünholzfrakturen: die „bowing fractures". Links: Frakturen mit sichtbarer Infraktion: (Kortikalis eingestaucht ohne Fragment-Dehiszenz auf der Gegenseite der Stauchungszone). Rechts: Fraktur ohne sichtbare Infraktion (Kortikalis auf beiden Seiten verbogen, ohne sichtbare Frakturzeichen)

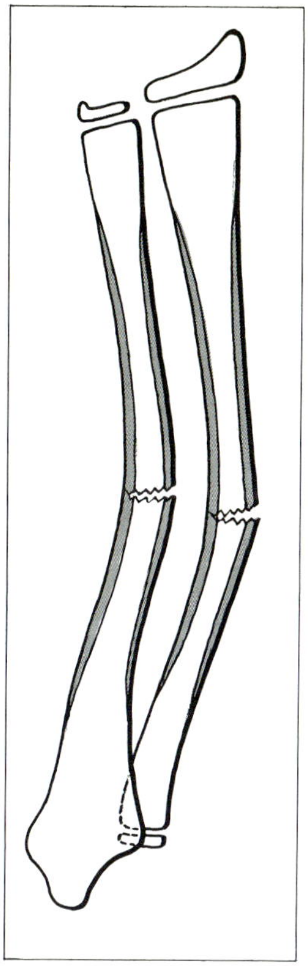

Abb. **133** Formen der Grünholzfrakturen: die eigentlichen Grünholzfrakturen. Auf der Konkavseite der Fehlstellung wird die Kortikalis meist nur angebrochen. Auf der Konvexseite kommt es zur vollständigen Frakturierung mit Dehiszenz der Fragmente je nach Ausmaß der Dislokation. Wird die Fehlstellung nur beseitigt, ohne daß die angebrochene Kortikalis ebenfalls durchgebrochen wird, so besteht hier die Gefahr der partiellen Konsolidationsstörung und der Refraktur

Zu den „bowing fractures" sind „gebogene" und „gestauchte" Grünholzfrakturen zu rechnen (Abb. **132**).

Bei den eigentlichen „bowing fractures" kommt es an zahlreichen Stellen der überbogenen Kortikalis zu kleinen kortikalen Einrissen, die radiologisch nur selten sichtbar sind. Die Fraktur heilt daher fast immer primär, ohne sichtbare Kallusbildung aus. Bei diesen Frakturen besteht die Gefahr einer Refraktur nicht.

Die „gestauchte" Grünholzfraktur ist vor allem bei kleinen Kindern bis zum 5. Lebensjahr zu beobachten. Die Kortikalis bleibt auf der Konvexseite der Biegung intakt und wird nur angebrochen, da die Konkavseite eingestaucht wurde. Auch hier besteht keine Gefahr einer Refraktur.

Bei den „eigentlichen" Grünholzfrakturen ist die Kortikalis auf der Konvexseite der Fehlstellung vollständig durchgebrochen, die Kortikalis der Konkavseite meist nur angebrochen oder die Fragmente stehen an dieser Stelle in idealer Stellung ohne jede Seit-zu-Seit-Verschiebung Kortikalis zu Kortikalis aufeinander (Abb. **133**). Deren Prognose ist geprägt durch die Gefahr einer Refraktur. Dies ist nicht von der Dauer der Ruhigstellung abhängig, wie

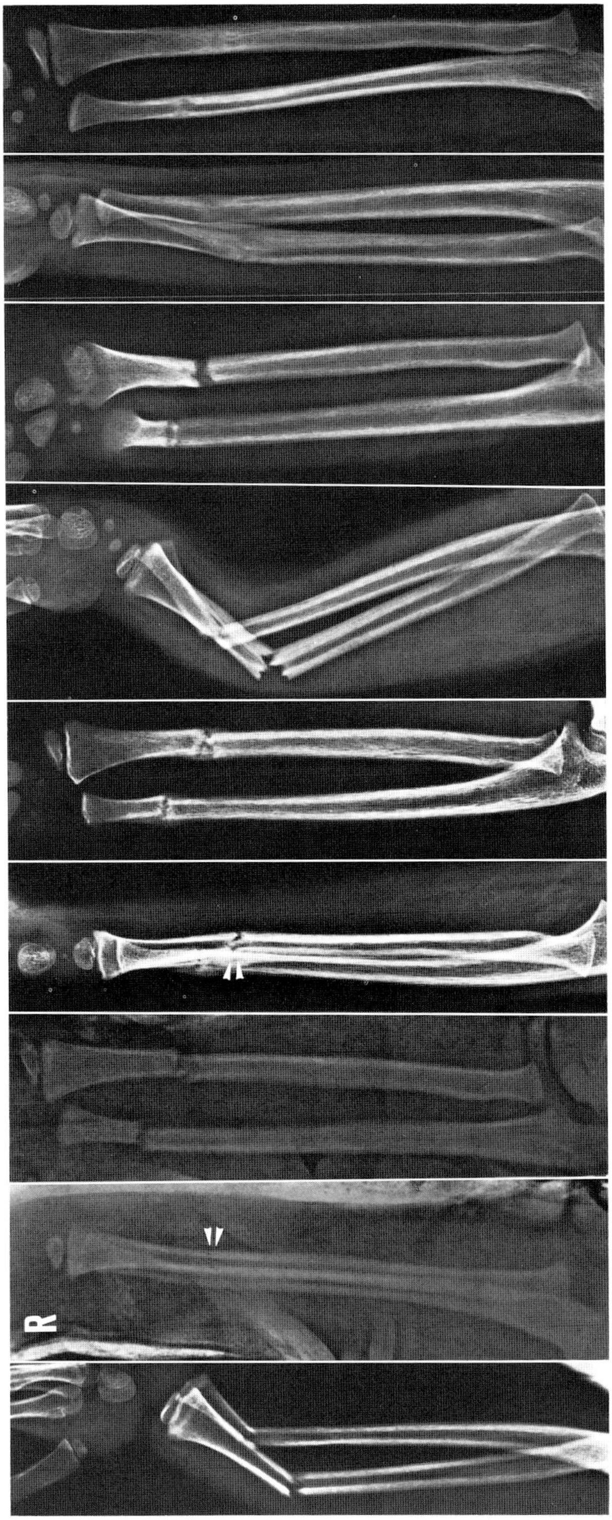

Abb. **134** Problematik der Grünholzfrakturen. 6jähriger Knabe mit Grünholzfraktur beider Vorderarmknochen. Die Fraktur wurde lediglich geradegestellt und nicht durchgebrochen. Dadurch kam es zur typischen partiellen Konsolidationsstörung. 31 Wochen nach dem Ersttrauma kam es anläßlich eines Bagatellunfalls zur Refraktur manche Autoren meinen (20), sondern von einer partiellen Konsolidationsstörung (13). Wird die Fraktur nur „geradegestellt“, so kommt es auf der Konvexseite der ehemaligen Biegung (s. allgemeiner Teil) zur partiellen Konsolidationsstörung mit der Gefahr der Refraktur, die in über 50% dieser Fälle gegeben ist (Abb. **134**). Heilt diese Fraktur in Fehlstellung mit breiter periostaler Abstützung auf der Konkavseite ab, so vermag diese breite Abstützung wohl die Refraktur zu verhindern. Zumeist sind jedoch in Schaftmitte derartige Fehlstellungen nicht zu tolerieren, da sie, wie gesagt, im Schaftbereich kaum eine Korrektur erfahren und zu persistierenden Funktionsstörungen führen können.

Bei der Indikation zur jeweiligen Behandlung müssen wir unterscheiden zwischen den Grünholzfrakturen und den vollständig durchgebrochenen Frakturen (Tab. **4** u. **5**).

Grünholzfrakturen

Bei den „bowing fractures“ erfolgt wahrscheinlich keine Spontankorrektur des „Bogens“. Wenn er klinisch nicht sehr ausgeprägt ist und primär keine Funktionsstörung der Prosupination besteht, so kann diese Fraktur ohne Reposition konservativ behandelt werden (Abb. **135**). Die Ruhigstellung erfolgt im Oberarmgips in Nullstellung für 3 Wochen. Besteht jedoch primär eine Funktionseinschränkung – dies ist erfahrungsgemäß bei Biegungen über 20° der Fall – so müßten diese Frakturen in Block- oder Allgemeinanästhesie zurückgebogen werden. Die anschließende Ruhigstellung erfolgt im Oberarmgips für 3 Wochen. Die Gefahr des Zurückfederns in die alte Stellung ist vorhanden und muß berücksichtigt werden.

Handelt es sich um „eigentliche“ Grünholzfrakturen nur eines der beiden Knochen, so beträgt die Abkippung selten über 20°. Dieses Fehlstellungsausmaß lassen wir primär bestehen, legen eine Oberarmgipsschiene an, die wir am 4.–5. Tag nach Trauma zirkulär schließen. Ohne vorherige Röntgenkontrolle wird dann der Gips um den 8. Tag herum gekeilt. Das Keilungsergebnis wird radiologisch kon-

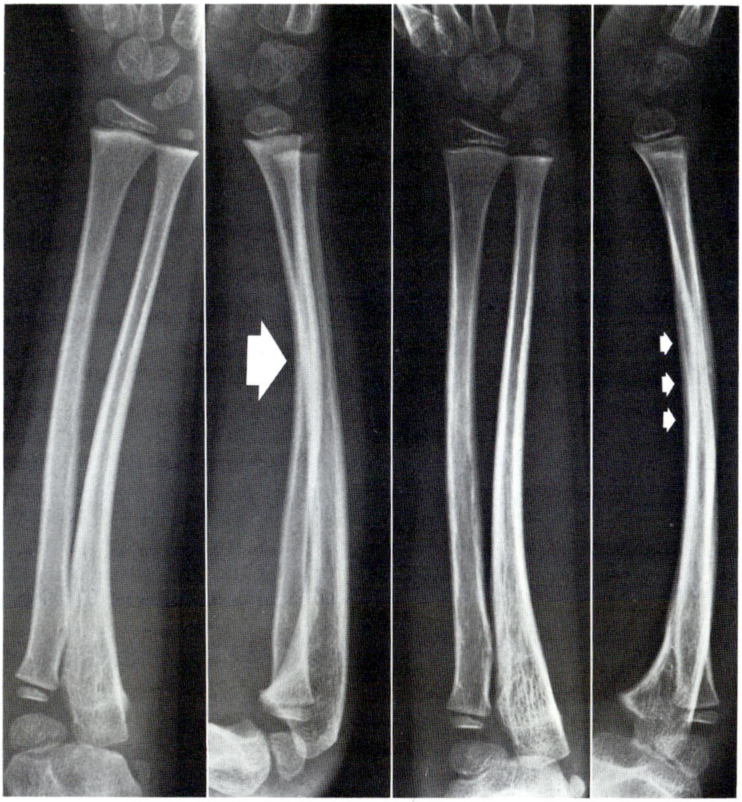

Abb. **135** Therapie der Grünholzfrakturen. Besteht im Rahmen einer „bowing fracture“ – wie hier des Radius bei einem 7jährigen Knaben – primär keine Einschränkung der Prosupination, so kann die Fraktur konservativ im Gips ohne Reposition behandelt werden. Nur selten ist, wie hier, nach der Ruhigstellung eine periostale Reaktion als Zeichen der Konsolidation der „bowing fracture“ zu sehen

Tabelle **4** Therapie der Grünholzfrakturen (eines oder beider Vorderarmknochen). RK = Röntgenkontrolle, () = eventuell, LJ = Lebensjahr

	keine Fehlstellung		<20°		>20°	
0. Tag	Gipsschine dorsovolar		Gipsschiene dorsovolar		Reposition (Durchbrechen) + RK	
4. Tag	Gipsschluß		Gipsschluß		Gipsschluß	
8. Tag	RK (Keilung)		Keilung + RK (Reposition, OP)		RK (Keilung)	
14. Tag	<10. LJ –	>10. LJ RK (Keilung)	<10. LJ –	>10. LJ RK (Keilung)	<10. LJ –	>10. LJ RK (Keilung)
4. Woche	Gipsentfernung + RK		Gipsentfernung + RK		Gipsentfernung + RK	

trolliert, bevor der Gips wieder zirkulär geschlossen wird. Erweist sich die Stellung als ideal und die Fraktur auf der ehemaligen Konvexseite komprimiert, so wird der Gips zirkulär geschlossen, im andern Fall wird der Keil umgesetzt (Abb. **136**).

Gelingt es mit Hilfe der Keilung nicht, die Fehlstellung zu beseitigen und die Konvexseite unter Kompression zu setzen, so wird am nächstfolgenden Tag in Maskennarkose oder im Block die Reposition, d. h. das vollständige Durchbrechen der Fraktur, durchgeführt. Ist auch dann die ideale Stellung nicht zu erreichen und zu retinieren – und dies gilt besonders für isolierte Frakturen am Übergang vom proximalen zum mittleren Drittel des Radius – so wird in gleicher Anästhesie die offene Reposition und Plattenosteosynthese vorgenommen.

Bei „eigentlichen" Grünholzfrakturen beider Vorderarmknochen mit Dislokationen bis zu 20° keilen wir den Gips ebenfalls am 8. Tag. Bei Dislokationen darüber reponieren wir primär in Block- oder Allgemeinanästhesie und brechen beide Knochen vollständig durch. Leichte Seit-zu-Seit-Verschiebungen wären dann als ideale Voraussetzung zur problemlosen und folgenlosen Ausheilung der Fraktur anzustreben. Auch hier erfolgt die primäre Ruhigstellung in der Oberarmgipsschiene mit volarer Verstärkung in Nullstellung des Vorderarms (Abb. **137**). Der Gips muß im Bereich des Vorderarms dorsovolar gut anmodelliert werden! Ein sekundäres Abrutschen der Fragmente, das eine erneute Reposition notwendig machen würde, wie es in der Literatur immer wieder befürchtet wird (2), haben wir bei diesem Vorgehen nie beobachten können. Der Gipsschluß erfolgt wie üblich um den 4. Tag nach Trauma. Am 8. Tag wird eine Röntgenkontrolle im Gips durchgeführt und je nach Befund eine Gipskeilung vorgenommen. Zeigt die anschließende Röntgenkontrolle befriedigende Verhältnisse, so muß nur bei älteren Jugendlichen um den 14. Tag herum eine nochmalige radiologische Stellungskontrolle vorgenommen werden. Diaphysäre Frakturen heilen sehr viel langsamer ab als metaphysäre! Grundsätzlich nehmen wir, schon aus hygienischen Gründen, in allen Fällen den Gips nach 4 Wochen ab. Die gipsfreie Röntgenkontrolle zeigt dann zumeist schon allseitig eine gute periostale Abstützung. Ist der Kallus indolent, so lassen wir den Patienten spontan bewegen. Unabhängig vom radiologischen Befund stellen wir die Fraktur im Vorderarmgips nochmals ruhig, wenn der Kallus zu diesem Zeitpunkt noch druckdolent ist. Diese zusätzliche Ruhigstellung erfolgt für 2–4 Wochen, jeweils bis zur Schmerzfreiheit. Mit Erreichen der Schmerzfreiheit wird in allen Fällen mit spontanen Bewegungsübungen begonnen. Eine Röntgenkontrolle ist nicht mehr notwendig.

Für die nächsten 3 Wochen sollte kein Sport betrieben werden. Ist die Beweglichkeit danach frei und der Patient beschwerdefrei, so kann die sportliche Aktivität langsam wieder aufgenommen werden. Ist 3–4 Wochen nach Aufnahme der sportlichen Tätigkeit der Patient weiterhin subjektiv beschwerdefrei, die Funktion frei und besteht keine Deformierung, so wird die Behandlung abgeschlossen.

Bei Funktionseinschränkungen oder sichtbaren Deformierungen muß vorerst in Halb- bis Einjahresabständen weiter kontrolliert werden bis zum klinischen Verschwinden der Deformierung, bzw. der Funktionseinschränkung. Bleibt der Befund bis 1–1½ Jahre nach

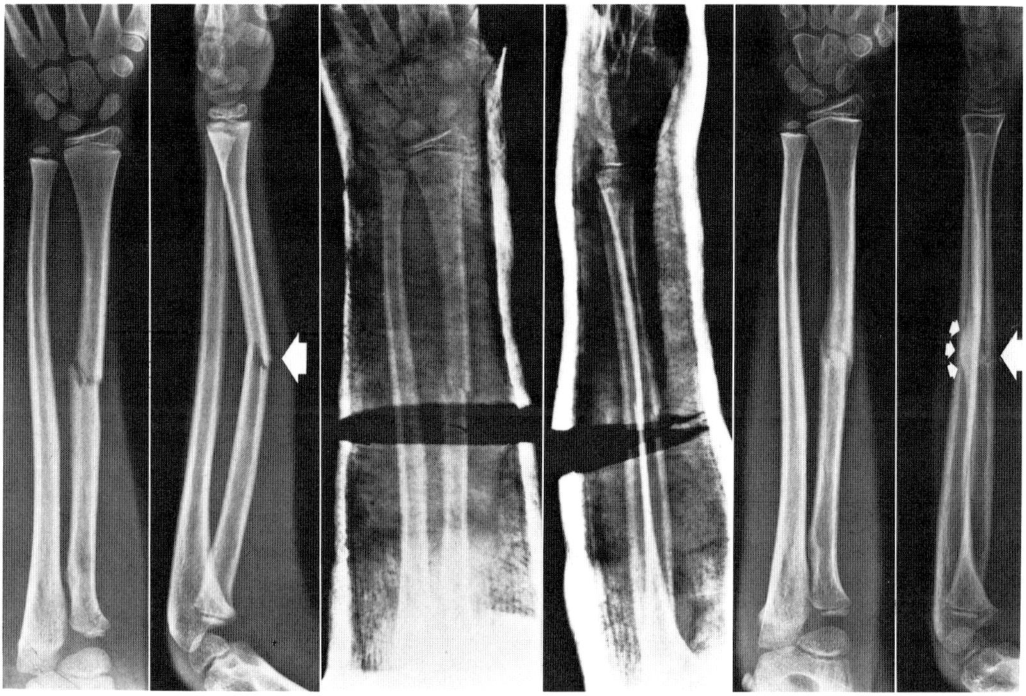

Abb. **136** Therapie der Grünholzfrakturen. Mäßige Fehlstellungen eines oder beider Knochen werden primär belassen und um den 8. Tag herum ohne vorherige Röntgenkontrolle durch Gipskeilung beseitigt. Ziel der Gipskeilung muß es sein, die Kortikalis auf der ehemaligen Konvexseite der Fehlstellung unter Kompression zu bringen. Zeigt das Konsolidationsröntgen allseitig gute periostale Abstützungen, wie hier bei diesem 9jährigen Patienten, 5 Wochen nach dem Unfall, so besteht keine Refrakturgefahr

dem Trauma völlig unverändert, so ist eine sekundäre Korrektur zu erwägen. Adaptiert sich der Patient gut an eine Deformität, so kann mit deren operativer Korrektur abgewartet werden. Erst bei Wachstumsabschluß mit Festlegung der Berufswahl ist dann eine definitive, radiologische und klinische Beurteilung vorzunehmen.

Vollständige Frakturen

Bei den vollständigen Vorderarmschaft-Frakturen ist zumindest bei einem der beiden Knochen die Kortikalis allseitig vollständig durchbrochen, die Fraktur disloziert und verkürzt. Bei Kombinationen von Grünholz- und vollständigen Frakturen kann wie bei den Grünholzfrakturen vorgegangen werden, da auch leichte Verkürzungen gegen den relativ stabilen grünholzgebrochenen Gegenknochen gut keilbar sind.

Ansonsten wird in Allgemein- oder Blockanästhesie die Reposition vorgenommen. Dabei ist die ideale achsengerechte Stellung und

Tabelle **5** Therapie vollständig dislozierter Vorderarmschaftfrakturen.
RK = Röntgenkontrolle, () = eventuell, LJ = Lebensjahr

0. Tag	primär geschlossene Reposition + RK in Gipsschiene	Operation primär (Platte) + RK
4. Tag	Gipsschluß	–
8. Tag	RK (Keilung)	–
14. Tag	<10. LJ – >10. LJ RK (Keilung)	–
4. Woche	Gipsabnahme + RK	RK

stabile Retention anzustreben. Bei Querfrakturen gelingt dies – mit tolerabler, leichter Seit-zu-Seit-Verschiebung – fast immer gut (Abb. **138**). Die Reposition erfolgt entweder durch etwa 10minütigen, kontinuierlichen Zug an „Mädchenfängern" oder durch direkte Reposition der Fraktur. Dazu muß oft der Vorderarm in der Fraktur spitzwinklig abgebogen werden, um die Fragmente dann durch Finger-

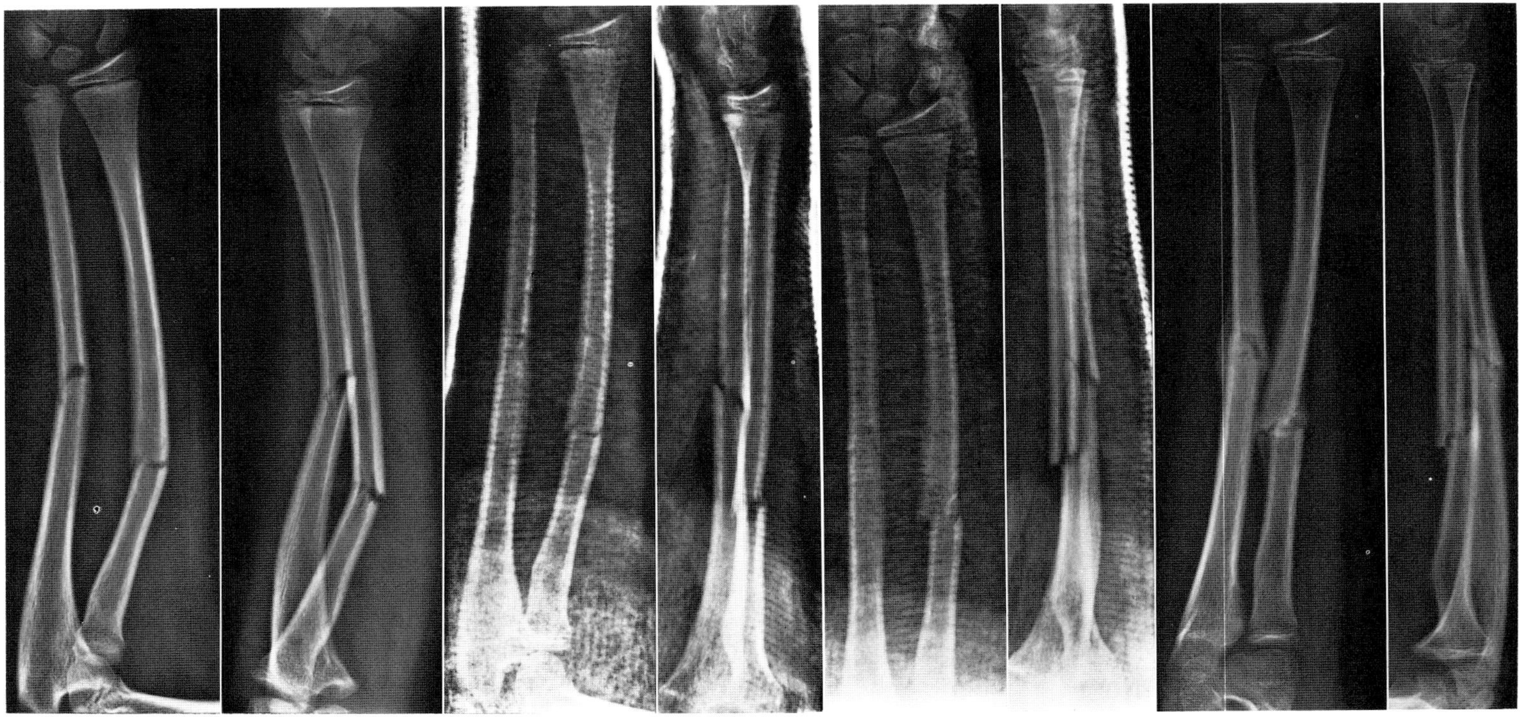

Abb. **137** Therapie der Grünholzfrakturen. Ist das primäre Fehlstellungsausmaß zu groß, um es durch eine spätere Gipskeilung beseitigen und die Kortikalis auf der ehemaligen Konvexseite der Fraktur unter Kompression bringen zu können, so muß die Fraktur durchgebrochen werden, um ein adäquates Abheilen zu ermöglichen. Leichte Seit-zu-Seit-Verschiebung ist dabei anzustreben. Nach 4 Wochen ist dann üblicherweise die Fraktur ohne die Gefahr einer Refrakturierung abgeheilt. Bei diesem 11jährigen Knaben wurde die Grünholzfraktur des Vorderarmschaftes durchgebrochen, nach 4 Wochen war die Fraktur klinisch und radiologisch geheilt, sichtbar an der allseitigen periostalen Überbrükkung des Frakturspaltes. Im weiteren Verlauf ist es zu keiner Refraktur gekommen

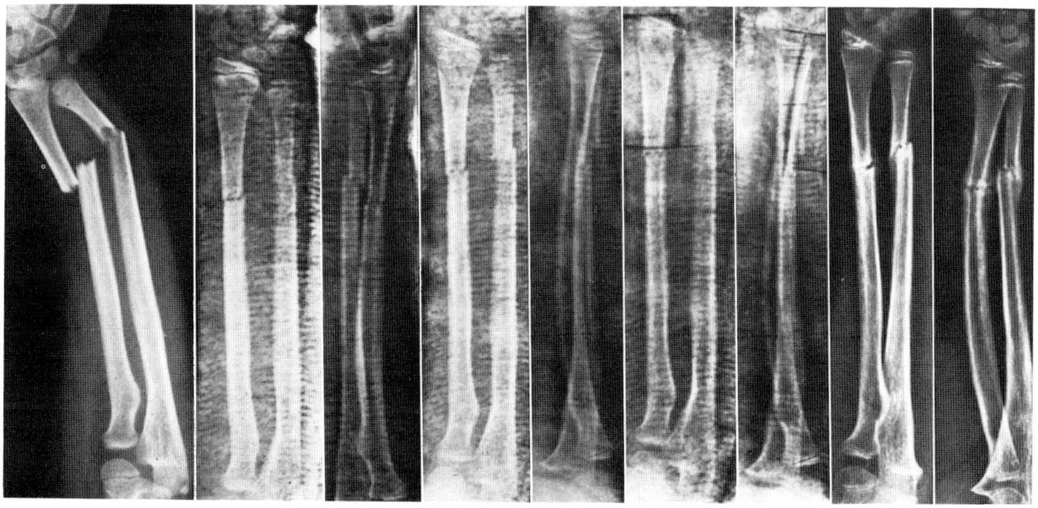

Abb. **138** Therapie vollständig dislozierter Vorderarmschaftfrakturen. Meist gelingt es bei Querfrakturen auf konservativem Wege die Fraktur ideal zu reponieren und die Stellung auch auf konservativem Wege zu retinieren, wie in diesem Fall bei einem 9jährigen Knaben. Die Fraktur war nach 4 Wochen klinisch und radiologisch fest verheilt, so daß keine weitere Ruhigstellung mehr notwendig war

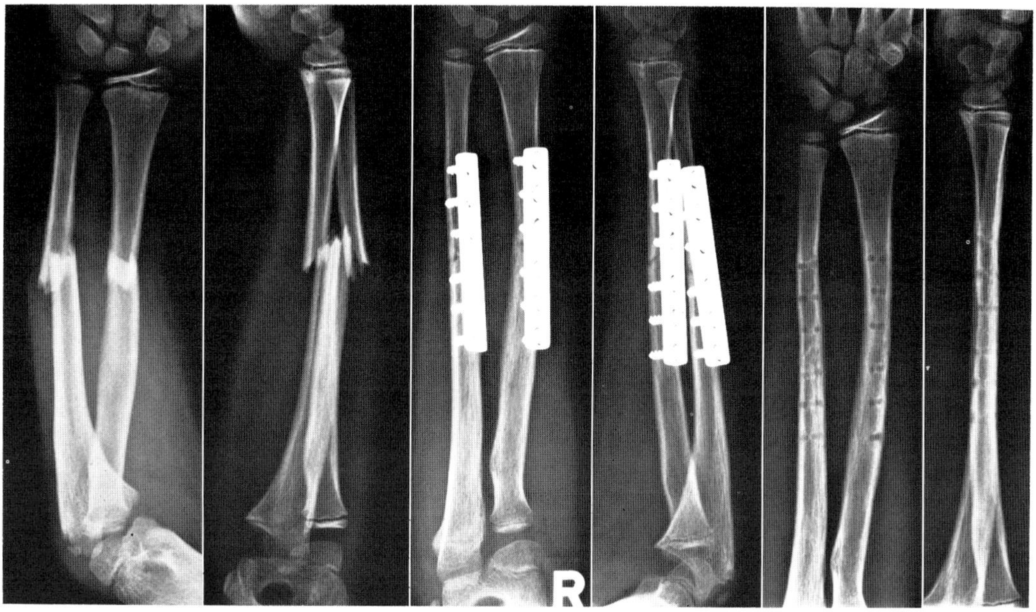

Abb. **139** Therapie vollständig dislozierter Vorderarmschaftfrakturen. Wegen eines Interpositums gelang die geschlossene Reposition der vollständigen Vorderarmfraktur bei dem 11jährigen Knaben nicht, so daß in gleicher Narkose die offene Reposition und Fixation mit kleinen AO-Veterinärplatten durchgeführt wurde. Die Metallentfernung erfolgte nach 7 Monaten, die Fraktur war klinisch und radiologisch fest verheilt

druck direkt aufeinander stellen zu können. Bei Schrägfrakturen ist schon allein die Reposition sehr erschwert. Gelingt sie wider Erwarten, so ist dann meist keine stabile Retention in Gips möglich.
Mißlingt der geschlossene Repositionsversuch oder kann keine stabile Retention auf konservativem Wege erfolgen, so ist die Indikation zur operativen Versorgung dieser Frakturen in gleicher Narkose gegeben (Abb. **139**). Konservative Behandlungsversuche sollten unterlassen werden, wenn schon primär abzusehen ist, daß sekundäre Repositionsmanöver zu erwarten sind. Die Primärtherapie sollte so definitiv stabile Verhältnisse schaffen, daß höchstens noch Gipskeilungen notwendig werden dürften, aber keine erneuten Repositionen in Anästhesie. Des weiteren ist grundsätzlich zu bedenken, daß posttraumatische Deformierungen des Vorderarmschaftes sekundär schlecht zu korrigieren sind und meist zu keiner Funktionsverbesserung führen, da eine Funktionseinbuße nicht nur die Folge ossärer Deformitäten, sondern auch allein Folge von Weichteilschäden sein kann.
Unabhängig vom Alter, aber abhängig von der Reponier- und Stabilisierbarkeit auf konservativem Weg, wird also bei den vollständig dislozierten Vorderarmfrakturen die Indikation zur Osteosynthese gestellt. Wir wählen die Plattenosteosynthese. Zur Fixation verwenden wir je nach Größenverhältnissen AO-Drittel-Rohrplatten oder AO „kleine Veterinärplatten" DCP 3,5 mm.
Während bei kleineren Patienten die Fraktur auch mit einer Adaptionsosteosynthese anstandslos abheilt, kann bei inkorrekten Osteosynthesen Jugendlicher eine „sperrende Platte" das Phänomen des Grünholzbruches mit entsprechender Konsolidationsstörung auslösen. Nach der Plattenentfernung kann es dementsprechend bei diesen Patienten ebenfalls zur Refraktur kommen. Vornehmlich bei älteren Patienten sollte deshalb die Platte stets leicht vom Schaft abgebogen werden, um auf der Gegenseite der Platte genügend Kompression zu erzielen. Die Röntgenkontrolle in Anästhesie bestätigt den korrekten Sitz der Platte und der Schrauben sowie die Kompression der Fraktur.
Je nach Temperament des Patienten erfolgt postoperativ noch eine kurzfristige Ruhigstellung im Vorderarmgips für 2–3 Wochen nach gesicherter Wundheilung. Die Röntgenkontrolle nach 4 Wochen bestätigt die Konsolidation der Fraktur. Das weitere Prozedere erfolgt wie bei den Grünholzfrakturen.
Die Metallentfernung wird üblicherweise nach einem halben Jahr vorgenommen. Anschließend wird nochmals eine Röntgenkontrolle durchgeführt. Zeigt sich hier eine ausgedehnte Druckatrophie der plattennahen Kortikalis oder ist gar noch ein Frakturspalt sichtbar, so muß der Arm nochmals für 3–4 Wochen im Oberarmgips ruhiggestellt werden. Erst dann kann bei freier Beweglichkeit und Schmerzfreiheit die Sporttätigkeit wieder langsam aufgenommen werden.
Die Behandlung wird nach Sportaufnahme bei freier Funktion, reizlosen Narbenverhältnissen und intakter Peripherie nach der Metallentfernung abgeschlossen.

Frakturen im Bereich des Vorderarmschaftes – distales Drittel

- Grünholzfraktur des diametaphysären Übergangs eines oder beider Knochen (Abb. **140a**),
- metaphysärer Stauchungsbruch (Abb. **140b**),
- metaphysärer Biegungsbruch (Abb. **140c**),
- Epiphysenlösung des distalen Radius mit und ohne metaphysären Keil, isoliert oder kombiniert mit Wulstfrakturen der Ulna, Epiphysenlösung der Ulna bzw. Ausriß des Processus styloideus ulnae (Abb. **140d**).

Am distalen Übergang vom diaphysären zum metaphysären Bereich sind noch Grünholzfrakturen möglich. Ansonsten finden sich zum größten Teil Stauchungsfrakturen mit und ohne Abkippungen, seltener vollständig dislozierte Frakturen. Daneben – als peripherste metaphysäre Fraktur – sind Epiphysenlösungen vor allem des distalen Radius als häufigste Lokalisation aller Epiphysenlösungen zu nennen.
Nur die Epiphysenlösung des Radius entspricht der Radiusfraktur loco classico des Erwachsenen.
Die Frakturen im distalen Vorderarmbereich sind die häufigsten Verletzungen der oberen Extremitäten.
Epiphysenfrakturen des distalen Radius sind derart selten, daß nicht näher darauf eingegangen werden muß (7, 10, 11, 14).

Abb. **140a** Frakturen im Bereich des distalen Vorderarms: Grünholzfrakturen am Übergang von der Dia- zur Metaphyse

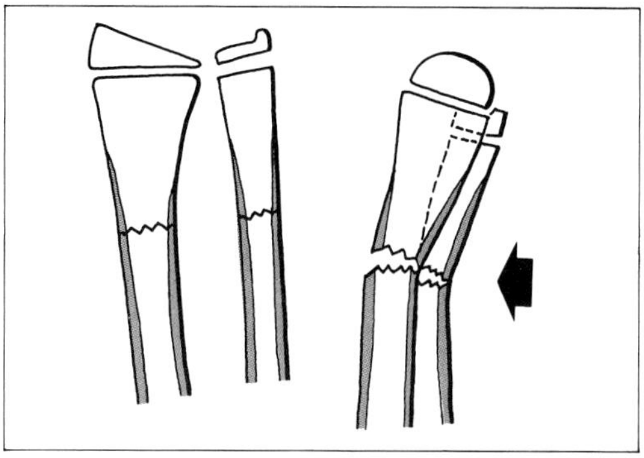

Abb. **140b** Metaphysäre Frakturen im Bereich des distalen Vorderarms: Metaphysäre Stauchungsfrakturen – Wulstbrüche – eines oder beider Knochen mit Einstauchung nur der dorsalen oder auch der dorsalen und ventralen Kortikalis

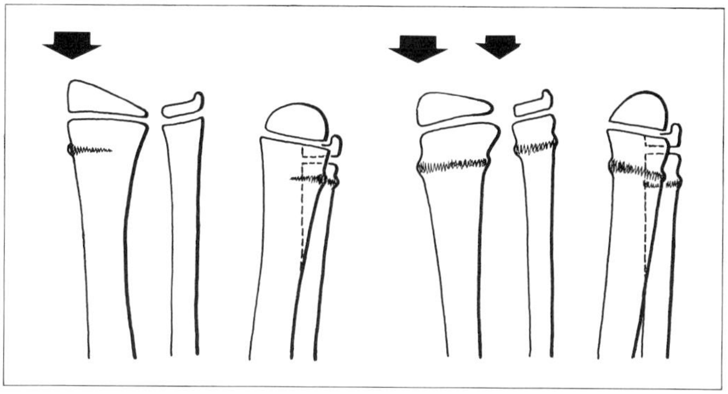

Abb. **140c** Metaphysäre Frakturen im Bereich des distalen Vorderarms: Metaphysäre Biegungsfrakturen eines oder beider Knochen

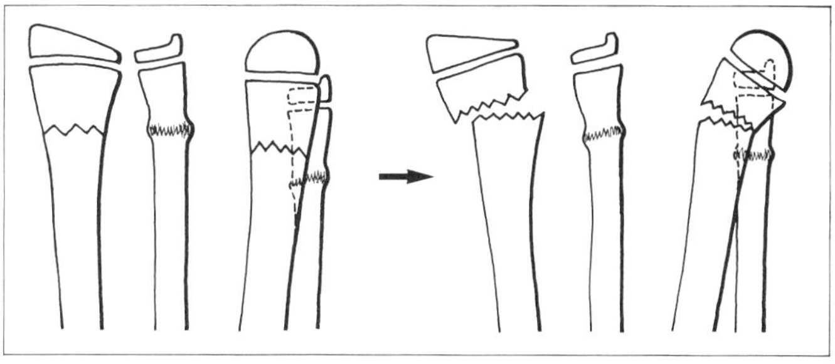

Abb. **140d** Metaphysäre Frakturen im Bereich des distalen Vorderarms: Epiphysenlockerungen und -lösungen mit und ohne zusätzlichen metaphysären Ausbruchkeil und/oder zusätzlicher Läsion der Ulna (Fraktur des Processus styloideus ulnae, Epiphysenlösung oder metaphysärer Wulstbruch)

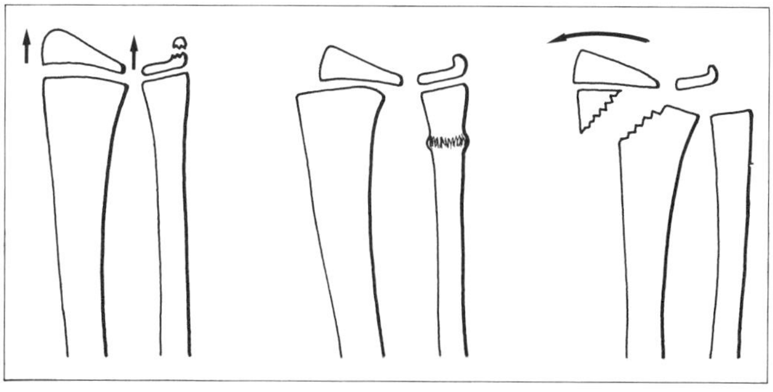

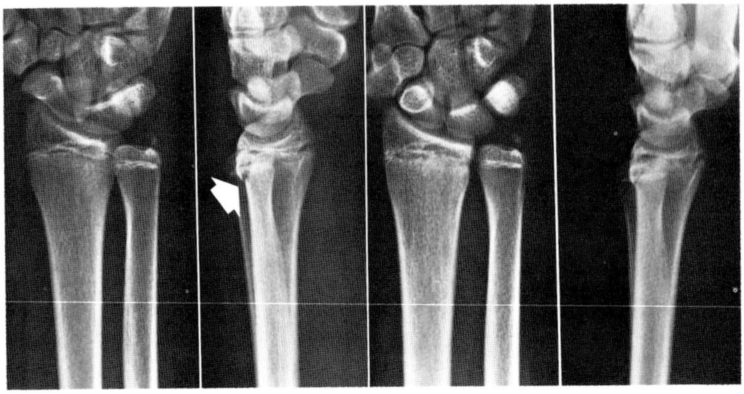

Abb. **141** Diagnostik undislozierter Epiphysenlösungen. Oftmals weist neben der klinischen Symptomatik nur eine metaphysäre Frakturierung auf eine Epiphysenlösung hin (Pfeil). Stehen die Fragmente ideal aufeinander, so kann die periostale Kallusbildung im weiteren Verlauf ausbleiben, so daß die sekundäre radiologische Diagnostik nicht aussagekräftig ist. In derartigen Fällen muß ausschließlich auf die Klinik abgestellt werden. Bei diesem 14jährigen Patienten war nach 4wöchiger Ruhigstellung die Fraktur klinisch fest konsolidiert, ohne daß radiologisch eine kallöse Abstützung sichtbar geworden wäre

Diagnostische Probleme können einerseits nur minim eingestauchte spongiöse Wulstfrakturen bereiten, andererseits Epiphysenlockerungen, oder undislozierte, oder auch spontan wieder reponierte und ideal stehende Epiphysenlösungen. Nicht immer ist die sekundäre Diagnostik zuverlässig, da bei ideal stehenden Frakturen die periostale Abstützung ausbleiben kann (Abb. **141**). In all diesen Fällen richte man sich ausschließlich nach der Klinik.

Wachstumsstörungen der passageren Stimulation der distalen Radiusfuge mit passagerem Mehrwachstum des Radius sind am häufigsten zu finden. Dadurch kommt es – vor allem nach mehrmaligen Frakturen oder gehäuften Repositionsmanövern – zum deutlichen Längenwachstum des Radius gegenüber der Ulna. Diese Längendifferenz ist geringgradig und hat keine klinische Relevanz, da die Verlängerung um den Wachstumsabschluß herum wieder auf ein tolerables, klinisch irrelevantes Maß spontan korrigiert wird. Diese gezielte Längenkorrektur findet nur gegenüber dem Partnerknochen, nicht aber gegenüber der Gegenseite statt (12).

Wachstumsstörungen des vorzeitigen totalen oder partiellen Verschlusses der distalen Fuge können außerordentlich selten sowohl im Bereich der Ulna als auch im Bereich des Radius nach undislozierten und dislozierten Stauchungsfrakturen ebenso vorkommen, wie nach Epiphysenlösungen (9, 10, 11, 12, 15). Die Ursache ist nicht geklärt. Am ehesten sind pertraumatische Gefäßläsionen des epiphysären Systems anzunehmen (12). Die Folge besteht in einer altersabhängig zunehmenden Verkürzung des betroffenen Skelettabschnittes (Abb. **142**). Primär existiert kein Parameter, der auf das Auftreten dieser Wachstumsstörung hinweisen könnte. Weder die Dislokation noch die Art des Achsenknickes, weder die Häufigkeit von Manipulationen noch die Art der Läsionen, weist eine Korrelation zu dem Auftreten dieser Wachstumsstörungen auf. Sekundär müssen Verkürzungen nach derartigen Wachstumsstörungen unter Umständen mehrmals operativ korrigiert werden, um bis Wachstumsabschluß die seitengleiche Längenrelation zwischen Radius und Ulna wieder herzustellen.

Angesichts des hohen Wachstumsanteils der distalen Vorderarmfugen und der ausgedehnten Bewegungsmöglichkeiten im Handgelenk, besteht am distalen Vorderarm eine ausgezeichnete Spontankorrektur sowohl der Seit-zu-Seit-Verschiebungen als auch von Achsenknicken in der Frontal- und Sagittalebene (1, 3, 4, 6, 8, 10, 11, 18, 19, 20). Seit-zu-Seit-Verschiebungen werden bis zur vollen Schaftbreite wieder anstandslos ausgeglichen (6). Da sie aber zu einer zum Teil länger andauernden Prosupinationseinschränkung führen können,

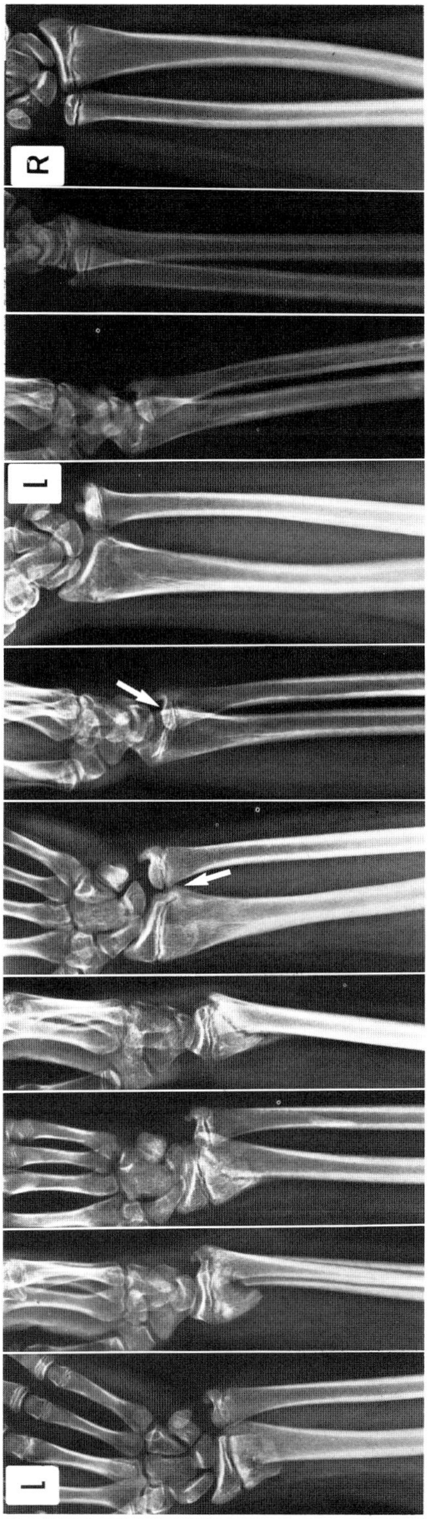

Abb. 142 Seltene Wachstumsstörung nach distalen Vorderarmfrakturen. Nach allen meta- und epiphysären Frakturen kann es zum vorzeitigen partiellen oder vollständigen Verschluß der distalen Radius- oder Ulnaepiphysenfuge kommen. Bei diesem 13jährigen Patienten war es nach einer in Fehlstellung verheilten metaphysären Schrägfraktur zum partiellen Verschluß der distalen Radius-Epiphysenfuge auf der ulnaren Seite mit konsekutivem Fehlwachstum gekommen

sollten Verschiebungen über eine Viertelschaftbreite nicht belassen werden. Abkippungen in der Frontal- und Sagittalebene sind an dieser Stelle bis zu einem Ausmaß von höchstens 40–50° zu finden. Diese werden bei Fraktur bis zu einem Alter von 10–12 Jahren zuverlässig wieder spontan korrigiert: Die Fehlstellung wächst in den Schaftbereich hinein und wird hier periostal weitgehend ausgeglichen. Parallel dazu richtet sich die Epiphyse im weiteren Wachstum wieder senkrecht zur Bewegungsebene auf. Unter Umständen erfolgen derartige Korrekturen sehr schnell innerhalb weniger Monate, was weniger auf eine Wachstumskorrektur als vielmehr auf eine statisch-mechanische Korrektur hinweist. Die Zuverlässigkeit dieser Korrekturen gilt in gleicher Weise für Fehlstellungen nach Wulstbrüchen wie auch für Fehlstellungen nach Epiphysenlösungen (Abb. **143**). Seltene Volarabkippungen werden zögernder korrigiert als die wesentlich häufigeren Dorsalabkippungen. Verkürzungsfehlstellungen sind meist kombiniert mit radialen oder dorsalen Abkippungen und werden hier – wie gesagt – als an der einzigen Stelle des wachsenden Skelettes im weiteren Verlauf wieder gezielt korrigiert (12) (Abb. **144**). Sind sie kombiniert mit Seit-zu-Seit-Verschiebungen – als vollständig dislozierte Frakturen – so ist deren Korrektur ebenfalls möglich, aber von längerer Dauer (6).

Hinsichtlich der Therapie unterscheiden wir zwischen Grünholzfrakturen am Übergang von der Dia- zur Metaphyse und undislozierten, abgekippten sowie vollständig dislozierten metaphysären Stauchungs- und Biegungsbrüchen inkl. der Epiphysenlösungen. Grundsätzlich werden all diese Frakturen ambulant behandelt (Tab. **6**).

Grünholzfrakturen am Übergang vom diaphysären zum metaphysären Bereich stellen eine Kombination aus Stauchungsfraktur und Grünholzfraktur dar. Sie weisen als Folge des Biegungstraumas stets eine leichte Abkippung auf. Auch hier kann es unter Umständen zu Konsolidationsstörungen auf der ehemaligen Konvexseite der Fraktur kommen. Hier können jedoch bedenkenlos – in den genannten Altersgrenzen – Fehlstellungen belassen werden, so daß durch die breitere Frakturabstützung durch den periostalen Kallus die Refraktur verhindert wird (Abb. **145**).

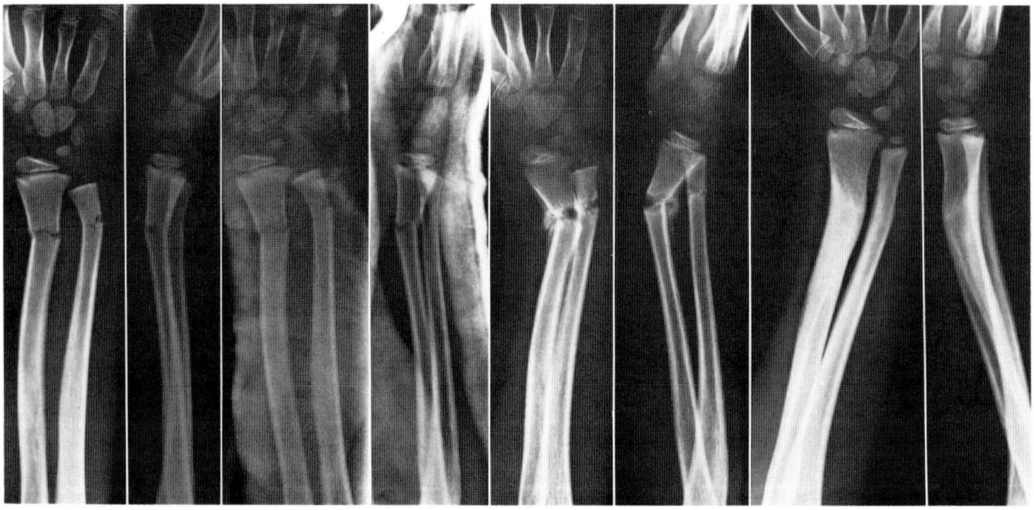

Abb. **143** „Spontankorrekturen" am distalen Vorderarm. Aufgrund der anatomischen Verhältnisse im distalen Vorderarmbereich kommt es selten zu Abkippungen über 40–50°. Die üblichen Abkippungen in der Frontal- und Sagittalebene werden bis zu einem Alter von 10–12 Jahren bei Fraktur im weiteren Wachstum wieder vollständig ausgeglichen. Bei dem hier dargestellten Fall eines 7jährigen Patienten verheilte die metaphysäre Biegungsfraktur in Dorsal- und Radialabkippung von je 35°. Schon nach einem Jahr war die Fehlstellung weitgehend ausgeglichen. Zu keinem Zeitpunkt bestand bei dem Patienten eine Einschränkung der Pro- oder Supination

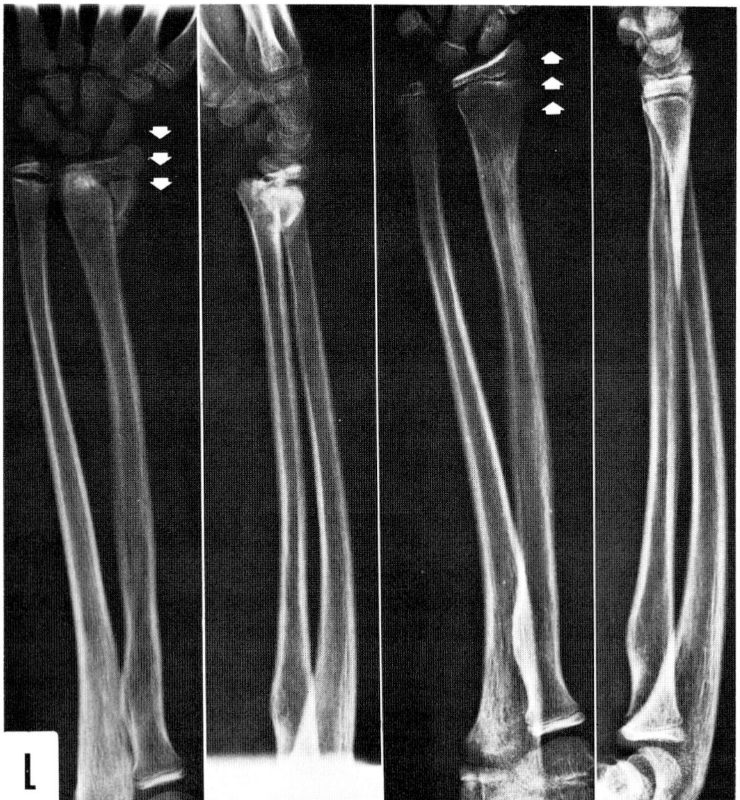

Abb. **144** „Spontankorrekturen" am distalen Vorderarm. Auch Verkürzungsfehlstellungen (wie hier zwölf Monate nach einer Epiphysenlösung bei einem 10jährigen Mädchen) werden im weiteren Wachstum wieder spontan auf die korrekte Längenrelation zum Partnerknochen korrigiert

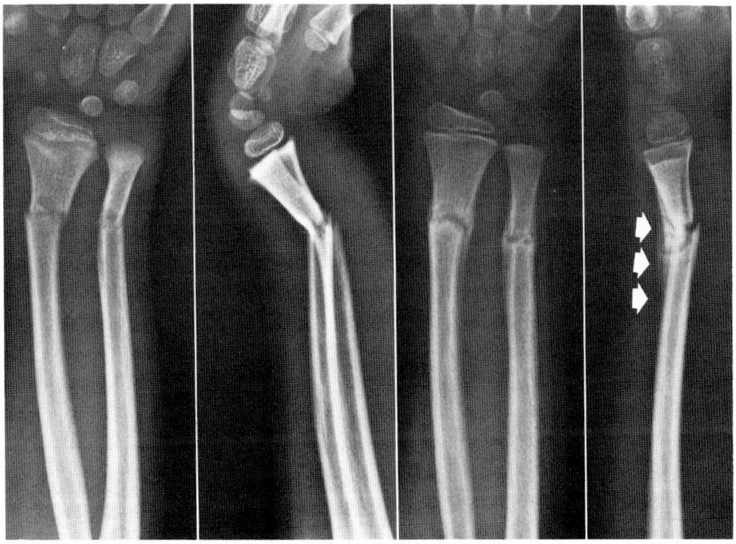

Abb. **145** Therapie der Frakturen im distalen Vorderarmbereich. 6jähriger Knabe mit abgekippter Grünholzfraktur am diametaphysären Übergang. Durch Gipskeilung wurde das Fehlstellungsausmaß diminuiert, die Konvexseite der Fehlstellung aber nicht unter Kompression gebracht, so daß es hier zur partiellen Konsolidationsstörung gekommen ist. Die breite periostale Abstützung auf der Konkavseite der Fehlstellung verhinderte im weiteren Verlauf eine Refraktur

Undislozierte metaphysäre Stauchungsfrakturen mit Einstauchung nur der dorsalen oder auch der dorsalen und volaren Kortikalis werden zur Schmerzbehandlung primär in einer dorsolateralen Vorderarmgipsschiene ruhiggestellt. Der Gipsschluß kann unterlassen werden. Üblicherweise sind hier keine weiteren Röntgenkontrollen notwendig. Die Ruhigstellungszeit beträgt je nach Alter des Patienten 2–3 Wochen. Anschließend wird bei Schmerzfreiheit die Behandlung abgeschlossen (Abb. **146**).

Bei undislozierten, *metaphysären Biegungsbrüchen* (Abb. **147**) und *Epiphysenlösungen* besteht die Gefahr einer sekundären Dislokation. Bei Patienten jenseits des 10. Lebensjahres muß, bei Patienten unterhalb des 10. Lebensjahres kann deshalb eine radiologische Stellungskontrolle im Gips um den 8. Tag herum durchgeführt werden. Bei zunehmender Abkippung erfolgt in allen Fällen eine Gipskeilung, deren Ergebnis jenseits des 10. Lebensjahres radiologisch dokumentiert werden sollte. Die Ruhigstellung erfolgt im Oberarmgips mit volarer Vorderarmverstärkung für insgesamt 3–4 Wochen. Nach Gipsabnahme sollte bei allen Epiphysenlösungen und allen gekeilten Frakturen die Konsolidation neben der klinischen Prüfung auch radiologisch dokumentiert werden.

Bestehen *primär Abkippungen* von metaphysären Biegungsfrakturen oder Epiphysenlösungen eines oder beider Knochen bis zu 40° in

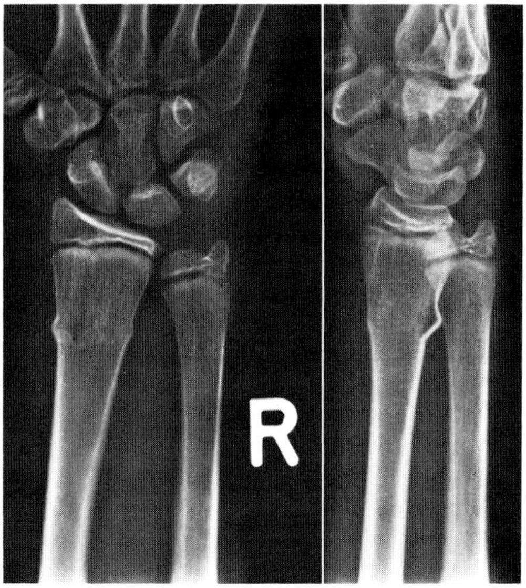

Abb. **146** Therapie der Frakturen im distalen Vorderarmbereich. Spongiöse, eingestauchte Wulstfrakturen bedürfen lediglich der Schmerzbehandlung in Form eines Gipses

der Frontal- und/oder in der Sagittalebene, so belassen wir diese Fehlstellungen ohne Reposition nach entsprechender Information des Patienten und dessen Eltern und mit deren Einverständnis für das weitere Prozedere. Die Ruhigstellung erfolgt im Oberarmgips – nur

Tabelle **6** Therapie metaphysärer Frakturen im Bereich des Vorderarmes.
RK = Röntgenkontrolle, () = eventuell, LJ = Lebensjahr

	undislozierte, metaphysäre Stauchungsfrakturen	undislozierte, metaphysäre Biegungsfrakturen		abgekippte Frakturen		vollständig dislozierte Frakturen	
0. Tag	Gipsschiene	Gipsschiene		Gipsschiene		Reposition, Gipsschiene (dorsovolar) und RK	
4. Tag	–	Gipsschluß		Gipsschluß		Gipsschluß	
8.–10. Tag	–	<10. LJ RK (Keilung)	>10. LJ RK (Keilung) (RK)	<10. LJ Keilung	>10. LJ Keilung RK (Reposit.)	<10. LJ RK (Keilung)	>10. LJ RK (Keilung) (RK)
14. Tag	(Gipsentfernung und klinische Kontrolle)	–	(RK)	–	(RK) (Keilung)	–	(RK) (Keilung)
4. Woche	Gipsentfernung und klinische Kontrolle	Gipsentfernung und klinische Kontrolle (RK)		Gipsentfernung klinische Kontrolle (RK)	RK	Gipsentfernung + RK	

bei älteren Jugendlichen mit ganz distalen Frakturen im Vorderarmgips – mit volarer Verstärkung. Um den 4. Tag herum wird in allen Fällen der Gips geschlossen. Am 8. Tag, nachdem die Weichteile vollständig abgeschwollen sind, erfolgt die primäre Keilung (Abb. **147**). Anschließend wird das Keilungsergebnis vornehmlich bei den Patienten jenseits des 10. Lebensjahres radiologisch kontrolliert. Bei Bedarf wird der Keil umgesetzt und erst dann der Gips wieder geschlossen. Bei Patienten unterhalb der Altersgrenze von 10–12 Jahren kann das Röntgenbild nach der Keilung unterlassen werden, da hier ja ohnehin Abkippungen bis zu 40° in einer oder zwei Ebenen tolerabel sind. Bei Jugendlichen sollte die ideale Stellung angestrebt werden. Gelingt es nicht, mit der Keilung die ideale Stellung oder, unterhalb des 10. Lebensjahres, die tolerable Stellung zu erreichen, so wird am Tag darauf, am nüchternen Patienten, die Reposition in Block- oder Allgemeinanästhesie durchgeführt.
Nur bei älteren Jugendlichen kurz vor Fugenschluß werden vor allem Epiphysenlösungen aber auch unter Umständen Stauchungsfrakturen perkutan mit einem Kirschner-Draht fixiert, um ein sekundäres Abrutschen zu verhindern. In allen Fällen ist selbstverständlich eine Stellungskontrolle nach der Reposition bei noch liegender Anästhesie indiziert.

Gelang mit der ersten Keilung die Korrektur der Stellung, so muß lediglich bei älteren Jugendlichen 8 Tage später nochmals eine Röntgenkontrolle durchgeführt werden (als 14-Tages-Kontrolle). Nach 4wöchentlicher Gipsruhigstellung erfolgt bei allen Fällen die radiologische Bestätigung der Konsolidation nach Gipsabnahme. Bei jüngeren Patienten kann diese Kontrolle – mit Einverständnis der Beteiligten – nur klinisch durchgeführt werden.

Vollständig abgerutschte und verkürzte Frakturen werden primär reponiert und in Oberarmgipsschiene mit volarer Vorderarmverstärkung in Nullstellung des Vorderarms ruhiggestellt. Bei älteren Jugendlichen wird unter Umständen die Fraktur durch eine Spickdraht-Osteosynthese gleichzeitig stabilisiert. Bei jüngeren Patienten erübrigt sich die Spickung.
Der Gipsschluß erfolgt am 4.–5. Tag. Eine erste radiologische Stellungskontrolle wird bei den ungespickten Frakturen um den 8. Tag herum durchgeführt. Zeigt sich eine beginnende Fehlstellung, so wird wie bei den primären Abkippungen verfahren (Abb. **148**). Nur bei älteren Kindern ist um den 14. Tag herum nochmals eine radiologische Stellungskontrolle indiziert. In allen Fällen erfolgt die Gipsabnahme und radiologische Konsolidationskontrolle nach 4 Wochen.

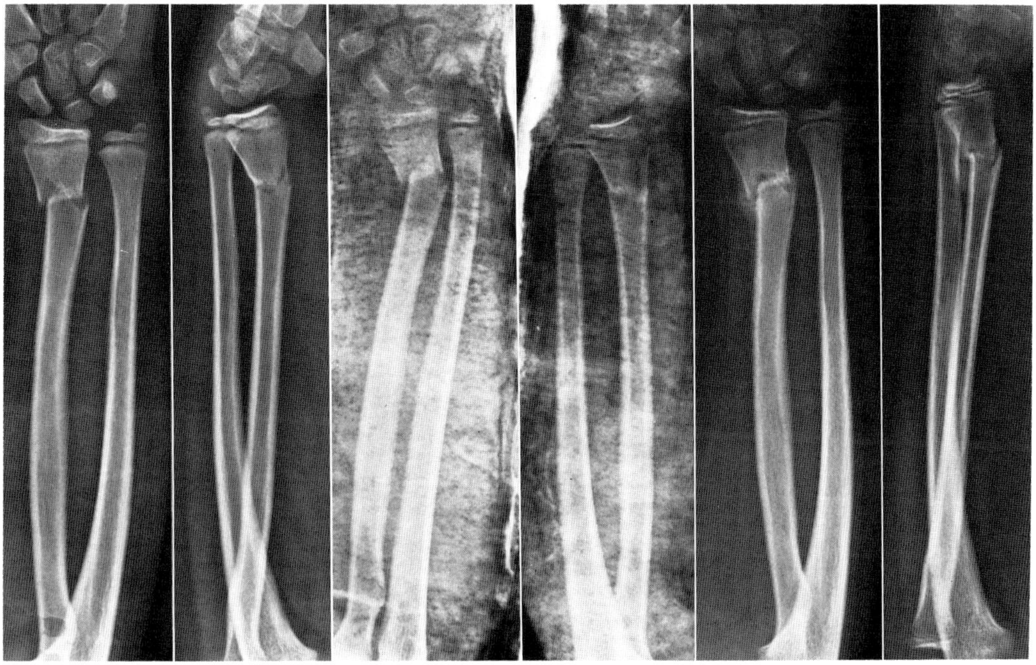

Abb. **147** Therapie der Frakturen im distalen Vorderarmbereich. Bei metaphysären Biegungsfrakturen besteht die Gefahr der sekundären Dislokation, die um den 8. Tag herum radiologisch verifiziert werden sollte. Bei dem 8jährigen Knaben wurde nach dieser Stellungskontrolle eine Gipskeilung durchgeführt. Aufgrund des Alters des Patienten wurde auf die Dokumentation des Keilungsergebnisses verzichtet, die Fraktur heilte mit noch leichter Fehlstellung aus. Nach einem halben Jahr war klinisch keine Deformierung mehr sichtbar, die Beweglichkeit war stets frei gewesen

Ist der Kallus indolent geworden, so beginnen alle Patienten mit spontanen Bewegungsübungen und sind bei freier Beweglichkeit meist 2–3 Wochen danach wieder voll sportfähig.

Belassene Fehlstellungen des Radius allein führen üblicherweise zu keiner wesentlichen Funktionsstörung (auch nicht Abkippungen um 40°). Fehlstellungen im Bereich beider Knochen können eine primäre Funktionsstörung der Prosupination verursachen, die jedoch durch die Schulter gut kompensiert wird. Nach 3–4 Monaten ist eine derartige Bewegungsstörung meist verschwunden. Die Sportfähigkeit wird durch eine belassene Fehlstellung nicht beeinträchtigt. Spätschäden, z. B. in Form von Längendifferenzen, sind nicht zu befürchten (11). Grundsätzlich stören sich die Kinder an belassenen Fehlstellungen in keiner Weise, weder an der passageren kosmetischen Deformierung noch an passageren Funktionsstörungen. Gestört fühlen sich die Eltern, die wiederum erheblich, sowohl durch hausärztliche als auch durch paramedizinische Beratung aus Bekannt- und Verwandtschaft verunsichert wurden.

Verunsicherten Eltern beweise man im weiteren Verlauf das bisherige Ausmaß der stattgefundenen Korrektur anhand von Röntgenkontrollen. Bei nicht negativ beeinflußten Eltern genügen klinische Kontrollen in Halbjahresabständen bis zum Erreichen der kosmetischen und funktionellen Wiederherstellung. Die Behandlung kann dann schon allein aufgrund des klinischen Befundes abgeschlossen werden.

Verbliebene Fehlstellungen, vor allem im Jugendlichenalter, sollten nicht vor Ablauf von 2 Jahren, wenn möglich erst nach Wachstumsabschluß, operativ korrigiert werden, um sämtliche Möglichkeiten der Wachstumskorrekturen voll auszunützen.

Die mögliche Wachstumsstörung des partiellen vorzeitigen Verschlusses der Wachstumsfugen rechtfertigt keine langfristigen Kontrollen, unter Umständen bis Wachstumsabschluß. Die Seltenheit dieser Wachstumsstörung einerseits und die Häufigkeit dieser Verletzungen im distalen Vorderarmbereich andererseits, sprechen dagegen. Auch bei Epiphy-

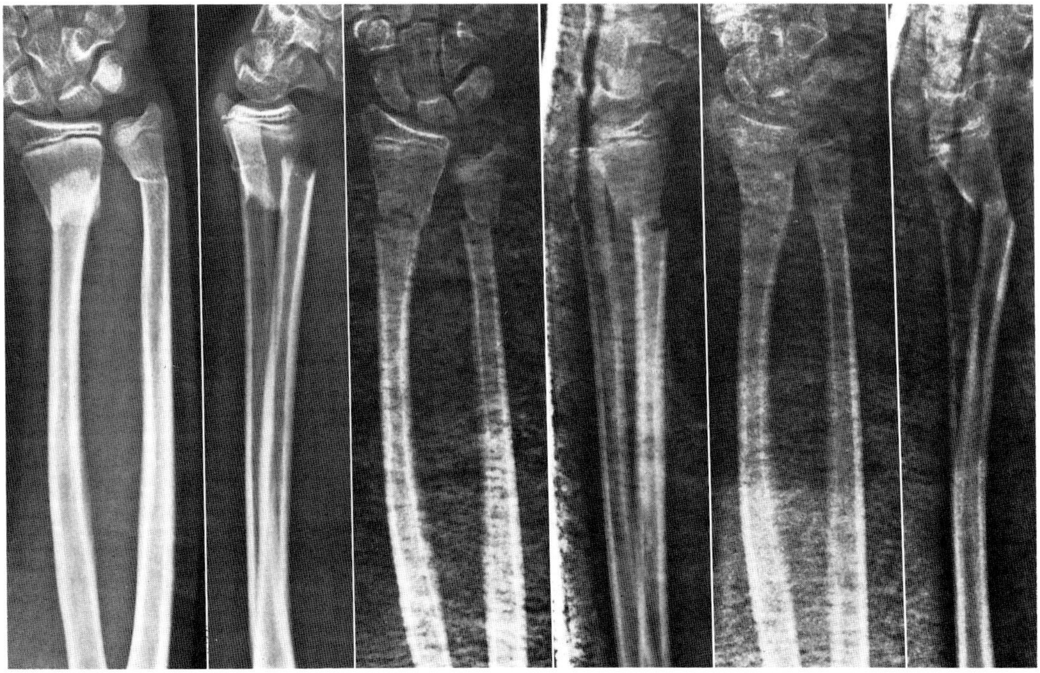

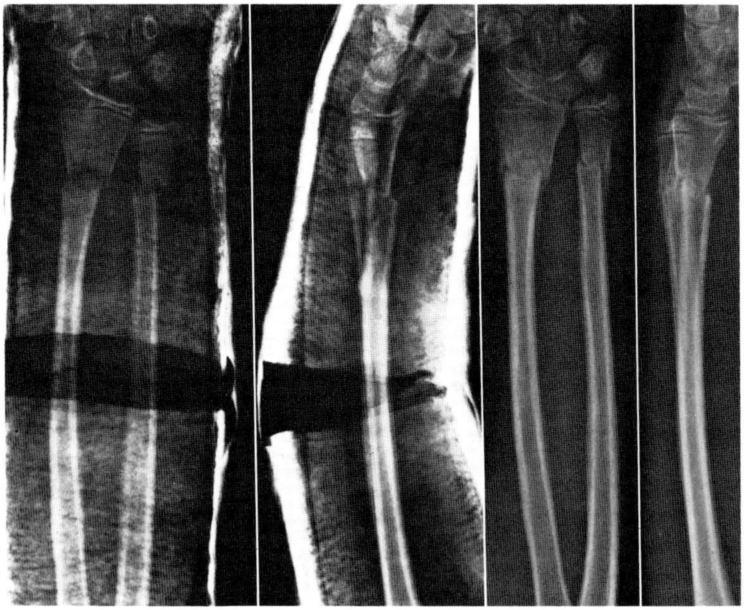

Abb. **148** Therapie der Frakturen im distalen Vorderarmbereich. Vollständig dislozierte Frakturen werden, unabhängig vom Alter, primär reponiert, das Repositionsergebnis radiologisch dokumentiert. Die Stellungskontrolle um den 8. Tag soll eine mögliche beginnende Achsabweichung aufdecken. Diese wird dann durch die Gipskeilung beseitigt. Unterhalb des 10. Lebensjahres können tolerable Fehlstellungen belassen werden, jenseits des 10. Lebensjahres müssen, wie bei dieser 11jährigen Patientin, ideale Achsenverhältnisse angestrebt werden

senlösungen ist hiervon keine Ausnahme zu machen, da der vorzeitige Verschluß nach Lösungen mit und ohne metaphysäre Beteiligung gleich selten ist, wie auch nach dislozierten und undislozierten metaphysären Wulst- und Biegungsbrüchen.
Die Kombination von Radiusfrakturen und Abrissen des Processus styloideus ulnae ist sehr selten und eher dem Jugendlichenalter vorbehalten. Diese Verletzung kann aber auch übersehen werden, vor allem, wenn der Processus styloideus ulnae radiologisch noch nicht sichtbar ist. Das abgerissene Fragment wächst nicht immer an. Es kann zu persistierenden Pseudarthrosen kommen, die mitunter hartnäckige Beschwerden bereiten (14). Nur in derartigen Fällen ist dann die Exstirpation des Fragmentes indiziert.
Epiphysenfrakturen sind – wie schon eingangs erwähnt – eine Seltenheit im Bereich des distalen Radius, da die Fuge einen außerordentlich guten Schutz für das Gelenk und damit auch für die Epiphyse darstellt. Undislozierte Frakturen mit einer Frakturspaltdehiszenz bis zu 2 mm würden konservativ behandelt werden, bei Dislokation jenseits dieses Ausmaßes wäre die operative Reposition und Fixation mit Kirschner-Drähten oder mit Kleinfragmentschrauben indiziert.

Verletzungen im Bereich des Handskelettes

Handwurzelfrakturen

Frakturen der Handwurzelknochen sind außerordentlich selten und kommen wahrscheinlich nur im Jugendlichenalter vor. Am häufigsten ist das Os naviculare betroffen, meist isoliert, selten einmal auch kombiniert mit einer distalen Radiusfraktur (2, 3).
Handwurzelluxationen sind in unserem Krankengut der letzten 14 Jahre nie beobachtet worden. Auch Jonasch u. Bertel (3) hatten bei Kindern bis zu 14 Jahren keine derartigen Verletzungen festgestellt.
Wie auch beim Erwachsenen können Navikularefrakturen primär radiologisch nicht sichtbar sein, sondern erst nach 10–14 Tagen sichtbar werden. Besteht klinisch der Verdacht auf eine Navikularefraktur bei einem Jugendlichen und ist auf den a.-p. und seitlichen Bildern keine Fraktur sichtbar, so verzichten wir primär auf gezielte Navikulareaufnahmen und stellen die Hand in einer Navikulare-Vorderarm-Gipsschiene unter Einschluß des Daumens für 14 Tage ruhig. Besteht dann nach Abnahme der Schiene klinisch noch eine Druckdolenz über dem Navikulare, so lassen die entsprechenden Zielaufnahmen zumeist die Fraktur eindeutig erkennen. Besteht keinerlei Druckdolenz mehr über dem Navikulare, so verzichten wir auf die weitere radiologische Abklärung. Vor allem in den Zielaufnahmen können Ossifikationszentren im Bereich der Tuberositas des Navikulare deutlicher sichtbar werden und zu Verwechslungen mit Frakturen Anlaß geben. Mit dem beschriebenen Vorgehen kann derartigen Verwechslungen vorgebeugt werden.
Frische und veraltete Frakturen werden prinzipiell primär konservativ behandelt. Dazu stellen wir für die ersten 4 Wochen im Oberarmgips ruhig. Im allgemeinen heilen die Frakturen in 6–8 Wochen aus. Wir führen nach 4 Wochen ein gipsfreies Röntgenbild durch und stellen je nach klinischem Befund evtl. nochmals im Navikularegips für 2–4 Wochen ruhig und beurteilen dann die Konsolidation erneut radiologisch. Pseudarthrosen sind meist nicht zu befürchten, wenn bei Unfall die Wachstumsfugen der Umgebung noch offen sind (Abb. **149**).
Frakturen der übrigen Handwurzelknochen sind derart selten (3), daß nicht näher auf sie eingegangen werden soll.

Frakturen der Metakarpalia

Sämtliche Metacarpalien weisen, ebenso wie die Fingerphalangen, nur eine Epiphysenfuge auf. Das Metacarpale I besitzt – ebenso wie die Phalangen – eine basale Fuge, während alle übrigen Metakarpalia eine distale subkapitale Fuge erkennen lassen (Abb. **150**). Die oft vorhandene basale Pseudofuge der Metakarpalia II–V und die subkapitale Pseudofuge des I. Strahles sind nicht mit einer Fraktur zu verwechseln.

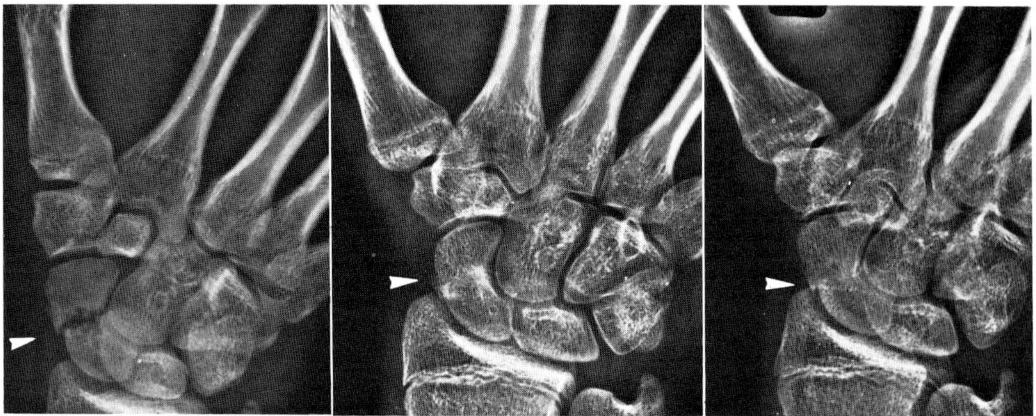
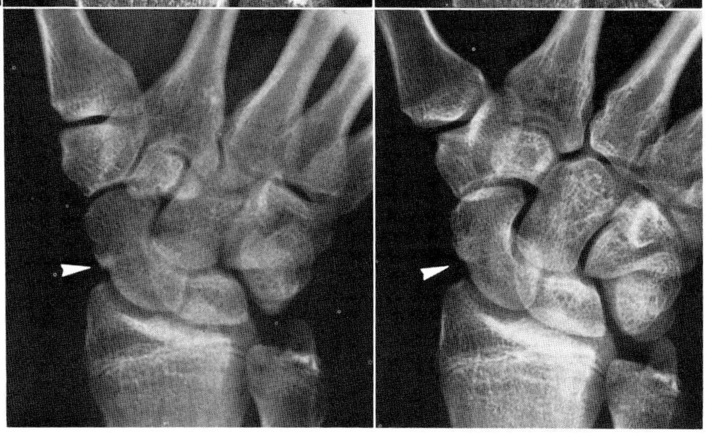

Abb. **149** Navikularefrakturen. Bei noch offenen Fugen im Bereich des distalen Radiusendes besteht kaum die Gefahr einer Pseudarthrose. Auch bei veralteten Frakturen, wie in diesem Fall bei einem 14jährigen Knaben mit einer 6 Wochen alten Fraktur gelingt es noch, auf konservativem Wege die Fraktur zur Ausheilung zu bringen, wie die Kontrollen nach 14 Wochen und zur Nachuntersuchung nach 2 Jahren zeigen

Am häufigsten finden sich im Bereich der Mittelhand wie auch an den Fingern *metaphysäre Stauchungsfrakturen oder Epiphysenlösungen* meist mit einem metaphysären Ausbruchskeil. Dementsprechend finden wir auch im Bereich des Metakarpale I am häufigsten proximale Frakturen, entweder als metaphysäre Stauchungsbrüche oder als Epiphysenlösungen. Der metaphysäre Ausbruchskeil kann, ähnlich wie auch bei den Radius-Epiphysenlösungen, wie eine Wulstfraktur eingestaucht sein. Echte Bennet- und Rolando-Frakturen kommen bei noch offenen Fugen nicht vor.

Bei den übrigen Metakarpalia finden wir im Gegensatz dazu außerordentlich selten Frakturen im Bereich der Basis, hingegen sehr viel häufiger distale subkapitale Metaphysenfrakturen oder Epiphysenlösungen mit metaphysärem Keil. Am häufigsten betroffen ist das Metakarpale V.

Schaftfrakturen der Metakarpalia sind bei noch offenen Fugen ebenso selten wie basale Frakturen.

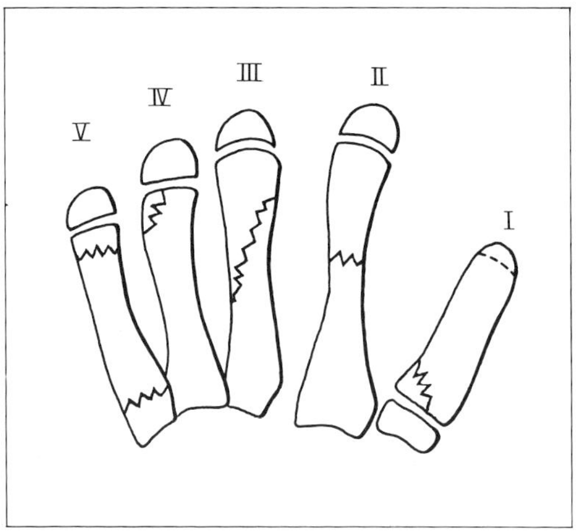

Abb. **150** Verletzungen im Bereich des Metakarpus. Die Epiphysenfugen befinden sich bei den Strahlen II–IV distal im Köpfchenbereich. Nur im Daumenstrahl liegt die Fuge proximal im basalen Bereich. Am häufigsten sind Epiphysenlösungen mit meist metaphysärem Ausrißkeil zu finden (I und IV), seltener subkapitale oder basale Metaphysenfrakturen (V) und schräge (III) oder quere (II) Schaftfrakturen

Wachstumsstörungen sind im gesamten Bereich des Handskelettes, so auch dem der Metakarpalia, außerordentlich selten. Mitunter kann es nach schweren komplexen Verletzungen zum vorzeitigen Verschluß der einen oder anderen Fuge kommen, mit entsprechender Verkürzung des betroffenen Skelettabschnittes.
Abkippungen in der Sagittalebene, der Hauptbewegungsebene der Hand, werden im weiteren Wachstum auch im Jugendlichenalter noch gut korrigiert. Abkippungen in der Frontalebene hingegen erfahren keine Korrektur. Seit-zu-Seit-Verschiebungen werden anstandslos korrigiert. Verkürzungen bei Schaftfrakturen können persistieren (4).

Metakarpale I

Die Therapie der proximalen Frakturen des ersten Strahles besteht bei undislozierten Frakturen in der einfachen Gipsruhigstellung für 10–14 Tage. Dislozierte, meist nach palmar abgekippte Frakturen, machen bezüglich der Reposition keine Schwierigkeiten, aber häufig bezüglich der Retention. Ist die Reposition anstandslos möglich gewesen, so erfolgt die Ruhigstellung in einem Daumen-Abduktionsgips. Achsenfehler in der Frontalebene müssen vermieden werden. Achsenfehler in der Sagittalebene können bei offenen Fugen bis zu 20° toleriert werden. Bei instabilen Frakturen empfiehlt es sich, die perkutane axiale Kirschner-Draht-Spickung vornehmlich bei älteren Jugendlichen vorzunehmen (Abb. **151**).

Außer bei den gespickten Frakturen empfiehlt es sich, am 4. Tage nach dem Unfall nochmals die Stellung im Gips radiologisch zu kontrollieren.
Die Beurteilung der Konsolidation erfolgt nach 14tägiger Ruhigstellung klinisch. Bei Indolenz des Kallus kann mit spontanen Bewegungsübungen begonnen werden. Meist ist innerhalb der nächsten 14 Tage die freie Beweglichkeit erreicht und der Sport kann wieder aufgenommen werden.
Schaftfrakturen des 1. Metakarpale werden, undisloziert, ebenfalls im Gips konservativ behandelt. Dislozierte Frakturen sind meist gut geschlossen zu reponieren und achsengerecht zu stellen, wobei dezente Verkürzungen toleriert werden können. Auf die Beseitigung von Rotationsfehlern muß streng geachtet werden. Spickungen, Zuggurtungen oder Plattenosteosynthesen sind im allgemeinen nicht notwendig.
Die Ruhigstellungsdauer beträgt 4 Wochen, die Konsolidationskontrolle erfolgt klinisch. Ist der Kallus noch druckdolent, so muß eine weitere Gipsruhigstellung für 2–4 Wochen durchgeführt werden.

Metakarpale II–V

Die basalen Frakturen der Metakarpalia II–V sind kaum einmal disloziert und bedürfen stets nur einer Gipsruhigstellung von 10 Tagen.
Die häufigeren subkapitalen Frakturen weisen – als Lösung oder spongiöse Stauchungsfrakturen – fast immer eine mehr oder weniger

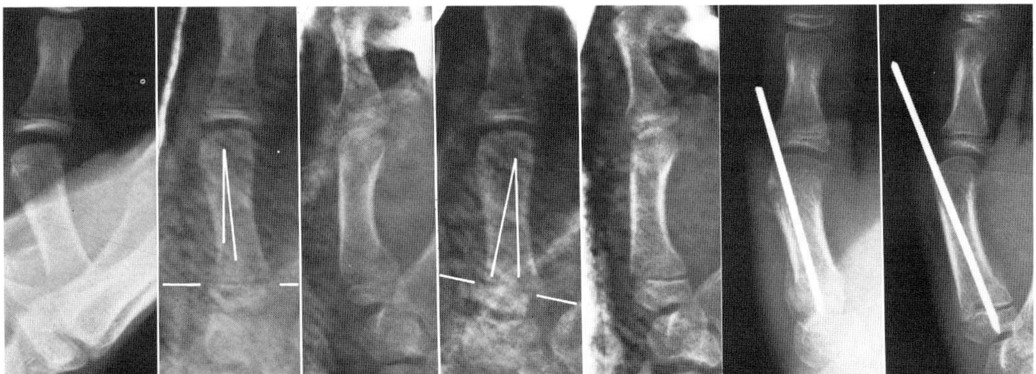

Abb. **151** Therapie der Epiphysenlösungen des ersten „Metakarpale"-Strahles. Meist gelingt die Reposition gut. Die Retention ist jedoch im Gips oft erschwert, so daß es, wie bei diesem 11jährigen Mädchen, zum sekundären Abrutschen der Fraktur vor allem in der Frontalebene kommt. Da Achsenfehler in der Frontalebene während des weiteren Wachstums in diesem Bereich nicht mehr korrigiert werden, wurde dieser Achsenfehler beseitigt und das Resultat mit einem perkutan eingebrachten Kirschner-Draht fixiert

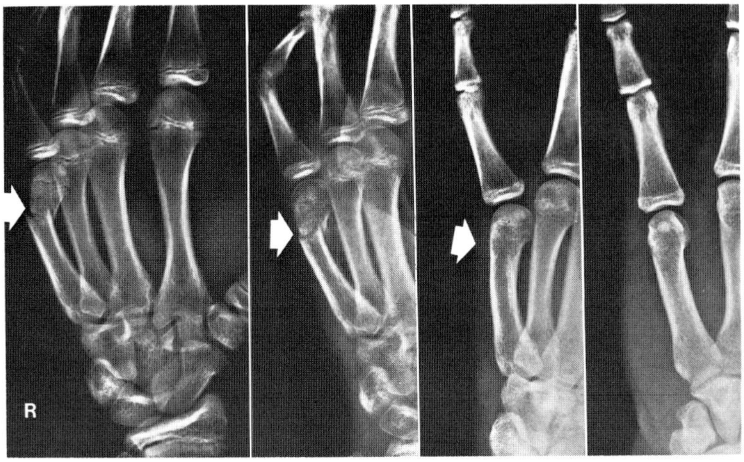

Abb. **152** Therapie subkapitaler Frakturen des Metakarpale V. Besteht lediglich ein Achsenfehler in der Bewegungs-, der Sagittalebene, so kann auch bei älteren Jugendlichen, wie bei diesem 14jährigen Knaben, konservativ ohne Reposition im Gips behandelt werden, da noch eine Fehlstellungskorrektur im weiteren Wachstum zu erwarten ist (aus: *von Laer, L.*: Die Grenzen posttraumatischer Fehlstellungskorrekturen am wachsenden Handskelett. Orthop. Praxis. 18/4 [1982] 266)

ausgeprägte Kippung des Köpfchens nach palmar auf (Abb. **152**). Das Metakarpale V ist am häufigsten betroffen. Mitunter finden wir zur palmaren Abkippung auch eine zusätzliche Dislokation nach ulnar, selten einmal nach radial.

Bei zusätzlichen seitlichen Abkippungen nach ulnar oder nach radial muß die Fraktur reponiert und je nach Strahl in einer Gipsrinne (Strahl V und IV) oder auf einem Iselin-Gips (Strahl II und III) ruhiggestellt werden. Besteht keine Achsabweichung zur Seite sondern nur nach palmar und kein Rotationsfehler, so kann bei Abkippungen bis zu 30° auf eine Reposition verzichtet werden, da die Abkippungen wohl meist gut zu reponieren aber immer schlecht zu retinieren sind. Kommt es bei Jugendlichen mit nahezu geschlossenen Fugen auf eine exakte Stellungskorrektur an, so sollte das korrekte Repositionsergebnis mit einem axialen Kirschner-Draht fixiert werden. Erfolgt die Ruhigstellung einer reponierten Fraktur auf einer Iselin-Schiene, so ist darauf zu achten, daß die Biegung der Schiene nicht wie üblich in der distalen Hohlhandfurche, sondern distal davon liegen muß, in Höhe der Interdigitalfalten, um einen gewissen Redressionsdruck auf das Köpfchen von palmar her auszuüben und um damit eine sekundäre Dislokation verhindern zu helfen.

Im allgemeinen genügt für Epiphysenlösungen und subkapitale Frakturen eine Ruhigstellungsdauer von 14 Tagen. Die Konsolidationsbeurteilung erfolgt grundsätzlich klinisch. Bei Indolenz des Kallus wird mit spontanen Bewegungsübungen begonnen. Innerhalb der folgenden 8 Tage ist die Beweglichkeit meist wieder vollständig erreicht. Ab dann kann wieder Sport getrieben werden.

Bei belassenen oder verbliebenen Fehlstellungen – meist ist beim Faustschluß die Kontur des verletzten Köpfchens deutlich nach palmar abgesunken – sind in Halbjahresabständen klinische, eventuell auch fotografische Kontrollen bis zur Wiederherstellung der normalen, seitengleichen Knöchelkontur vorzunehmen. So keine Schmerzen bestehen, erübrigen sich weitere Röntgenkontrollen.

Undislozierte oder nur leicht dislozierte *Schaftfrakturen* (Abb. **153**) können auf der Iselin-Schiene ruhiggestellt werden oder auch nur in einer volaren Vorderarmgipsschiene, die bis zu den Fingerspitzen reicht. Dislozierte und vor allem verkürzte Schaftfrakturen werden mit Hilfe der Iselin-Schiene (Abb. **154**) wieder reponiert: Es wird nach üblicher Polsterung eine volare Gipsschiene angelegt. Die vorbereitete Metallschiene aus Aluminium wird dann auf die volare Gipsschiene gelegt und mit einer zweiten, dünneren Gipslonguette bedeckt. Erst dann wird der Gips zirkulär geschlossen. Vorbereiten der Schiene heißt, die Schiene vorzubiegen und, um einen Rotationsfehler zu vermeiden, sie vor allem dem betroffenen Strahl entsprechend zu verwringen (s. auch Abb. **160**). Je ulnarer der Strahl, desto mehr muß die Schiene nach radial verwrungen werden, des Phänomens eingedenk, daß alle Fingerachsen bei gebeugten Grund- und ersten Interphalangealgelenken auf das Navikulare hinzielen (Abb. **155**). Beim Anlegen der ersten Gipslonguette ist streng darauf

Abb. **153** Therapie metakarpaler Schaftfrakturen. Liegt eine Querfraktur ohne Verkürzung vor, so können auch, wie hier bei diesem 14jährigen Patienten, Achsenfehler in der Sagittalebene bis zu einem Ausmaß von 20–30° belassen werden. Achsenfehler in der Frontalebene jedoch müssen, ebenso wie Rotationsfehler, exakt beseitigt werden (aus: *von Laer, L.:* Die Grenzen posttraumatischer Fehlstellungskorrekturen am wachsenden Handskelett. Orthop. Praxis. 18/4 [1982] 266)

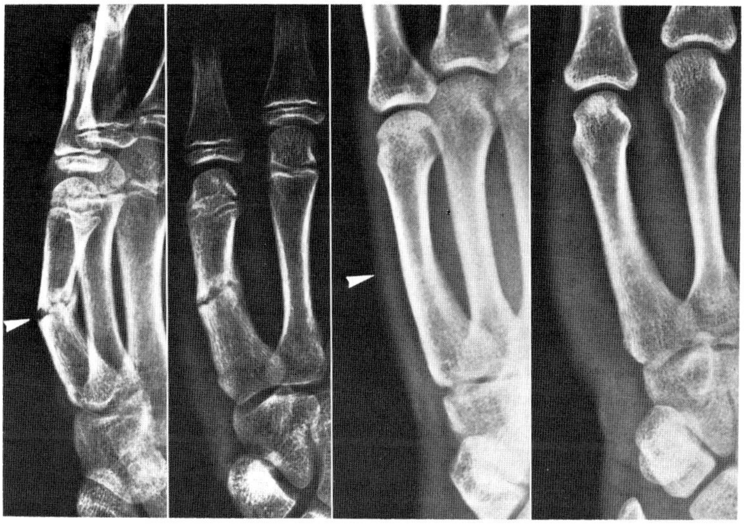

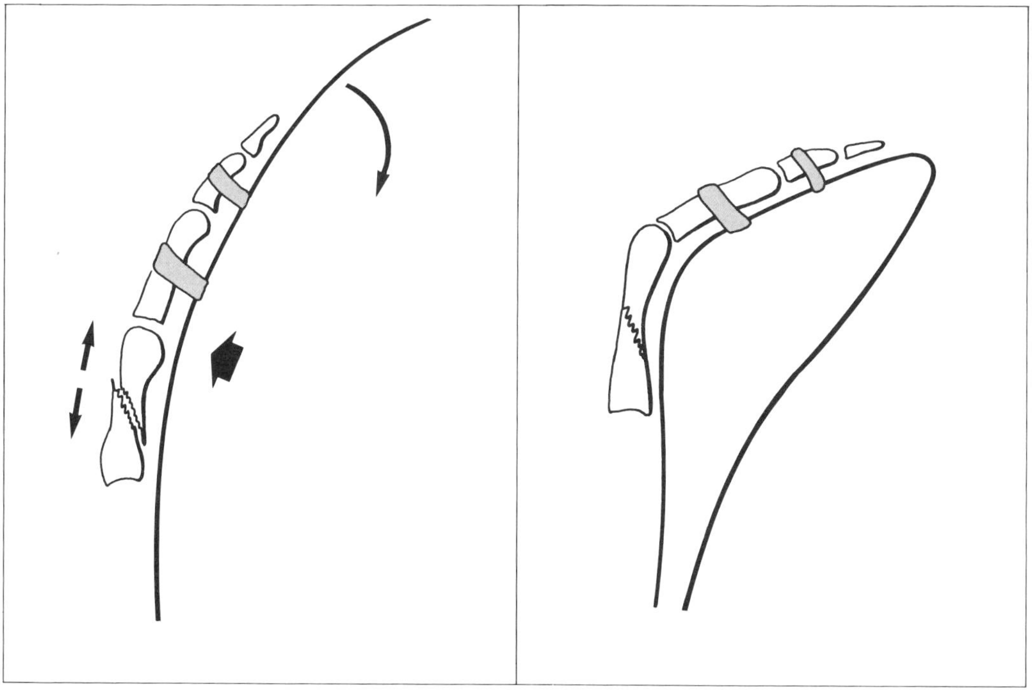

Abb. **154** Reposition verkürzter Metakarpale-Frakturen mit Hilfe der Iselin-Schiene. Nach Eingipsen der gestreckten und vorgewrungenen Metallschiene wird der Finger mit Heftpflasterstreifen auf der Schiene fixiert. Dann wird in der distalen Hohlhandfalte die Schiene nach volar umgebogen bis zu einem Winkel von etwa 70°. Durch den Extensionszug wird die Verkürzung der Fraktur behoben. Die Schiene wird an der Spitze umgebogen und wieder in den Gips zurückgeführt, um das Abbrechen der Schiene zu verhindern zu achten, daß der Gips in der proximalen Hohlhandfurche endet. Ist der Gips angetrocknet, so wird der Finger in Streckstellung durch Pflasterstreifen an die Schiene gefesselt und dann die Schiene mit dem Finger in der distalen Hohlhandfurche, d. h. im Grundgelenk nach volar umgebogen. Dadurch stellt sich die Fraktur achsengerecht ein, die Verkürzung korrigiert sich durch den Extensionseffekt. Um ein späteres Abbrechen der Metallschiene zu verhindern, biegen wir sie an der Fingerspitze um und führen sie an den Gips zurück und gipsen sie dort wieder ein. Gipskontrolle am darauffolgenden Tag nicht unterlassen!

Multiple undislozierte Schaftfrakturen bei noch offenen Fugen können im allgemeinen konservativ behandelt werden.

Bei multiplen Frakturen bei schon geschlossenen Fugen bzw. bei multiplen dislozierten Frakturen bei noch offenen Fugen wird wie beim Erwachsenen vorgegangen und osteosynthetisiert.

Die Ruhigstellung erfolgt bei allen Schaftfrakturen für 4 Wochen. Die Konsolidationsprüfung wird auch hier klinisch vorgenommen. Je nach Befund kann dann mit spontaner Bewegung begonnen oder es muß nochmals eine kurzfristige Gipsruhigstellung durchgeführt werden.

Ist die Beweglichkeit inklusive dem vollständigen Faustschluß wieder frei geworden, so kann der Sport wieder voll aufgenommen werden, meist etwa 3 Wochen nach Freigabe der Fraktur. Der Behandlungsabschluß erfolgt bei freier Funktion, wenn keine Deformierung besteht, nachdem der Sport wieder beschwerdefrei möglich war.

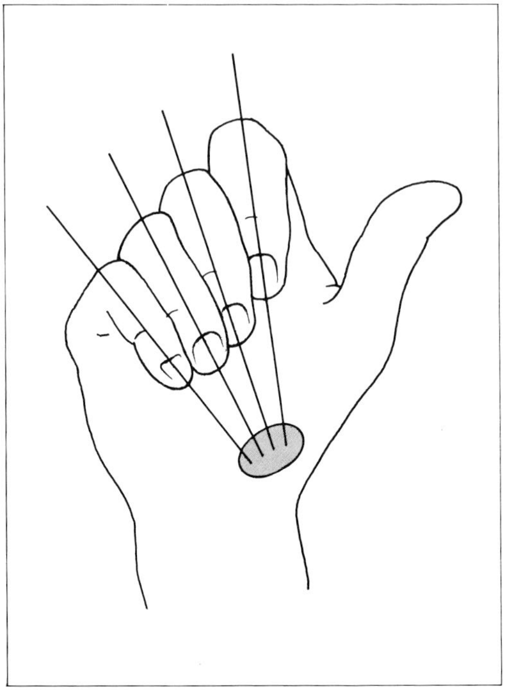

Abb. **155** Zentrierung der Phalangenachsen auf das Os naviculare. Bei Flexion der proximalen Interphalangealgelenke sind die Achsen der Mittel- und Endphalangen der Langfinger stets auf das Os naviculare zentriert. Um Rotationsfehler zu vermeiden, bzw. zu beseitigen, muß die Iselin-Schiene dementsprechend verwrungen werden: Je ulnarer die Schiene liegen soll, desto mehr muß sie nach radial verwrungen werden

Frakturen und Luxationen der Fingerphalangen

Am häufigsten finden sich Epiphysenlösungen mit und ohne metaphysären Keil. Weitaus seltener sind Schaftfrakturen oder distale subkapitale Frakturen (1, 3, 5) (Abb. **156a**). Epiphysenfrakturen sind eine Rarität und manifestieren sich meist als knöcherne Seitenbandausrisse, Strecksehnenausrisse oder als Verletzung des Volar lip (Abb. **156**b 1–5).

Die jeweiligen Epiphysenfugen finden sich stets basal. Wachstumsstörungen sind im allgemeinen nicht zu erwarten. Nach schweren Quetschverletzungen kann es mitunter zum vorzeitigen Verschluß einer Fuge kommen, mit Verkürzung der betroffenen Phalanx.

Achsenfehler in der Sagittalebene werden anstandslos korrigiert, ebenso Seit-zu-Seit-Verschiebungen (Abb. **157**).

Achsenfehler in der Frontalebene erfahren im weiteren Wachstum keinerlei Korrektur. Nur bei Basisfrakturen der Grundphalanx können Fehlstellungen in der Frontalebene bis zu 10° toleriert werden, da hier eine bedingte funktionelle Kompensation durch das nahegelegene Grundgelenk gegeben ist. Im Bereich der Mittel- und Endphalanx ist jedoch keine derartige Kompensation möglich. Hier führen Achsenfehler in der Frontalebene auch schon im Ausmaß von 10° zu erheblichen Beschwerden und Behinderungen (Abb. **158**).

„Spontane" Rotationsfehlerkorrekturen wurden bisher in der Literatur an dieser Stelle noch nicht beschrieben. Wenn sie stattfänden,

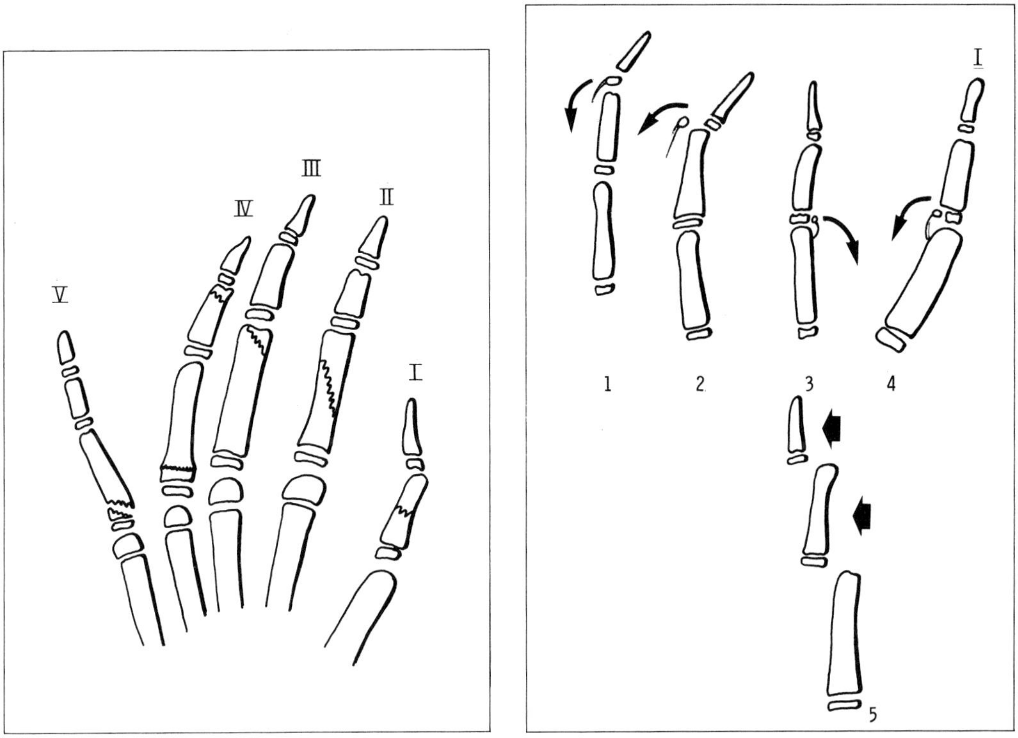

a b

Abb. **156 a** u. **b** Verletzungen der Fingerphalangen und Gelenkverletzungen. Die Fugen der Phalangen liegen stets basal. Am häufigsten finden sich basale Stauchungsfrakturen (IV-Grundphalanx) und Epiphysenlösungen (V) seltener schräge (II) oder quere (I) Schaftfrakturen sowie subkapitale Frakturen (III und Mittelphalanx IV). Knöcherne Streckensehnenausrisse können als Epiphysenlösungen (1), oder als Epiphysenfrakturen (2) vorkommen. Der knöcherne Streckensehnenausriß aus der Epiphyse (2) ist ebenso wie der fibrokartilaginäre Ausriß (3) und der ulnare Seitenbandausriß am Daumen (4) zu den Epiphysenfrakturen und damit zu den Gelenkverletzungen zu rechnen. Luxationen in den Interphalangealgelenken sind außerordentlich selten (5)

würden derartige Korrekturen aber außerordentlich lange dauern, so daß dem Patienten die dadurch bedingten Störungen (Super- bzw. Subduktion des Fingers bei Faustschluß) (s. Abb. **160**) für die lange Zeitdauer bis zur spontanen „Korrektur" nicht zumutbar sind. Sie müssen also primär sorgfältig beseitigt werden.

Die Behandlung der *Epiphysenlösungen* oder metaphysärer *Stauchungsfrakturen* aller Strahlen besteht bei fehlender Dislokation in der Gipsruhigstellung für 8–10 Tage (Abb. **159**). Bei dislozierten Frakturen erfolgt die Reposition in Oberstscher Leitungsanästhesie, vor allem zur Beseitigung eines Rotationsfehlers und/oder eines Achsenfehlers in der Frontalebene. Zur Prüfung der Korrektur eines Rotationsfehlers muß vorsichtig der passive Faustschluß vorgenommen werden. Ist dies ohne Abweichen der distal der Fraktur liegenden Phalangen im Sinne der Super- bzw. Subduktion möglich, so besteht kein Rotationsfehler mehr (Abb. **155** u. **160**).

Leichte Achsenknicke in der Sagittalebene sowie Seit-zu-Seit-Verschiebungen sind tolerabel. Achsenknicke in der Frontalebene sind nur im Bereich der basalen Grundphalanx bis zu 10°, maximal 15° zu dulden (Abb. **161**).

Die Ruhigstellung reponierter Frakturen erfolgt am besten auf der Iselin-Schiene für 8–10 Tage.

Die Beurteilung der Konsolidation wird bei allen Fingerfrakturen klinisch vorgenommen, da erst lange nach Konsolidation radiologisch ein Kallus sichtbar wird. Bei indolentem Kallus kann mit spontanen Bewegungsübungen begonnen werden. Die volle Beweglichkeit ist meist nach 1–2 Wochen wieder erreicht, dann

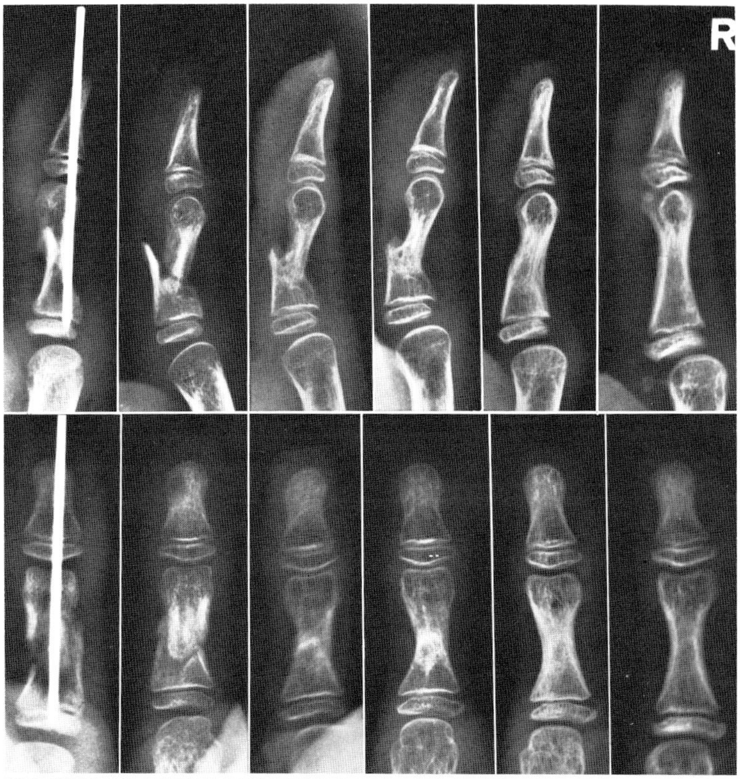

Abb. **157** Zuverlässige „Spontankorrekturen". Der Achsenfehler in der Sagittal-, der Bewegungsebene des Handskelettes korrigiert sich im weiteren Wachstum wieder spontan. Bei dem 9jährigen Patienten mit einer diaphysären Schaftfraktur war der primär eingebrachte Kirschner-Draht nach 3 Wochen gezogen, die Fraktur nach 4 Wochen – zu früh – freigegeben worden. Es kam zur Abkippung der Fraktur in der Sagittalebene um annähernd 30°. Im Verlauf von 3 Jahren hat sich der Achsenfehler im Schaftbereich wieder „spontan" korrigiert

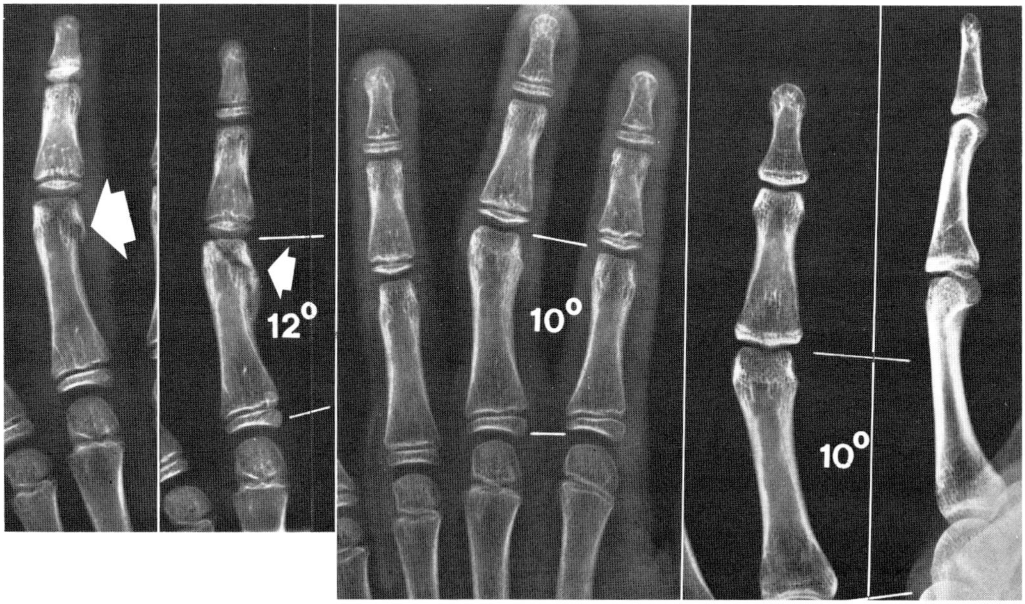

Abb. **158** Ausbleibende „Spontankorrekturen". Der Achsenfehler in der Frontalebene verbleibt unverändert im weiteren Wachstum bestehen und führt, so er nicht durch das nächstliegende Gelenk kompensiert werden kann, zu erheblichen Beschwerden. Bei der 10jährigen Patientin verblieb nach einer subkapitalen Schrägfraktur eine Abkippung von etwa 10° nach radial. Diese persistierte bis zur Nachuntersuchung nach 7 Jahren unverändert (aus *von Laer, L.:* Die Grenzen posttraumatischer Fehlstellungskorrekturen am wachsenden Handskelett. Orthop. Prax. 18/4 [1982] 266)

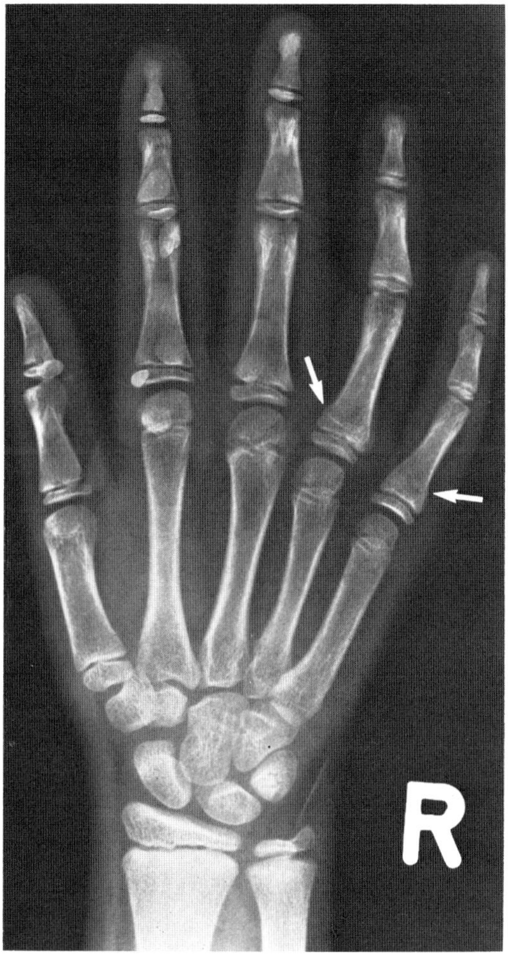

Abb. **159** Häufigste Frakturen im Bereich der Fingerphalangen. Undislozierte Epiphysenlösungen oder metaphysäre Stauchungsfrakturen (IV und V) werden oft übersehen. Zur Schmerzbehandlung empfiehlt sich eine Gipsruhigstellung für 8–10 Tage. Anschließend ist keine Röntgenkontrolle mehr notwendig

kann der Sport wieder aufgenommen werden. Die Behandlung ist mit Erreichen der freien Funktion bei symmetrischen Fingerachsen zu beenden.

Undislozierte *Schaftfrakturen* der Phalangen werden konservativ behandelt.

Bei dislozierten Schrägfrakturen ist unter Umständen die perkutane Kirschner-Draht-Fixation notwendig, um das Repositionsergebnis vor allem in der Frontalebene zu retinieren. Bestand ein Rotationsfehler, so sind stets zwei Kirschner-Drähte zur Fixation zu verwenden. Bei instabilen Querfrakturen empfiehlt es sich ebenfalls, die perkutane Fixation mit zwei gekreuzten Kirschner-Drähten zur Stabilisierung des Repositionsergebnisses durchzuführen (Abb. **162**).

Die Ruhigstellung dauert bei den phalangealen Schaftfrakturen je nach Alter des Patienten zwischen 5 und 7 Wochen. Auch hier ist der Schmerz bei der Kalluspalpation nach 4 Wochen der Indikator für eine weitere Ruhigstellung.

Der Abschluß der Behandlung erfolgt nach beschwerdefreier Sportaufnahme, wenn freie Funktion und symmetrische Fingerachsen vorhanden sind.

Bei verbliebenen Deformierungen ist bis zu deren klinischem Verschwinden bzw. bis zu deren sekundärer Korrektur zu kontrollieren. Bei den *subkapitalen Frakturen* (Abb. **163**) handelt es sich meist um instabile Frakturen. Wenn kein Achsenfehler in der Frontalebene vorhanden ist, können Seit-zu-Seit-Verschiebungen sowie Achsenknicke in der Sagittalebene toleriert und konservativ im Gips für 14 Tage ruhiggestellt werden. Andernfalls muß man die Fraktur nach offener oder geschlossener Reposition mit einem oder zwei perkutan eingebrachten Kirschner-Drähten fixieren.

Bei älteren Patienten handelt es sich oft um subkapitale Schrägfrakturen, die zum Teil randständig in das Gelenk einstrahlen können. Hier ist besonders die Gefahr des sekundären Abrutschens in den „Achsenfehler in der Frontalebene" gegeben. Bei konservativer Behandlung im Gips oder auf der Iselin-Schiene sollte etwa 4 Tage nach Unfall nochmals eine radiologische Stellungskontrolle durchgeführt werden, um ein sekundäres Abrutschen rechtzeitig erkennen zu können. Muß wegen eines derartigen Achsenfehlers in der Frontalebene aber schon primär eine Reposition durchgeführt werden, so empfiehlt es sich, gleich das

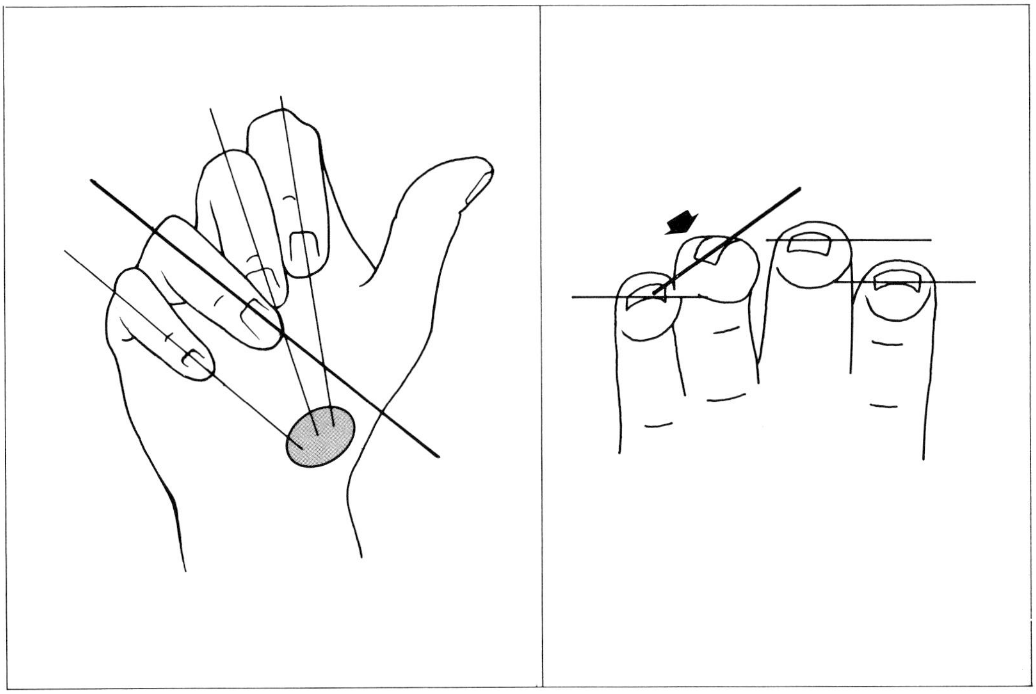

Abb. **160** Zeichen eines Rotationsfehlers nach Metakarpale- und Fingerphalangen-Frakturen. Die Superduktion eines Fingers über den anderen beim Faustschluß weist auf einen Rotationsfehler hin (links) ebenso wie ein Abweichen der Nagelebene gegenüber den anderen Fingern (rechts)

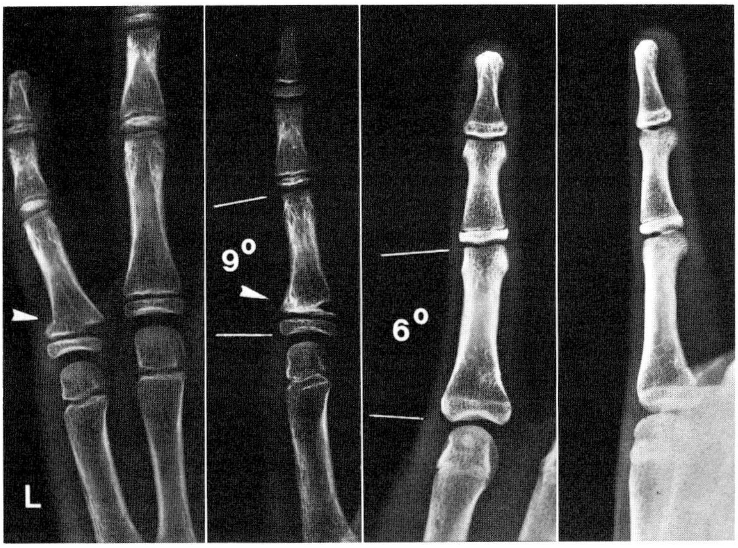

Abb. **161** Therapie der häufigsten phalangealen Frakturen. Rotationsfehler und Achsenfehler in der Frontalebene müssen am Handskelett strikt vermieden werden. Nur bei basalen Grundphalanxfrakturen, wie bei diesem 13jährigen Patienten mit einer Epiphysenlösung der Kleinfingergrundphalanx, sind Achsenfehler in der Frontalebene bis 10° tolerabel, da sie durch das Grundgelenk noch gut kompensiert werden können

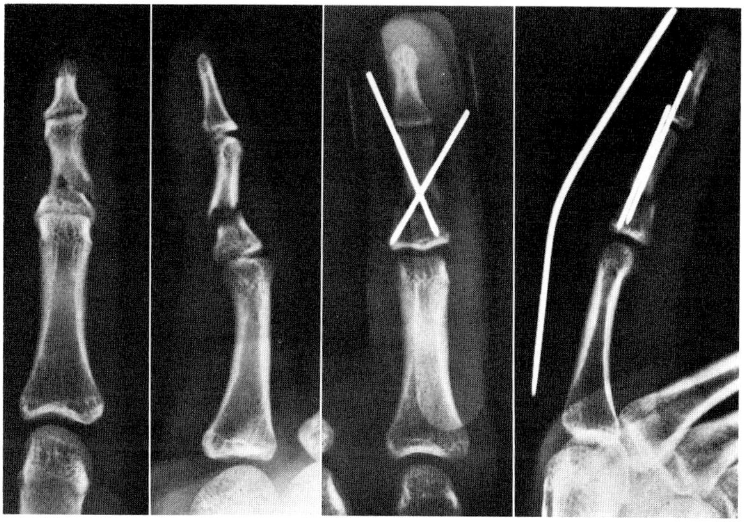

Abb. **162** Therapie phalangealer Schaftfrakturen. Bei diesem 17jährigen Patienten mit einer Schaftfraktur der Zeigefingermittelphalanx bestand ein Rotationsfehler, weshalb die Fraktur nach der Reposition mit einer gekreuzten perkutanen Kirschner-Draht-Spickung fixiert wurde. Die Drähte wurden 3 Wochen belassen, die Fraktur 5 Wochen ruhiggestellt. Die Beurteilung der Konsolidation erfolgte klinisch. 8 Wochen nach dem Unfall bestand freie Funktion bei achsengerechten symmetrischen Verhältnissen

Repositionsergebnis durch eine sofortige perkutane Fixation mit einem Kirschner-Draht zu sichern.

Die Ruhigstellung erfolgt in allen Fällen im Gips oder auf der Iselin-Schiene für 2 Wochen. Die Konsolidationsbeurteilung erfolgt klinisch. Das weitere Prozedere ist identisch mit allen anderen Frakturen des Handskelettes.

Epiphysenfrakturen, vor allem z. B. der ulnare *knöcherne Seitenbandausriß* am Daumen, stellen in den meisten Fällen Übergangsfrakturen dar. Das heißt, daß der physiologische Fugenschluß im nicht dislozierten Anteil der Epiphyse schon begonnen hat und Wachstumsstörungen nicht mehr zu befürchten sind. Zum Teil ist der nicht gelöste Teil der Fuge schon fest oder beginnend verknöchert (Abb. **164**).

Undislozierte Frakturen werden konservativ im Gips für 14 Tage behandelt. Dislozierte Frakturen müssen reponiert werden (6). Gelingt dies nicht geschlossen, so wird offen vorgegangen. Das reponierte Fragment wird mit einer Lengenmann-Naht, mit einem Kirschner-Draht oder mit einer kleinen Kanüle fixiert. Kirschner-Draht oder Kanüle werden wie üblich neben der Wunde herausgeführt und mit einem gipsfreien Hof umgeben.

Die Gipsruhigstellung dauert 14 Tage. Danach kann das Metall entfernt und mit spontanen Bewegungsübungen begonnen werden.

Handelt es sich bei älteren Jugendlichen mit geschlossenen Fugen um eine Seitenbandruptur oder einen periostalen Seitenbandausriß,

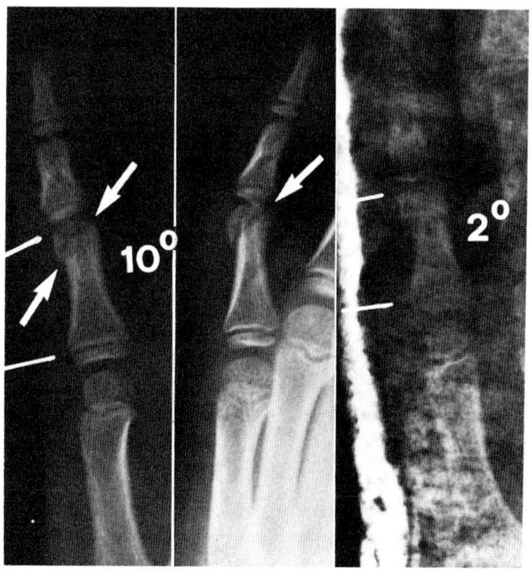

Abb. **163** Therapie subkapitaler Frakturen. Die Behandlung kann im allgemeinen, wie bei diesem 8jährigen Patienten, konservativ erfolgen. Achsenfehler in der Frontalebene müssen ebenso wie Rotationsfehler, sorgfältig beseitigt, das Repositionsergebnis radiologisch dokumentiert werden. Die Beurteilung der Konsolidation nach Gipsabnahme erfolgt klinisch

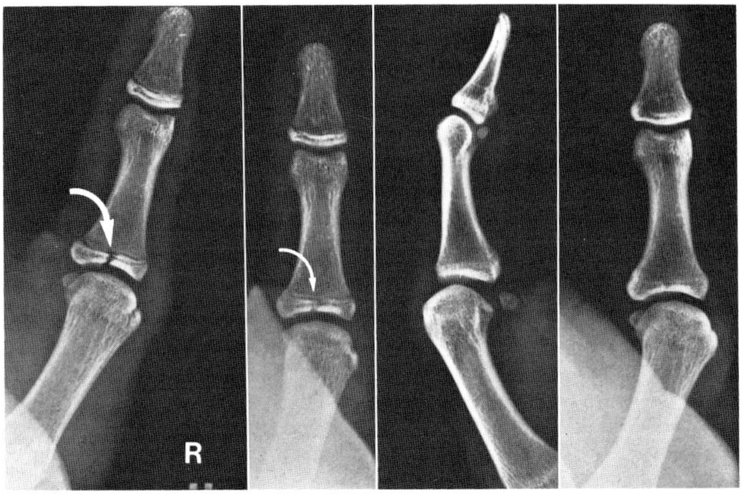

Abb. **164** Therapie knöcherner Seitenbandausrisse. Meist handelt es sich bei diesen knöchernen Ausrißverletzungen um Übergangsfrakturen. Bei geringgradiger Dislokation kann, wie bei diesem 14jährigen Patienten, konservativ ohne Reposition im Gips behandelt werden. Bei ausgeprägten Dislokationen sollte die offene Reposition durchgeführt werden. Wachstumsstörungen sind nicht zu befürchten (aus: *von Laer, L.*: Die Grenzen posttraumatischer Fehlstellungskorrekturen am wachsenden Handskelett. Orthop. Prax. 18/4 [1982] 266)

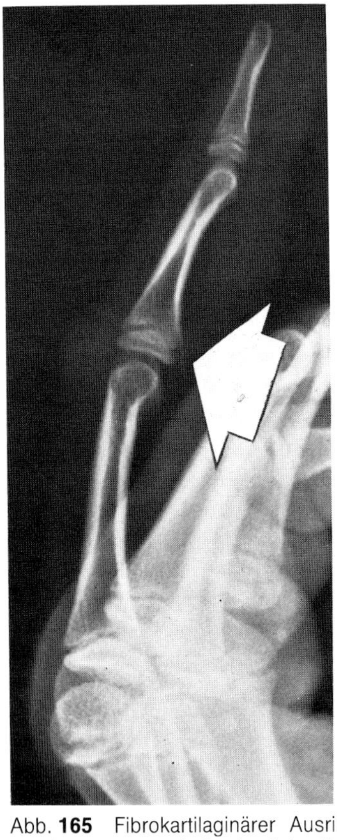

Abb. **165** Fibrokartilaginärer Ausriß. Klinisch macht die Anamnese und die deutliche Schwellung des gesamten Gelenkes auf die Verletzung aufmerksam. Radiologisch ist oft nur eine schmale, knöcherne, meist nur wenig dislozierte Ausrißlamelle im palmaren epiphysären Bereich der Mittelphalanx zu sehen

so wird dieser klinisch verifiziert. Die Stabilität wird dann durch die operative Rekonstruktion des Seitenbandapparates wieder hergestellt. Die Ruhigstellung beträgt drei Wochen. Eine häufige Verletzung des Mittelgelenkes im Jugendlichenalter ist der *fibrokartilaginäre Ausriß,* die Volar-lip-Verletzung des Mittelgelenkes. Der typische Unfallmechanismus der Hyperextension beim Volley- oder Handballspiel läßt schon primär an diese Verletzung denken. Radiologisch macht ein kleines, nur wenig disloziertes palmares Fragment auf die Verletzung aufmerksam (Abb. **165**).
Klinisch besteht immer eine erhebliche Schwellung des Gelenkes.
Da das kleine knöcherne Fragment aus der Epiphyse ausgerissen ist, muß diese Verletzung zu den Epiphysenverletzungen gezählt werden. Wachstumsstörungen sind jedoch nicht zu befürchten.
Im Gegensatz zur Situation bei Erwachsenen ist die Behandlung hier unproblematisch. Eine spezielle ergotherapeutische Nachbehandlung ist nicht notwendig, außer bei älteren Jugendlichen mit geschlossenen Fugen. Im allgemeinen genügt eine passagere Ruhigstellung für 4–5 Tage auf einer kurzen Aluminiumschiene bis zum Abschwellen der Weichteile. Dann sollte mit spontanen Bewegungsübungen, vornehmlich der Flexion begonnen werden. Wenn nach 14 Tagen, wie zu erwarten, die freie Beweglichkeit des Mittelgelenks erreicht ist, kann langsam wieder mit Sport begonnen werden. Bei freier Beweglichkeit und Schmerzfreiheit wird danach die Behandlung

abgeschlossen. Die Rehabilitation des Gelenks dauert um so länger, je älter der Patient ist.
Eine weitere Fingerverletzung ist der *Ausriß der Strecksehne* aus der Endphalanx. Er kann periostal oder knöchern, dann wiederum als Epiphysenlösung oder als Epiphysenfraktur, erfolgen. In den letzten beiden Fällen genügt es, bei fehlender oder geringgradiger Dislokation, eine Ruhigstellung in Überstreckung des Endgelenks mit einer Metallschiene für 14 Tage durchzuführen. Bei starken Schwellungen kann die überstreckte Ruhigstellung mit Hilfe einer passageren Arthrodese des Endgelenks durch einen Kirschner-Draht oder eine Kanüle bis zum Abschwellen der Weichteile gesichert werden. Ist ein Ausrißfragment stark disloziert und läßt es sich durch die einfache Überstrekkung nicht reponieren, so muß die offene Reposition und Fixation mit einem Kirschner-Draht oder der Lengenmann-Naht vorgenommen werden. Auch dann genügt eine Ruhigstellung von 14 Tagen.
Handelt es sich um eine gedeckte oder offene Ausrißverletzung ohne knöcherne Beteiligung, so wird wie beim Erwachsenen mit einem Mellet-Splint für 4–6 Wochen ruhiggestellt. Auch veraltete, gedeckte, periostale Ausrisse können noch nach Wochen erfolgreich mit einem Mellet-Splint, der für 6–8 Wochen getragen werden muß, behandelt werden.
Die Fraktur des *Processus unguicularis* der Endphalanx ist meist Begleitverletzung einer Nagelluxation. Ist ohnehin eine Revision, Reposition des Nagels und gleichzeitige Naht der Weichteile nötig, so können kleine Fragmente entfernt, größere mit einer feinen Kanüle angespickt werden. Letzteres ist auch oft zur Schienung der Weichteilnaht hilfreich. Ansonsten bedarf diese Fraktur keiner weiteren Behandlung außer einer Ruhigstellung in einer metallenen Schiene für 2–3 Wochen bis zur Schmerzfreiheit. Instabile Fingerkuppen als Folge von Pseudarthrosen sind nach dieser Verletzung im Wachstumsalter nicht zu befürchten.
Interphalangeale *Luxationen* sind sehr selten. Fast immer lassen sie sich ohne Anästhesie durch einen gezielten Zug am Finger reponieren. Selten einmal liegt eine Kapselbandruptur mit Interposition der lädierten Weichteile vor, die eine Reposition verhindert. Dann müßte die offene Reposition und Rekonstruktion des Bandapparates durchgeführt werden (7).
Das Repositionsergebnis sollte in jedem Fall radiologisch dokumentiert werden. Die Ruhigstellungsdauer im Gips oder auf einer Schiene beträgt im allgemeinen 2 Wochen. Die Behandlung kann meist 3–4 Wochen später bei freier Funktion abgeschlossen werden (Abb. **166**).

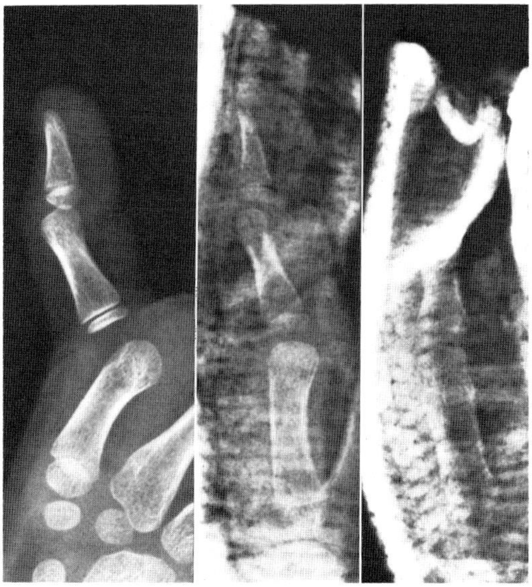

Abb. **166** Interphalangeale Luxationen. Meist gelingt es, die Luxation durch einen kräftigen Zug am Finger ohne Anästhesie zu beseitigen. Das Repositionsergebnis sollte, wie bei diesem 7jährigen Mädchen, radiologisch dokumentiert werden

Untere Extremitäten

Verletzungen im Bereich des koxalen Femurendes und des Femurschaftes

Traumatische Hüftluxation

Mit weit unter 1% (0,21% bei Höllwarth u. Hausbrandt [17]) aller Verletzungen der unteren Extremitäten ist sie eine der seltensten Läsionen des Wachstumsalters (8, 10, 21, 24, 32, 38). Meist handelt es sich um eine hintere obere, selten um eine vordere oder zentrale Luxation. Der einschlägigen Literatur entsprechend kommt es bis zum 5. Lebensjahr schon nur nach leichten Traumata zur Luxation, später sind stets schwere, meist Verkehrstraumata für diese Verletzung verantwortlich zu machen (8, 24, 37, 60). Begleitverletzungen sind selten, wie z. B. Läsionen des N. ischiadicus. Bei zentralen Läsionen kommt es meist zur Sprengung der Y-Fuge.

Die Diagnose ist einfach aufgrund des klinischen Befundes und des Röntgenbildes zu stellen. Der Oberschenkel wird bei hinteren Luxationen in leichter Adduktion, Innenrotation und Flexion gehalten, bei vorderen in Außenrotation, Extension und Abduktion. Die Röntgenkontrolle muß den gesamten Schaft mit erfassen, da zusätzliche Schaftfrakturen möglich sind.

Das Hauptproblem dieser Verletzung besteht in der möglichen, posttraumatischen Femurkopfnekrose als Folge einer Gefäßläsion. Auch im Kindesalter scheint deren Auftreten von der Zeitdauer zwischen Unfall und Therapiebeginn abhängig zu sein. Erfolgt die Reposition innerhalb der ersten 12 Stunden nach Trauma, so ist im Wachstumsalter keine Nekrose zu erwarten. Findet die Reposition erst jenseits der 24-Stunden-Grenze statt, so wird in jedem Fall mit einer Kopfnekrose gerechnet (37, 40, 60). Als weitere Spätprobleme werden Reluxationen und posttraumatische Osteochondritiden angegeben (38).

Die passagere Stimulation der Fuge kann zu einer dezenten Coxa magna führen (37), die jedoch in dem geschilderten Ausmaß keine klinische Bedeutung besitzt. Wachstumsstörungen des vorzeitigen vollständigen Verschlusses der Epiphysenfuge werden beschrieben, sind aber keinesfalls obligatorisch zu erwarten. Die Folge bestünde in einer Verkürzung und Verplumpung des Schenkelhalses (42, 56). Wahrscheinlich gehen derartige, seltene Wachstumsstörungen stets mit einer Kopfnekrose einher und sind, ebenso wie diese, auf eine Gefäßläsion zurückzuführen.

Daß es bei Jugendlichen durch das Trauma und die posttraumatische Hyperämie zum etwas vorgezogenen, verfrühten Fugenschluß kommt, ist nahezu als physiologische Traumafolge aufzufassen und nicht als eigentliche Wachstumsstörung zu bezeichnen (29).

Die Behandlung der traumatischen Hüftluxation besteht in der schnellstmöglichen Reposition der Hüfte mit dem Ziel, dadurch die Gefahr einer Kopfnekrose zu bannen. Dementsprechend muß die Diagnose so bald als möglich nach dem Trauma gestellt werden (Abb. **167**).

Bei hinteren Luxationen wird in Allgemeinnarkose bei gebeugtem Hüft- und Kniegelenk nach ventral gezogen, bis beim Außenrotationsversuch die Hüfte mit einem deutlichen Schnappen in die Pfanne springt. Bei vorderen Luxationen erfolgt der Längszug in Extension, die eigentliche Reposition durch Innenrotation der Hüfte. Da auch ein intraartikulärer Erguß für eine posttraumatische Umbaustörung verantwortlich gemacht wird, empfiehlt es sich in jedem Fall, den immer vorhandenen Hämarthros sofort nach Reposition abzupunktieren. Die anschließende Röntgenkontrolle beider Hüften muß symmetrische Gelenkverhältnisse zeigen. Das Axialbild der betroffenen Hüfte muß ebenfalls einen unauffälligen Gelenkspalt erkennen lassen und schließt zusätzliche, dorsale knöcherne Limbusverletzungen aus. Ist im ap-Bild eine Differenz der Gelenkspaltweiten festzustellen, so spricht dies für eine Weichteilinterposition. Es handelt sich meist um eingeschlagene Kapsel- und Knorpelanteile des Limbus. Damit würde sich

a

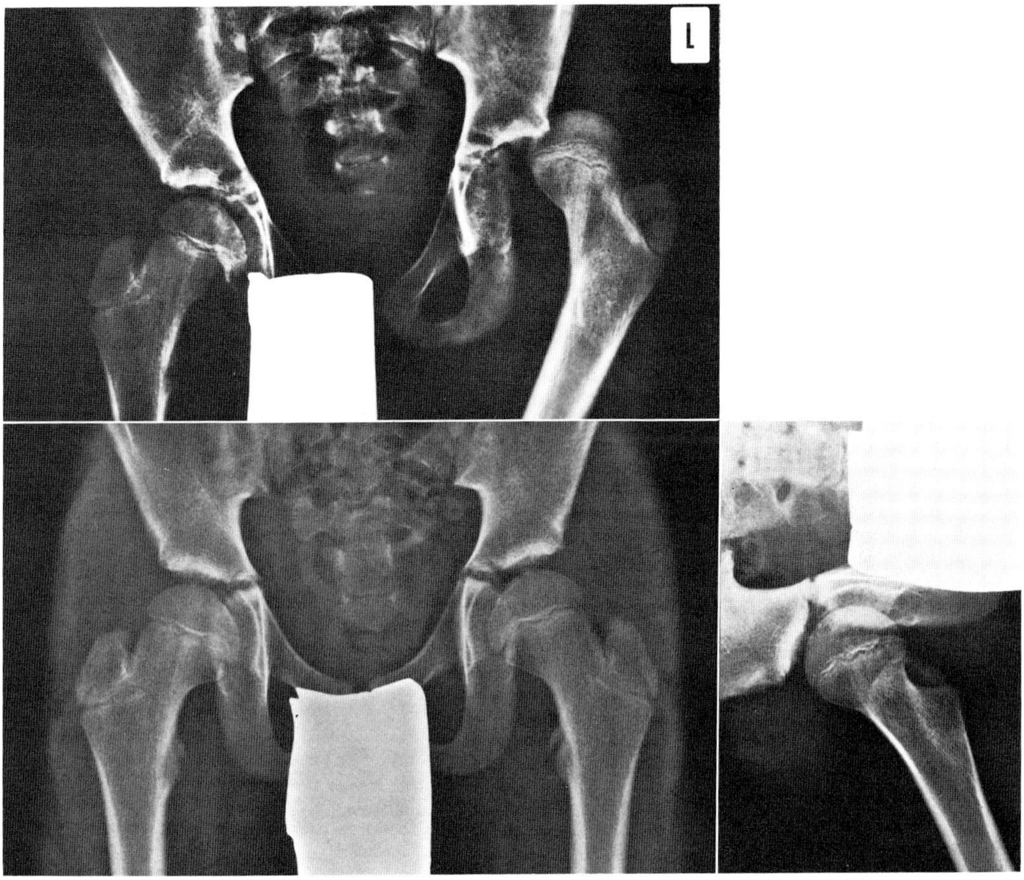

Abb. **167a** Therapie traumatischer Hüftluxationen. 13jähriger Knabe, der sich bei einem Verkehrsunfall die linksseitige Hüftluxation zuzog. 3 Stunden nach dem Unfall konnte die Luxation geschlossen reponiert werden. Die a.-p. und axiale Röntgenkontrolle bestätigte die exakte Reposition. Ein Weichteilinterpositum konnte im Seitvergleich ausgeschlossen werden. Die Weiterbehandlung erfolgte durch Entlastung an Stöcken für 6 Wochen. Im weiteren Verlauf bis zu 2 Jahren nach dem Trauma war keine weitere Komplikation zu verzeichnen, vor allem kein Auftreten einer Kopfnekrose. Bei der Nachuntersuchung bestanden klinisch und radiologisch seitengleiche Verhältnisse (Abb. **167b,** s. S. 144)

die Indikation zur offenen Reposition stellen: Bei hinteren Luxationen via hinteren, bei vorderen via vorderen Zugang, um das Interpositum zu beseitigen und den Limbus wieder zu rekonstruieren.

Bei zentralen Luxationen ohne wesentliche Dislokation genügt eine passagere Längsextension. Schwer dislozierte zentrale Luxationen sollten primär operativ versorgt werden (2).

Im Anschluß an die offene oder geschlossene Reposition legen wir die Patienten für wenige Tage in eine Heftpflasterextension, bis die Hüfte wieder schmerzlos und frei beweglich geworden ist. Kleine Patienten lassen wir danach sofort belasten. Bei Jugendlichen lassen wir für etwa 4 Wochen an Stöcken entlasten, vor allem, um sie am Sport zu hindern. Anschließend, d. h. 4–6 Wochen nach dem Trauma lassen wir die Hüfte szintigraphieren. Zeigt sich kein Anhalt für eine Kopfumbaustörung, so kann der Patient wieder völlig normal belasten und Sport treiben.

Weitere Kontrollen erfolgen klinisch in Halbjahresabständen bis zu zwei Jahren nach dem Trauma. Dann wird erneut eine radiologische Kontrolle vorgenommen, um späte Kopfnekrosen sowie allfällige Wachstumsstörungen

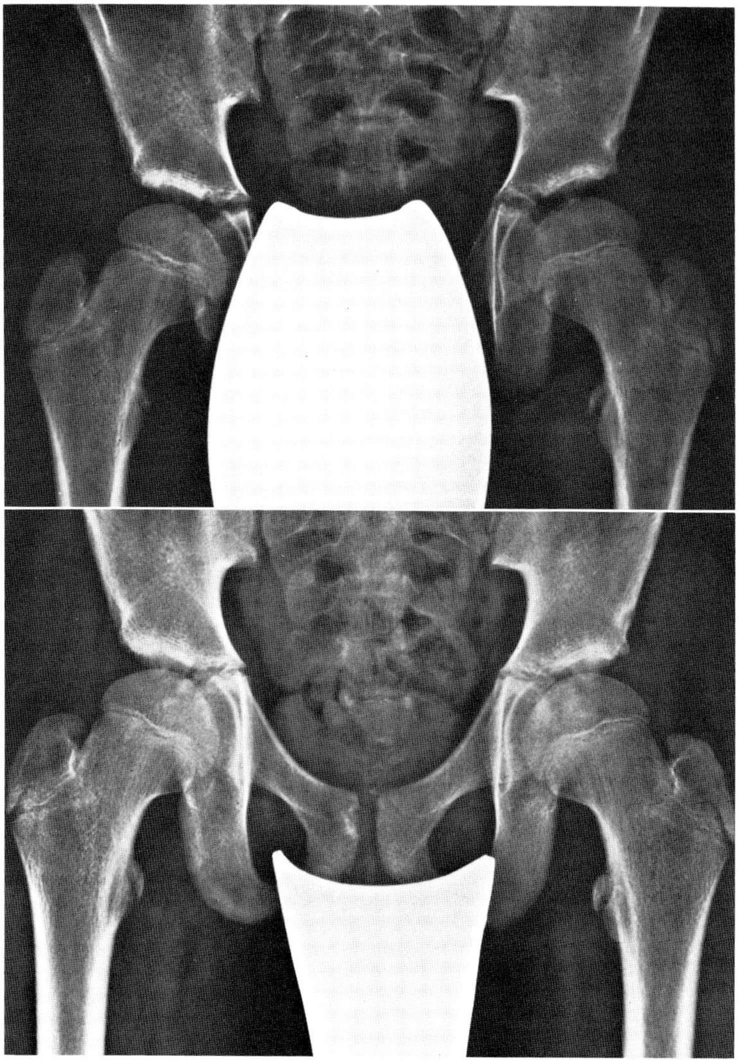

Abb. **167 b**

auszuschließen. Bei unauffälligem klinischem und radiologischem Befund schließen wir dann die Behandlung ab.
Im Fall einer beginnenden Nekrose richtet sich die weitere Therapie (Entlastung im Thomas-Bügel oder an Stöcken, Umstellungsosteotomie usw.) nach dem szintigraphischen Befund bzw. nach dem Ausmaß der Deformierung. Die volle Belastung ist erst nach negativem Szintigramm möglich. Die Szintigramme werden in vierteljährlichen Abständen durchgeführt.

In allen Fällen, bei denen szintigraphisch eine ausgeprägte Kopfumbaustörung nachzuweisen war, kontrollieren wir nach Belastungsbeginn in halbjährlichen Abständen klinisch und in 1- bis 2jährlichen Abständen radiologisch bis Wachstumsabschluß und beenden erst dann die Behandlung. Die Abschlußkontrolle umfaßt selbstverständlich die Funktionsprüfung von Hüften und Knien, Gangkontrolle sowie eine funktionelle Beinlängenmessung neben dem Röntgen beider Hüften.

Schenkelhalsfrakturen

Sie zählen aufgrund der festen Spongiosasubstanz des Schenkelhalses im Wachstumsalter zu den seltensten Verletzungen mit einer Häufigkeit, die, ebenso wie die traumatische Hüftluxation, unter 1% aller Verletzungen der unteren Extremitäten liegt (17, 21).

Die übliche, nach prognostischen Gesichtspunkten ausgerichtete Einteilung in traumatische Epiphysenlösungen, transzervikale und zervikobasale Frakturen birgt keine therapeutische Konsequenz in sich (Abb. **168**).

Die Diagnose auch undislozierter Frakturen und Epiphysenlösungen bereitet keine Schwierigkeiten, wenn in zwei Ebenen (ap und axial) geröntgt wurde.

Am häufigsten finden sich zu je 45% die transzervikalen und basozervikalen Frakturen und nur in knapp 10% traumatische Epiphysenlösungen (35). Dabei wird in der Literatur die Altersgruppe nicht gesondert berücksichtigt, in der es sich ebensogut auch um eine akute, hormonell induzierte Epiphysenlösung des Jugendlichenalters handeln könnte.

Die spezielle Prognose der Schenkelhalsfrakturen ist von der besonderen Gefäßversorgung und dem Verlauf der Wachstumszonen am koxalen Femurende abhängig.

Als Hauptproblem dieser Verletzungen werden in der Literatur Varusfehlstellungen der Hüfte, Pseudarthrosen, Wachstumsstörungen und vor allem Kopf- und Schenkelhalsnekrosen angeführt.

Die Blutversorgung von Hüftkopf und Schenkelhals erklärt die Gefahr einer posttraumatischen Kopfumbaustörung (Abb. **169**). Hals und Kopf werden nach *Chung* (7) durch einen extra- und intrakapsulären Anastomosering ernährt. Der extrakapsuläre Ring wird zum größten Teil aus den aufsteigenden Gefäßen der medialen, und nur zu einem geringen Anteil aus den Gefäßen der lateralen A.circumflexa gebildet. Der Hauptanteil von Kopf, Hals und Trochanter major wird aus den lateralen aufsteigenden Gefäßen der medialen A. circumflexa dieses Ringes versorgt. Der innere, subsynovial verlaufende Ring wird mehr oder weniger gleichmäßig aus den vier aufsteigenden Gefäßen der beiden Aa. circumflexae gespeist. Er versorgt sowohl die fugennahe Metaphyse als auch fugenkreuzend den Epiphysenkern. Besonders empfindlich auf intraartikuläre Drucksteigerung reagiert neben diesem intrakapsulären Ring das singuläre Endgefäß der A. circumflexa medialis, aus dem die aufsteigenden lateralen, kopfernährenden Gefäße entspringen.

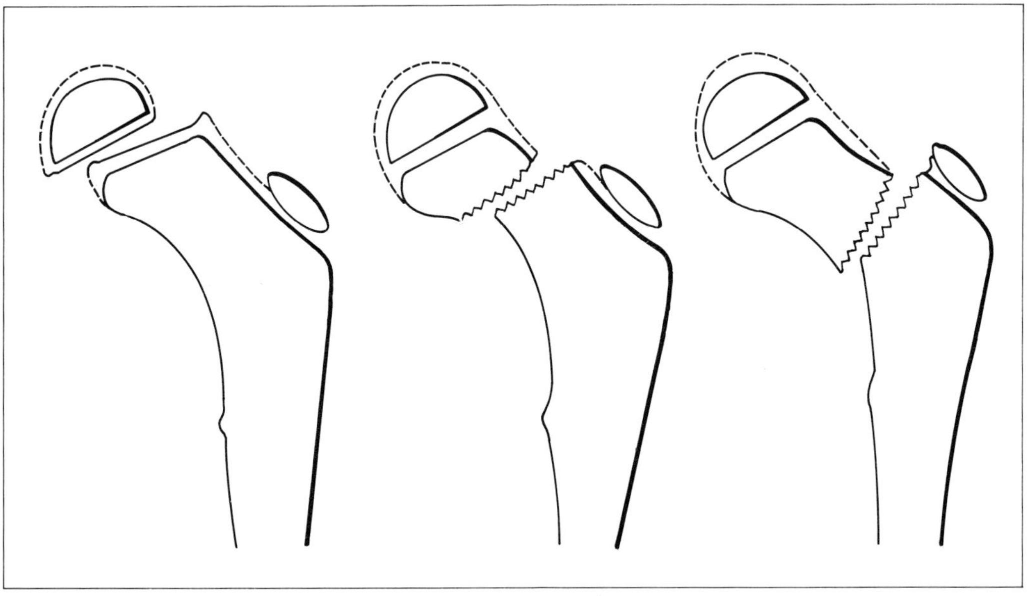

Abb. **168** Läsionsmöglichkeiten am Schenkelhals.
Links: traumatische Epiphysenlösung. Mitte: transzervikale Schenkelhalsfraktur. Rechts: zervikobasale Schenkelhalsfraktur

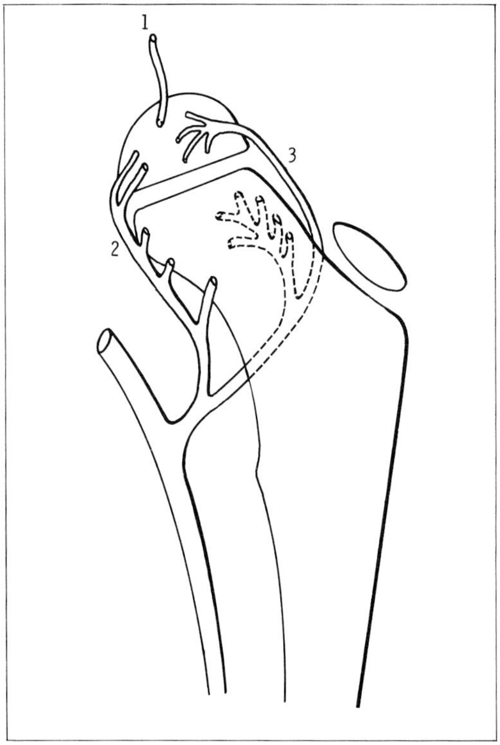

Zusätzlich zeigen sich altersabhängige Varianten (53). Bis etwa zum 4. Lebensjahr erfolgt die Ernährung von Kopf und Hals gemeinsam aus den medialen und lateralen Gefäßen, während zwischen dem 4.–8. Lebensjahr vornehmlich die mediale Zirkumflexa für die Ernährung verantwortlich ist. Nach dem 8. Lebensjahr gewinnen die Gefäße aus der lateralen Zirkumflexa sowie die Gefäße aus dem Lig. teres zusätzliche Bedeutung.
Aus dieser Situation erklärt sich einerseits die gute Prognose bei Kindern unterhalb des 5. Lebensjahres (40, 41, 42) und andererseits das Phänomen, daß grundsätzlich nicht jede Schenkelhalsfraktur unweigerlich zur Kopfnekrose führen muß. Somit ist die Prognose bezüglich der Kopfnekrose weniger abhängig vom Therapiebeginn, der Art der Therapie,

◁ Abb. **169** Blutversorgung des Schenkelhalses. Hals und Kopf werden vornehmlich durch die intra- und extrakapsulär verlaufenden, z. T. epiphysenfugenkreuzenden lateralen Gefäße aus der medialen (3) und den anterioren Gefäßen aus der lateralen (2) A. circumflexa femoris ernährt und nur zu einem geringen Teil aus der Arterie des Kopfligamentes (1)

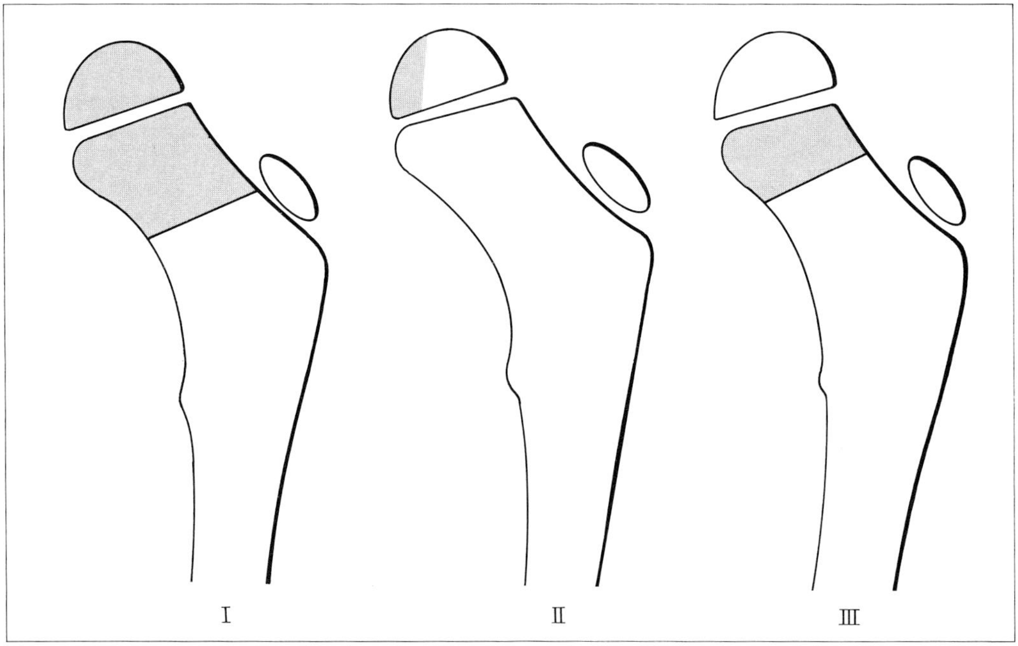

Abb. **170** Posttraumatische Kopfnekrosen nach Ratliff (44, 45).
Links: Typ I: Kopf- und Halsnekrose.
Mitte: Typ II: partielle Kopfnekrose.
Rechts: Typ III: partielle Halsnekrose

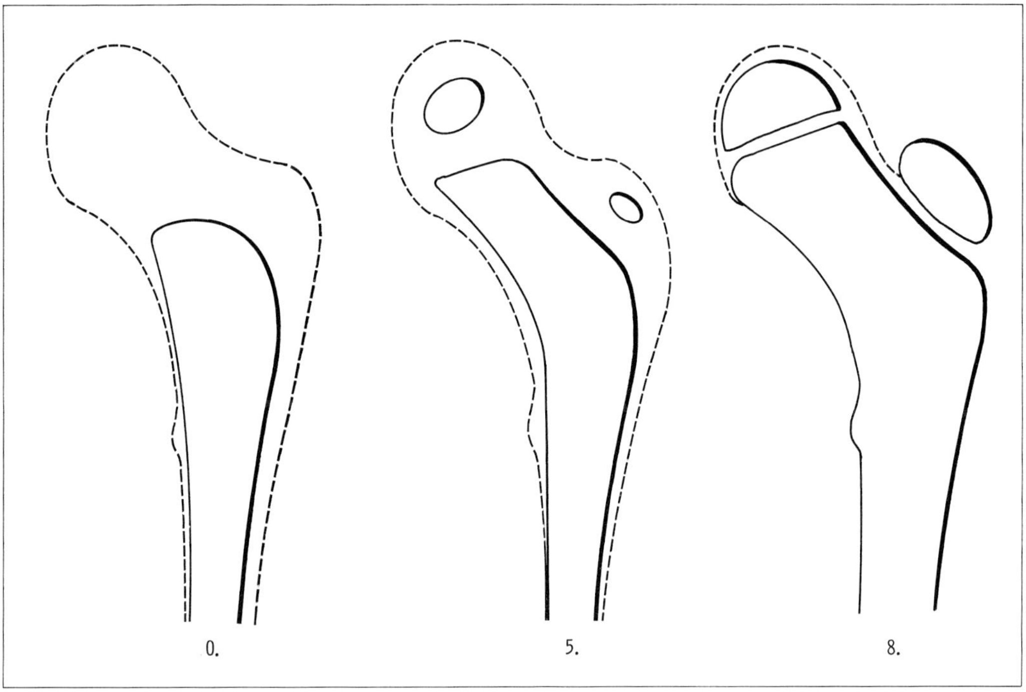

Abb. **171** Entwicklung der Wachstumsfuge am proximalen Femurende. Jenseits des 8. Lebensjahres trennt sich die Fuge des Trochanter major von der proximalen Femurfugenplatte. Sie wird zur Traktionsepiphyse, zur Apophyse, die dann nicht mehr – ebenso wie der Fugenanteil im Schenkelhalsbereich – am eigentlichen Längenwachstum des Femur beteiligt ist

der Lokalisation und der Dislokation der Schenkelhalsfrakturen, als von der jeweiligen individuellen Gefäßsituation.

Nach Ratliff (44, 45) werden drei voneinander prognostisch unterschiedliche Nekrosenformen unterschieden (Abb. **170**). Von diesen hat die Kopf- und Halsnekrose (Typ I) begreiflicherweise die schlechteste Prognose, im Gegensatz zur partiellen isolierten Kopf-(Typ II) oder partiellen isolierten Halsnekrose (Typ III), die einen wesentlich günstigeren Verlauf aufweisen.

Pseudarthrosen werden in der jüngeren Literatur nicht mehr geschildert, nachdem inzwischen die frühe operative Behandlung dislozierter Frakturen konsequent durchgeführt wurde (1, 4, 6, 31, 47).

Die Epiphysenfuge des proximalen Femurendes bildet bis etwa zum 8.–10. Lebensjahr eine funktionelle Einheit von Kopf- und Trochanter-major-Epiphyse (Abb. **171**). Dann trennen sich beide Systeme: Die Trochanterepiphyse wird zur Traktionsepiphyse, d. h. zur Apophyse und beteiligt sich nicht mehr am Längenwachstum des Femurs, d. h. des Schenkelhalses. Wachstumsstörungen durch Verletzungen des Halsanteiles der Fuge, die zur Valgisierung des Schenkelhalses führen könnten, sind jenseits dieser Altersgruppe nicht mehr zu erwarten. Die Folgen von Wachstumsstörungen werden in der Literatur nur vereinzelt von denen der Nekrosen getrennt (35). Rein theoretisch kann jeder Teil des Fugensystems sich partiell verschließen, so daß es zur Coxa valga, vara, ante- oder retrotorta kommen kann. Geschildert werden in der Literatur Varusfehlstellungen, die aber eher als Folge einer primären Dislokation aufzufassen sind und weniger als Folge einer Wachstumsstörung.

Der vollständige Verschluß des gesamten Fugensystems würde zur Verkürzung des Schenkelhalses führen. Dies wäre aber ebenfalls die Folge einer ausgedehnten Kopf- und Halsnekrose und gegen die Folgen einer Wachstumsstörung nicht abzugrenzen. Praktisch spielt dies auch keine Rolle, denn die Ursache derartiger Deformitäten ist in keinem Fall primär beeinflußbar: die primäre oder evtl. auch sekundäre Gefäßläsionen. Als Ursache eines vorzeitigen Fugenverschlusses den „Crush" anzuführen, erscheint widersinnig, wenn schon für die Kopfumbaustörung ursächlich ein Gefäßschaden verantwortlich gemacht wird, in dessen Rahmen selbstverständlich auch die epiphysären Gefäße Schaden erleiden würden. Wenn es der „Crush" wäre, so müßten, angesichts der massiven Traumatisierung, die zu dieser Verletzung führt, eigentlich alle Patienten mit Schenkelhalsfrakturen eine derartige Wachstumsstörung aufweisen. Dies ist jedoch nicht der Fall.

„Spontane Fehlstellungskorrekturen" am koxalen Femurende werden während des weiteren Wachstums in der Literatur zumeist dezidiert verneint. Da es sich jedoch um eine statisch belastete Extremität handelt, ist es sehr wohl möglich, daß sich durch den statischen Reiz die Epiphyse und damit das Gelenk durch korrigierendes Wachstum der Epiphysenfuge wieder senkrecht zur Belastungsebene einzustellen und dadurch sogar Achsenfehler in der Frontalebene zu korrigieren vermag (23, 29, 30, 39). Da es sich aber um eine langsam wachsende Fuge mit einer Wachstumsbeteiligung von nur 30% handelt, sind derartige Korrekturen nur bei jungen Patienten möglich (23). Man soll aber auch bei kleinen Kindern Varusfehlstellungen nicht belassen, da sie eine deutliche Beinverkürzung mit sich bringen und durch die relative Verkürzung der medialen Glutealmuskulatur einen über Jahre andauernden Trendelenburg-Gang verursachen.

Das Ziel der Therapie der Schenkelhalsfrakturen, gleich welcher Lokalisation, muß deshalb darin bestehen, Achsenfehler zu beseitigen, Pseudarthrosen zu verhindern und zugleich beste Voraussetzungen bezüglich der Durchblutung des gesamten proximalen Femurendes zu schaffen. Pseudarthrose und Fehlstellung können direkt beeinflußt werden, Gefäßläsionen mit den Folgen der möglichen Nekrose oder Wachstumsstörungen sind nur indirekt beeinflußbar.

Um die ohnehin schon kompromittierte Durchblutung in diesem Bereich nicht noch mehr zu stören schlagen wir deshalb vor, undislozierte Frakturen grundsätzlich konservativ im Beckengips zu behandeln, der je nach Alter 4–6 Wochen belassen werden sollte. Nach einer Woche fertigen wir eine Kontroll-Röntgenaufnahme an, um eine sekundäre Verschiebung, vor allem in der Frontalebene, sicher auszuschließen. Die Gefahr der sekundären Dislokation scheint aber gering zu sein. Primär punktieren wir die Hüfte in jedem Fall, je nach Alter in Lokalanästhesie oder Allgemeinanästhesie, um die nicht sehr wahrscheinliche aber theoretisch doch mögliche Kompression der Gefäße durch ein Hämarthros zu beseitigen und damit einen möglichen Beitrag zur Prophylaxe der Nekrose geleistet zu haben.

Primär dislozierte Frakturen sollten notfallmäßig operiert, so dies nicht sofort möglich ist, zumindest erst einmal punktiert werden. Zur Operation wählt man am besten den anterolateralen Zugang nach Watson-Jones und stellt die Fraktur nach ventraler Kapselfensterung direkt dar, um sie unter Sicht reponieren zu können. Die Fixation erfolgt, je nach Alter des Patienten, mit Steinmann-Nägeln oder 1–2 Spongiosaschrauben (Abb. **172**). Die Implantate sollten die Fuge nicht tangieren, außer bei den Epiphysenlösungen. Diese werden unter Bildwandelkontrolle reponiert und durch unterhalb der Trochanterfuge eingebrachte, die Wachstumsfuge der Kopfkappe kreuzende Steinmann-Nägel fixiert.

Die intraoperative Röntgenkontrolle in zwei Ebenen (a.-p. und axial) bestätigt den korrekten Sitz der Implantate sowie die korrekte Stellung der Fraktur.

Zur Nachbehandlung, vor allem bei unruhigen Kindern, kann auch postoperativ noch ein Beckengips notwendig werden.

Die gipsfreie Röntgenkontrolle nach 4–6 Wochen bestätigt die Konsolidation der Fraktur. Als Basis für eine Verlaufskontrolle ist ein Szintigramm zum gleichen Zeitpunkt sinnvoll, das unter Umständen dann schon Aufschluß über eine beginnende Nekrose geben kann (Abb. **172c**). Während der folgenden Phase der Spontanmobilisation der Hüfte empfiehlt es sich, vorläufig die Hüfte noch an Stöcken zu entlasten bis zur nächsten szintigraphischen Kontrolle nach weiteren 4 Wochen. Ist auch in dieser Kontrolle kein Anhalt für eine Nekrose feststellbar, so kann der Patient zunehmend belasten und nach weiteren 4 Wochen, d. h. nach gut einem Vierteljahr mit dem Sport beginnen. Ein weiteres Szintigramm nach insgesamt 1/2 Jahr soll nochmals eine beginnende Kopfnekrose ausschließen. Bleibt der Patient weiterhin bei normaler Belastung beschwerdefrei, so wird 2 Jahre nach dem Trauma ab-

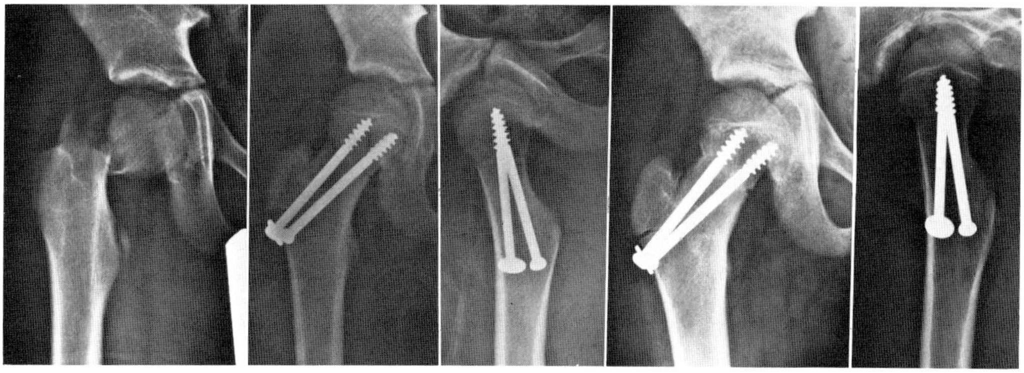

a

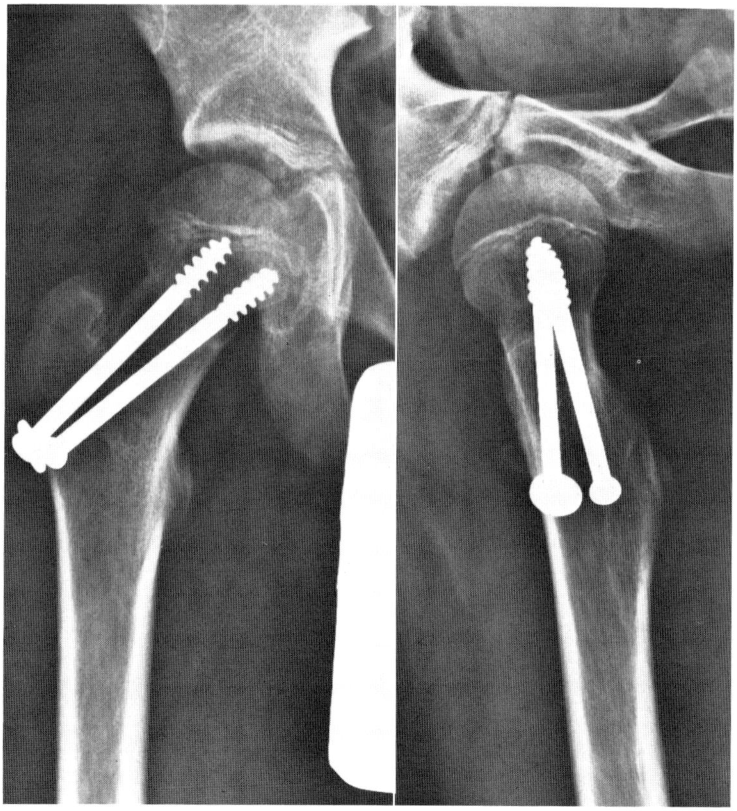

b

Abb. **172** Therapie der Schenkelhalsfrakturen. Der 13jährige Knabe zog sich beim Sturz aus 3 m Höhe eine Schenkelhalsfraktur der rechten Seite zu. Es erfolgte die sofortige notfallmäßige, offene Reposition und Osteosynthese mit 2 Spongiosazugschrauben. Die Fraktur war nach 5 bzw. 8 (**b**) Wochen radiologisch und klinisch fest konsolidiert. Das Szintigramm nach 12 Wochen (**c**) läßt keinen Anhalt für eine beginnende Kopfnekrose erkennen. Ich danke Herrn Professor *R. Fridrich* für die Durchführung des Szintigrammes und Überlassung der Unterlagen zur Publikation

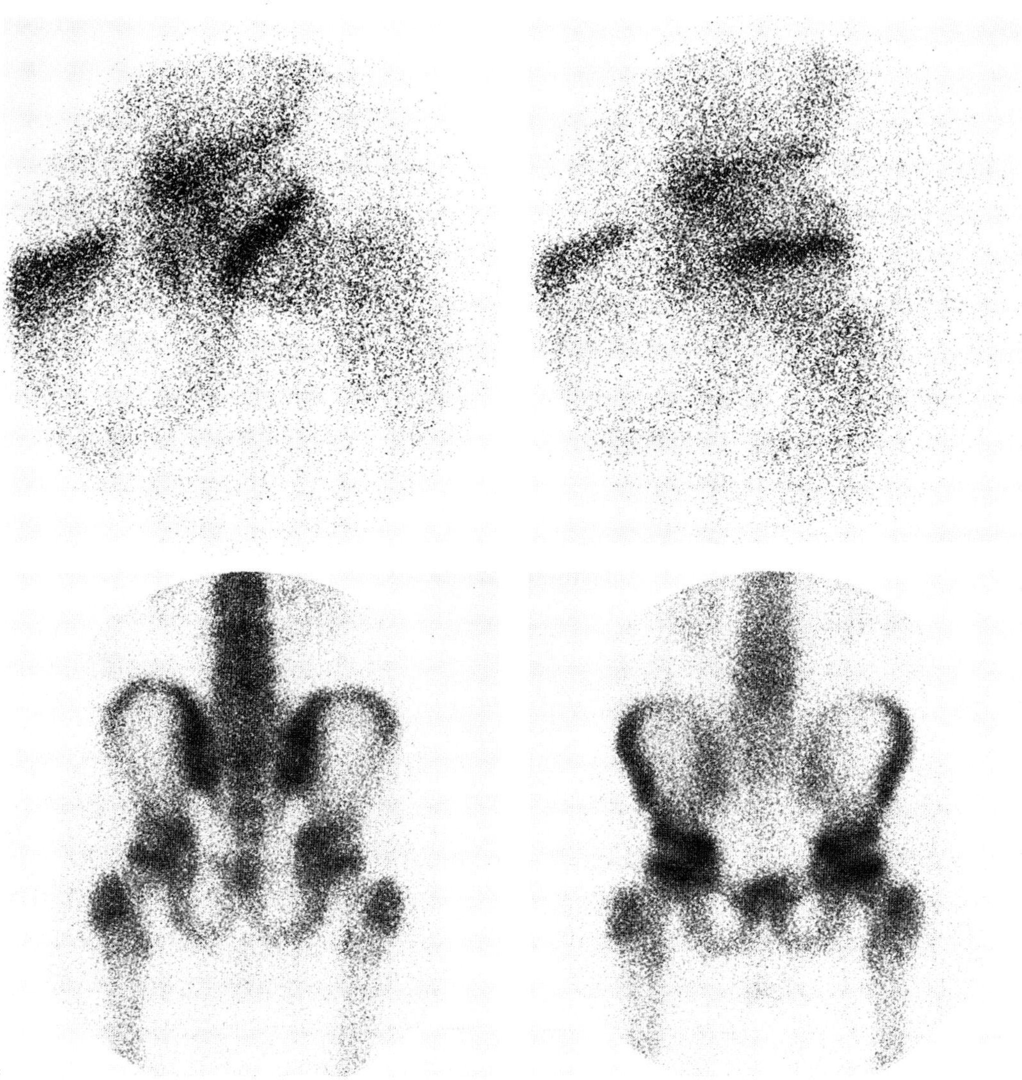

172c

p.-a. a.-p.

schließend kontrolliert. Diese Abschlußuntersuchung umschließt neben einer Gangkontrolle und der klinischen Funktionsmessung von Hüften und Knien die funktionelle Messung der Beinlängen und ein Beckenübersichtsröntgen zur Beurteilung der Hüft- und Schenkelhalssituation. Erweisen sich sämtliche Untersuchungsergebnisse als normal, so kann die Behandlung abgeschlossen werden.

Ist es zu einer Kopfnekrose oder auch zu einer Wachstumsstörung gekommen, so richtet sich die Therapie natürlich nach dem Ausmaß, der Lokalisation und der Richtung der Deformität. Unter Umständen muß dann durch subkapitale oder intertrochantere Osteotomien die bessere Einstellung der Hüfte in die Pfanne angestrebt werden (z. B. Imhäusersche Korrekturosteotomie in 3 Ebenen [18]).

Peritrochantere Frakturen

Pertrochantere und intertrochantere Frakturen machen etwa nur 8% der ohnehin seltenen Frakturen des koxalen Femurendes aus (17, 21) (Abb. **173**). Im Gegensatz zu den Schenkelhalsfrakturen besteht hier keine Gefahr der Kopf- oder Halsnekrose (35), so daß sie aus prognostischen Gründen nicht zu den Schenkelhalsfrakturen gerechnet werden sollten.

Auch Wachstumsstörungen sind nach derartigen Frakturen nicht zu befürchten. Fehlstellungskorrekturen finden, wie im gesamten proximalen Femurbereich, nur zögernd statt. Die Diagnosestellung bereitet keine Schwierigkeiten.
Undislozierte Frakturen werden im Beckengips ruhiggestellt. Abgekippte Frakturen werden geschlossen reponiert und ebenfalls im Beckengips ruhiggestellt. 8–10 Tage nach dem Trauma sollte eine Stellungskontrolle im Gips durchgeführt werden.
Vollständig dislozierte Frakturen werden offen reponiert und mit einer AO-Winkelplatte oder einer Zuggurtungsosteosynthese stabilisiert.
Die Ruhigstellung bzw. Schonungsdauer beträgt je nach Alter 4–6 Wochen. Danach wird bei radiologischer und klinischer Konsolidation der Fraktur mit spontanen Bewegungsübungen begonnen. Erst bei freier Beweglichkeit sollte langsam zunehmend belastet werden. Etwa 4–6 Wochen nach gesicherter Konsolidation kann mit Sport langsam wieder begonnen werden. Gelingt dies anstandslos, so sind weitere Röntgenkontrollen überflüssig. In Jahresabständen erfolgen bis zu 2 Jahren nach dem Trauma funktionelle Beinlängenkontrollen. Bei unauffälligem Gang, freier Funktion von Hüften und Knien, klinisch symmetrischen Beinachsen und funktionell seitengleichen Beinlängen kann 2 Jahre nach dem Unfall die Behandlung abgeschlossen werden.
Bei nachweisbarer Längendifferenz kontrollieren wir klinisch in Zweijahresabständen bis Wachstumsabschluß.

Apophysenlösungen im proximalen Femurbereich

Vornehmlich in der Präpubertät kann es angesichts der hormonell aufgelockerten Epi- und Apophysenfugen bei plötzlichen muskulären Anspannungen zur Lösung der Apophyse des Trochanter major und des Trochanter minor kommen (Abb. **174**). Die Lösung des Trochanter major ist auch durch direkte Traumen möglich. Die Diagnosestellung ist angesichts der typischen Anamnese, des plötzlichen Schmerzes nach extremer muskulärer Anspannung, radiologisch einfach zu stellen.
Durch den Zug der ansetzenden Muskulatur des Glutaeus medius bzw. des Iliopsoas kommt es immer zu einer mehr oder weniger ausgeprägten Distraktion der Fragmente.

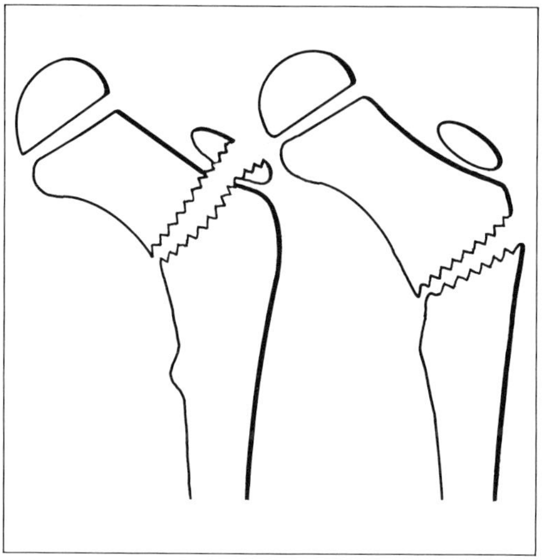

Abb. **173** Peritrochantere Frakturen.
Links: pertrochantere Femurfraktur.
Rechts: intertrochantere Femurfraktur

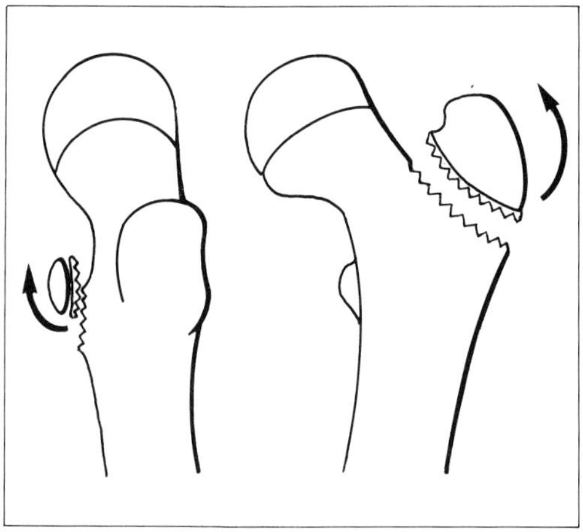

Abb. **174** Verletzungen des Trochanter minor und des Trochanter major. Der Zug des M.iliopsoas führt meist zu einer mehr oder weniger ausgeprägten Dislokation des abgerissenen Trochanter minor (links). Bei Abrissen des Trochanter major kommt es durch den Zug der medialen Glutealmuskulatur ebenfalls meist zur zunehmenden Dislokation (rechts)

Die Lösung des Trochanter minor wird, außer bei extremen Dislokationen, konservativ behandelt, ebenso wie die undislozierten Trochanter-major-Lösungen. Bei starker Dislokation sollte letztere wegen der schnelleren Rehabilitation aber operativ angegangen und die Fraktur durch eine Zuggurtungs-Osteosynthese stabilisiert werden.

Die konservative Therapie besteht in der Entlastung an Stöcken für 5–6 Wochen. Werden dann bei Belastungsbeginn keine Schmerzen mehr angegeben, so kann 2 Wochen später meist wieder der Sport langsam aufgenommen werden. Die radiologische Bestätigung der Konsolidation kann bei klinischer Beschwerdefreiheit unterlassen werden, ebenso wie alle weiteren Röntgenkontrollen.

Der Behandlungsabschluß erfolgt nach beschwerdefreier Sportaufnahme bei freiem Gang und freier Funktion der Hüften.

Femurschaftfrakturen

- subtrochantere und proximale Frakturen
- Frakturen der proximalen, mittleren und distalen Diaphyse

Die Femurfrakturen sind nach den Frakturen im Unterschenkelbereich die häufigsten Verletzungen der unteren Extremitäten (21, 32). Die Ursache besteht meist in schweren, direkten Traumen. Dementsprechend können immer zusätzliche erhebliche Verletzungen von Weichteilen (Prüfung der Peripherie besonders wichtig!) oder anderer knöcherner Skelettabschnitte vorliegen. Das Röntgenbild muß stets die umgebenden Gelenke miterfassen.

Posttraumatische Beinlängenalterationen

Wie nach jeder Schaftfraktur im Wachstumsalter ist auch hier immer die Wachstumsstörung der passageren Stimulation der die Fraktur umgebenden Fugen mit ihren unterschiedlichen Folgen zu erwarten (siehe allgem. Teil). In jedem Fall ist das Ausmaß der Stimulationsfolgen vom Ausmaß des Remodelings sowie verspäteter Repositionen und Operationen jenseits des 5. Tages nach Unfall abhängig: Jede Fehlstellung, die den Korrekturkräften des weiteren Wachstums überlassen wird (Ausnahme: der Rotationsfehler) und jede Manipulation am Fixationskallus führt zur protrahierten Stimulation der Fugen. Um sich bezüglich der Beinlängen dem Status quo ante am weitgehendsten zu nähern, sollten deshalb im idealen Fall keine Fehlstellungen (Varus, Valgus, Ante- und Rekurvation, Seit-zu-Seit-Verschiebung) den Korrekturkräften des weiteren Wachstums überlassen werden und es sollten keine geschlossenen oder offenen Repositionen jenseits des 5. Tages nach Trauma durchgeführt werden.

Die Bedeutung einer posttraumatischen Beinlängenalteration kann sehr unterschiedlich sein. Sie ist abhängig vom Alter des Patienten bei Unfall, von vorbestehenden idiopathischen Beinlängendifferenzen und von der individuellen Wirbelsäulenstatik.

Bei Traumen in der eigentlichen Wachstumsphase kommt es meist zu einem Längenzuwachs, der je nach Ausmaß des Remodelings sich innerhalb von maximal 2 Jahren verstärken kann. Die dadurch bedingte Beinlängendifferenz bleibt dann unverändert bis Wachstumsabschluß und natürlich darüber hinaus bestehen (52, 33). Es gibt kein Organ für seitengleiche Längenverhältnisse am wachsenden Skelett. Nur jenseits des 10. Lebensjahres kann es unter Umständen zur Reduktion bzw. zum Verschwinden eines primären, posttraumatischen Längenzuwachses durch den vorgezogenen physiologischen Fugenschluß der betroffenen Seite kommen (siehe allgem. Teil). Dies ist jedoch nicht voraussehbar und kann nur durch Beinlängenkontrollen bis Wachstumsabschluß erfaßt werden.

Idiopathische Beinlängendifferenzen sind bei ca. 70% aller Individuen mit einem Differenzausmaß von 0,5–3 cm anzutreffen. Deren Existenz und Ausmaß ist praetraumatisch meist nicht bekannt. Durch die posttraumatische Beinlängenalteration kann es zur Diminuierung, zum Verschwinden, aber auch zur Verstärkung einer derartig vorbestehenden idiopathischen Beinlängendifferenz kommen. Auch dies kann nur durch Kontrollen erfaßt werden.

Üblicherweise führt eine posttraumatische Beinlängendifferenz zur konsekutiven LWS-Skoliosierung nach der verkürzten Seite hin (Abb. **175**). Jedoch können vorbestehende lumbosakrale Übergangsstörungen (Halbwirbel, Lumbalisierungen des 1. Sakral- oder Sakralisierungen des 5. Lumbalwirbels) paradoxe Skoliosen zur Folge haben oder erst eine Beinlängendifferenz benötigen, um die Wirbelsäule ins Lot zu bringen (Abb. **176**). We-

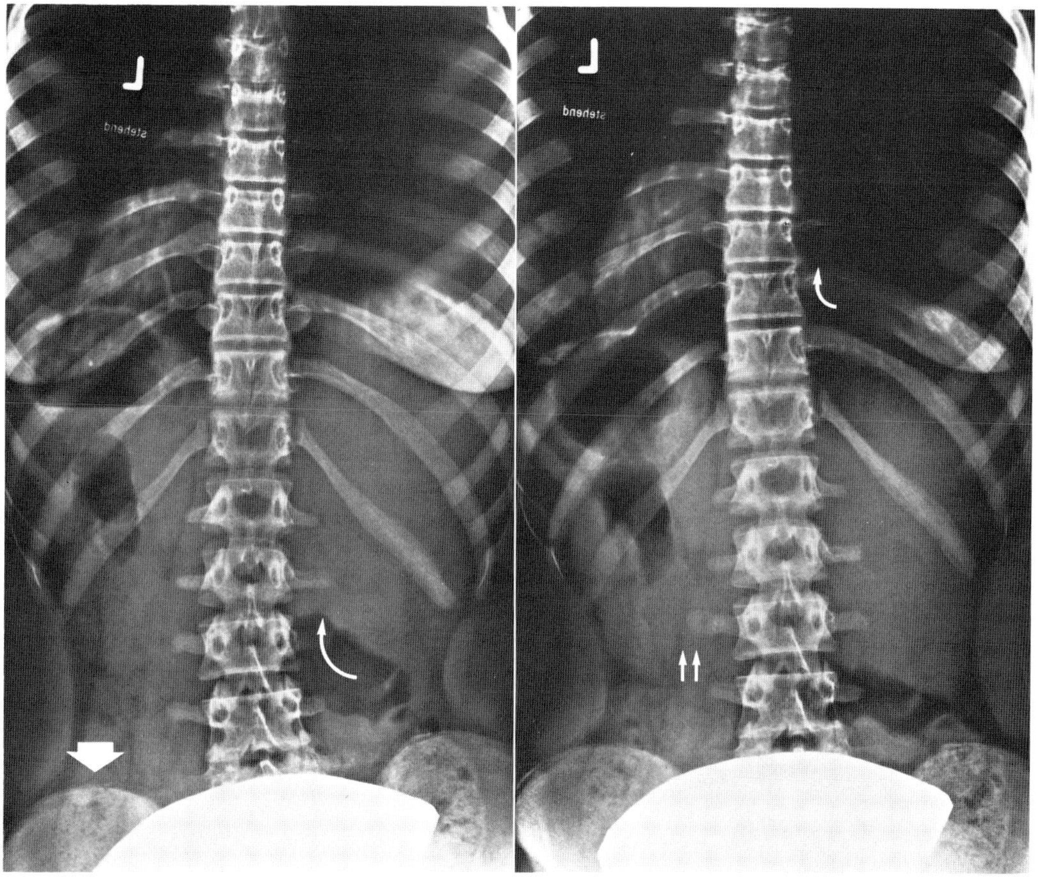

Abb. **175** Klinische Bedeutung von Beinlängendifferenzen. 15jähriges Mädchen bei Status nach Oberschenkelschaftfraktur rechts. Dadurch war es zur Verstärkung einer wahrscheinlich vorbestehenden idiopathischen Beinlängendifferenz gekommen. Der Beckenschiefstand hat eine linkskonvexe LWS-Skoliosierung zur Folge. Nach Ausgleich des Beckenschiefstandes stellt sich die Wirbelsäule weitgehend wieder orthograd ein

gen dieser individuellen Statik jeder einzelnen Wirbelsäule sollten Beinlängenmessungen grundsätzlich sowohl klinisch als auch radiologisch nur funktionell mit der Brettchen-Methode durchgeführt werden (siehe allgem. Teil).

Angesichts dieser besprochenen drei prognostischen Gesichtspunkte kann für eine Oberschenkelschaftfraktur im Wachstumsalter zuverlässig nur eine Beinlängenalteration vorausgesagt werden, nicht aber, ob es zu einer Verlängerung oder einer Verkürzung kommt.

Die Therapie der Beinlängendifferenz richtet sich primär nach der Wirbelsäulenstatik und erst sekundär nach der Statik der Hüfte (bei prädysplastischen Hüften kann bei bestehender Beinlängendifferenz die verlängerte Seite eine relative Coxa valga mit verschlechterter Überdachung des Hüftkopfes, also unter Umständen eine Präarthrose, bedeuten).

Nicht das absolute Ausmaß der Längendifferenz bestimmt den Beinlängenausgleich, sondern die individuelle Wirbelsäulenstatik. Beinlängendifferenzen bis zu 2 cm werden üblicherweise durch Absatzerhöhung mit und ohne Sohlenausgleich sowie durch Einlagen ausgeglichen. Angehende junge Damen tolerieren Absatzausgleiche von über 1/2 cm aus kosmetischen Gründen nur selten. Hier kann man einen Kompromiß anbieten, z. B. einen notwendigen Ausgleich von 1 cm teilen, indem 1/2 cm am Absatz und 1/2 cm als Einlage getragen wird.

Der Entscheid, ob eine Differenz von 2–4 cm

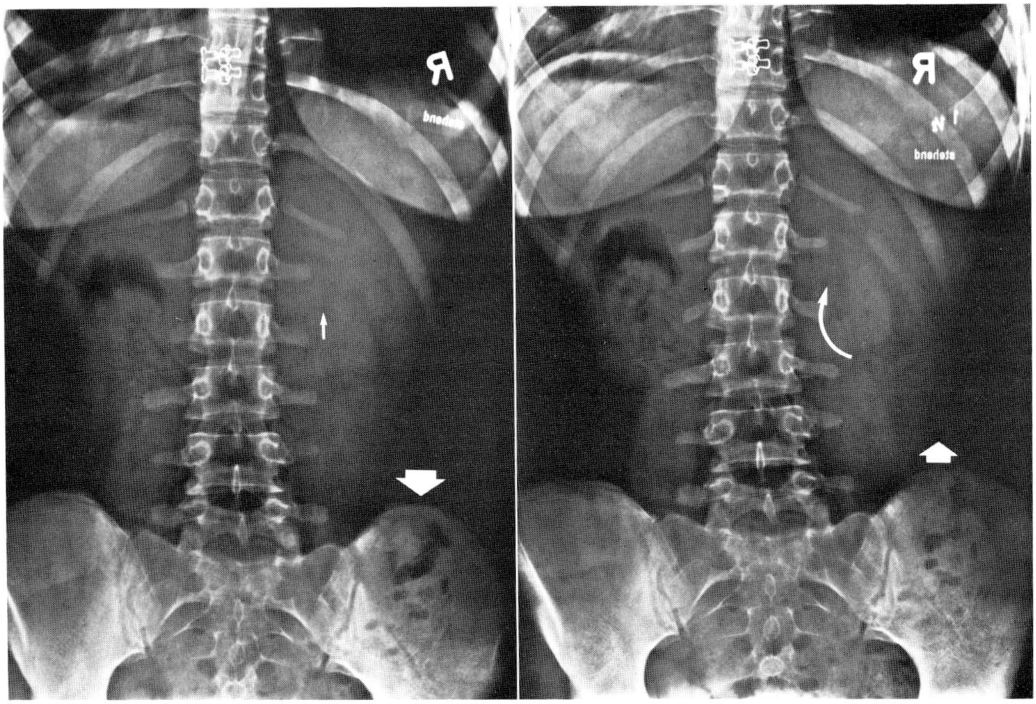

Abb. **176** Klinische Bedeutung von Beinlängendifferenzen. 13jähriges Mädchen mit Status nach Oberschenkelschaftfraktur links. Es besteht klinisch ein Beckenschiefstand nach rechts. Ohne Unterlage ist die Wirbelsäule trotz des Beckenschiefstandes gut kompensiert aufgrund einer lumbosakralen Übergangsstörung. Nach Unterlage, bei Beckengeradstand, kommt es zur dezenten linkskonvexen Skoliosierung der LWS mit entsprechenden klinischen Beschwerden (Es wurde bedauerlicherweise vergessen, den Gonadenschutz anzulegen)

durch eine intertrochantäre Verkürzungsosteotomie auf der längeren Seite beseitigt werden soll, muß dem Patienten selber überlassen werden. Nicht jeder Patient möchte kürzer und nicht jeder möchte operiert werden. Bei Verlängerungsosteotomien, die vor allem für Differenzen über 4 cm in Frage kommen, ist der Patient eindringlich auf die Gesamtdauer des Prozederes aufmerksam zu machen, ebenso wie auf die Anzahl der notwendigen Eingriffe und die möglichen Risiken.
In keinem Fall sollte ein konservativer oder operativer Beinlängenausgleich bei fixierten Skoliosen erfolgen. Derartige Fixationen – bei konsekutiven Skoliosierungen nach Beinlängendifferenzen – sind bei Kindern nie, bei Jugendlichen nur selten anzutreffen. Zumeist kann durch entsprechende Physiotherapie eine Fixation wieder behoben und damit erst die Voraussetzung für einen Längenausgleich geschaffen werden.
Inwieweit tatsächlich jede Beinlängendifferenz eines Ausgleiches bedarf, sei noch dahingestellt. Zumindest im Kindesalter ist eine schnelle Fixierung der Wirbelsäule nicht zu befürchten, so daß hier eher mit dem Ausgleichen abgewartet werden kann.

Spontankorrekturen

Grundsätzlich können sämtliche Achsenfehler in allen drei Ebenen des Raumes im Verlaufe des weiteren Wachstums spontan korrigiert werden.
Aufgrund der muskulären Verteilung am Oberschenkel werden Valgusfehlstellungen nur zögernd im weiteren Wachstum wieder korrigiert, mitunter persistieren sie. Varusfehlstellungen werden gut ausgeglichen. Je proximaler sie jedoch liegen, desto langsamer erfolgt die Korrektur (29) (Abb. **177a** u. **b**). Im Rahmen von peri- und subtrochanteren Frakturen sollten deshalb keine Varus- und Valgusfehlstellungen belassen werden, da sie direkten Einfluß auf die Schenkelhalsstatik ha-

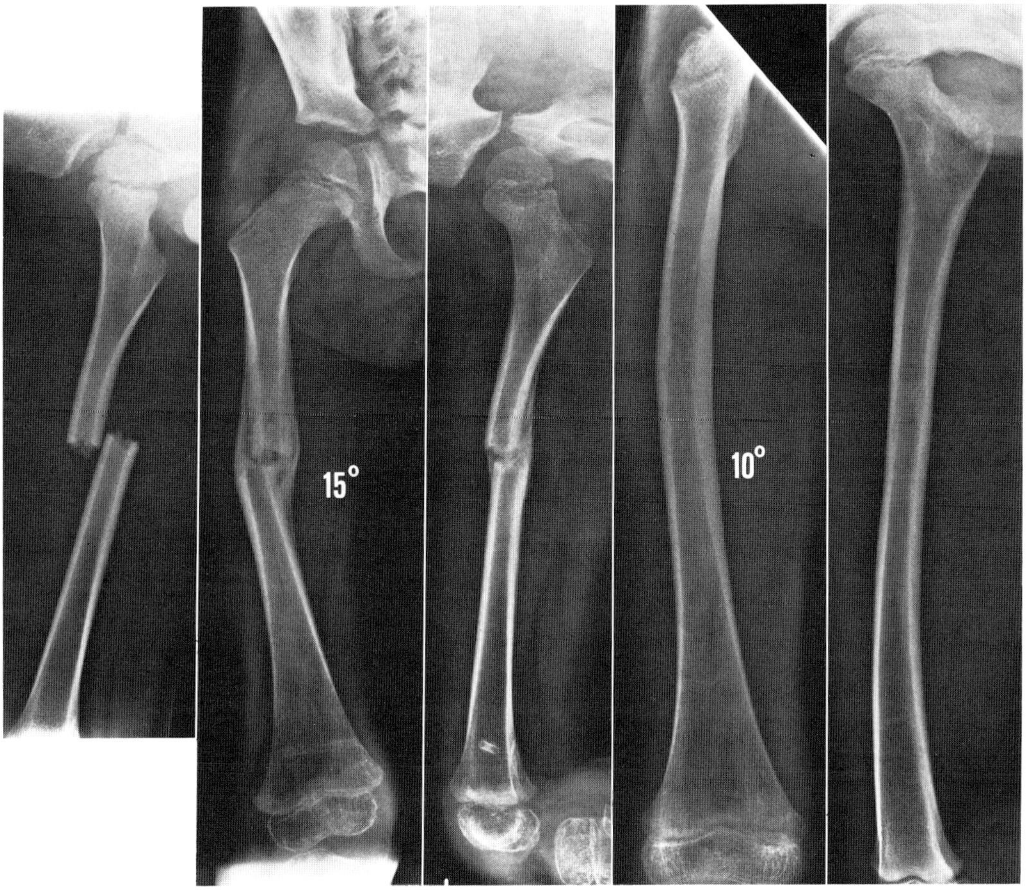

Abb. **177a** Zuverlässige „Spontankorrekturen" am Femurschaft. 4jähriges Mädchen mit einer Oberschenkelschaftfraktur, die in Varusfehlstellung von 15° ausheilte sowie in Seit-zu-Seit-Verschiebung um volle Schaftbreite. Schon nach 2 Jahren hat sich die Varusfehlstellung deutlich verbessert, die Seit-zu-Seit-Verschiebung wurde vollständig remodelliert. Die distale Femurepiphyse hat sich wieder senkrecht zur Belastungsebene eingestellt

ben und es lange Zeit dauert, bis sich das koxale Femurende wieder korrekt zu seiner Belastungsebene eingestellt hat.

Rekurvationsfehlstellungen im diaphysären Schaftbereich sind praktisch nie anzutreffen. Sehr viel häufiger finden wir Antekurvationsfehlstellungen. Diese werden im weiteren Wachstum nur bis zu einem gewissen Grad zögernd diminuiert. Sie vermindern sich im Bereich aller Drittel lediglich auf 10–15° noch vermehrter Antekurvation gegenüber der unbeteiligten Gegenseite (s. Abb. **177b**). Ganz offensichtlich scheint bei diesem Ausmaß kein funktioneller Reiz mehr auf das Periost zur weiteren Korrektur vorhanden zu sein.

Als völlig harmlos ist die Seitverschiebung auch noch bis ins Jugendlichenalter zu bezeichnen. Jedoch bedeutet sie ein erhebliches prolongiertes Remodeling, das unter Umständen erst Jahre nach dem Unfall abgeschlossen wird (27) (s. Abb. **177a** u. **b**).

Verkürzungsfehlstellungen können im Alter bis zum 10. Lebensjahr bei Unfall wieder ausgeglichen werden. Da sie aber stets mit einer mehr oder weniger ausgedehnten Seit-zu-Seit-Verschiebung einhergehen, führt das dadurch bedingte, vermehrte Remodeling meist zur Überkompensation und damit zur Verlängerung.

Primäre Verlängerungen werden in keiner Weise mehr ausgeglichen.

Der Rotationsfehler nach Oberschenkelfrakturen im Wachstumsalter wird in der Literatur zu einem Hauptproblem emporstilisiert. Im-

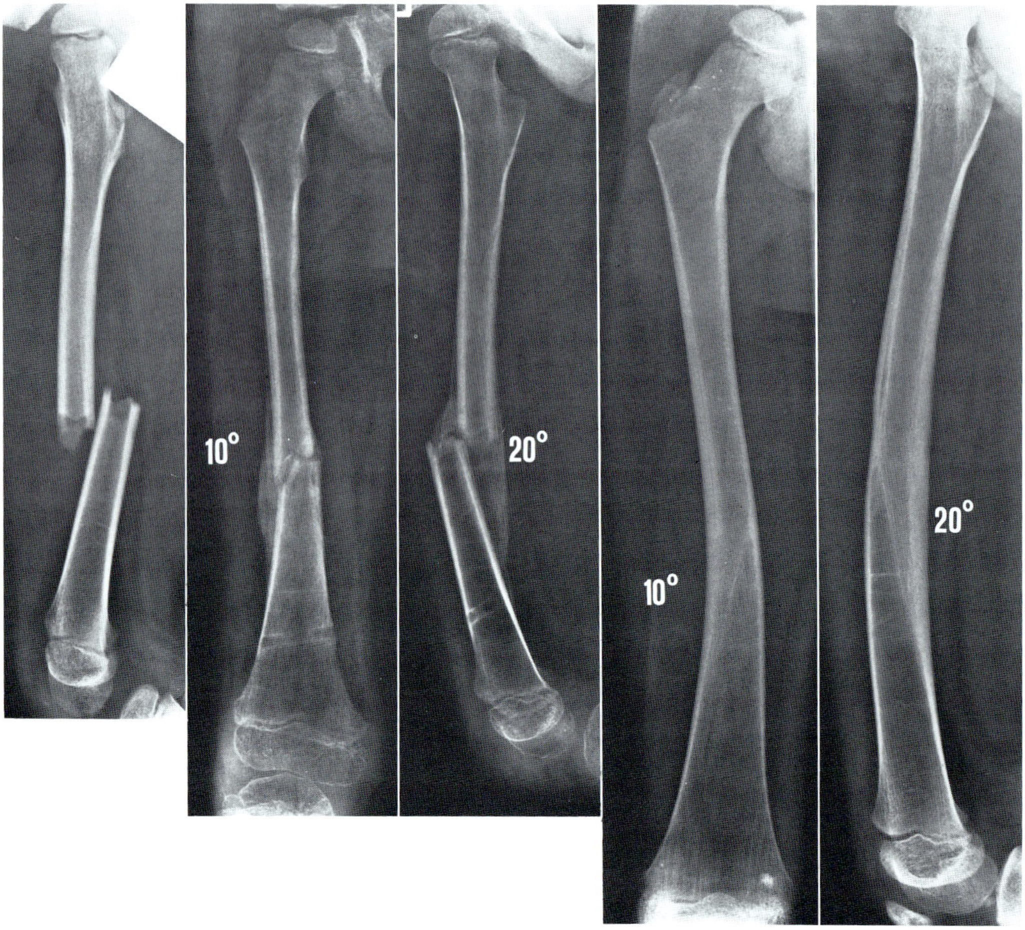

Abb. **177b** Grenzen der „Spontankorrekturen“ am Femurschaft. 5jähriger Knabe mit Oberschenkelschaftfraktur, die in Antekurvationsfehlstellung von 20° und Valgusfehlstellung von 10° ausheilte. Nach 3 Jahren sind Valgus- und Antekurvationsfehlstellung immer noch unverändert vorhanden. Die distale Epiphyse hat sich noch nicht ganz senkrecht zur Bewegungsebene eingestellt. Die Seit-zu-Seit-Verschiebung hat sich anstandslos korrigiert

mer wieder wird vor den schwerwiegenden Folgen eines Rotationsfehlers gewarnt, die jedoch noch nie an einem klinischen Krankengut dokumentiert wurden. Die meisten Autoren begnügen sich mit der Warnung vor diesem Fehler und negieren dessen Spontankorrektur (3, 22, 38, 43, 49, 51, 57). Derartige „Spontankorrekturen“ konnten aber von uns erstmalig 1976 nachgewiesen werden und wurden inzwischen von anderen Autoren bestätigt (5, 25, 28, 36, 54).

Der Rotationsfehler am Oberschenkel stellt sich klinisch und radiologisch in einer Antetorsionsdifferenz der Schenkelhälse dar (Abb. **178**).

Der Außenrotationsfehler des distalen Fragmentes führt zu einer verminderten Antetorsion der betroffenen Seite. Der Innenrotationsfehler des distalen Fragmentes weist eine vermehrte Antetorsion der betroffenen Seite auf (Abb. **179**).

Die Antetorsion der Schenkelhälse verändert sich im Verlauf des Wachstums, so wie sich an allen Röhrenknochen des wachsenden Skelettes Torsionsänderungen finden. Physiologische Detorsionsvorgänge diminuieren den Antetorsionswinkel von anfänglich 40–50° bei Geburt auf 10–15° bei Wachstumsabschluß. Die posttraumatisch verminderte Antetorsion des Außenrotationsfehlers hat also im Prinzip

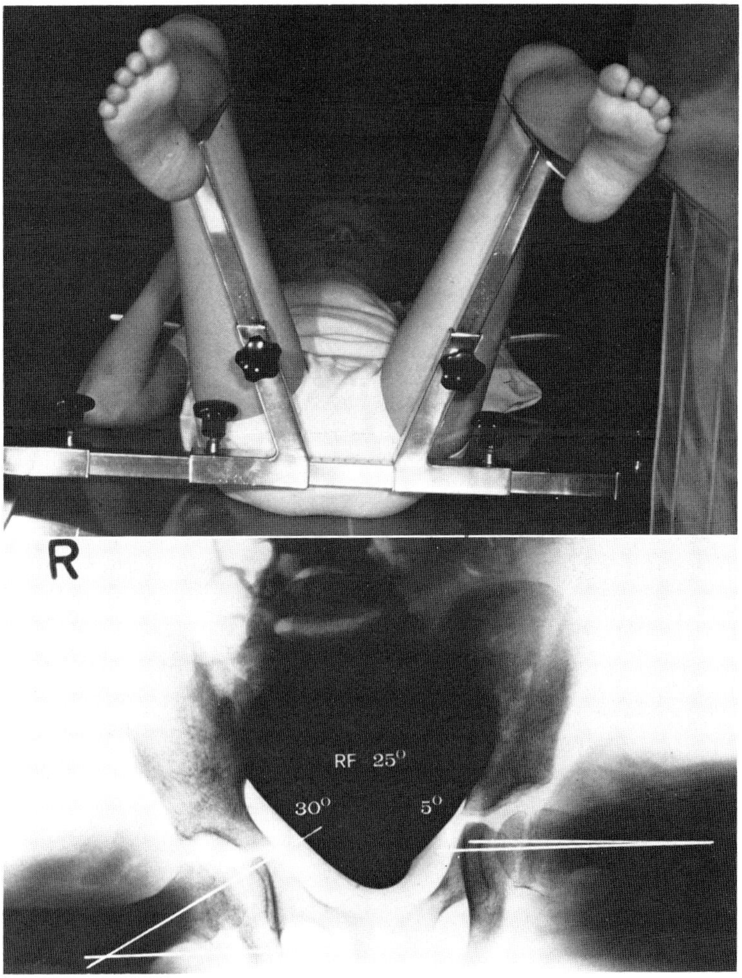

Abb. **178** Radiologische Messung eines Rotationsfehlers am Oberschenkel. Nur durch halbaxiale Aufnahmen nach *Schultz* (50) auf dem Rippsteinschen Gestell kann anhand einer Antetorsionsdifferenz ein Rotationsfehler diagnostiziert werden. Klinisch ist der Rotationsfehler im Rahmen einer frischen Oberschenkelschaftfraktur nicht meßbar

nur die physiologische Detorsion dieser Seite vorweggenommen. Durch Detorsion auch der unbeteiligten Gegenseite verschwindet im Verlauf des weiteren Wachstums die Antetorsionsdifferenz. Der Rotationsfehler ist nicht mehr meßbar und verliert damit seine klinische Bedeutung (Abb. **180**). Bei den wesentlich selteneren Innenrotationsfehlern mit vermehrter Antetorsion der betroffenen Seite kann der Fehler durch vermehrte Detorsion im Verlauf des weiteren Wachstums beseitigt oder zumindest diminuiert werden (Abb. **181**). Die physiologische Detorsion der Schenkelhälse erfolgt vor allem in zwei wesentlichen Schüben, einmal zwischen dem 5.–8. Lebensjahr, zum andern präpubertär, so daß auch noch kurz vor Wachstumsabschluß mit der Diminuierung eines Rotationsfehlers gerechnet werden kann. Diese „Spontankorrektur“ hat, da es sich – zumindest meiner Meinung nach – um eine indirekte, ungezielte Korrektur handelt, keinen Einfluß auf die posttraumatische Beinlängenalteration (25).

Bei frischen Oberschenkelfrakturen ist der Rotationsfehler direkt klinisch nicht beurteilbar und damit im Rahmen einer konservativen Behandlung auch nicht direkt korrigierbar.

Klinisch kann die Messung erst nach erfolgter Konsolidation bei freier Beweglichkeit der Hüften erfolgen: Die verminderte Innenrotation der betroffenen Seite kommt durch Abnahme der Antetorsion, also durch einen Außenrotationsfehler, die vermehrte Innenrotation gegenüber der unbeteiligten Seite durch Zunahme der Antetorsion, also durch einen Innenrotationsfehler, zustande. Die Messung

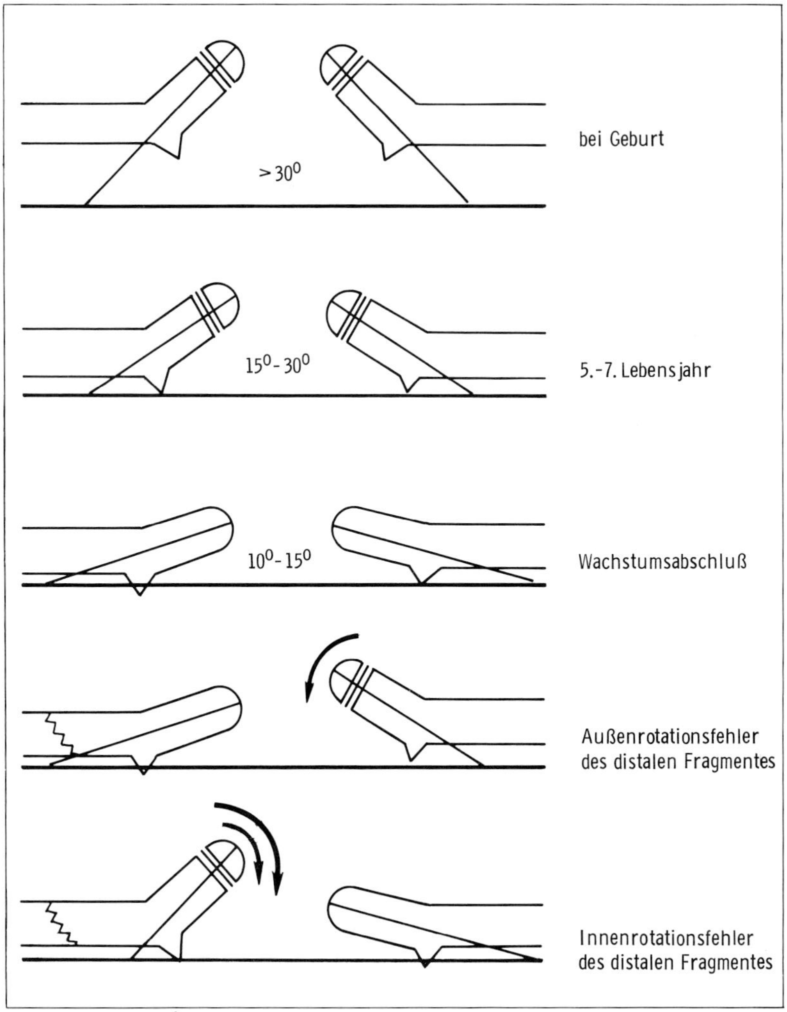

Abb. **179** Entwicklung der Antetorsion der Schenkelhälse und Korrektur eines Rotationsfehlers während des weiteren Wachstums. Im Verlauf des Wachstums diminuiert sich die Antetorsion der Schenkelhälse von anfänglich 30–40° bei Geburt auf 10–15° bei Wachstumsabschluß. Beim Außenrotationsfehler des distalen Fragmentes wird die physiologische Detorsion vorweggenommen. Dessen „Korrektur" erfolgt durch die physiologische Detorsion der unbeteiligten Gegenseite. Der Innenrotationsfehler des distalen Fragmentes kann durch vermehrte Detorsion der betroffenen Seite „korrigiert" werden

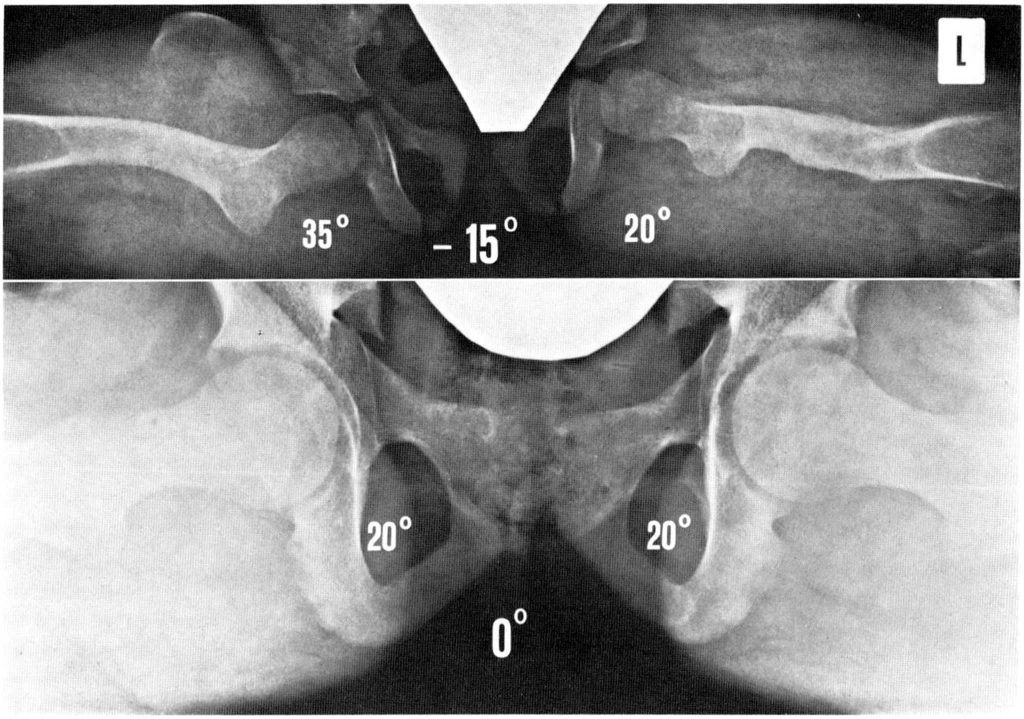

Abb. **180** „Spontankorrektur" eines Rotationsfehlers am Oberschenkel. 3jähriges Mädchen: Durch die Oberschenkelschaftfraktur mit Außenrotationsfehler des distalen Fragmentes war es zur Abnahme der Antetorsion der frakturierten Seite um 15° gegenüber der Gegenseite gekommen. Bei der Nachkontrolle nach 8 Jahren bestanden seitengleiche Antetorsionsverhältnisse. Der Rotationsfehler hat durch Verlust seiner Meßbarkeit seine klinische Bedeutung verloren

erfolgt klinisch am besten auf dem Bauch liegend: Zur Prüfung der Innenrotation lasse man bei um 90° gebeugtem Knie die Unterschenkel nach außen rotieren. Das Becken muß parallel zur Unterlage liegen. Die Meßfehlerbreite beträgt etwa 10° (Abb. **182**).
Radiologisch ist der Fehler nur meßbar durch halbaxiale Aufnahmen nach Schultz (50), die erst nach der Konsolidation der Fraktur auf dem Rippsteinschen Gestell (9, 46) durchgeführt werden können (s. Abb. **178**). Voraussetzung für eine Auswertung der Aufnahme ist eine exakte und korrekte Lagerung auf diesem Gestell: Das Becken muß parallel zur Unterlage liegen und darf nicht abgekippt, die Hüften müssen frei beweglich sein, so daß die Ober- und Unterschenkel exakt in die Schalen gelagert werden können (12). Aber auch bei korrekter Lagerung ist angesichts einer individuellen Interpretation der Bilder sowie Projektionsfehlern mit einer Meßfehlerbreite von gut 10° zu rechnen (13, 28, 55). Bei Aufnahmen im Bett, z. B. auf dem Weber-Tisch, vergrößert sich der Meßfehler entsprechend. Eine Maßangabe in Einzel-Grad-Differenzen (17, 49, 58) grenzt an medizinische Wahrsagerei (Abb. **183**).
Die Diskrepanz bleibt weiter in der Literatur bestehen, daß aufgrund der guten Heilungstendenzen im Wachstumsalter die konservative Behandlung der Oberschenkelschaftfrakturen gefordert, weiterhin aber vor den Folgen des Rotationsfehlers gewarnt wird und bisher nur für eine gewisse Altersgruppe eine zumindest theoretische, indirekte Rotationsfehlerkorrektur auf konservativem Wege angegeben wurde: Weber hatte 1963 (58) erstmalig seine Methode vorgestellt. Da auf dem Weber-Tisch jedoch nur Kinder von etwa dem 3.–10. Lebensjahr zu lagern sind, müßten sich Kinder

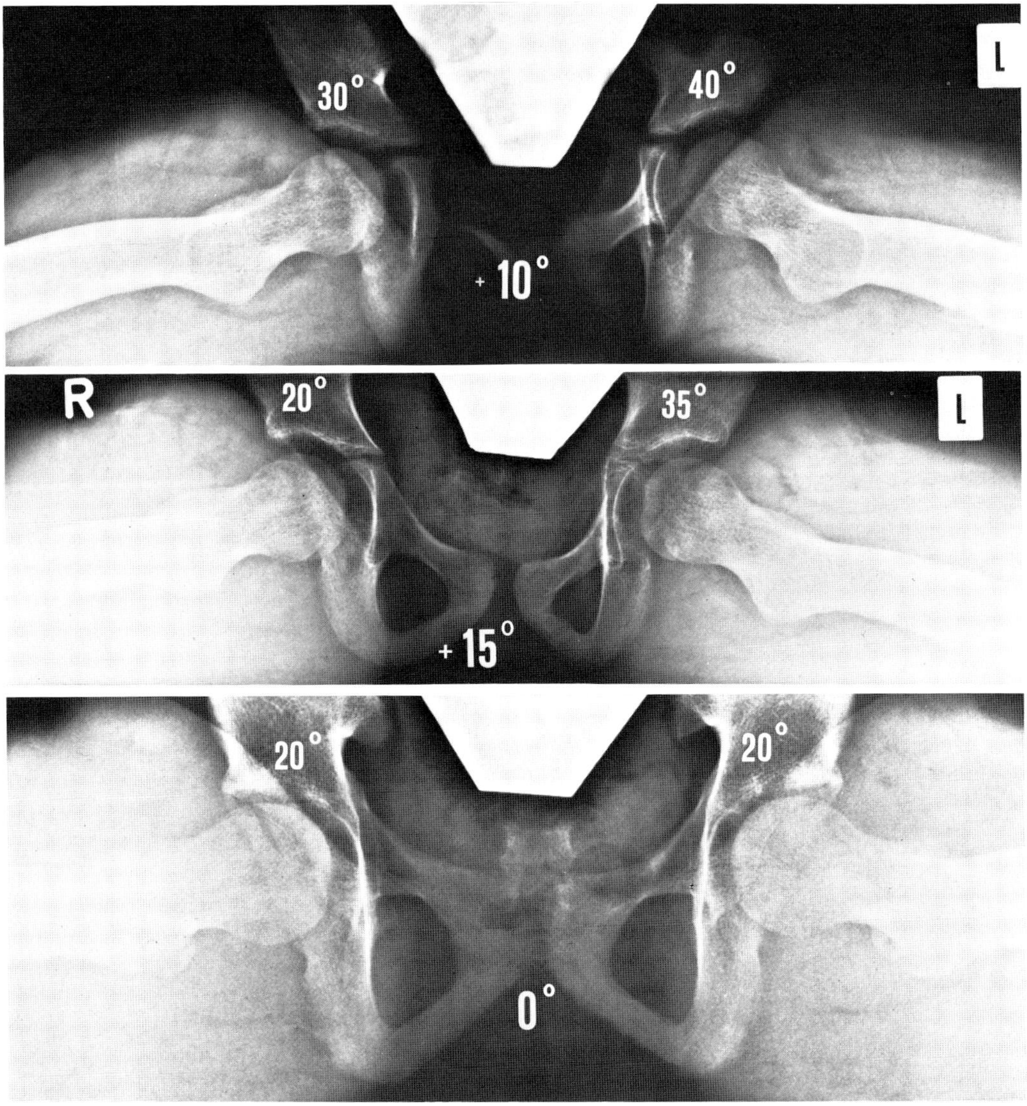

Abb. **181** „Spontankorrektur" eines Rotationsfehlers am Oberschenkel. 7jähriges Mädchen: 4 Monate (Mitte) nach der Oberschenkelschaftfraktur auf der linken Seite war aufgrund eines Innenrotationsfehlers des distalen Fragmentes eine vermehrte Antetorsion um 15° gegenüber der unbeteiligten Gegenseite festzustellen. Bei der Nachuntersuchung nach 5 Jahren bestanden seitengleiche Antetorsionsverhältnisse. Auch hier ist durch Verlust der Meßbarkeit eines Rotationsfehlers dessen klinische Bedeutung verloren gegangen

außerhalb dieser Altersgrenzen im Rahmen der geforderten konservativen Behandlung mit persistierenden Rotationsfehlern und deren „gravierenden" Folgen – ohne literarischen Widerspruch – abfinden.

Nun sind aber – unabhängig von der Behandlungsmethode und vom Alter des Patienten bei Unfall – sogenannte Rotationsfehler nach Oberschenkelschaftfrakturen bei Wachstumsabschluß immer in etwa der gleichen Häufigkeit und, mit wenigen Ausnahmen, im gleichen Ausmaß zu finden: 10–20% mit Werten bis zu 25° Antetorsionsdifferenz (5, 25, 28, 55, 59). Wir führen diese Vergleichbarkeit der Endresultate sowohl auf die sogenannte „Spontankorrektur" zurück als auch auf das Vorkommen idiopathischer Antetorsionsdifferenzen, die ebenfalls mit einer Häufigkeit von

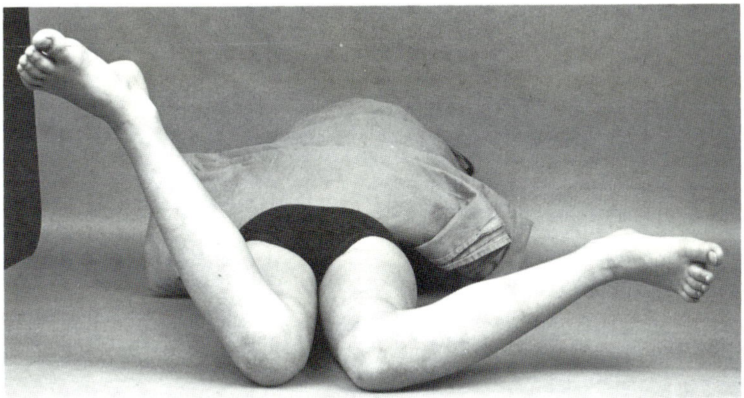

Abb. **182** Klinische Messung eines posttraumatischen Rotationsfehlers. Die Prüfung der Innenrotation beider Hüften erfolgt in Bauchlage bei 90° angewinkelten Knien. Die Unterschenkel werden nach außen rotiert. Bei symmetrisch aufliegendem Becken kann an der Innenrotationsdifferenz das Ausmaß eines posttraumatischen Rotationsfehlers gemessen werden. Die Meßfehlerbreite beträgt bis zu 10°. Bei verminderter Innenrotation der ehemals frakturierten Seite besteht ein Außendrehfehler des distalen Fragmentes (mit verminderter Antetorsion des zugehörigen Schenkelhalses). Bei vermehrter Innenrotation der ehemals frakturierten Seite handelt es sich um einen Innenrotationsfehler des distalen Fragmentes (mit vermehrter Antetorsion des zugehörigen Schenkelhalses)

nahezu 20% und einem Ausmaß bis über 20° anzutreffen sind (5, 19, 20, 28). Der Verdacht liegt nahe, daß es sich bei sogenannten „persistierenden Rotationsfehlern“ lediglich um idiopathische Antetorsionsdifferenzen handelt.

Angesichts einer erheblichen Meßfehlerbreite während der konservativen Behandlung auf dem Weber-Tisch, sogenannter „Spontankorrekturen“, sowie idiopathischer Differenzen relativiert sich die klinische Bedeutung des posttraumatischen Rotationsfehlers am Oberschenkel. Lediglich persistierende Antetorsionsdifferenzen über 25° sind als Rotationsfehler zu bezeichnen (5, 28). Nur sie können erhebliche Beschwerden verursachen, zu den geschilderten Spätfolgen (57) führen und sollten deshalb primär vermieden werden.

Die Therapie der Oberschenkelschaftfrakturen im Wachstumsalter muß es sich deshalb zum Ziel setzen, ohne geschlossene oder offene Repositionen jenseits des 5. Tages nach Trauma achsengerechte Verhältnisse zu schaffen. Das heißt, keine Achsenfehler in der Frontal- und Sagittalebene über 10°, keine Rotationsfehler über 20° und keine Seit-zu-Seit-Verschiebung über halbe Schaftbreite. Dieses Ziel sollte gleichzeitig im Interesse der Effizienz mit einem Minimum an Aufwand erreicht werden. Da die Beinlängendifferenz primär-therapeutisch nicht beeinflußt werden kann, sind operative Maßnahmen, die ausschließlich im Interesse der Beinlängendifferenz erfolgen, nicht gerechtfertigt (16, 51). Das heißt, auch die Seit-zu-Seit-Verschiebung über halbe Schaftbreite ist keine Indikation zum operativen Vorgehen.

Bisher sind wir ganz grundsätzlich der Meinung, daß das geforderte Behandlungsziel auf konservativem Wege erreicht werden kann. Angesichts der langen Konsolidationszeiten bei Jugendlichen jenseits des 10. Lebensjahres scheint die Extensionsbehandlung bei den zunehmenden schulischen Anforderungen in dieser Altersgruppe immer weniger zumutbar zu sein. Während wir also grosso modo Patienten bis zum 10. Lebensjahr ausschließlich die konservative Therapie vorschlagen, informieren wir jenseits dieses Alters die Patienten und deren Eltern über konservative und operative Methoden mit all ihren Vor- und Nachteilen, machen vor allem Mädchen im Fall der Operation auf die stets häßliche Operationsnarbe aufmerksam und lassen Patienten und Eltern, wenn immer möglich, selbst entscheiden. Voraussetzung ist, daß es sich um einen Frakturtyp handelt, der „sowohl als auch“ behandelt werden kann.

Undislozierte Frakturen werden in allen Altersgruppen konservativ im Beckengips behandelt.

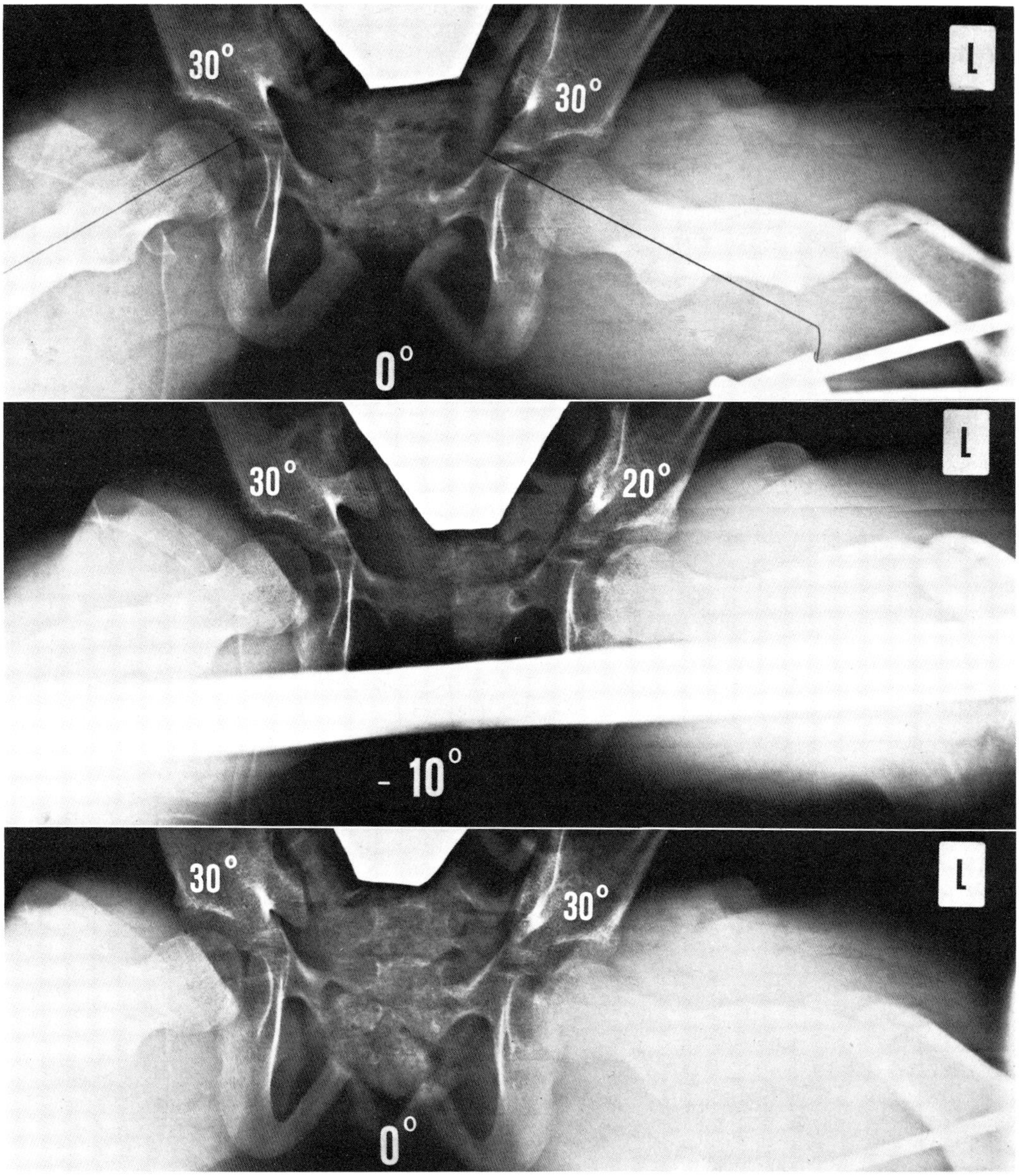

Abb. **183** Meßfehler auf dem „Weber-Tisch". Bei der Lagerung im Bett auf dem Weber-Tisch bestehen erhebliche technische Fehlerquellen bei der Durchführung der halbaxialen Aufnahmen, so daß deren Auswertung mitunter den Weissagungen eines medizinischen Orakels gleichkommt. Bei der 7jährigen Patientin waren am 6., 17. und 20. Tag axiale Aufnahmen auf dem „Weber-Tisch" durchgeführt worden. Ein Korrekturversuch durch Umlagerung der Unterschenkel am 17. Tag war ineffizient, da die Fraktur schon kallös fixiert war. Trotzdem kam man am 20. Tag zu dem ausgezeichneten Behandlungsergebnis: keine Antetorsionsdifferenz. Nach 4 Monaten zeigte sich dann doch klinisch und radiologisch ein Innenrotationsfehler von 15° (s. Abb. **181**)

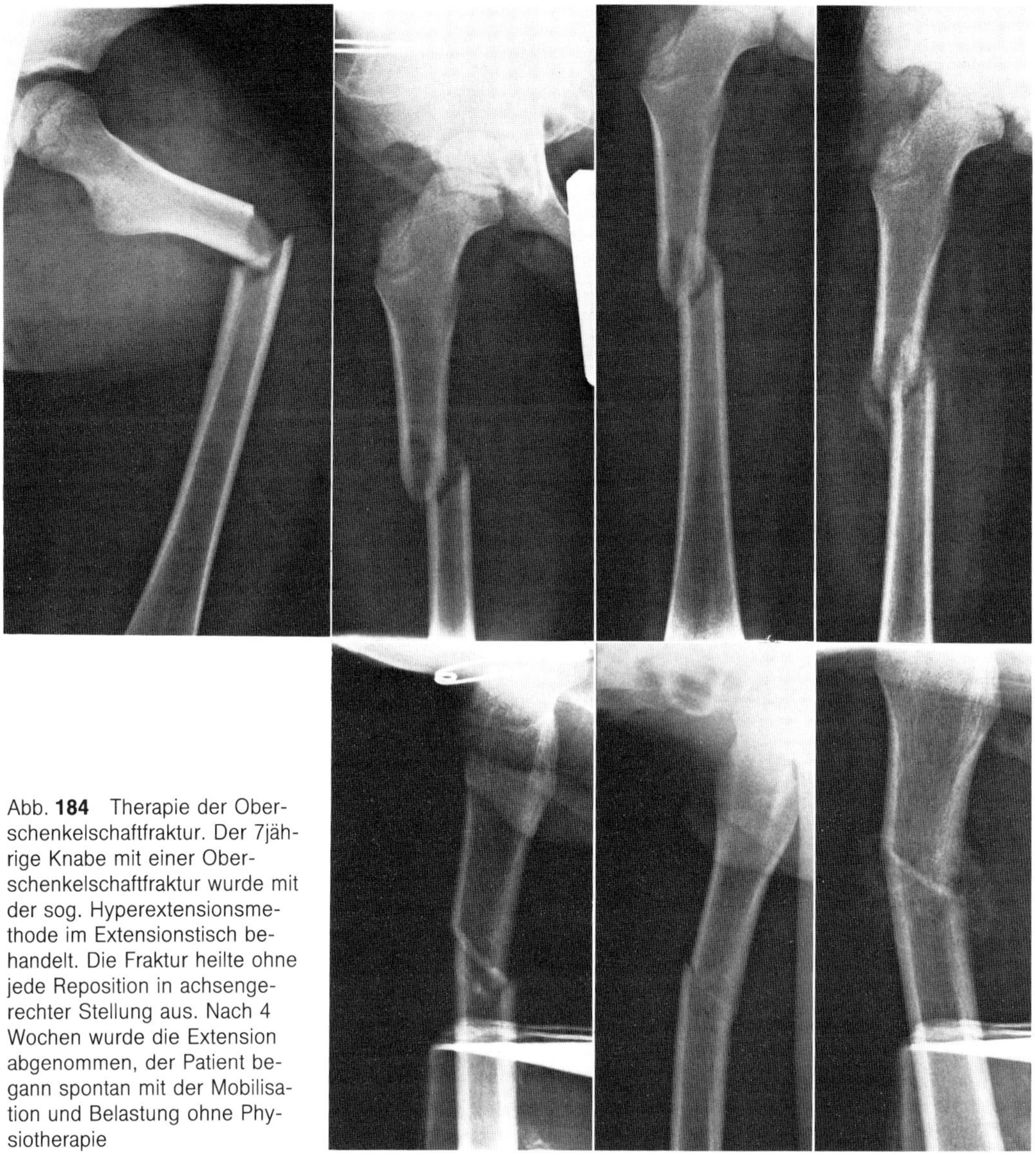

Abb. **184** Therapie der Oberschenkelschaftfraktur. Der 7jährige Knabe mit einer Oberschenkelschaftfraktur wurde mit der sog. Hyperextensionsmethode im Extensionstisch behandelt. Die Fraktur heilte ohne jede Reposition in achsengerechter Stellung aus. Nach 4 Wochen wurde die Extension abgenommen, der Patient begann spontan mit der Mobilisation und Belastung ohne Physiotherapie

Um unnötige Repositionen, Röntgenbilder und Therapiewechsel zu vermeiden, arbeiten wir bei allen Extensionsmethoden (Overhead, Extensionstisch, Hesssche Schiene) mit der sog. Hyperextension (26, 27), d. h. wir extendieren primär alle dislozierten Frakturen mit einem Fünftel des Körpergewichts. Durch den verstärkten Zug stellt sich die Fraktur, geschient durch den straffen Muskelmantel, meist achsengerecht in allen Ebenen (auch der Horizontalebene) ein (Abb. **184** u. **185**). Lediglich bei kleinen Patienten in der Overhead-Extension verbleiben vereinzelt Antetorsionsdifferenzen über 10°. Hier jedoch sind alle Chancen der „Spontankorrektur“ gegeben, so daß dies klinisch keine Bedeutung hat.

Probleme können sich bei allen Extensionsmethoden für die subtrochanteren und proximalen Frakturen ergeben. Je nach Verlauf des Frakturspaltes kann es durch den Zug der Adduktorenmuskulatur zur zunehmenden Valgusfehlstellung kommen. Bei subtrochanteren Querfrakturen hingegen besteht durch den Zug des Glutaeus medius eher die Tendenz

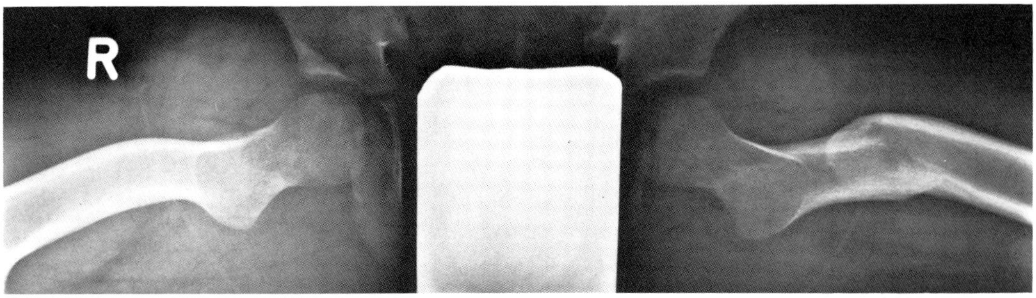

Abb. **185** Dokumentation des Rotationsfehlers. Bei dem Patienten aus Abb. **185** zeigt sich klinisch und radiologisch 3 Monate nach Fraktur eine seitengleiche Innenrotation der Hüfte. Damit hat sich im Rahmen der sog. Hyperextensionsmethode auch die Fraktur in der Horizontalebene ohne Reposition ideal eingestellt

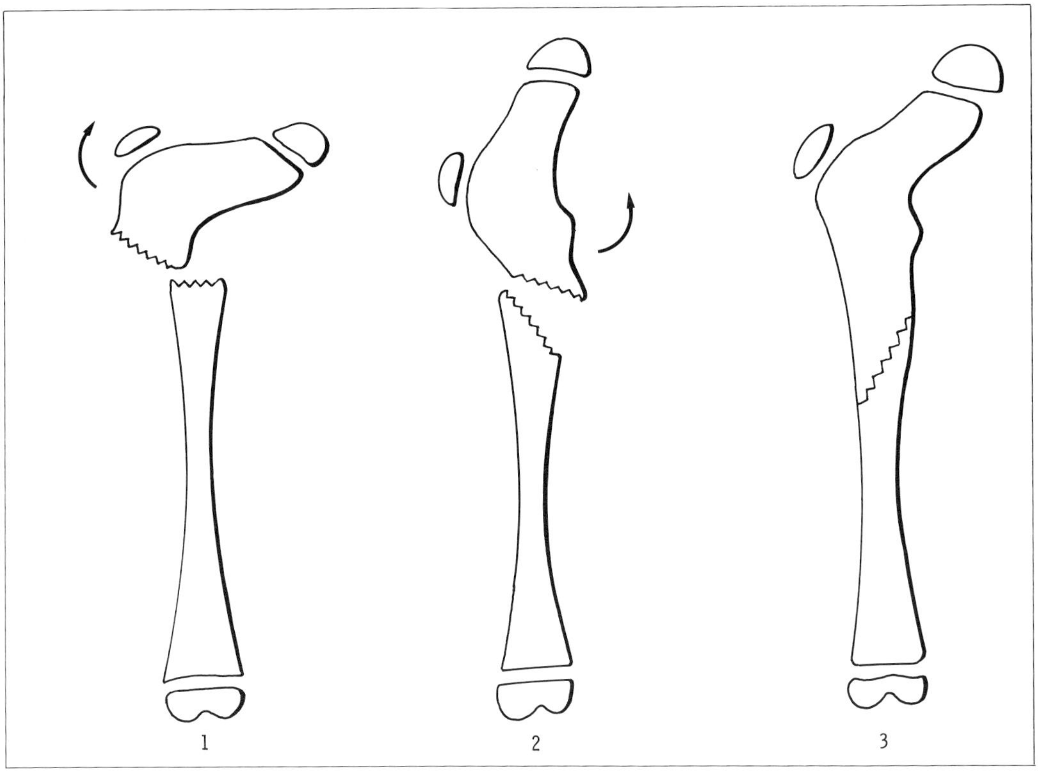

Abb. **186** Proximale Femurfrakturen. Bei den subtrochanteren Querfrakturen (1) kann es durch den Zug des Glutaeus medius zur zunehmenden Varusfehlstellung kommen. Bei der proximalen Femurschaftfraktur mit schrägem Frakturverlauf von distomedial nach proximolateral besteht die Gefahr der zunehmenden Valgusfehlstellung durch den Adduktorenzug (2). Bei der proximalen Femurschaftfraktur mit Frakturverlauf von distolateral nach proximomedial (3) bleibt trotz des Adduktorenzuges eine zunehmende Valgusfehlstellung aus

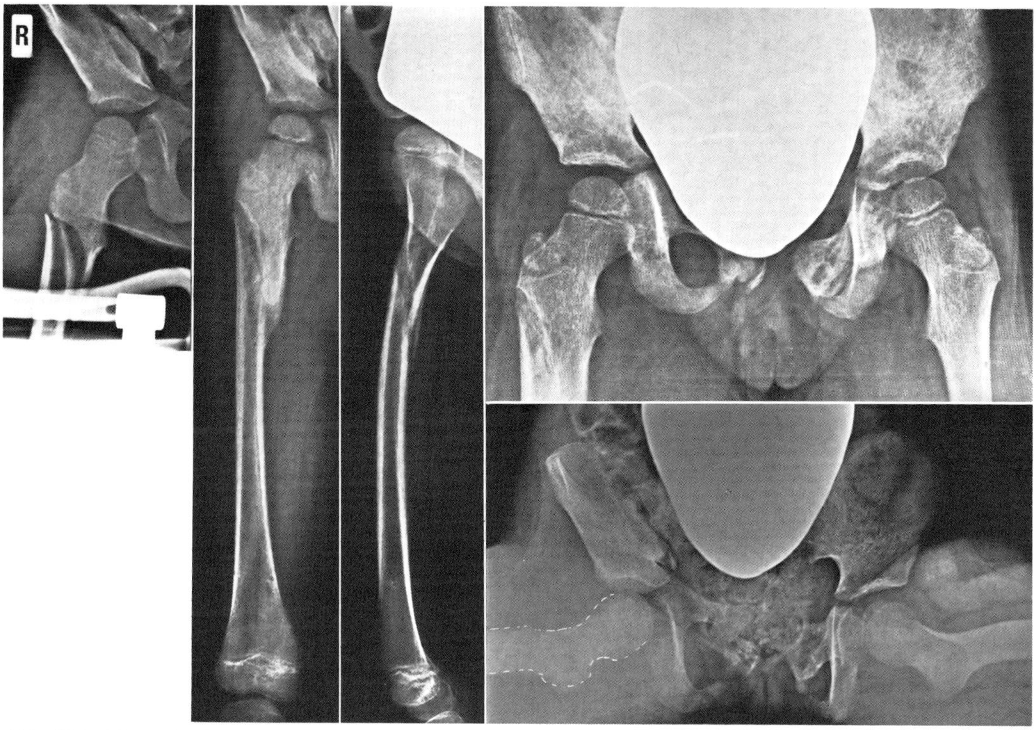

Abb. **187** Therapie der proximalen Femurschaftfrakturen. Auch für subtrochantere Frakturen lohnt es sich, wie hier bei dem 4jährigen Knaben, einen konservativen Behandlungsversuch in der Extension durchzuführen. Die Fraktur konsolidierte in achsengerechter Stellung in allen 3 Ebenen

Abb. **188** Therapie der Oberschenkelschaftfrakturen. Bis zum 4. Lebensjahr wird in der Overhead-Pflasterextension behandelt mit primärer Gewichtsbelastung bis zu einem Fünftel des Körpergewichtes (aus *von Laer, L.:* Neue Behandlungskriterien für die Oberschenkelschaftfraktur im Kindesalter. Z. Kinderchir. 24 [1978] 165)

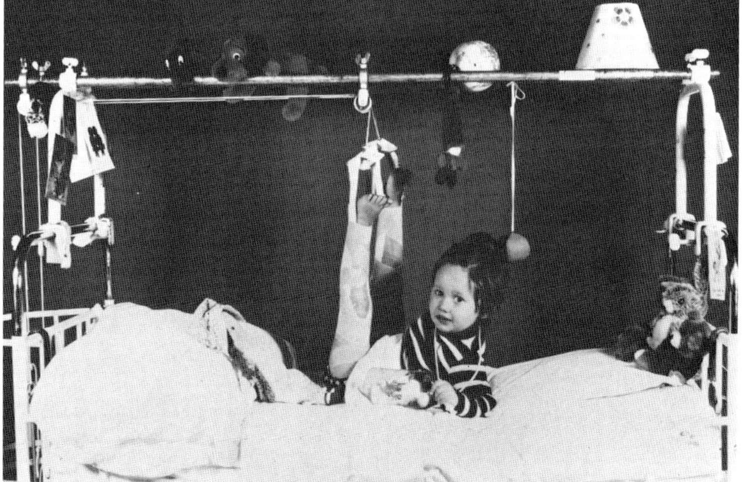

zur Varusfehlstellung und damit zur Coxa vara (Abb. **186**). Über die Hälfte all dieser proximalen Frakturen stellt sich trotzalledem gut in der Extension ein, so daß wir auch für sie einen konservativen Vorversuch für die ersten 4 Tage für gerechtfertigt halten (Abb. **187**). Gelingt es innerhalb dieser Frist nicht sie optimal zu stellen, so werden sie osteosynthetisiert.
Für Kinder bis zum 4. Lebensjahr verwenden wir die Heftpflasterextension an beiden Beinen vertikal nach oben (Abb. **188**). Diese wird in Sedierung, ohne Narkose, angelegt. Beim Anlegen der spiralig anzuordnenden Pflastertouren ist darauf zu achten, daß das Fibulaköpfchen frei bleibt, um Druckschäden des N. fibularis zu vermeiden. Nach Anbringen der Extension und Anhängen der Gewichte wird keine Röntgenkontrolle durchgeführt. Erst am 4. Tag nach Unfall wird eine a.-p. und eine seitliche Stellungskontrolle vorgenommen (keine axiale Antetorsionsaufnahme nach Dunn!). Zeigt die Stellungskontrolle tolerable Verhältnisse, so wird bei unveränderten Extensionsverhältnissen, wenn der Patient keine Schmerzen angibt und die Peripherie frei bleibt, erst dann wieder geröntgt, sobald um die 3. Woche herum der Kallus indolent geworden ist. Bestätigt sich dann auch radiologisch die gute, allseitige periostale Abstützung der Fraktur, so wird der Patient von der Extension befreit. Während der Extensionsdauer muß täglich mehrmals die Peripherie kontrolliert werden!
Für Patienten zwischen dem 4.–10. Lebensjahr benutzen wir einen modifizierten Weber-Tisch, den „Extensionstisch" (Abb. **189**). Die Lagerung erfolgt in Allgemeinnarkose. Auf der frakturierten Seite wird suprakondylär in den Femur ein Steinmann-Nagel von Hand eingedreht. Extensionen durch die proximale Tibia lehnen wir wegen der Gefahr einer Fugenschädigung und da über das Kniegelenk gezogen werden muß, ab (siehe allgem. Teil). Die Extensionsbügel sind so konstruiert, daß bei Bewegungen in der Extension sich nicht der Steinmann-Nagel, sondern nur die Bügelhalterung dreht. Auf diese Weise besteht keine Infektionsgefahr. Bei schwergewichtigen Patienten wird beidseits ein Steinmann-Nagel eingebracht, ansonsten kann an der gesunden Seite mit Heftpflasterzügen extendiert werden. Auch in dieser Altersgruppe wird kein Repositionsversuch durchgeführt. Die Extension erfolgt primär mit 1/5 des Körpergewichtes.

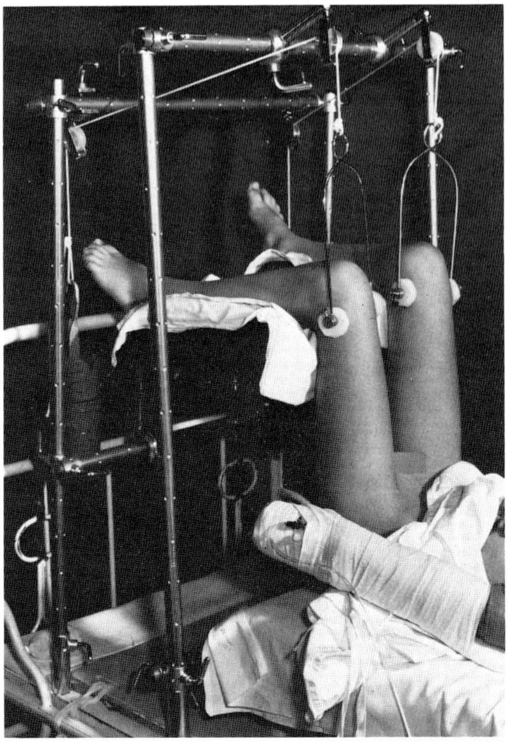

Abb. **189** Therapie der Oberschenkelschaftfrakturen. Zwischen dem 4.–10. Lebensjahr wird im sogenannten „Extensionstisch" behandelt. Bei beidseitigen Frakturen oder schwergewichtigen Patienten wird bds. ein Steinmann-Nagel suprakondylär eingebracht, bei kleinen und leichteren Patienten nur auf der frakturierten Seite. Die Gegenseite wird dann mit Heftpflasterzügen fixiert. Auch diese Extensionen werden primär mit einem Fünftel des Körpergewichts belastet

Die erste Stellungskontrolle erfolgt ebenfalls um den 4. Tag mit einer a.-p. und einer seitlichen Röntgenaufnahme (keine axiale Antetorsionsaufnahme nach Dunn!). Hat sich bis dahin die Fraktur nicht in den üblichen tolerablen Rahmen eingestellt, so stellen wir die Indikation zur Operation am darauffolgenden Tag. Eine Seit-zu-Seit-Verschiebung um volle Schaftbreite allein bedeutet keine Indikation zum operativen Vorgehen. Für die Dunn-Aufnahmen auf dem Extensionstisch sehen wir auch im weiteren Verlauf keine Indikation. Ist ab 4. Tag nach Anlegen der Extension die Stellung radiologisch tolerabel, so wird eventuell nach weiteren 6–8 Tagen, d. h. am 10.–12. Tag nach Unfall, die Stellung nochmals radiologisch kontrolliert und dann unter Umständen das Gewicht vermindert. Ist um

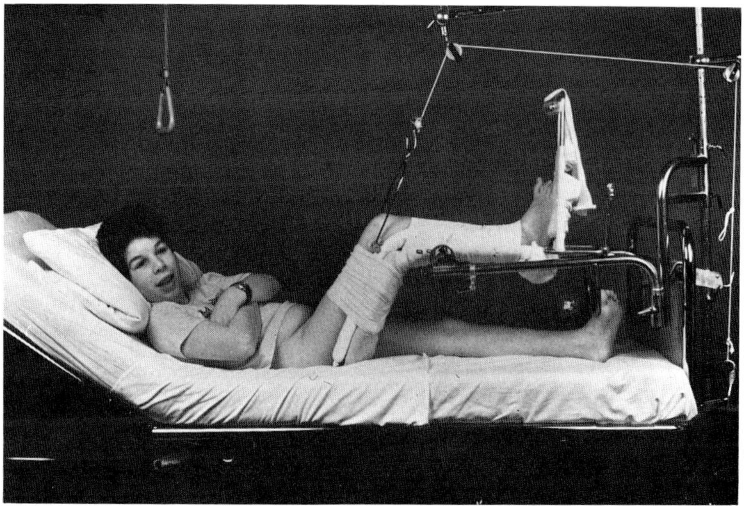

Abb. **190** Therapie der Oberschenkelschaftfrakturen. Bei Bedarf wird im Alter jenseits des 10. Lebensjahres auf der Hessschen Schiene extendiert. Auch hier wird primär mit einem Fünftel des Körpergewichts gezogen

die 4. Woche herum der Kallus indolent geworden, so bestätigt die Röntgenkontrolle in zwei Ebenen die klinisch festgestellte Konsolidation der Fraktur. Anschließend wird die Extension abgenommen und der Patient je nach Alter an Stöcken ohne Belastung mobilisiert (7–10 Jahre) oder er wird sich selbst überlassen (5–7 Jahre). Während der gesamten Extensionsdauer darf die tägliche Prüfung der Peripherie nicht vernachlässigt werden.

Nach Abnahme der Extension soll der Patient in allen Altersgruppen sich selbst überlassen werden, ohne Physiotherapie. Die Mobilisation von Hüfte und Knie soll spontan durch ihn selbst erfolgen, ebenso wie die zunehmende Belastung. Am besten geht dies zu Hause in seiner gewohnten Umgebung. Man entlasse den Patienten deshalb am günstigsten sofort nach Abnahme der Extension. Nur bei schlechten sozialen Verhältnissen oder extrem ängstlichen Eltern ist noch ein weiterer stationärer Aufenthalt bis zur vollständigen Mobilisation gerechtfertigt. Auch die Mobilisation an Stöcken ohne Belastung des Beines kann ohne weiteres zu Hause durchgeführt werden. Den Zeitpunkt zur vollen Belastung bestimmt der Patient meist 2–3 Wochen nach Extensionsabnahme selbst.

Entscheiden sich ältere Patienten im Jugendlichenalter für die Extensionsmethode trotz drängender „Schulverpflichtungen“, so hyperextendieren wir sie in der Hessschen Schiene (Abb. **190**) unter der Voraussetzung, daß die nahezu ideale Stellung (Seit-zu-Seit-Verschiebung bis zur halben Schaftbreite, keine Achsenfehler über 10°) innerhalb der ersten 4 Tage erzielt sein muß. Auch hier wird ein Steinmann-Nagel suprakondylär von Hand eingebohrt und auf einen Repositionsversuch verzichtet.

Ist die Stellung bei der ersten Röntgenkontrolle am 4. Tag tolerabel, so kontrollieren wir die Stellung am 12. und 18. Tag erneut radiologisch und bestätigen um die 5. Woche herum den klinischen Befund der Konsolidation mit einem Röntgenbild. Anschließend wird an Stöcken ohne Belastung für 3–4 Wochen mobilisiert. Weitere Röntgenkontrollen erübrigen sich im allgemeinen. Gelang die Mobilisation an Stöcken ohne weitere Probleme, so wird nach insgesamt 7–8 Wochen voll belastet.

Bei allen Extensionsverfahren – bei Kindern besser als bei Jugendlichen – kann der stationäre Aufenthalt dadurch abgekürzt werden, daß um den 14. Tag herum ein Beckengips angelegt und der Patient damit nach Hause entlassen wird. Die Gipsabnahme kann dann später, zum voraussichtlichen Konsolidationsbeginn, ambulant vorgenommen und die weitere Mobilisation und Rehabilitation dann wieder zu Hause durchgeführt werden. Wir informieren über diese Möglichkeit in den ersten Tagen des stationären Aufenthaltes und richten uns dann nach dem Wunsch des Patienten und nach seinen sozialen und familiären Verhältnissen.

Die funktionelle Gipsbehandlung nach Sarmiento (14, 15, 48) haben wir bisher noch nicht durchgeführt. Sie scheint uns aber für die

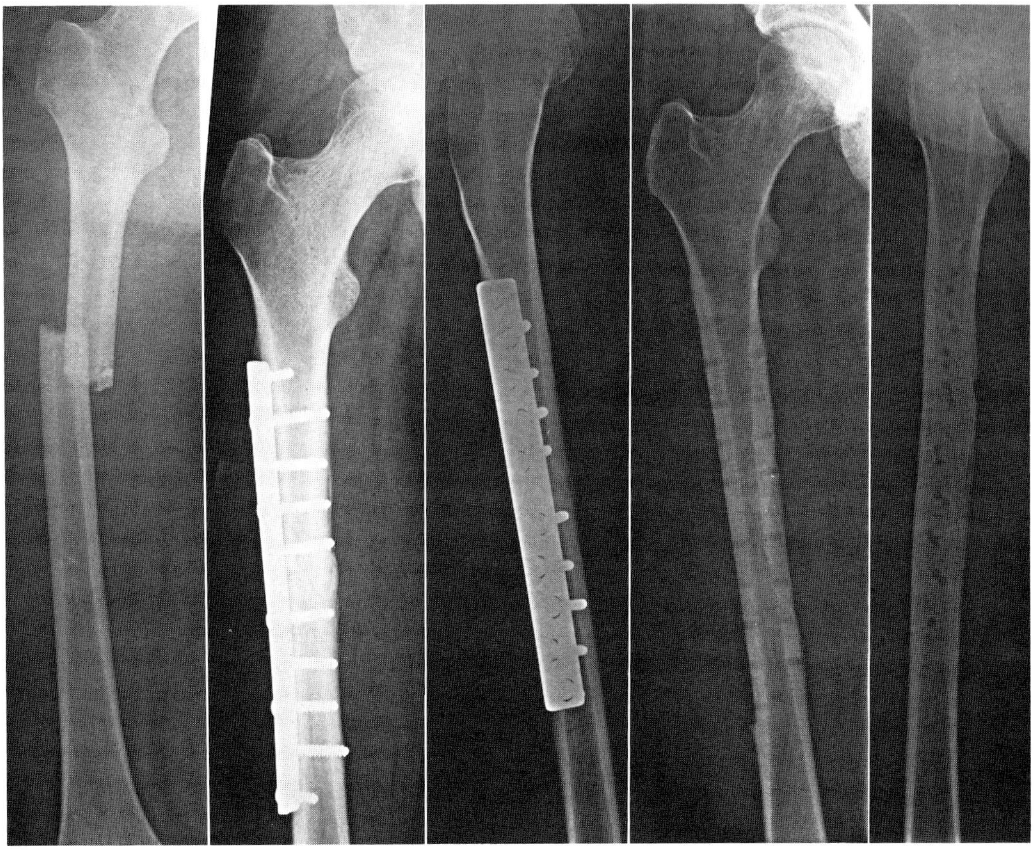

Abb. **191** Therapie der Oberschenkelschaftfrakturen. Bei Jugendlichen mit nahezu geschlossenen Fugen sehen wir grundsätzlich die Indikation zur primären Plattenosteosynthese, wie bei diesem 14jährigen Mädchen

Zukunft die Methode der Wahl zu sein, da sie nicht nur den stationären Aufenthalt verkürzt, sondern auch die Rehabilitation erheblich erleichtert und beschleunigt.
Jugendliche sind meist, den Wünschen der Eltern entsprechend, an die gesellschaftlichen Leistungsverpflichtungen adaptiert und entscheiden sich eher für die operative Behandlung. Diese Indikation bestätigen wir angesichts der abnehmenden Korrekturpotenzen in diesem Alter und der langen Rehabilitationszeiten.
In allen Altersgruppen sehen wir ansonsten die Indikation zur Osteosynthese bei offenen Frakturen 3. Grades, bei Nerven- und Gefäßläsionen, bei Mehretagenfrakturen, bei schweren Schädel-Hirn-Traumata und bei „irreponiblen" Frakturen, die sich innerhalb der ersten 4 Tage in der Extension nicht in die tolerable Stellung bringen lassen. Wir führen hierzu die AO-Platten-Osteosynthese nach der angegebenen Technik durch (34) (Abb. **191**). Für alle Altersgruppen biegen wir die DCP-Platte (Oberschenkel-, Tibia- oder „kleine Veterinärplatte") vom Schaft ab, um auf der medialen Seite genügend Kompression zu erhalten. Die Platte wird wie üblich laterodorsal an die Linea aspera angelegt. Auf eine zusätzliche mediale Spongiosaplastik glauben wir bei Kindern und Jugendlichen aufgrund unserer bisherigen Ergebnisse verzichten zu können. Die Metallentfernung erfolgt bei Kindern nach einem halben, bei Jugendlichen mit geschlossenen Fugen nach einem Jahr.
Da wir den individuell unterschiedlichen exakten Zeitpunkt für die Isolation der Trochanter-major-Fuge von der Gesamtfuge im Einzelfall nicht kennen, verzichten wir für das Wachstumsalter vollständig auf die Küntscher-Nagelung.

Eine sinnvolle Alternative wäre die Ender-Nagelung, mit der wir bisher noch keine Erfahrungen haben.
Grundsätzlich werden nach klinisch und radiologisch befriedigender Konsolidation keine Röntgenbilder (auch keine axialen Antetorsionsaufnahmen nach Dunn) mehr angefertigt, vorausgesetzt, der Patient bleibt beschwerdefrei und die Fraktur verheilte in tolerabler Stellung.
3 Wochen nach Belastungsbeginn (bis zum 10. Lebensjahr spontaner Entscheid, jenseits des 10. Lebensjahres 3 Wochen nach Mobilisationbeginn) ist der Gang meist wieder frei und damit langsam der Sportbeginn möglich. Gelingt auch dieser anstandslos, so kontrollieren wir in Jahresabständen bis zu 2 Jahren nach dem Trauma klinisch funktionell die Beinlängen, sowie die Funktion von Hüft-, Kniegelenken, Wirbelsäule, die Beinachsen und den Gang. Eine Innenrotationsdifferenz der Hüften zeigt uns eine vorhandene Antetorsionsdifferenz an (s. Abb. **182**).

Zeigen sich 2 Jahre nach Unfall unauffällige Beinlängenverhältnisse, kein Rotationsfehler über 10° bei einem ursprünglichen Alter bei Fraktur unterhalb des 10. Lebensjahres, so schließen wir die Behandlung ohne Spätfolgen ab. Ist eine behandlungsbedürftige Beinlängendifferenz oder ein Rotationsfehler über 10° festzustellen, so kontrollieren wir klinisch in 2-Jahresabständen bis Wachstumsabschluß weiter. Bei einem ursprünglichen Frakturalter jenseits des 10. Lebensjahres kontrollieren wir in allen Fällen klinisch die Beinlängen und einen Rotationsfehler in 1- bis 2-Jahresabständen bis Wachstumsabschluß.
Verbliebene Rotationsfehler über 20° müßten, wenn sie zu Beschwerden führen, auch schon während des Wachstumsalters operativ korrigiert werden, nicht aber vor Ablauf von mindestens einem Jahr nach Trauma. Bestehen bei einem Rotationsfehler von über 20° keine Beschwerden, so warten wir in jedem Fall bis Wachstumsabschluß und verfolgen die „Spontankorrektur“ des Rotationsfehlers klinisch.

Verletzungen im Bereich des Kniegelenkes und des Unterschenkelschaftes

Diagnostische Hinweise

Die radiologische Diagnostik am Kniegelenk bereitet bei weitem nicht die gleichen Schwierigkeiten wie die am Ellbogen. Im Alter bis zum 5. Lebensjahr werden im Bereich der hinteren Femurrolle Ossifikationszentren isoliert oder als Unregelmäßigkeiten des Knochenkernes sichtbar (Abb. **192**). Sie sind kein Anzeichen für Infekte oder tumoröse Entartungen. Auch Entwicklungsphasen und die Verschmelzungsverzögerungen des lateralen Quadranten der Patella (Abb. **193a–c**) sowie Entwicklungsphasen der Tuberositas tibiae (Abb. **194**) können knöcherne Verletzungen vortäuschen (47, 49). Anamnese und klinische Symptomatik helfen meist, sehr einfach z. B. einen Morbus Schlatter (aseptische Nekrose der Tuberositas tibiae) sowie einen Morbus Sinding-Larssen (aseptische Nekrose der distalen Patellaspitze) gegenüber Ausrißfrakturen abzugrenzen.

So lange die Wachstumsfugen um das Knie noch weit offen sind, ist die klinische Diagnostik von Bandläsionen erheblich erschwert, da eine physiologische individuelle und geschlechtsabhängige laterale und mediale Aufklappbarkeit sowie vordere Schublade besteht. Da bei noch weit offenen Fugen fast nur Bandausrisse zu erwarten sind, die sich radiologisch in mehr oder weniger großen Ausrißfragmenten und -lamellen zeigen, erübrigt sich meist auch die klinische Diagnostik. Erst bei geschlossenen Fugen bestehen straffe Gelenkverhältnisse, wie wir sie vom Erwachsenen her kennen. Erst dann ist vermehrt mit eigentlichen Bandrupturen zu rechnen, deren Diagnostik nach Abklingen der ersten Schmerzphase u. U. klinisch vorgenommen werden kann (4, 8, 13, 18, 25, 45). Zur Erinnerung seien nochmals die wesentlichsten Bandstrukturen des Knies, deren Ansätze und Läsionsmöglichkeiten in Abb. **195** dargestellt.

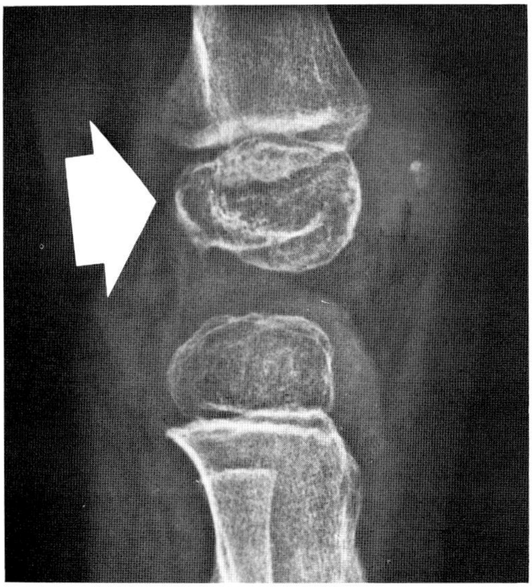

Abb. **192** Ossifikationszentren im Bereich der dorsalen Femurrolle. Bis etwa zum 5.–7. Lebensjahr können Ossifikationszentren isoliert oder als unregelmäßige Begrenzung der hinteren Femurrolle radiologisch sichtbar sein. Man beachte auch den unregelmäßig begrenzten Kern der beginnend sichtbar werdenden Patella

Beim Erwachsenen, d. h. auch beim Jugendlichen mit geschlossenen Fugen, weist ein Hämarthros immer auf eine ernsthaftere Knieverletzung hin. Ist auf radiologischem oder klinischem Weg keine Diagnose zu stellen, so muß die Arthroskopie den Kniebinnenschaden ausschließen bzw. bestätigen.

Bei noch weit offenen Fugen kann es auch nur durch oberflächliche Gelenkkapsel-Einrisse oder randständige Retinakula-Ausrisse zu erheblichen Blutungen kommen. Da hier jedoch weitaus häufiger radiologische Zeichen für die entsprechende Läsion zu finden sind, verzichten wir in dieser Altersgruppe auf die primäre Arthroskopie und halten uns an folgendes Prozedere:

Durch das primäre a.-p. und seitliche Röntgenbild wird eine Epiphysenlösung, ein Eminentia- oder ein knöcherner Seitenbandausriß ausgeschlossen. Der Hämarthros wird abpunktiert und auf Fettaugen untersucht. Zahlreiche Fettaugen sprechen für eine Spongiosaläsion und weisen damit auf eine osteochondrale „flake fracture" oder einen randständigen Retinakula-Ausriß hin. Sind keinerlei Fettaugen feststellbar, so spricht dies eher für einen Weichteilriß. Nach vollständiger Abpunktion des Hämarthros stellen wir das Bein in einer Oberschenkelgipsschiene für 3–4 Tage ruhig. Hat sich das Knie unter der Ruhigstellung wieder aufgefüllt, so sehen wir die Indikation zur Arthroskopie und führen diese, je nach Alter des Patienten, in Allgemeinnarkose oder Lokalanästhesie durch.

Bleibt das Knie unter der Ruhigstellung reizlos und nehmen die Schmerzen sukzessive ab, so entfernen wir nach etwa 4 Tagen die Gipsschiene und lassen den Patienten unbelastet an Stöcken gehen und das Knie spontan bewegen. Bleibt das Knie innerhalb der nächsten 8 Tage bei spontaner Mobilisation weiterhin reizlos und zeigt keinen Rezidiverguß, so kann nach dieser Zeit mit spontaner Belastung begonnen werden. Füllt sich das Knie innerhalb dieser 8 Tage – unter spontaner Bewegung ohne Belastung – wieder auf, so sehen wir auch hier die Indikation zur Arthroskopie.

Bleibt das Knie auch unter spontaner Belastung reizlos und die Beweglichkeit frei, so kann nach weiteren 8 Tagen wieder langsam mit sportlicher Tätigkeit begonnen werden. Füllt sich das Knie unter spontaner bzw. sportlicher Belastung wieder auf, so sehen wir die Indikation zur Arthroskopie. Bleibt das Knie nach Sportbeginn reizlos, so schließen wir – etwa 3 Wochen nach Sportbeginn – die Behandlung ab.

Da die Diagnostik unklarer Kniebeschwerden vor allem abklären muß, ob es sich um eine chondrale oder osteochondrale „flake fracture" handelt oder um eine Distorsion mit Instabilität, halten wir eine längere Gipsruhigstellung (ohne exakte Diagnose) nicht für indiziert. An dieser Stelle sollte auch vor der allzu

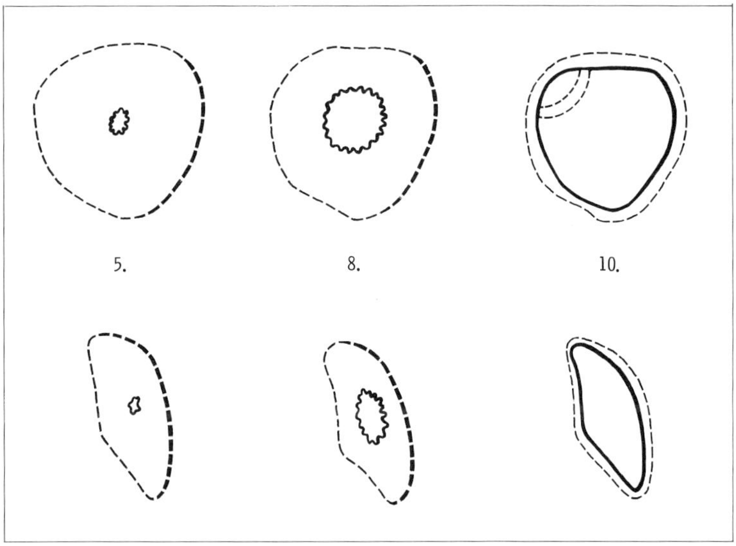

Abb. **193a** Entwicklung der Patella. Erst um das 5. Lebensjahr herum erscheinen – oft multifokale zentrale – Ossifikationszentren in der Mitte der Patella. Auch in der weiteren Entwicklung ist anfänglich der Kern außerordentlich unregelmäßig begrenzt. Individuell und geschlechtsabhängig erreicht um das 10. Lebensjahr herum die Patella ihre endgültig radiologisch sichtbare Form. Der laterale obere Quadrant verschmilzt erst zum Schluß mit dem eigentlichen Patellakern. Dieser Verschmelzungsprozeß kann mitunter ausbleiben

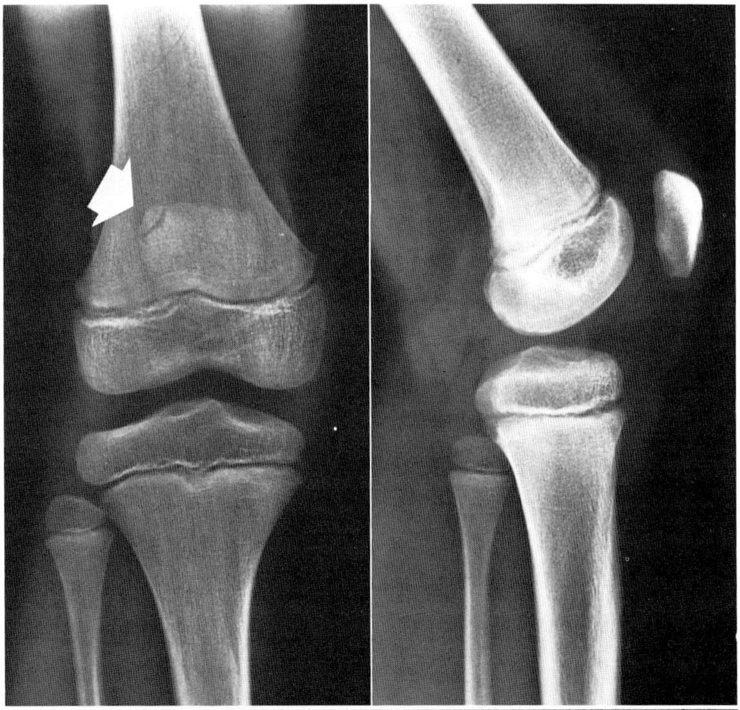

Abb. **193b** Entwicklungsstörung der Patella: Patella bipartita. 9jähriger Knabe. Der laterale Quadrant ist noch nicht mit dem eigentlichen Patellakern verschmolzen. Mitunter kann die Verschmelzung ausbleiben und imponiert dann, meist beidseitig, als Patella bipartita

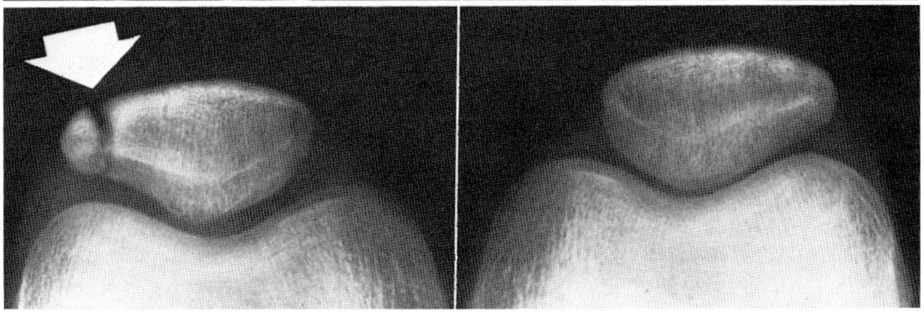

Abb. **193c** Patellafraktur und Patella bipartita. Bei einer, nach einem adäquaten Trauma festgestellten, einseitigen „Patella bipartita" handelt es sich meist um eine Fraktur

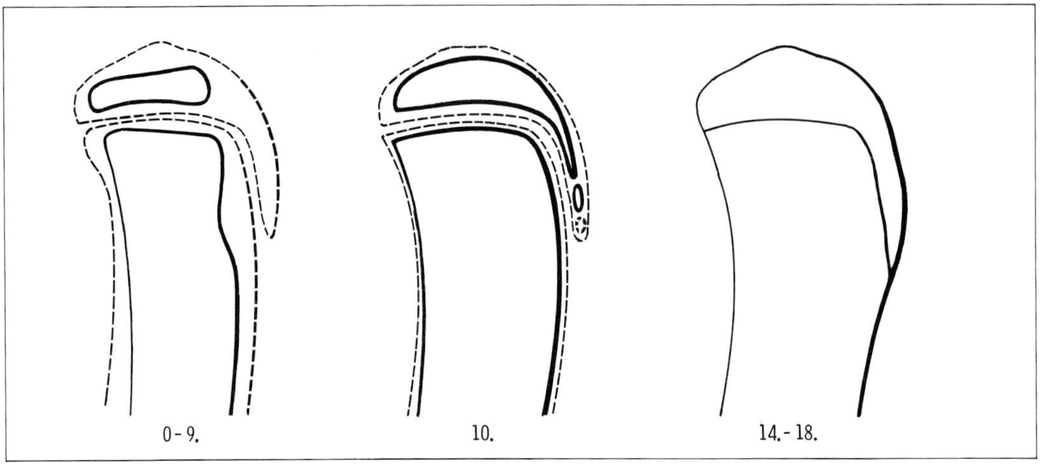

Abb. **194** Entwicklung der Tuberositas tibiae. Bis um das 10. Lebensjahr herum ist die Tuberositas tibiae knöchern noch nicht sichtbar. Erst jenseits des 10. Lebensjahres erscheinen oft multifokale Ossifikationszentren, die nicht mit Frakturen oder aseptischen Nekrosen verwechselt werden sollten. Während sich die eigentliche Tibiaepiphysenfuge mit der Pubertät verschließt, bleibt die Apophysenfuge bis nach der Pubertät offen. Wachstumsstörungen nach Verletzungen der Apophysenfuge sind in diesem Alter dann nicht mehr zu erwarten

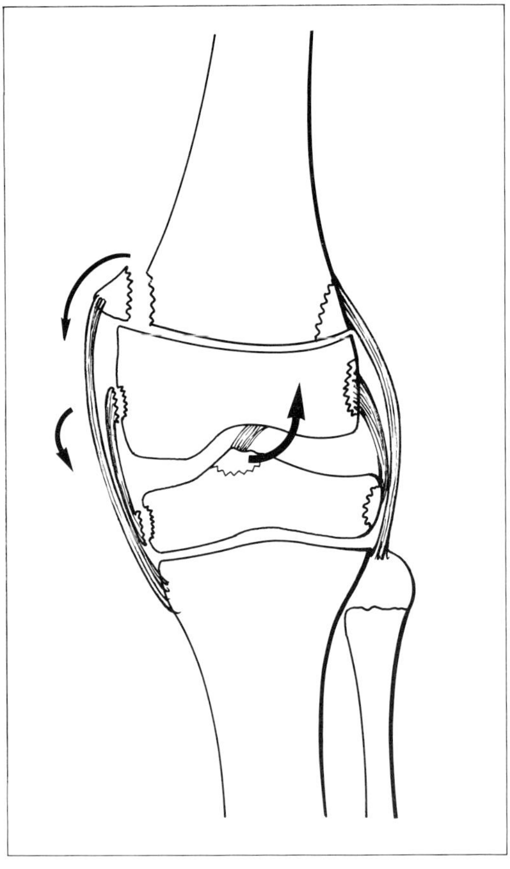

◁ Abb. **195** Bandansätze und Bandläsionen im Wachstumsalter bei noch offenen Fugen. Die langen Seitenbandzüge inserieren metaphysär, die kurzen Seitenbandzüge epiphysär. Vornehmlich bei den metaphysären, femoralen Ausrissen kann es zur gleichzeitigen Läsion des die Fuge ernährenden Gefäßes mit konsekutiven Nekrosebrücken kommen. Bei erheblichen Frakturspaltdehiszenzen sind Wachstumsstörungen aufgrund von Ausheilungsbrücken möglich. Nach rein epiphysären Ausrissen der kurzen Züge sind keine Wachstumsstörungen zu befürchten, ebenso wie nach dislozierten oder undislozierten Ausrissen der Eminentia intercondylica, des vorderen Kreuzbandansatzes

unkritischen Anwendung der elastischen Binde gewarnt werden. Eine straff angelegte elastische Binde vermag ohne weiteres eine Quadrizepsatrophie zu provozieren, die dann u. U. wieder einen Kniebinnenschaden vortäuscht und zu weiteren Abklärungen animiert. Wir empfehlen deshalb Distorsionen ohne Instabilität grundsätzlich ohne elastische Binde funktionell zu behandeln. Falls Salbenverbände für notwendig erachtet werden, sollten diese nachts aufgebracht und mit einer Binde eingebunden werden, während tagsüber, neben intensivem Quadrizepstraining, das Knie spontan bewegt werden sollte.

Suprakondyläre Frakturen des Oberschenkels

- Suprakondylärer Stauchungsbruch (Abb. **196a**)
- Suprakondylärer Biegungsbruch (Abb. **196b**)
- Epiphysenlösungen mit und ohne metaphysärem Keil (Abb. **196c**).

All diese extraartikulären Frakturen sind selten. Die suprakondylären Stauchungsbrüche liegen am Übergang von der Diaphyse zur Metaphyse mit typischer wulstförmiger Einstauchung der Kortikalis und zeigen oft eine leichte Antekurvationsfehlstellung. Die suprakondylären Biegungsbrüche sind meist dislozierte Frakturen, die häufig nur einen ganz kleinen metaphysären Saum aufweisen. Epiphysenlösungen ohne metaphysären Keil sind selten. Meist besteht ein Ausbruch aus der Metaphyse, der selten ventral, meist lateral oder auch medial gelegen sein kann.

Die Diagnose dieser Verletzungen bereitet keine Schwierigkeiten. Lediglich bei undislozierten Epiphysenlösungen ohne metaphysäre Beteiligung kann die Erkennung der Verletzung erschwert sein (Abb. **197**). Die Klinik der Schwellung und des Schmerzes weisen deutlich darauf hin.

Stauchungsfrakturen bereiten im allgemeinen keinerlei Probleme. Epiphysenlösungen und suprakondyläre Frakturen können Stabilisierungsprobleme mit sich bringen, wenn das metaphysäre Fragment sehr klein ist.

Unter Umständen kann die periphere Durchblutung durch schwer dislozierte Epiphysenlösungen oder suprakondyläre Frakturen gefährdet werden, wenn es bei einer Dislokation nach hinten zur Kompression der Gefäße in der Kniekehle kommt.

Die posttraumatische Stimulation der Fugen mit posttraumatischer Alteration der Beinlängen findet nach jeder dieser Frakturen statt.

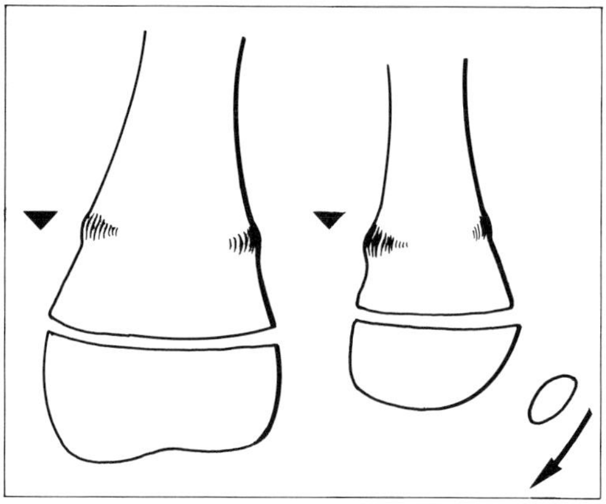
a

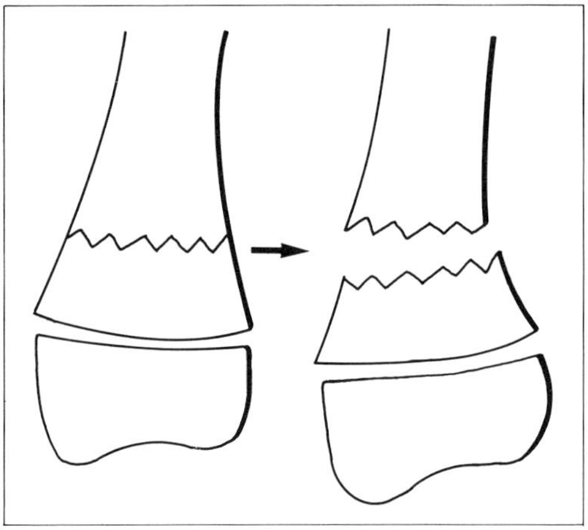
b

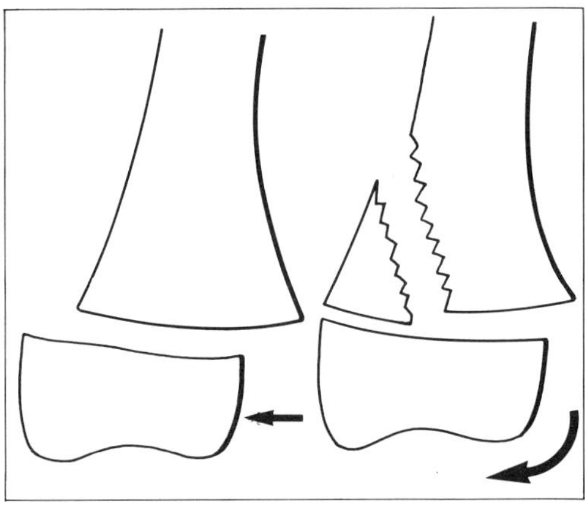
c

Abb. **196a** Metaphysäre Frakturen im Bereich des distalen Femurs: Stauchungsfrakturen. Metaphysäre Stauchungsfrakturen bedürfen zur Schmerzbehandlung einer Gipsruhigstellung

Abb. **196b** Metaphysäre Frakturen im Bereich des distalen Femurs: Biegungsbrüche. Bei den metaphysären Biegungsbrüchen kann es zu sekundären Dislokationen kommen. Bei primär dislozierten Frakturen mit kleinem metaphysärem Saum bereitet die Stabilisierung der Fraktur oft Schwierigkeiten

Abb. **196c** Metaphysäre Frakturen im Bereich des distalen Femurs: Epiphysenlösungen. Epiphysenlösungen an dieser Stelle sind selten ohne, sehr viel häufiger mit metaphysärem Keil anzutreffen. Auch hier können sich Stabilisierungsprobleme ergeben. Wachstumsstörungen sind möglich

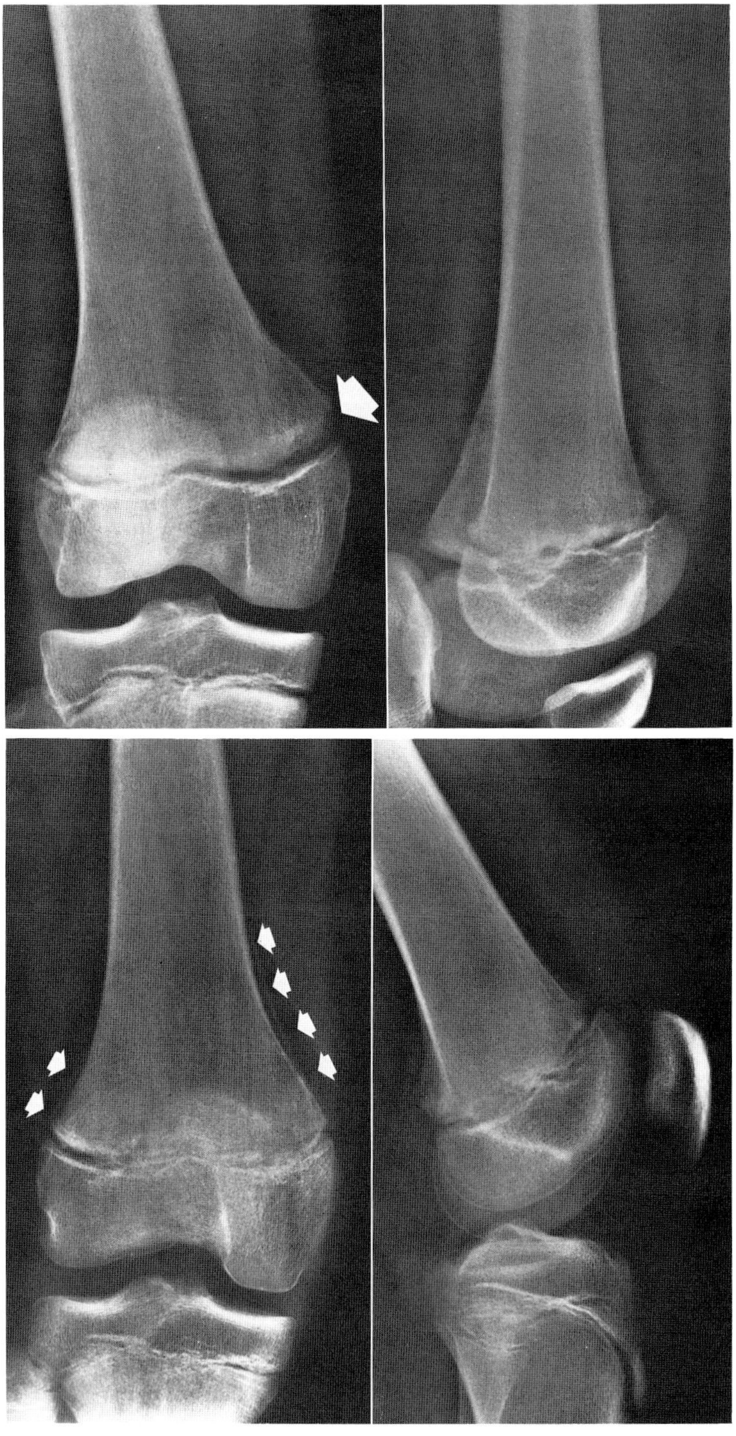

Abb. **197** Diagnose von Epiphysenlösungen. Die Diagnose von undislozierten Epiphysenlösungen ohne metaphysäre Beteiligung kann Schwierigkeiten bereiten. Neben einer dezenten Aufweitung der Epiphysenfuge weisen Schwellung und Schmerz eindeutig darauf hin. Sekundär bestätigt der periostale Abstützungskallus die Diagnose der Verletzung

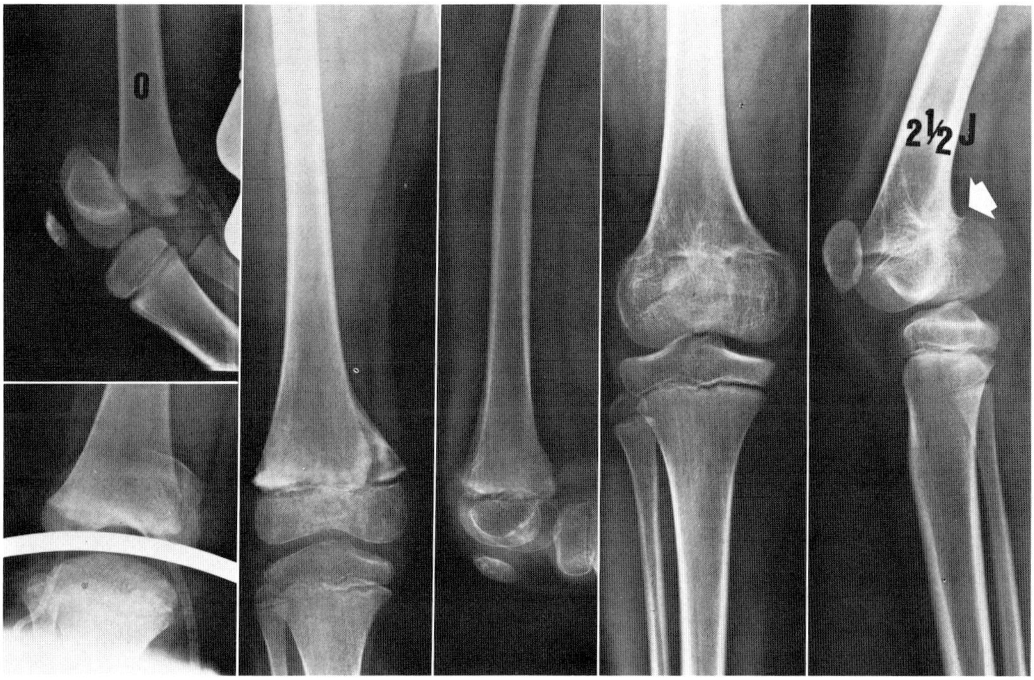

Abb. **198a** Wachstumsstörung des vorzeitigen partiellen Verschlusses nach Epiphysenlösungen. Bei einem 6jährigen Knaben konsolidierte die Epiphysenlösung mit kleinem medialem metaphysärem Keil in achsengerechter Stellung. Im weiteren Verlauf kam es zum partiellen Verschluß des dorsalen Fugenanteils mit konsekutivem Antekurvationsfehlwachstum. Es mußte deshalb – bisher zweimal – eine Korrekturosteotomie durchgeführt werden. 7 Jahre nach Unfall, 2½ Jahre nach dem letzten Korrektureingriff besteht erneut eine erhebliche Antekurvationsfehlstellung (Abb. **198b,** s. S. 176)

Je näher die Fraktur der Fuge liegt, desto eher kann es aber auch zum seltenen partiellen oder subtotalen vorzeitigen Verschluß der distalen Femurfuge kommen. Am häufigsten ist dies nach Epiphysenlösungen zu beobachten (7, 29, 42), wobei es fast immer zum partiellen dorsalen Verschluß der Fuge mit konsekutivem Rekurvationsfehlwachstum kommt (34) (Abb. **198**). Die mitunter in der Literatur geschilderten posttraumatischen Valgus- oder Varusdeformitäten sind nicht immer eindeutig als Folge einer Wachstumsstörung zu interpretieren, u. U. kann es sich auch um persistierende Fehlstellungen handeln (7, 29). Die Ursache dieser Wachstumsstörung ist unklar. Unter anderem wird der „crush“ als Ursache vermutet (11, 13, 42). Dies vermag jedoch nicht zu überzeugen, da diese Wachstumsstörung auch nach nahezu undislozierten Frakturen auftritt, was gegen ein massives Unfallgeschehen spricht (9, 51). Des weiteren ist zu bedenken, daß Epiphysenlösungen durch Schertraumata und nicht durch axiale Traumata zustande kommen, wie es für die Entstehung des „crush“ vermutet wird. Diese Wachstumsstörung kann, unabhängig davon, ob und wo (medial, ventral oder lateral) ein metaphysärer Biegungskeil vorliegt, auftreten. Angesichts der nicht geklärten Ursache derartiger Wachstumsstörungen verzichten wir auf eine allzu differenzierende und detaillierte Einteilung der Epiphysenfugenverletzungen auch dieser Region (7, 44, 46, 47). Vor allem auch unter dem Aspekt, daß derartige Wachstumsstörungen nicht obligatorisch auftreten, nicht voraussehbar und primär therapeutisch nicht zuverlässig beeinflußbar sind (36).

Eine durch das Vorrutschen der Epiphyse verursachte Rekurvationsfehlstellung kann bei jungen Patienten im weiteren Wachstum wieder spontan korrigiert werden. Die nach hinten gerutschte Epiphyse verursacht eine Antekurvationsfehlstellung. Diese wird, ähnlich wie bei den Schaftfrakturen, nur bedingt spontan korrigiert (s. Oberschenkelschaft). Aufgrund der statischen Belastung des distalen Fe-

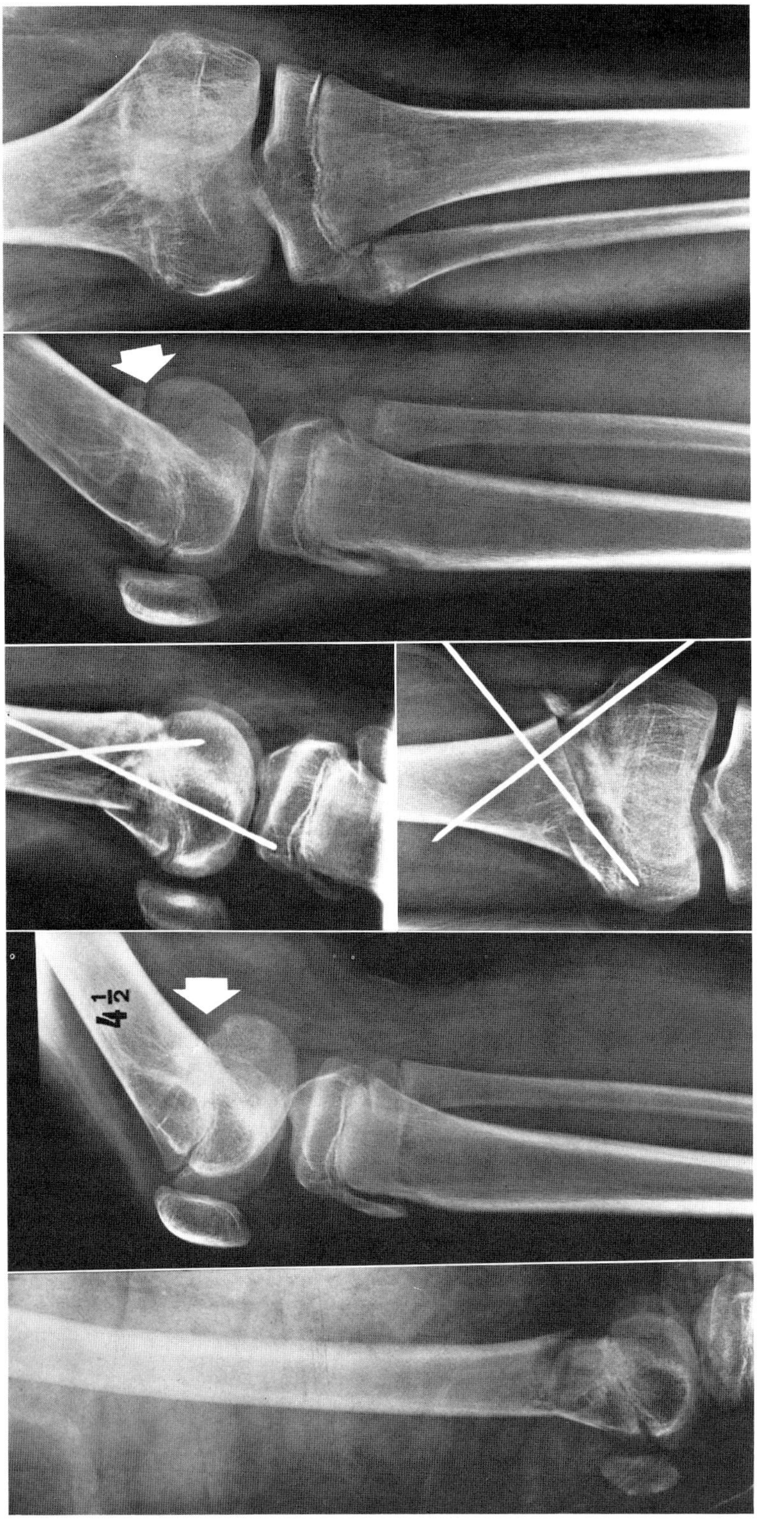

Abb. **198b**

murs sind bis zu einem gewissen Grad Spontankorrekturen der Achsenfehler in der Frontalebene möglich. Wie auch am Schaft wird der Valgus schlechter korrigiert als der Varus. Auch diese Korrekturen sind vor allem altersabhängig: Je jünger der Patient, desto besser erfolgt die Korrektur.

Das therapeutische Ziel bei diesen knienahen extraartikulären Metaphysenfrakturen besteht vor allem darin, die Knieachsen wieder symmetrisch zu rekonstruieren. Der Aufwand der Therapie all dieser Frakturen richtet sich deshalb nach dem Ausmaß und der Richtung der Dislokation und nach der Retinierbarkeit der Fraktur.

Die metaphysären *Stauchungsfrakturen* vor allem kleiner Kinder bedürfen lediglich einer Gipsruhigstellung, wobei meistens ein Oberschenkelgips genügt. Selten einmal ist – schmerzabhängig – ein Beckengips notwendig. Wegen der leichteren und schmerzlosen Pflege gipsen wir dann die Gegenseite bis zum Knie ebenfalls mit ein und bringen einen Haltegriff oberhalb der Knie an. Die oft vorhandene angedeutete Antekurvationsfehlstellung bedarf keiner Korrektur (Abb. **199**).

Eine radiologische Stellungskontrolle im Gips erübrigt sich. Die Ruhigstellungsdauer beträgt maximal 4 Wochen. Die Konsolidationskontrolle erfolgt klinisch. Bei indolentem Kallus wird dann das Kind sich selbst überlassen.

Auch undislozierte, *suprakondyläre Biegungsbrüche* stellen kein Problem dar. Wegen der Möglichkeit einer sekundären Dislokation empfiehlt sich eine radiologische Stellungskontrolle im Gips um den 8. Tag.

Disloziert bedürfen diese Frakturen der Reposition in Allgemeinnarkose. Gelingt diese anstandslos, so erfolgt die Gipsruhigstellung in der Oberschenkelgipsschiene oder im Beckengips. Das Repositionsergebnis muß in gleicher Narkose radiologisch dokumentiert, die Stellung vor allem in der Frontalebene unter Umständen ausgemessen werden (Epiphysenachsenwinkel!).

Gelingt die geschlossene Reposition gut, läßt sich jedoch aufgrund des kleinen peripheren Fragmentes die Stellung nicht im Gips retinieren, so wird unter Durchleuchtungskontrolle mit Kirschner-Drähten gekreuzt gespickt (Abb. **200**). Angesichts des meist kleinen, metaphysären Saumes muß zur Stabilisierung der Fraktur die Epiphyse selbst gefaßt werden. Man täuscht sich dann leicht über den Ort des

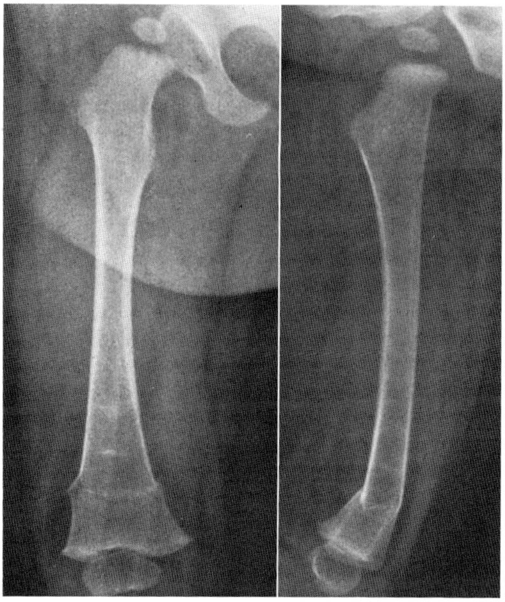

Abb. **199** Therapie metaphysärer Stauchungsbrüche. Bei den meist sehr kleinen Patienten, wie hier bei diesem 1jährigen Knaben, erübrigt sich die Korrektur der nur dezenten Fehlstellung in der Bewegungsebene. Die Fraktur wird im Gips ruhiggestellt. Radiologische Stellungskontrollen im Gips sind nicht notwendig. Die Konsolidation wird klinisch beurteilt

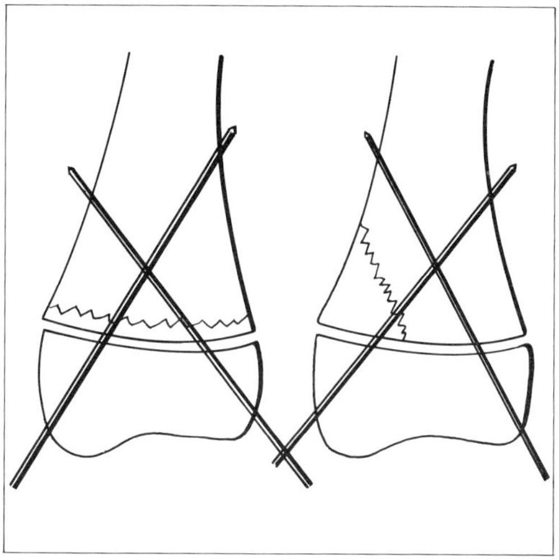

Abb. **200** Gekreuzte perkutane Kirschner-Draht-Spickung bei metaphysären Biegungsbrüchen und Epiphysenlösungen. Die Drähte müssen so distal wie möglich und so steil wie möglich in die Epiphyse eingebracht werden, einmal um das Fragment gut und sicher fassen zu können, zum anderen, um den Fugenschaden so klein als möglich zu halten. Die Kreuzungsstelle muß proximal des Frakturspaltes liegen, um ein Nachrotieren der Fragmente gegeneinander zu verhindern

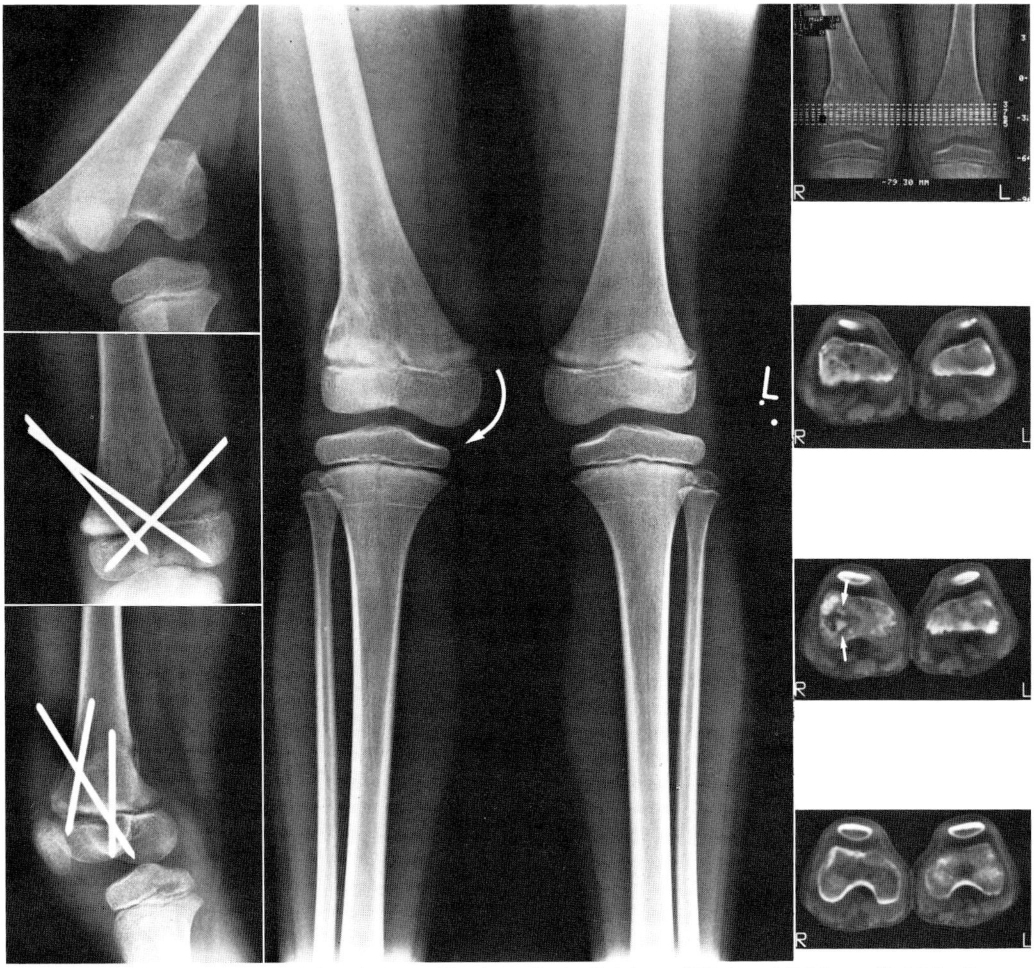

Abb. **201** Wachstumsstörung nach gekreuzter Kirschner-Draht-Spickung. 7jähriges Mädchen mit distaler Femurepiphysenlösung mit metaphysärem Keil. Es wurde die gekreuzte perkutane Kirschner-Draht-Spickung von proximal nach distal durchgeführt. Der mediale Draht fixiert die Fraktur nicht,, sondern liegt nur im peripheren Fragment. Die Fraktur konsolidierte in korrekter Stellung. Im weiteren Verlauf kam es zum zunehmenden Valgusfehlwachstum aufgrund zweier kleiner metaepiphysärer „banding-Brücken" im lateralen Bereich der distalen Femurepiphysenfuge (siehe CT). Aufgrund der Form und des Ausmaßes dieser Brücken ist anzunehmen, daß es sich um Ausheilungsbrücken nach Kirschner-Draht-Spickung handelt

Einbringens der Drähte. Er liegt sehr distal, nahezu im Bereich des seitlichen Gelenkspaltes. Man achte darauf, daß die Kirschner-Drähte nicht zu dick sind, da trotz aller Beteuerungen in der Literatur (7, 20, 59) sehr wohl Wachstumsstörungen des partiellen Verschlusses der Fuge nach Einbringen von Kirschner-Drähten möglich sind (Abb. **201**). Die Drähte müssen deshalb auch die Fuge so senkrecht wie möglich kreuzen und daher, wie gesagt, so distal wie möglich eingebracht werden. Um ein Nachrotieren der Fragmente gegeneinander zu verhindern, muß die Kreuzungsstelle der Drähte proximal des Frakturspaltes liegen. Anschließend ist eine dorsale Oberschenkelgipsschiene mit seitlichen Verstärkungen zur Stabilisierung der Osteosynthese anzubringen. Wie üblich werden die Drähte 2–3 cm oberhalb des Hautniveaus gekürzt. Sie müssen mit einem gipsfreien Hof umgeben werden. Die korrekte Stellung der Fraktur wird radiologisch in gleicher Narkose dokumentiert.

Gelingt wegen eines Weichteilinterpositums die geschlossene Reposition nicht, so muß of-

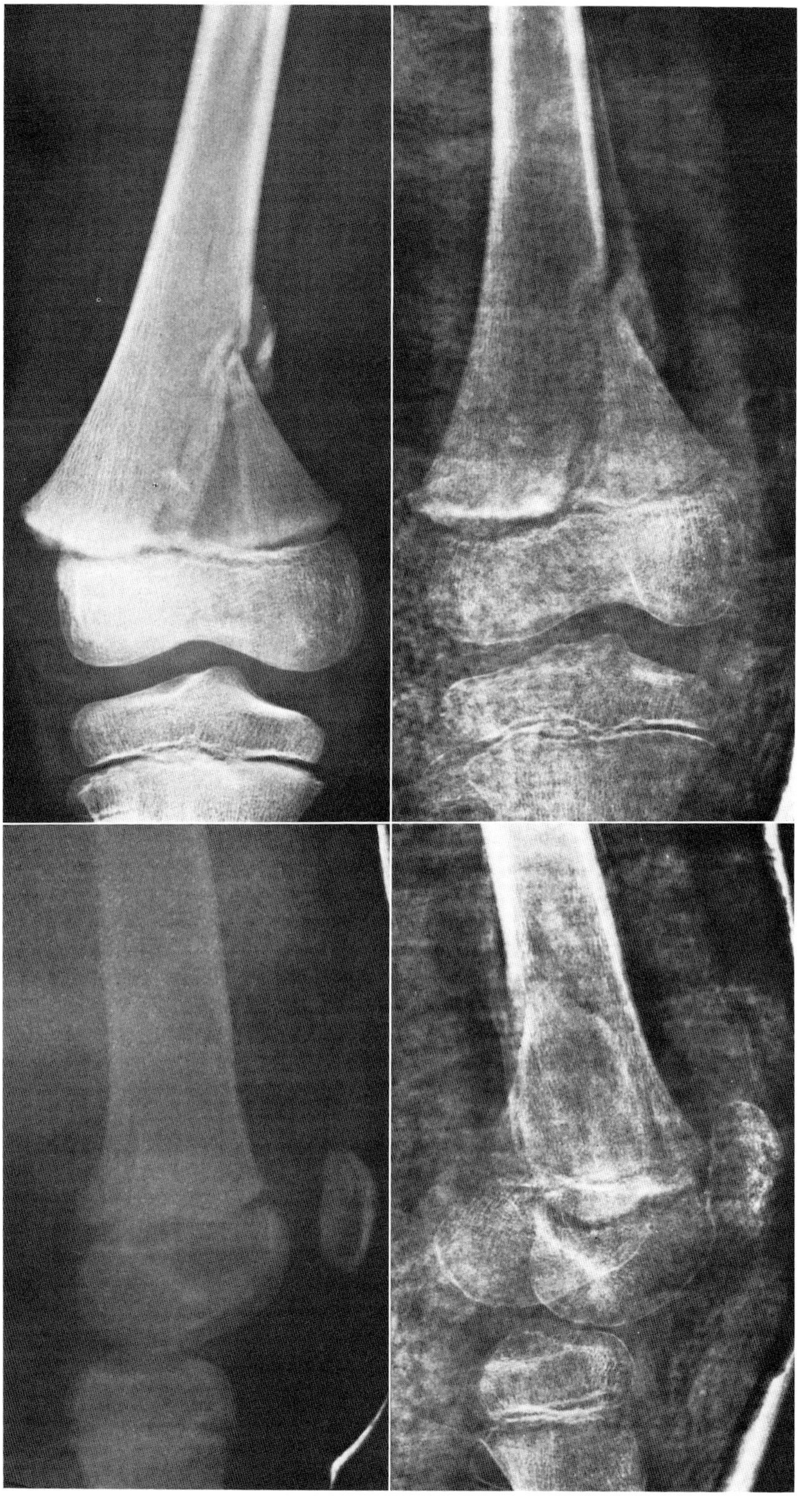

Abb. **202 a** Therapie nicht oder nur leicht dislozierter distaler Femurepiphysenlösungen. 10jähriger Knabe mit mäßig dislozierter Epiphysenlösung mit medialem metaphysärem Keil. Mit der geschlossenen Reposition wurde eine tolerable Stellung erzielt, die Fraktur wurde im Oberschenkelgips ruhiggestellt. Sie konsolidierte in leichter Antekurvationsfehlstellung. Bei der Nachuntersuchung nach 6 Jahren sind klinisch die Beinachsen symmetrisch, es besteht keine Beinlängendifferenz. Radiologisch ist im Seitenbild eine dezente Antekurvationsfehlstellung der Femurrolle zu beobachten. Diese kann der Fehlstellung bei Konsolidation entsprechen, kann aber unter Umständen auch Folge einer abgelaufenen dorsalen Wachstumsstörung des vorzeitigen partiellen Verschlusses sein

(Abb. **202 b,** s. S. 180)

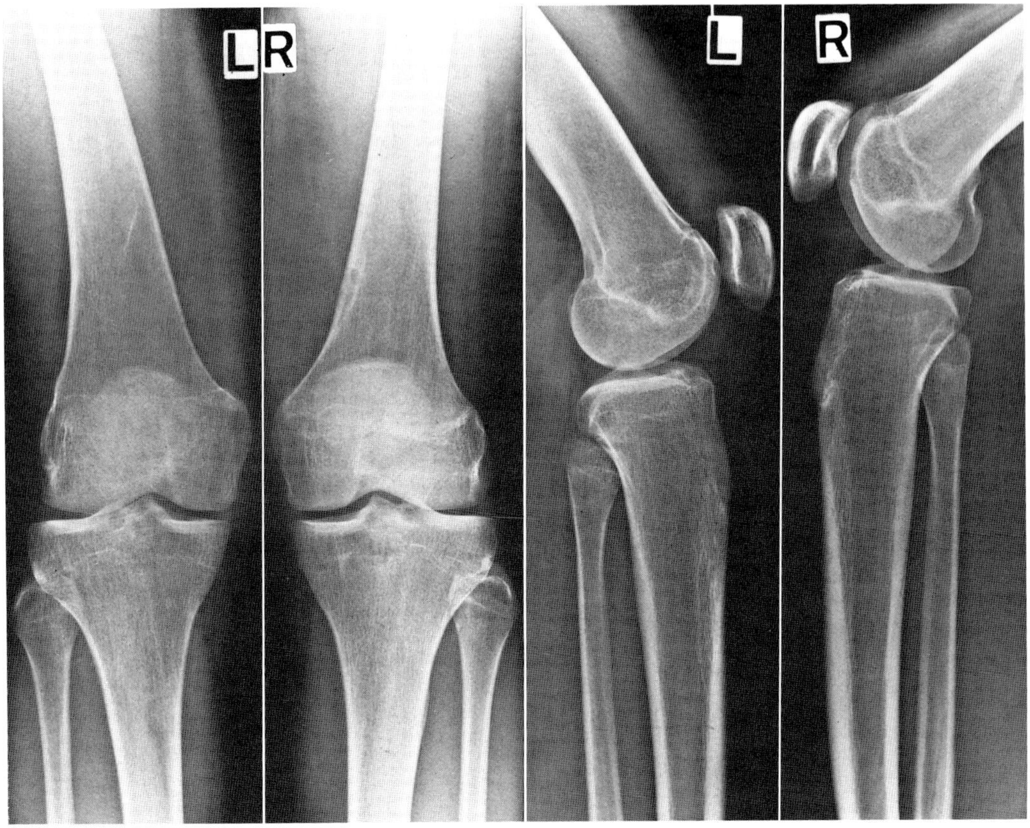

Abb. **202b**

fen reponiert werden. Die Stabilisierung erfolgt auch dann wieder mit Hilfe perkutan eingebrachter gekreuzter Kirschner-Drähte.
Epiphysenlösungen mit und ohne metaphysären Keil werden grundsätzlich ebenso behandelt wie die metaphysären Biegungsbrüche. Gelingt die geschlossene Reposition dislozierter Frakturen anstandslos, so genügt die Ruhigstellung im Oberschenkelgips (Abb. **202**). Bei instabilen Frakturen muß auch hier die Stabilisierung durch gekreuzte Kirschner-Drähte erfolgen (Abb. **203**).
Bestand ein Repositionshindernis in Form eines Weichteilinterpositums, so muß offen reponiert werden. Je nach Größe des metaphysären Keiles erfolgt dann eine rein metaphysäre Schraubenosteosynthese oder evtl. auch hier eine Osteosynthese mit Hilfe perkutan eingebrachter gekreuzter Kirschner-Drähte.
Außer den operierten Patienten werden alle übrigen ambulant behandelt. Eine Gipskontrolle am folgenden Tag ist unerläßlich, vor allem bei den geschlossen reponierten Frakturen mit und ohne perkutane Spickung.
Nach Osteosynthesen (nach geschlossenen oder offenen Repositionen) sind keine weiteren Stellungskontrollen im Gips notwendig. Bei allen übrigen Frakturen muß um den 8. Tag, je nach Alter, unter Umständen nochmals um den 14. Tag herum, eine Stellungskontrolle im Gips durchgeführt werden. Mögliche Achsenfehler werden dann durch Gipskeilung beseitigt.
Nach insgesamt 4–5 Wochen erfolgt in allen Fällen die Gipsabnahme und radiologische Konsolidationskontrolle. Bestätigt sich auch klinisch die gute und feste periostale Abstützung der Fraktur, so kann mit der Spontanmobilisation, vorläufig noch an Stöcken, begonnen werden, bis zur freien Beweglichkeit des Knies, die meist schon nach 10–14 Tagen erreicht ist. Dann kann die spontane Belastung beginnen. Ist, wie zu erwarten, insgesamt 4–5 Wochen nach dem Entfernen des Gipses der

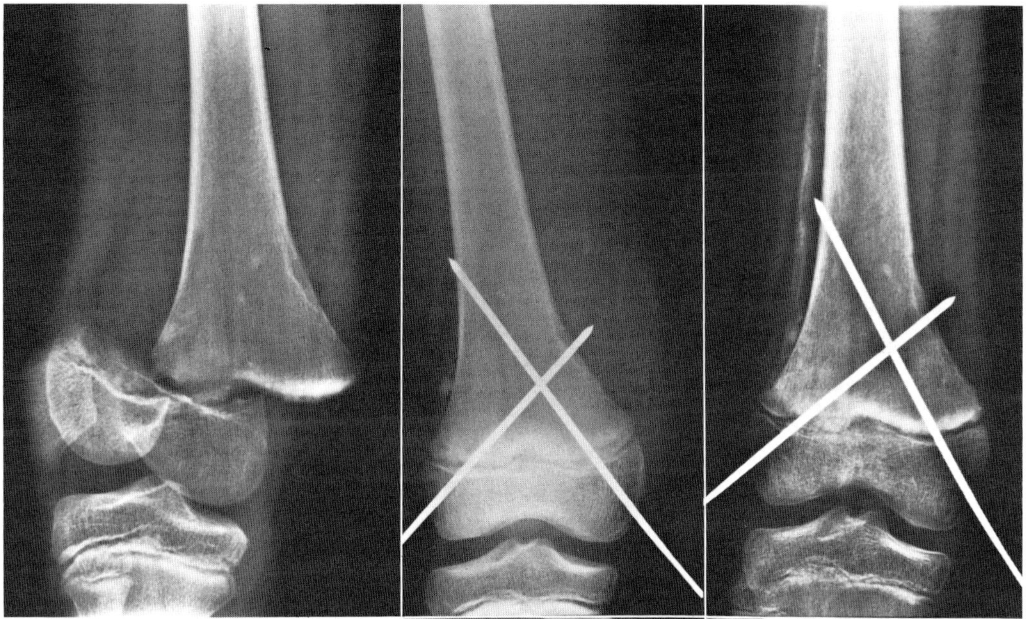

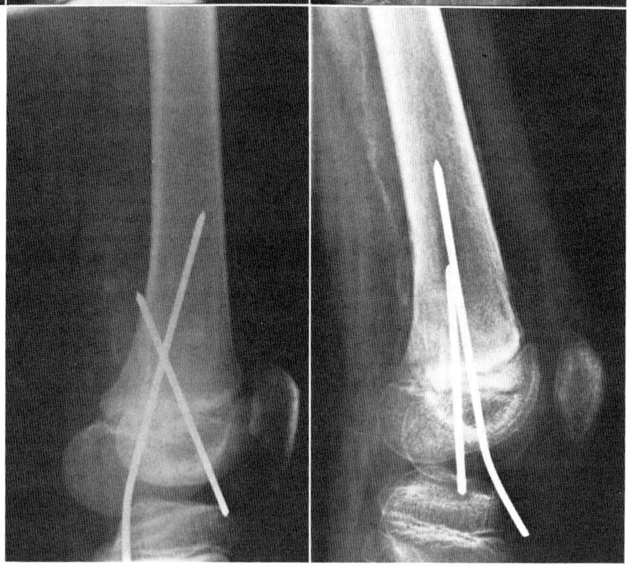

Abb. **203** Therapie dislozierter distaler Femurepiphysenlösungen. 12jähriger Knabe mit dislozierter Femurepiphysenlösung mit kleinem metaphysärem Keil. Die geschlossene Reposition am Unfalltag gelang anstandslos. Angesichts des Alters des Patienten wurde die perkutane gekreuzte Kirschner-Draht-Spickung durchgeführt. Die Fraktur war klinisch und radiologisch nach 5 Wochen in unverändert korrekter Stellung konsolidiert. Die herausstehenden Drähte wurden entfernt, weitere Röntgenkontrollen wurden nicht mehr durchgeführt

Gang frei, der Fersen- und Zehengang gut möglich, die Beweglichkeit im Knie frei und ein annähernd symmetrisch stabiler Quadrizeps festzustellen, dann kann mit der sportlichen Tätigkeit wieder begonnen werden. Grundsätzlich sind nach Konsolidation keine weiteren Röntgenkontrollen notwendig. Da in jedem Fall eine Beinlängenalteration zu erwarten ist, sollte in $^1/_2$-Jahres- bis Jahresabständen bis zu 2 Jahren nach dem Trauma, bzw. bis zum Wachstumsabschluß klinisch kontrolliert werden. Kommt es zu zunehmenden Achsveränderungen im Bereich des Kniegelenks, so muß erneut geröntgt werden. Ist eine metaepiphysäre „banding-Brücke" für das Fehlwachstum verantwortlich, so sollte bei jungen Patienten unterhalb des 10. Lebensjahres das CT das Ausmaß und die Form der Brücke aufzeigen. Je nach dem Befund kann dann eine Brückensektion vorgenommen werden oder man muß sich mit rezidivierenden Korrekturosteotomien begnügen (s. Abb. **198**).

Bei symmetrischen, statischen und funktionellen Verhältnissen kann 2 Jahre nach dem Unfall die Behandlung abgeschlossen werden. Bei deutlichen Beinlängendifferenzen, die zur Dekompensation der Wirbelsäule führen, verordnen wir bei Jugendlichen Absatzausgleiche und kontrollieren weiter bis zum Wachstumsabschluß. Sind Fehlstellungen verblieben, sollte deren Korrektur wenn immer möglich erst bei Wachstumsabschluß stattfinden. Auch die Korrektur der Folgen von Wachstumsstörungen sollte soweit wie möglich hinausgeschoben werden. Dies ist aber selbstverständlich von den eventuellen Beschwerden und vom Alter des Patienten abhängig zu machen (s. Abb. **198**).

Femorale Seitenbandausrisse

Bei noch weit offenen Fugen erfolgen Bandläsionen zumeist in Form von knöchernen und schalenförmigen Ausrissen. Dabei können die tiefen, epiphysär ansetzenden, kurzen Seitenbandzüge ebenso betroffen sein wie die oberflächlichen, metaphysär ansetzenden langen Züge (s. Abb. **195**).

Die Diagnose wird radiologisch erstellt. Klinisch weist ein Hämatom und der angegebene Zeigeschmerz schon deutlich auf die Möglichkeit dieser Verletzung hin. Undislozierte metaphysäre Ausrisse können bei kleinen Fragmenten oft mit Fugenüberlagerungen verwechselt werden. Die klinische Diagnostik einer möglichen Instabilität sollte primär unterlassen werden, da bei noch weit offenen Fugen eine physiologische individuelle und geschlechtsabhängige Aufklappbarkeit besteht und die klinische Diagnostik unmöglich macht. Zum anderen besteht die Gefahr der sekundären Dislokation eines Fragmentes durch die schmerzhafte Prüfung des Seitenbandapparates.

Instabilitätsprobleme sind nach diesen Verletzungen im allgemeinen nicht zu erwarten. Üblicherweise heilen die Ausrißfragmente auch bei leichten Verschiebungen anstandslos wieder ein. Eine mögliche pertraumatische Dehnung der Bänder wird durch die funktionelle Belastung und spätestens über die pubertäre allgemeine Bandstraffung wieder ausgeglichen.

Wachstumsstörungen des vorzeitigen partiellen Verschlusses der Fuge können nach medialen und lateralen metaphysären Bandausrissen vorkommen und führen zum zunehmenden Fehlwachstum in den Varus bzw. den Valgus. Dies ist nicht obligatorisch und nach undislozierten und dislozierten Ausrißfragmenten möglich. Der Verschluß kann sowohl durch eine periostale randständige Brückenbildung, bei größeren Frakturdehiszenzen durch eine Ausheilungsbrücke erfolgen (5, 12, 41, 44, 46) als auch via Gefäßläsion durch eine Nekrosenbrücke zustandekommen (36) (Abb. **204**). Über die Häufigkeit dieser Wachstumsstörungen im Rahmen der ohnehin außerordentlich seltenen Bandausrissen können wir keine Aussage machen.

Da die Ursache und das Auftreten einer möglichen Brückenbildung primär nicht absehbar ist, ist die Wachstumsstörung primär therapeutisch auch nicht zuverlässig beeinflußbar. Nur im Falle dislozierter Ausrisse kann durch die offene anatomisch exakte Reposition und Schraubenosteosynthese ein möglicher periostaler Überbrückungskallus vermieden werden, nicht aber eine mögliche Gefäßläsion. Man bedenke, daß durch eine Operation unter Umständen erst ein zusätzlicher Gefäßschaden gesetzt werden kann.

Die Therapie hat also vornehmlich zum Ziel, Instabilitäten, d. h. Dislokationen von Ausrißfragmenten zu beseitigen und damit auch bezüglich einer möglichen Wachstumsstörung beste Voraussetzungen zu schaffen.

Undislozierte epiphysäre und metaphysäre Ausrisse werden konservativ mit einer Oberschenkelgipshülse ambulant behandelt.

Dislozierte meta- und epiphysäre Bandausrisse sollten in allen Fällen offen reponiert und refixiert werden. Bei den epiphysären lediglich, um die Stabilität wieder herzustellen (Abb. **205**), bei den metaphysären, um zusätzlich das Ausmaß einer möglichen periostalen Brücke zu vermindern. Bei allen operativen Interventionen sollte das Knie immer miteröffnet und revidiert werden, um begleitende Meniskusläsionen oder Lockerungen des hinteren medialen Kapseldreieckes usw. erfassen und die entsprechende Läsion behandeln zu können. Die Patienten bleiben bis zur gesicherten Wundheilung in stationärer Behandlung und werden postoperativ mit einer dorsalen Oberschenkelgipsschiene ruhiggestellt, die zur Mobilisation nach gesicherter Wundheilung in eine Gipshülse umgewandelt wird. Mit der Hülse erfolgt die Mobilisation bei voller Belastung.

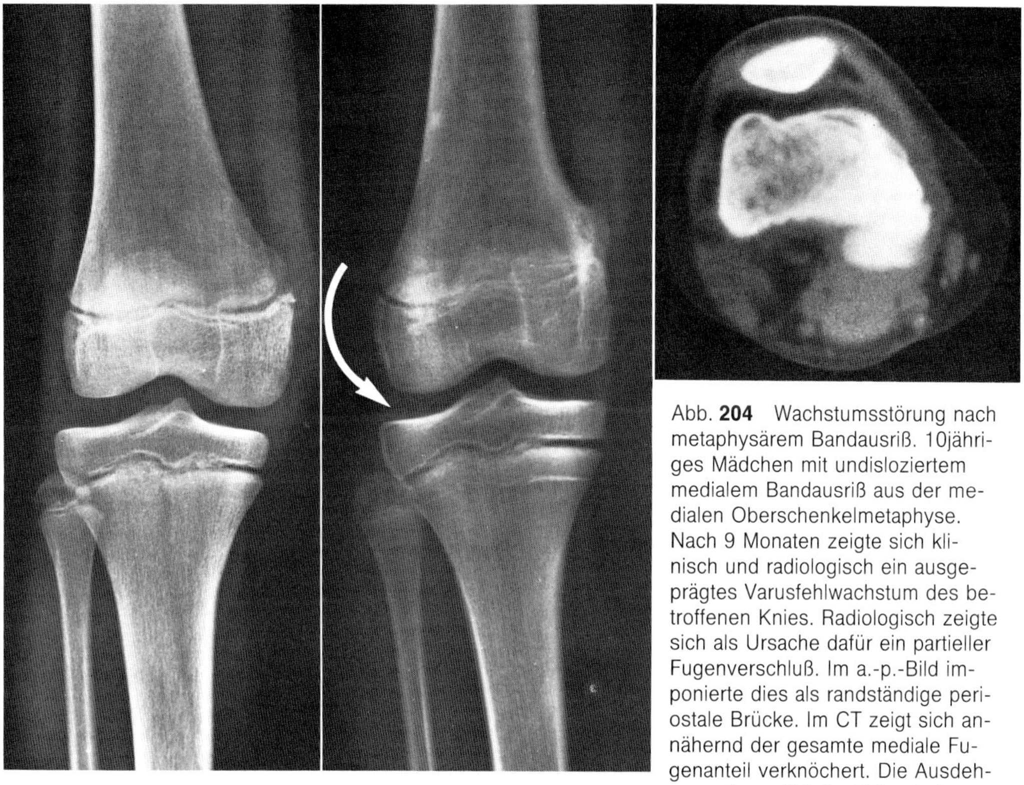

Abb. **204** Wachstumsstörung nach metaphysärem Bandausriß. 10jähriges Mädchen mit undisloziertem medialem Bandausriß aus der medialen Oberschenkelmetaphyse. Nach 9 Monaten zeigte sich klinisch und radiologisch ein ausgeprägtes Varusfehlwachstum des betroffenen Knies. Radiologisch zeigte sich als Ursache dafür ein partieller Fugenverschluß. Im a.-p.-Bild imponierte dies als randständige periostale Brücke. Im CT zeigt sich annähernd der gesamte mediale Fugenanteil verknöchert. Die Ausdehnung dieser Brücke läßt auf einen Gefäßschaden als Ursache schließen

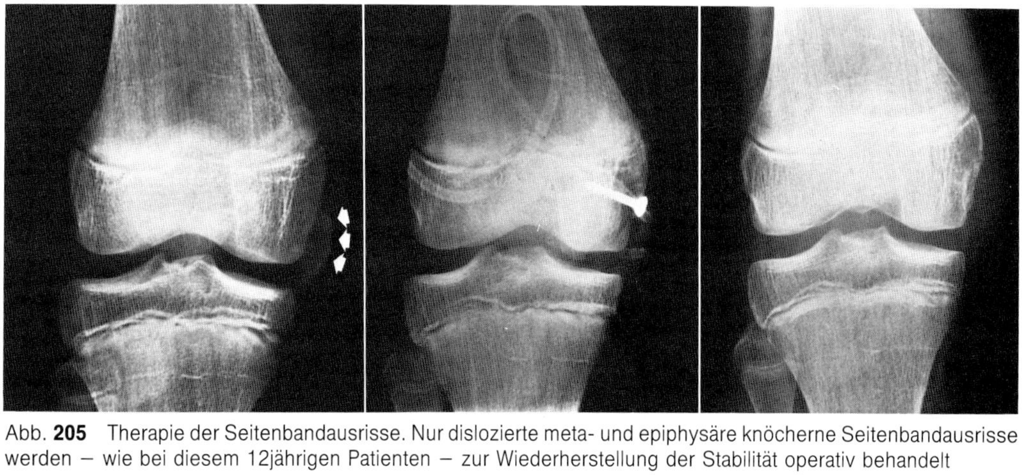

Abb. **205** Therapie der Seitenbandausrisse. Nur dislozierte meta- und epiphysäre knöcherne Seitenbandausrisse werden – wie bei diesem 12jährigen Patienten – zur Wiederherstellung der Stabilität operativ behandelt

Insgesamt ist nach konservativer und operativer Behandlung eine Ruhigstellung für 4 Wochen notwendig. Die anschließende gipsfreie Röntgenkontrolle bestätigt den Einbau des Fragmentes. Funktions- und Stabilitätskontrollen sind zu diesem Zeitpunkt noch nicht sinnvoll. Anschließend erfolgt vorläufig die spontane Mobilisation des Patienten an Stökken kombiniert mit intensivem Quadrizepstraining, das ohne physiotherapeutische Unterstützung zu Hause durchgeführt werden soll.
Gelingt die Spontanmobilisation gut, so kann der Patient nach 3 Wochen meist das Knie frei bewegen. Ist es reizlos ohne Erguß, so kann er dann auch mit dem Sport beginnen.
Gelingt die Mobilisation innerhalb der ersten 2–3 Wochen nicht spontan, so sollte mit Physiotherapie begonnen werden. Auch hier ist mit Erreichen der freien Beweglichkeit der Sportbeginn möglich.
Nach beschwerdefreier Aufnahme des Sportes sind keine radiologischen Kontrollen mehr nötig. Klinische Kontrollen sollten wegen der möglichen Gefahr einer Wachstumsstörung in Halbjahres- bis Jahresabständen bis zu 2 Jahren nach dem Trauma, bei Jugendlichen bis zum Wachstumsabschluß stattfinden. Man bedenke jedoch, daß die Gefahr einer Wachstumsstörung mit zunehmendem Alter abnimmt.
Ist es zu einer Wachstumsstörung des vorzeitigen partiellen Verschlusses gekommen, so ist der Befund radiologisch zu dokumentieren. Auch wenn im a.-p. Bild der Eindruck besteht, daß es sich eindeutig um eine randständige periostale Brücke handelt, ist es empfehlenswert, bei jungen Patienten unter 10 Jahren zusätzlich ein axiales CT durchzuführen, um das gesamte Ausmaß der Brückenbildung sowie deren Form erfassen zu können, wenn eine Brückenresektion geplant ist (36) (s. Abb. **204**). Bei Patienten kurz vor der Pubertät ist dies nicht mehr sinnvoll, da sich die bestehende Fehlstellung nicht mehr spontan korrigieren kann und ohnehin eine Korrekturosteotomie nötig würde. Bei ihnen wäre es sinnvoll – wenn immer möglich – den Wachstumsabschluß abzuwarten und erst dann eine einzige definitive Korrekturosteotomie vorzunehmen. Zwingen klinische Beschwerden zu einer frühzeitigen Korrektur, so sollte je nach Alter des Patienten überkorrigiert werden, um ihnen evtl. eine zweite Osteotomie ersparen zu kön-

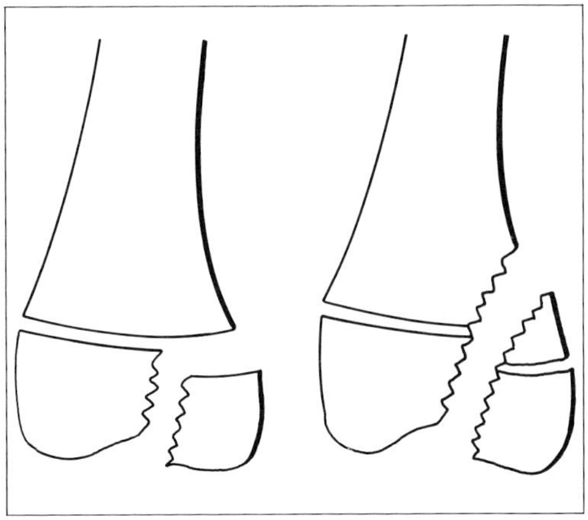

Abb. **206 a** Epiphysenfrakturen im Bereich des distalen Femurs: „typische" Epiphysenfrakturen. Mit und ohne metaphysäre Beteiligung kann es bei noch vollständig offenen Fugen mitunter zur Wachstumsstörung des partiellen vorzeitigen Verschlusses der Fuge kommen

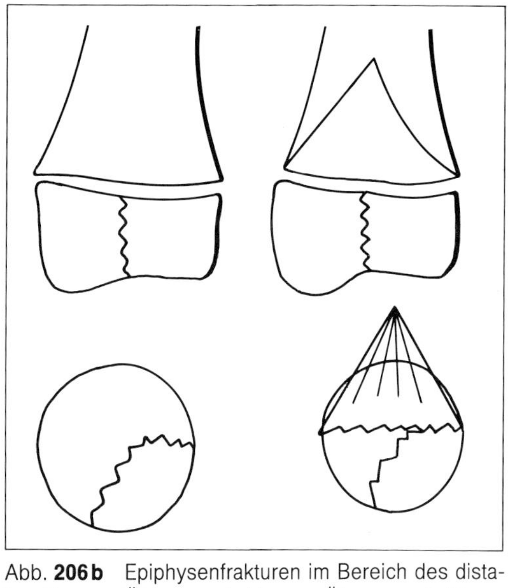

Abb. **206 b** Epiphysenfrakturen im Bereich des distalen Femur: Übergangsfrakturen. Übergangsfrakturen am distalen Femur sind häufiger als „typische" Epiphysenfrakturen. Da ein Teil der Fuge schon physiologischerweise verschlossen ist, sind Wachstumsstörungen nicht mehr zu erwarten

nen. Ist bei jungen Patienten aufgrund des CT-Befundes eine Brückenresektion nicht möglich, so bleiben ohnehin nur rezidivierende Osteotomien. Wegen der teilweisen Verkürzung nach dieser Wachstumsstörung sollte stets eine aufklappende verlängernde Osteotomie vorgenommen werden und nur zur gleichzeitigen Korrektur vorbestehender Beinlängendifferenzen eine verkürzende Osteotomie mit Keilentnahme.

Frakturen der distalen Femurepiphyse

- typische Epiphysenfrakturen (Abb. **206a**)
- Übergangsfrakturen (Abb. **206b**)

Beide Formen sind selten. Typische Epiphysenfrakturen, wie sie Aitken (1) geschildert hat, sind wesentlich seltener anzutreffen als Übergangsfrakturen (7, 11, 57). Diese kommen ausschließlich im Übergangsalter zwischen Jugendlichen und Erwachsenen vor und stellen eine Kombinationsverletzung von vollständiger oder teilweiser Epiphysenlösung mit zusätzlichem Ausbruch eines Teiles der Femurrolle dar (s. auch Kapitel „oberes Sprunggelenk"). Dabei kann sowohl der vordere oder hintere, der laterale oder der mediale Quadrant der Femurrolle ausbrechen. Handelt es sich um Übergangsfrakturen ohne metaphysäre Beteiligung, so sprechen wir von „twoplane"-, mit metaphysärem Ausbruchkeil von „triplane-fractures". Am distalen Femur sind am häufigsten „triplane-fractures" anzutreffen.

Diagnostisch können derartige Frakturen Probleme bereiten. Bei allen, lediglich als Epiphysenlösungen imponierenden Verletzungen des distalen Femurendes ist deshalb die Femurrolle auch im seitlichen Bild sorgfältig auf einen möglichen Frakturspalt hin zu untersuchen, um eine dieser Formen der Übergangsfrakturen ausschließen zu können (34). Dies gilt aber nur für das entsprechende Übergangsalter jenseits des 10. Lebensjahres.

Wachstumsstörungen der passageren Stimulation der distalen Femurfuge mit konsekutiver Beinlängenalteration sind in allen Fällen zu erwarten.

Wachstumsstörungen des partiellen, vorzeitigen Verschlusses sind nach typischen Epiphysenfrakturen bei noch weit offenen Fugen möglich, nach Übergangsfrakturen im allgemeinen nicht mehr zu befürchten, da sich ein Teil der Fuge zumindest funktionell schon physiologischerweise verschlossen hat (s. oberes Sprunggelenk). Bei jüngeren Patienten mit typischen Epiphysenfrakturen sind Wachstumsstörungen des vorzeitigen partiellen Verschlusses als Folge einer Ausheilungsbrücke oder einer Nekrosenbrücke möglich. Je nach Lokalisation der „banding-Brücke" kann es zum Anterekurvations-, Varus- oder Valgusfehlwachstum kommen. Je jünger der Patient, desto eher sollte versucht werden, die „banding-Brücke" zu resezieren und den Defekt mit Fettgewebe aufzufüllen (14, 39, 42, 46) (Abb. **207a** u. **b**). Bei älteren Patienten jenseits des 10. Lebensjahres sollte versucht werden, nur durch eine einzige Korrektur die Folgen einer solchen Wachstumsstörung zu beseitigen.

Das Ziel der Therapie besteht darin, das Gelenk wieder zu rekonstruieren und damit auch bezüglich einer möglichen Ausheilungsbrücke beste Voraussetzungen zu schaffen.

Dementsprechend werden undislozierte, typische Epiphysenfrakturen sowie Übergangsfrakturen konservativ im Oberschenkelgips behandelt, nachdem der Hämarthros abpunktiert wurde.

Dislozierte Epiphysenfrakturen beider Formen müssen anatomisch exakt offen reponiert und mit einer Kompressionsosteosynthese retiniert werden (Abb. **208**).

Je nach Bewegungsdrang und Alter des Patienten ist u. U. danach eine Gipsruhigstellung notwendig.

Die Gefahr einer sekundären Dislokation im Gips ist im allgemeinen nicht gegeben, so daß sich bei undislozierten Frakturen weitere radiologische Stellungskontrollen im Gips erübrigen.

Die Ruhigstellungsdauer bei konservativ und operativ behandelten Patienten währt 5 Wochen. Die dann vorgenommene gipsfreie Röntgenkontrolle dokumentiert den beginnenden Durchbau, die Konsolidation der Fraktur.

Anschließend erfolgt die spontane Mobilisation ohne Physiotherapie für weitere 3 Wochen mit zunehmender Spontanbelastung. Ist nach 3 Wochen die Beweglichkeit im Knie frei, besteht kein Erguß und hat sich die Kapselschwellung deutlich zurückgebildet, so kann bei symmetrisch stabilen Quadrizepsverhältnissen langsam mit Sport begonnen werden. Verzögert sich die Mobilisation erheblich, so

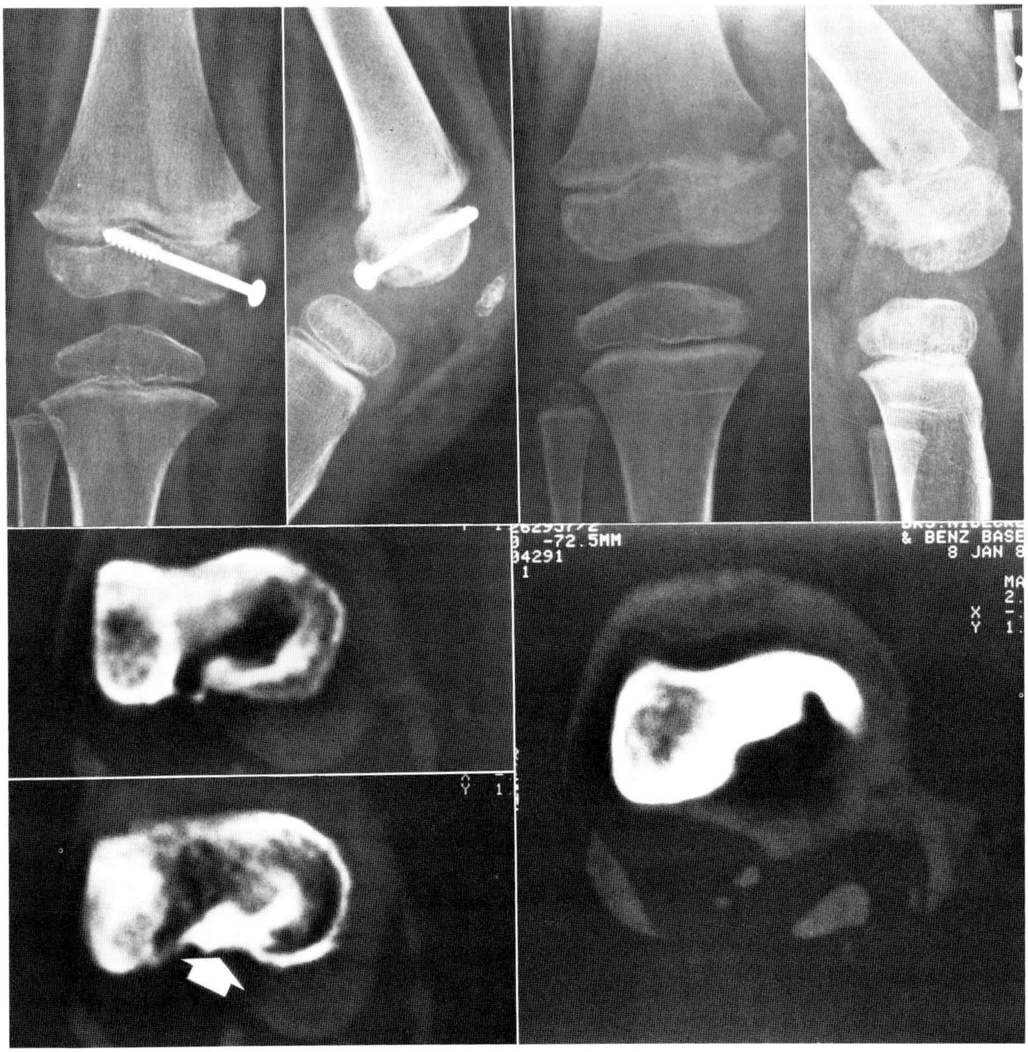

Abb. **207a** Wachstumsstörung nach „typischer" Epiphysenfraktur bei noch weit offenen Fugen. 3jähriges Mädchen mit Epiphysenfraktur der distalen Femurepiphyse, die mit einer Kleinfragment-Zugschraube osteosynthetisiert worden war. Nach 4 Wochen zeigt sich radiologisch und klinisch die Fraktur konsolidiert. In den nächsten 5 Monaten trat eine zunehmende Antekurvationsfehlstellung auf. Die Ursache dafür war eine L-förmige „banding-Brücke" im hinteren medialen Fugenbereich (siehe CT). Die Brücke wurde reseziert, der Defekt mit freiem Fettgewebe aufgefüllt. Bei der Nachuntersuchung nach 4 Jahren sind die Beinachsen symmetrisch, die Beweglichkeit seitengleich frei. Es besteht eine Beinverkürzung von knapp 2 cm auf der betroffenen Seite, das Röntengbild zeigt offene Fugen

ist 3 Wochen nach dem Ausgipsen mit Physiotherapie zu beginnen. Mit Erreichen der freien Kniegelenksbeweglichkeit kann die sportliche Tätigkeit wieder langsam aufgenommen werden. Metallentfernungen erfolgen nach 4–6 Monaten. Danach wird nochmals geröntgt.

Nach problemlosem Sportbeginn sind keine weiteren Röntgenkontrollen mehr notwendig. Klinisch sollten sowohl Beinlängen als auch Beinachsen sowie die Funktion in halbjährlichen Kontrollen bis zu 2 Jahren nach Unfall kontrolliert werden, um mögliche Wachstumsstörungen und deren Folgen erfassen zu können. Bestehen 2 Jahre nach Unfall seitengleiche funktionelle und statische Verhältnisse, so kann die Behandlung abgeschlossen werden.

Auch hier gilt: Je älter der Patient bei Fraktur, desto geringer ist die Gefahr einer klinisch relevanten Wachstumsstörung.

Abb. **207b**

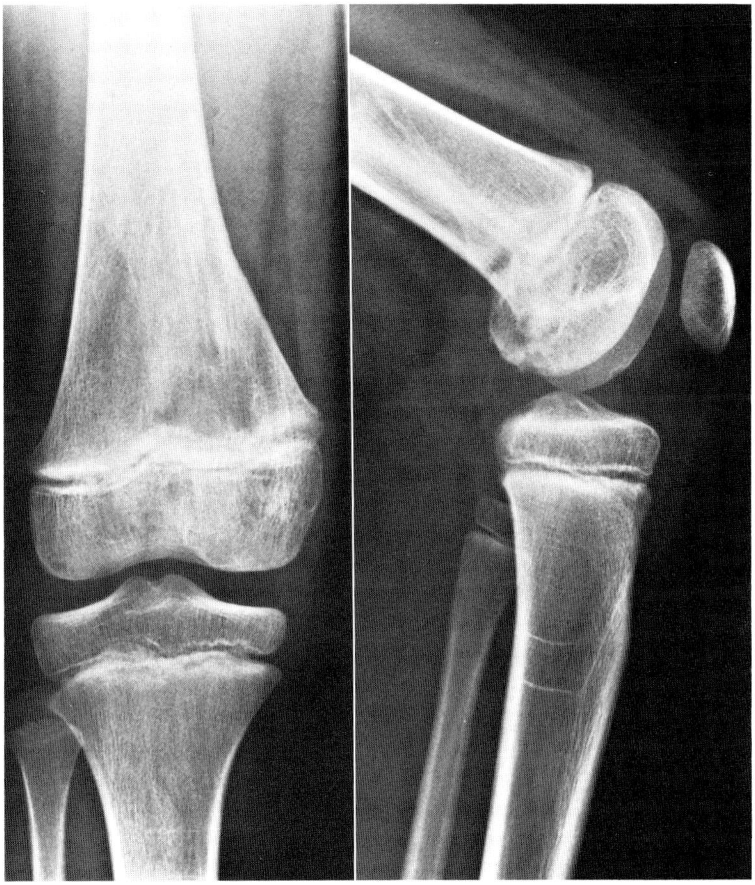

Frakturen der proximalen Tibiaepiphyse

- „typische" Epiphysenfrakturen (Abb. **209a**)
- „Apophysen"-Ausrisse (Abb. **209b**)
- Eminentiaausrisse (Abb. **209c**)

„Typische" Epiphysenfrakturen sind an dieser Stelle höchst seltene Verletzungen und stets Folge direkter Gewalteinwirkung (28, 48). Die Diagnose ist einfach auf radiologischem Wege zu erstellen.

Die Wachstumsstörung des vorzeitigen partiellen Verschlusses der Fuge mit konsekutivem Fehlwachstum in Richtung des Varus/Valgus, der Ante- oder der Rekurvation ist im Alter unterhalb des 12. Lebensjahres möglich, aber nicht obligatorisch. In der Literatur existieren keine exakten Häufigkeitsangaben über deren Vorkommen (40).

Die Therapie hat zum Ziel, im Fall einer wesentlichen Dislokation die Tibiaplateau-Gelenkfläche wieder zu rekonstruieren und damit auch bezüglich einer möglichen „Ausheilungsbrücke" beste Voraussetzungen zu schaffen (Abb. **210a** u. **b**).

Dementsprechend werden undislozierte Frakturen (mit einer Frakturspaltdehiszenz bis zu 2 mm) konservativ im Oberschenkelgips behandelt.

Dislozierte Frakturen werden offen reponiert und mit einer Kompressionsosteosynthese stabilisiert.

Im Rahmen konservativer Behandlung sind im allgemeinen keine Stellungskontrollen notwendig, da diese Frakturen nicht zu sekundären Dislokationen neigen.

Die Ruhigstellungs- bzw. Entlastungsdauer beträgt 4–5 Wochen. Die anschließende

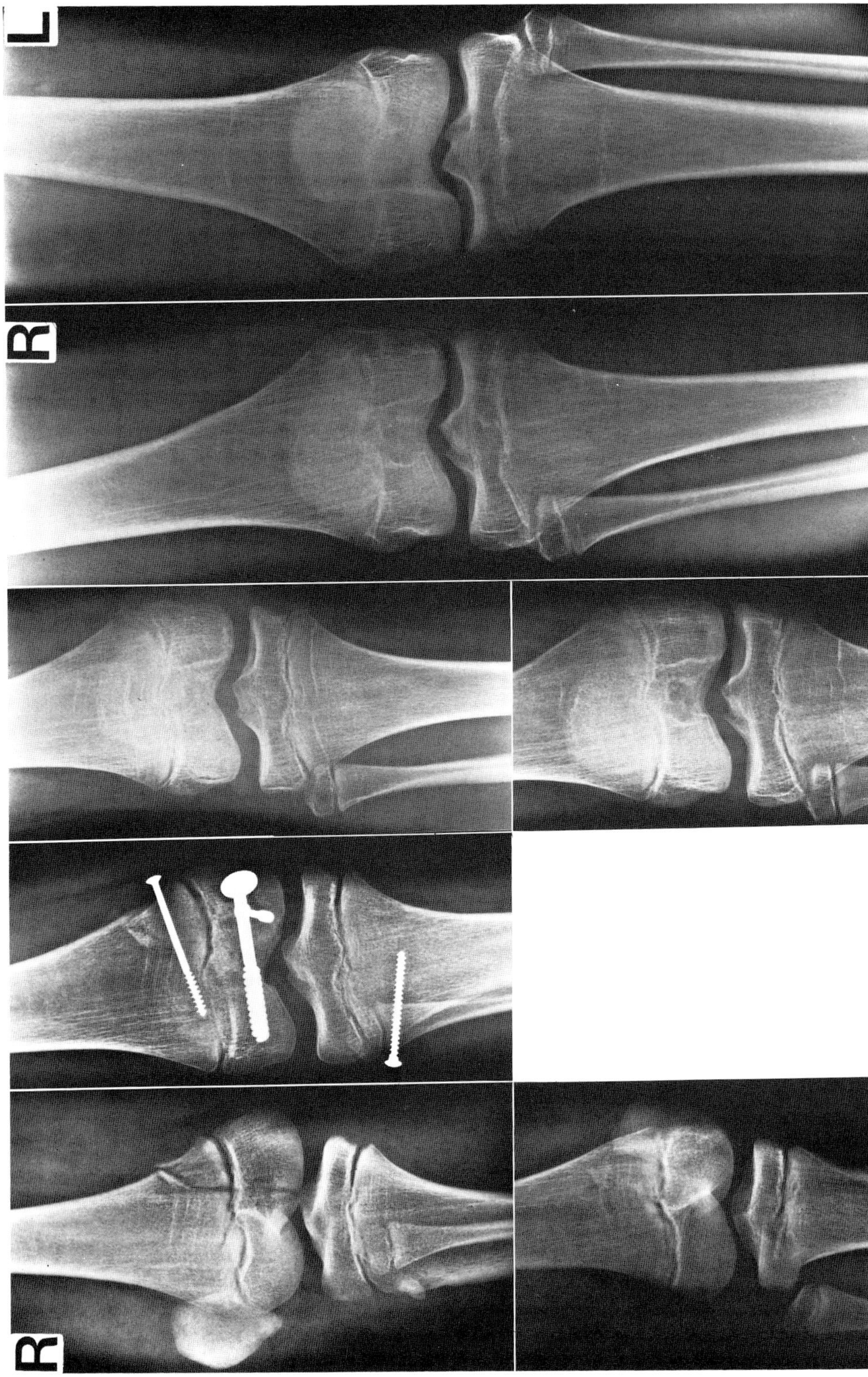

Abb. **208** Therapie der Übergangsfrakturen des distalen Femurs. 12jähriger Knabe mit typischer Übergangsfraktur des distalen Femurs. Das metaphysäre Fragment ist in das Gelenk durchgebrochen. Zusätzlich ist der mediale vordere Quadrant ausgebrochen und die fibulotibiale Syndesmose zerrissen. Es wurde die Gelenkfläche wieder rekonstruiert, die Naht der Syndesmose mit einer Stellschraube gesichert. Bei der Nachuntersuchung nach 4 Jahren bestehen symmetrische, klinische und radiologische Verhältnisse bei freier Funktion und seitengleichen Beinlängen

Röntgenkontrolle bestätigt die Konsolidation der Fraktur. Die Mobilisation nach Konsolidation erfolgt wie bei allen Knieverletzungen primär spontan, ohne Physiotherapie. Metallentfernungen werden nach 8–12 Wochen vorgenommen.

Klinisch wird bis zu 2 Jahren nach Trauma kontrolliert, um die Folgen möglicher Wachstumsstörungen zu erfassen.

Der Ausriß der Tuberositas tibiae ist eine Verletzung des jugendlichen Alters (28, 47). Das lokalisierte Hämatom über der Tuberositas sowie die Unfähigkeit, das Bein gestreckt zu heben, weisen auf diese Verletzung hin. Die Röntgenkontrolle bestätigt den klinischen Verdacht.

Unter Umständen kann aber auch nur die Sehne selbst periostal ausgerissen sein, ohne daß die Tuberositas selbst aus ihrem Lager gelöst wurde. Hier indiziert der klinische Befund das weitere Vorgehen.

Aufgrund des meist fortgeschrittenen Alters der Verletzten sind praktisch keine Wachstumsstörungen mehr zu befürchten.

Bei jüngeren Patienten kann es selten einmal zum verfrühten Verschluß der Epiphysenfuge kommen mit konsekutivem Rekurvationswachstum des Tibiaplateaus (s. Abb. **211**).

Die funktionelle Rekonstruktion ist das Ziel der Therapie. Wegen des Muskelzuges auf die Tuberositas sind dislozierte Frakturen häufiger. Sie werden operativ behandelt und mit einer von distoventral nach proximodorsal ver-

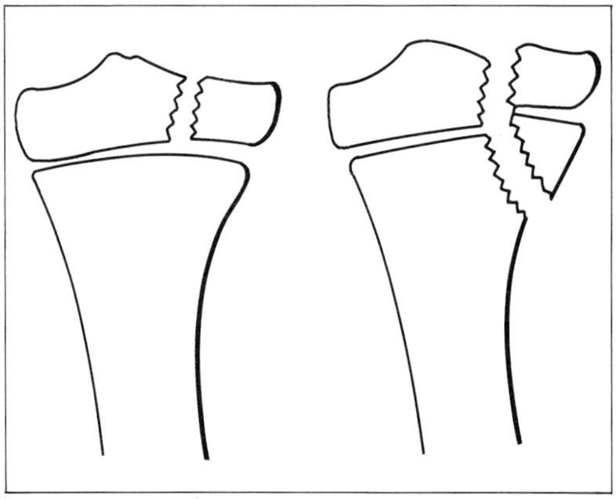
a

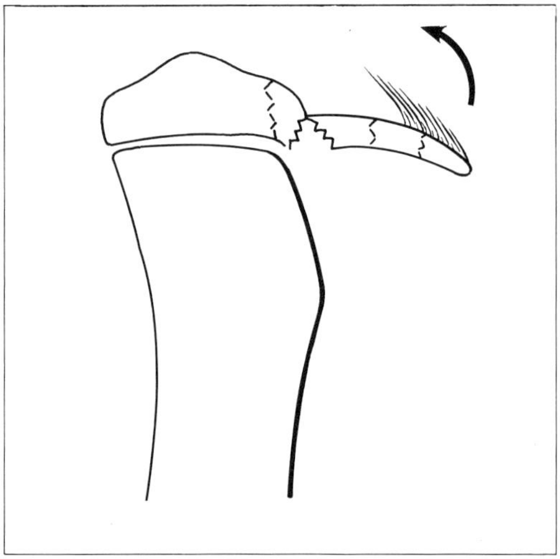
b

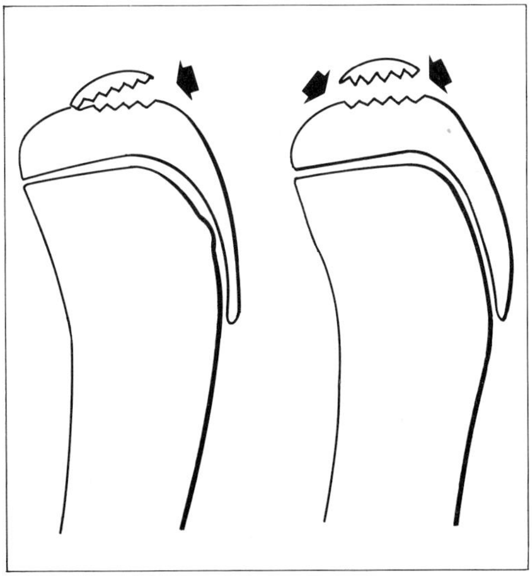
c

Abb. **209a** Epiphysenfrakturen im Bereich der proximalen Tibia: „typische" Epiphysenfrakturen bei noch weit offenen Fugen. Im Rahmen dieser höchst seltenen Verletzungen kann es mitunter zur Wachstumsstörung des vorzeitigen partiellen Verschlusses der Wachstumsfuge kommen

Abb. **209b** Epiphysenfrakturen im Bereich der proximalen Tibia: Apophysenausrisse. Der Ausriß der Apophyse stellt – gleich welcher Lokalisation – eine Epiphysenfraktur dar. Da er am häufigsten im Jugendlichenalter vorkommt, sind üblicherweise keine Wachstumsstörungen mehr zu erwarten

Abb. **209c** Epiphysenfrakturen im Bereich der proximalen Tibia: Eminentiaausrisse. Auch der Ausriß der Eminentia intercondylica der Tibiaepiphyse ist zu den Epiphysenfrakturen zu rechnen. Da die Fuge nicht tangiert wird, ist keine Wachstumsstörung zu befürchten. Aus prognostischer Sicht müssen wir in unvollständig dislozierte Frakturen (links) und vollständig dislozierte Frakturen (rechts) unterscheiden

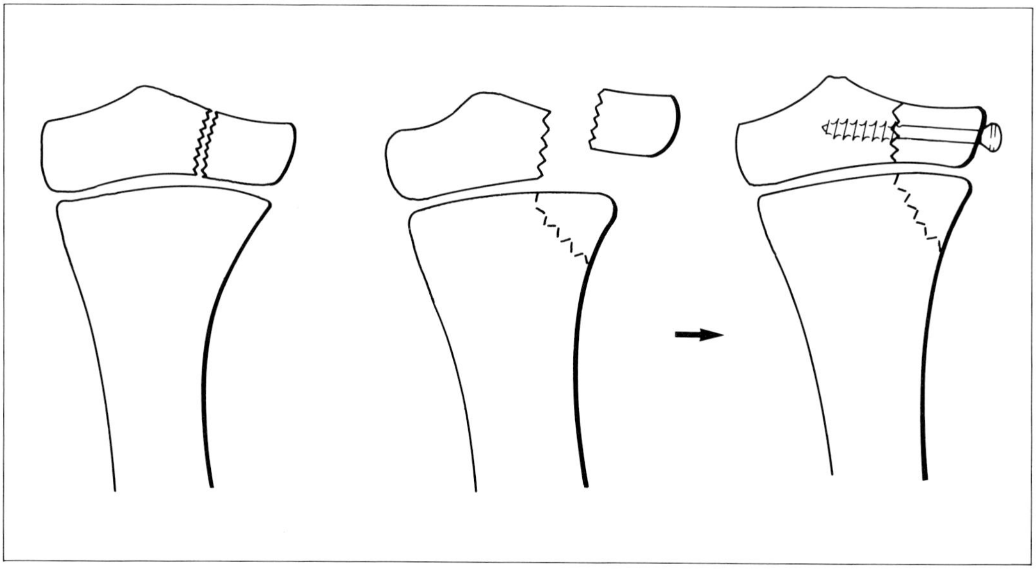

Abb. **210a** Therapie der „typischen“ proximalen Tibiaepiphysenfrakturen. Undislozierte Frakturen mit einer Frakturspaltdehiszenz bis zu 2 mm werden konservativ im Gips behandelt. Dislozierte Frakturen werden primär operiert, zur Rekonstruktion des Gelenkplateaus und um eine mögliche Ausheilungsbrücke zu verkleinern

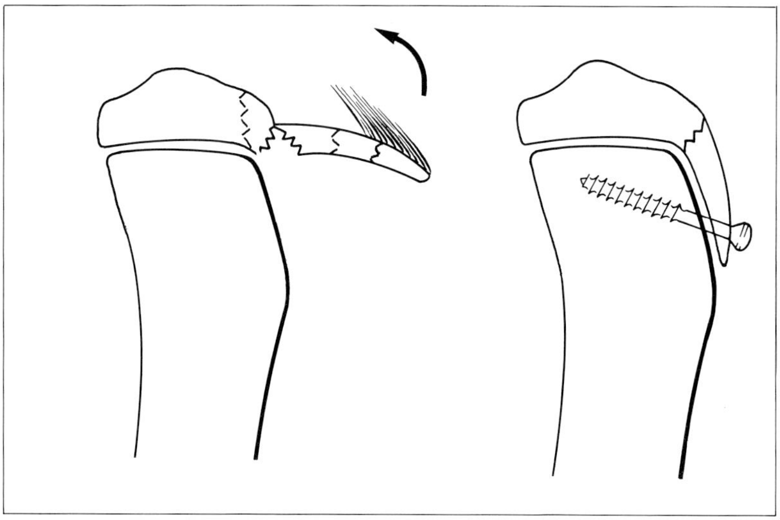

Abb. **210b** Therapie der Apophysenausrisse. Die meist dislozierten Apophysenausrisse werden primär operativ versorgt und mit einer von distoventral nach proximodorsal verlaufenden Zugschraube fixiert

laufenden Zugschraube fixiert (s. Abb. **210b**). War vor allem der Weichteilmantel ausgerissen, bedarf es einer zusätzlichen Gipsruhigstellung nach der Weichteilrekonstruktion. Handelte es sich nur um eine rein knöcherne Läsion, die osteosynthetisiert wurde, so kann darauf verzichtet werden.
Undislozierte Ausrisse werden konservativ im Gips behandelt.

Die nach 6 Wochen vorgenommene gipsfreie Röntgenkontrolle nach konservativ oder operativ behandelten Frakturen bestätigt den beginnenden Einbau des Fragmentes. Im Anschluß daran setzt die spontane Mobilisation ein. Das übrige Prozedere erfolgt wie bei allen anderen Knieverletzungen. Die Metallentfernung nach osteosynthetisierten Frakturen wird ca. 10–12 Wochen postoperativ vorgenommen.

Der knöcherne *Ausriß* des vorderen Kreuzbandes, der *Eminentia intercondylica,* ist die häufigste der Epiphysenfrakturen der proximalen Tibia. Sie tangiert die Epiphysenfuge nicht.
Die Diagnose ist im Zweifelsfall stets aus dem seitlichen Röntgenbild zu stellen. Zusatzaufnahmen (Tunell usw.) erübrigen sich. Klinisch besteht immer ein Hämarthros. Bei noch weit offenen Fugen handelt es sich meist um den Ausriß des gesamten Eminentiamassives, nur selten einmal reißt – und dann eher bei geschlossenen Fugen – eine der beiden Tuberkula isoliert aus.
Aus therapeutischen und prognostischen Gründen unterscheiden wir lediglich unvollständig dislozierte und vollständig dislozierte Frakturen voneinander (37) (s. Abb. **209c**).
Während die unvollstänig dislozierten Frakturen – unabhängig von der Behandlungsart – im allgemeinen keine wesentlichen Spätfolgen aufweisen, sind nach vollständig dislozierten Frakturen gravierende Spätfolgen wie z. B. Früharthrosen zu erwarten. Wahrscheinlich ist dies auf die meist nicht erwähnten, oft auch übersehenen Begleitverletzungen zurückzuführen. Als mögliche Begleitverletzung werden in der Literatur Meniskusläsionen vor allem medial, Seitenbandausrisse und -rupturen sowie direkte Knorpelschäden angeführt. Entsprechend dem massiveren Unfallereignis, das zum vollständigen Ausriß der Eminentia führt, sind derartige Begleitverletzungen eher im Rahmen der vollständig dislozierten Frakturen zu erwarten (3, 4, 8, 37, 40) (Abb. **211**).
Pseudarthrosen sind möglich, führen aber nicht zwangsläufig zu Beschwerden.
Wachstumsstörungen mit klinischer Relevanz sind nicht zu befürchten.
Das Ziel der Therapie besteht darin, die Instabilität, d. h. die Dislokation des Fragmentes zu beseitigen und mögliche Begleitverletzungen zu sanieren.
Undislozierte oder unvollständig dislozierte Frakturen, bei denen der dorsale Kontakt der Fragmente noch vorhanden ist, werden konservativ behandelt. Nach Abpunktion des Hämarthros in Schmerzmedikation werden sie in Überstreckung des Knies in einer dorsalen Oberschenkelgipsschiene ruhiggestellt, die nach Abschwellen der Weichteile in eine Oberschenkelgipshülse umgewandelt wird. Bei unvollständig dislozierten Frakturen muß anschließend noch eine Röntgenkontrolle durchgeführt werden. Bei undislozierten Frakturen erübrigt sich dies. War die primäre Beurteilung des Dislokationsausmaßes richtig, so stellt sich mit der Überstreckung die Fraktur zufriedenstellend ein (Abb. **212**). War die Interpretation falsch und hat es sich doch um eine vollständig dislozierte Fraktur gehandelt, so gelingt mit diesem Vorgehen die Reposition nicht.
In diesem Fall sollte, ebenso wie bei den primär deutlich vollständig dislozierten Frakturen, in Allgemeinnarkose eine Arthroskopie und eine Prüfung des Seitenbandapparates durchgeführt werden. Findet sich dabei eine behandlungswürdige Begleitverletzung (Meniskus- oder Seitenbandläsion, chondrale Flake fracture usw.), so erfolgt die Arthrotomie, Revision und Rekonstruktion bzw. Reposition der lädierten Strukturen. Als Zugang bevorzugen wir dazu den Längsschnitt über der Patellamitte, da von hier aus sowohl medial als auch lateral das Gelenk gut eröffnet werden kann.
Findet sich keine nennenswerte und behandlungswürdige Begleitverletzung, so wird versucht, mit Hilfe des Arthroskopes die Reposition des Fragmentes vorzunehmen und dieses durch perkutan eingebrachte Kirschner-Drähte zu fixieren (37, 43). Die Drähte werden dann wie üblich oberhalb des Hautniveaus abgeschnitten und mit einem gipsfreien Hof umgeben. Die Ruhigstellung erfolgt postoperativ in der Gipsschiene, die nach Abschwellen in eine Hülse umgewandelt wird.
Gelang die Reposition mit Hilfe der Arthroskopie nicht, oder mußte wegen Begleitverletzungen ohnehin arthrotomiert werden, so sollte – vorausgesetzt das Fragment ist groß genug – die Fixation nach anatomisch exakter Reposition mit Hilfe einer von mediodistal nach proximozentral verlaufenden Kleinfragmentzugschraube erfolgen (3, 5, 20, 32) (Abb. **213**). Unter Umständen muß dazu die Länge des Gewindes gekürzt werden. Der Vorteil dieser Fixation besteht darin, daß auf eine erneute Arthrotomie verzichtet und die Metallentfernung in Lokalanästhesie ambulant durchgeführt werden kann. Ist das Fragment zu klein, so muß – unter Umständen auch mit einer Unterlagsscheibe – die Schraube vom Gelenk aus eingesetzt werden. Diese kann dann jedoch nur durch eine Zweitarthrotomie oder durch eine erneute Arthroskopie entfernt werden. Es empfiehlt sich deshalb in derartigen Fällen, wenn immer möglich eine

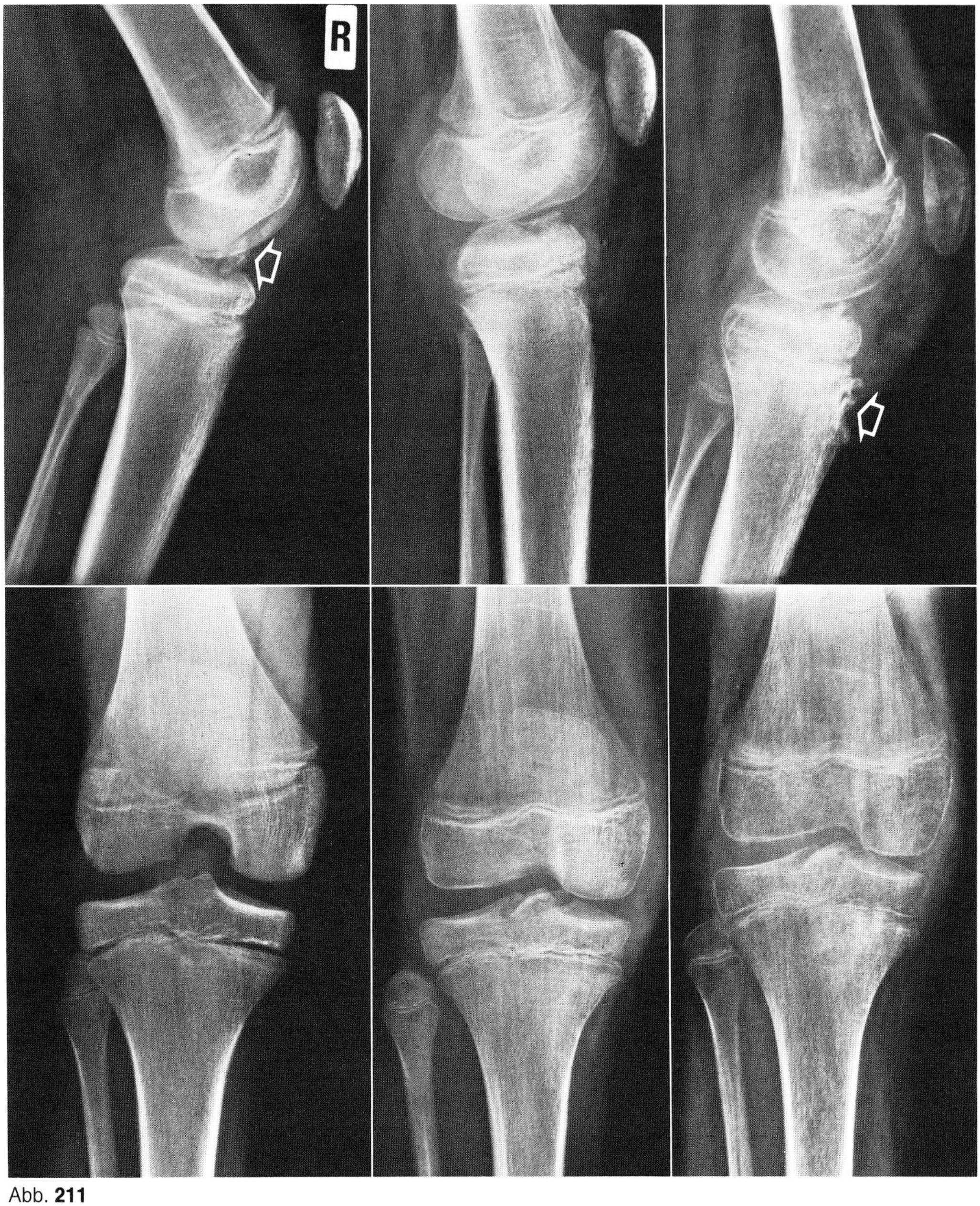

Abb. **211**

transossäre, intraepiphysäre Dexonnaht vorzunehmen, die eine Metallentfernung unnötig werden läßt.

In allen Fällen wird eine 5wöchige Gipsruhigstellung vorgenomen. Es genügt im allgemeinen eine Hülse, in der nach Austrocknen des Gipses voll belastet werden darf. Um ein Nachrutschen der Hülse zu vermeiden, muß sie suprakondylär gut anmodelliert werden. Der Patient muß in der Hülse intensives Quadrizeps-Training betreiben.

Die gipsfreie Röntgenkontrolle nach 5 Wochen bestätigt den Einbau des Fragmentes. Anschließend erfolgt für 2–3 Wochen spontane Selbstmobilisation bei intensivem Quadrizeps-Training. Ist dann keine befriedigende

◁ Abb. **211** Spätfolgen nach vollständig dislozierten Eminentiaausrissen. 11jähriger Knabe, bei dem der vollständig dislozierte Eminentiaausriß primär operativ angegangen worden war. Der Zugang erfolgte von ventral nach Abmeißeln der Tuberositas tibiae. Die Fixation sowohl des Eminentiaausrisses als auch der abgemeißelten Tuberositas erfolgte mit Chromcat-Nähten. Mögliche Begleitverletzungen wurden nicht erwähnt. Bei der Nachuntersuchung nach 9 Jahren zeigte der Patient im Alter von 20 Jahren eine ausgedehnte laterale Arthrose bei Rekurvationsfehlstellung des rechten Tibiaplateaus als Folge einer Wachstumsstörung nach iatrogener Tuberositasverletzung. Ob die entstandene Arthrose auf nicht erwähnte Begleitverletzungen zurückzuführen, oder allein als Folge der Rekurvationsfehlstellung mit Instabilität des Kniegelenkes aufzufassen ist, kann nicht sicher gesagt werden (aus *von Laer, L., R. Brunner:* Einteilung und Therapie der Ausrißfrakturen der Eminentia intercondylica im Wachstumsalter. Unfallheilkunde 87 [1984] 144 ▷

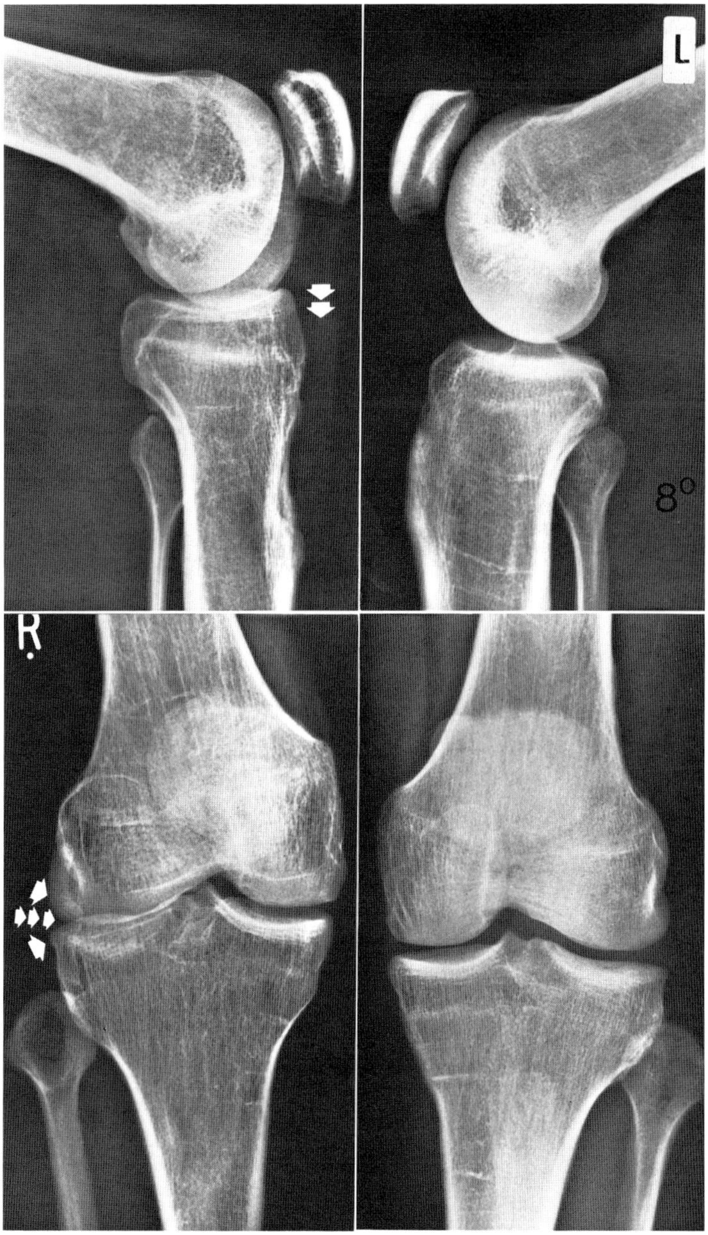

Beweglichkeit des Knies vorhanden, so ist Physiotherapie notwendig.

Mit Erreichen der freien Beweglichkeit zwischen 8–12 Wochen nach Unfall nehmen wir die Metallentfernung vor. Ist danach auch wieder die freie Beweglichkeit gewonnen, so ist vorsichtiger Sportbeginn möglich. Konnte im weiteren Verlauf der Sport ohne jede Beschwerden wieder betrieben werden, so wird die Behandlung 3–4 Wochen nach Aufnahme des Sportes abgeschlossen.

Weitere Röntgenbilder sind grundsätzlich nur bei Auftreten von Beschwerden nötig. Mitunter ist bei Patienten mit noch offenen Fugen klinisch eine verstärkte vordere Schublade ohne subjektive oder objektive Beschwerden

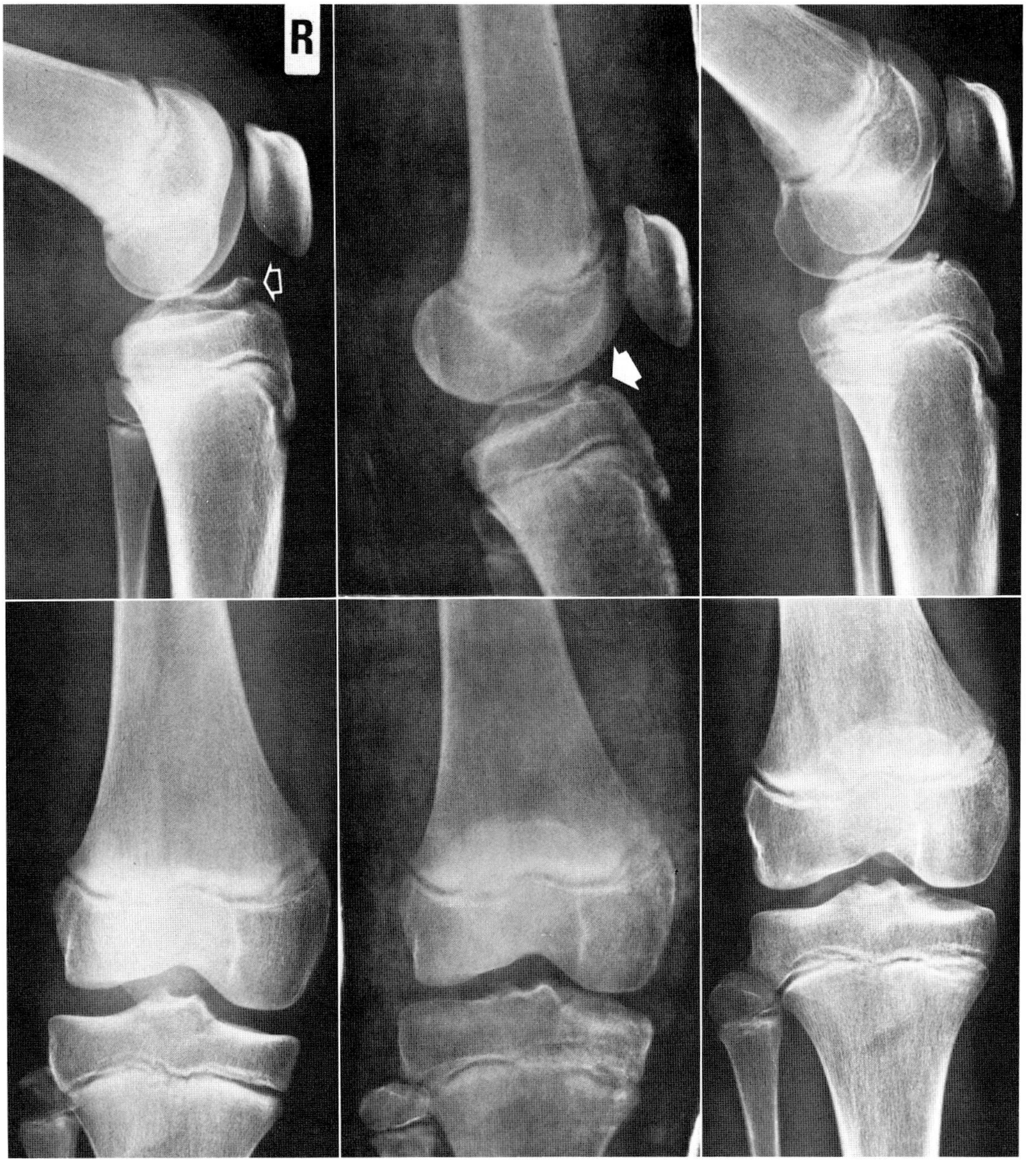

Abb. **212**

festzustellen. Dies allein ist kein Grund für ein aktives Vorgehen oder weitere Kontrollen. Spätestens durch die per- und postpubertäre allgemeine Bandstraffung erlangt das pertraumatisch gedehnte Band wieder die nötige Suffizienz. Nur bei begleitenden subjektiven Beschwerden ist klinisch bis Wachstumsabschluß in Jahresabständen weiter zu kontrollieren.

◁ Abb. **212** Therapie der Eminentiaausrisse. Undislozierte oder unvollständig dislozierte Frakturen werden konservativ behandelt. Bei dem 13jährigen Patienten erfolgte die Reposition der unvollständig dislozierten Fraktur durch Überstreckung im Kniegelenk nach Abpunktion des Hämarthros. Im weiteren Verlauf heilte die Eminentia in guter Stellung wieder fest ein. Bei der Nachuntersuchung nach 7 Jahren bestanden radiologisch und klinisch seitengleiche Verhältnisse. Die Funktion war frei, der Bandapparat seitengleich suffizient (aus *von Laer, L., R. Brunner:* Einteilung und Therapie der Ausrißfrakturen der Eminentia intercondylica im Wachstumsalter. Unfallheilkunde 87 [1984] 144) ▷

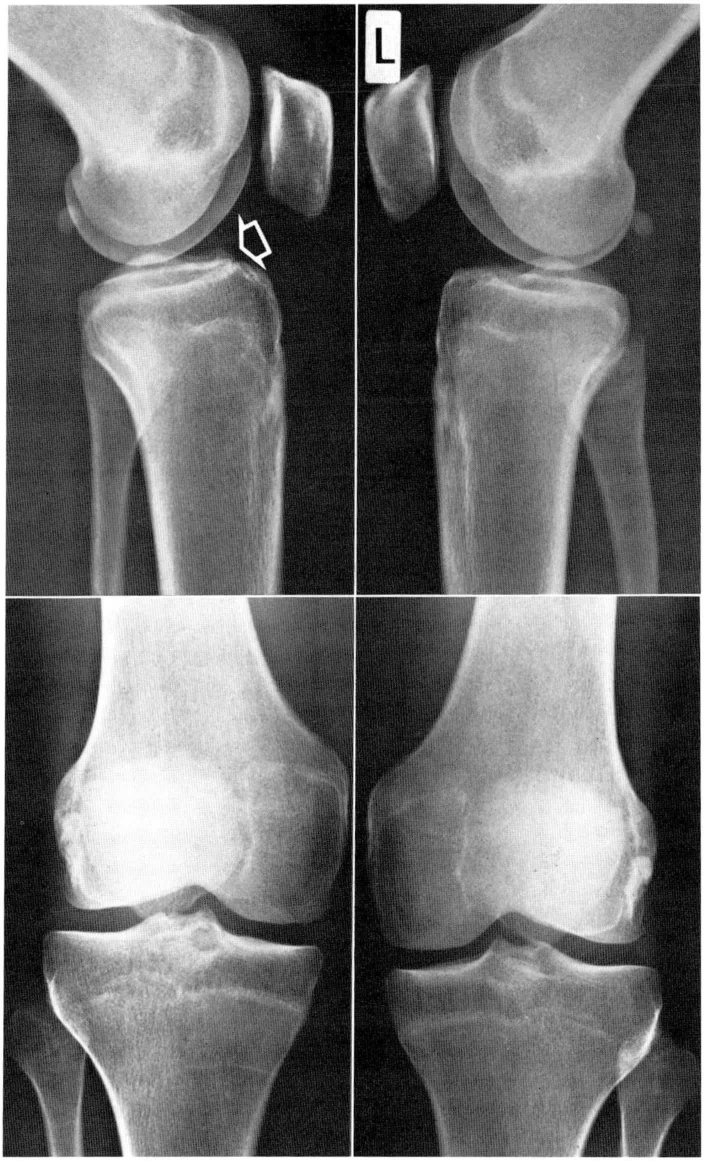

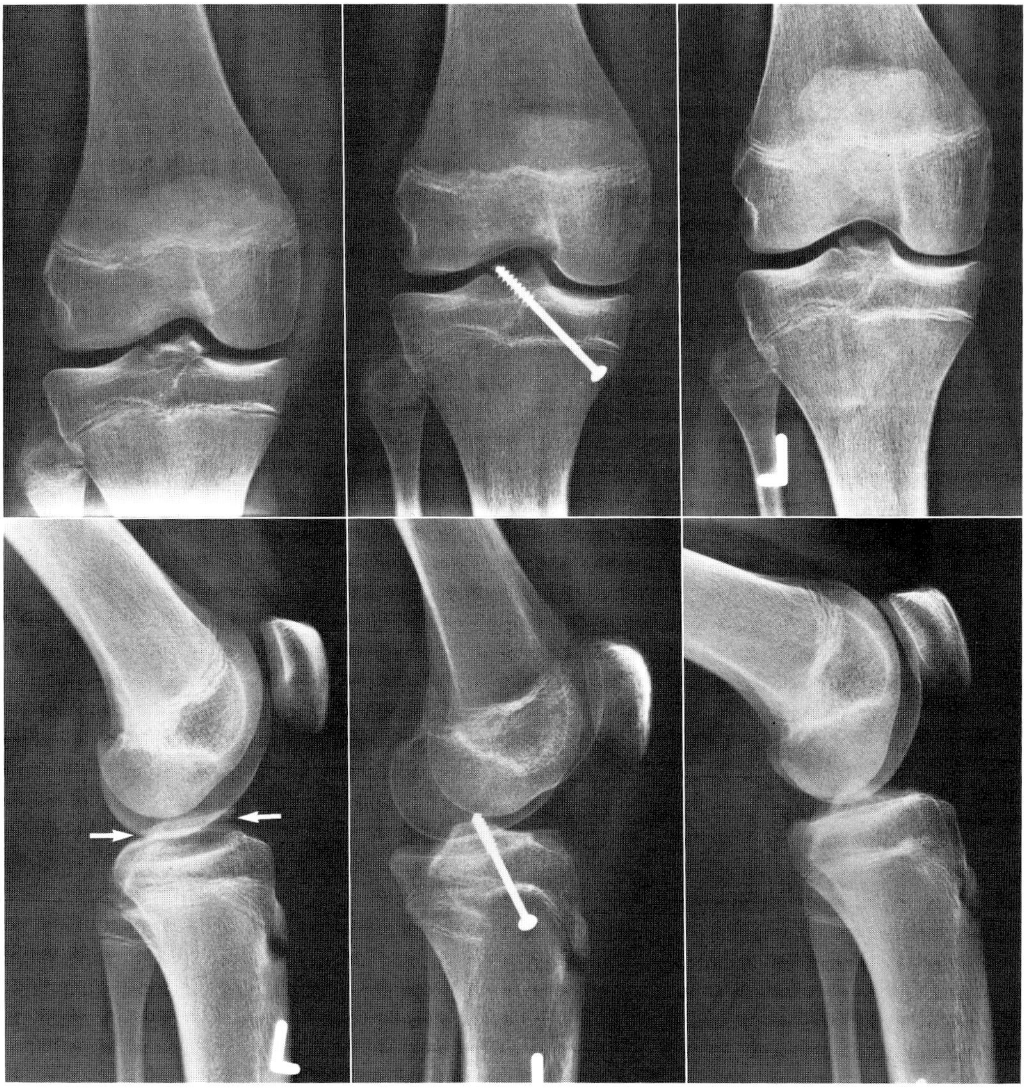

Abb. **213** Therapie der Eminentiaausrisse. Vollständig dislozierte Frakturen werden primär operativ versorgt. Die Fixation sollte wenn immer möglich, wie bei diesem 15jährigen Patienten, mit einer von distal nach proximalverlaufenden Zugschraube erfolgen. Meist muß das Gewinde gekürzt werden, was in diesem Fall jedoch unterlassen wurde. Die Metallentfernung wurde nach 12 Wochen durchgeführt

Frakturen der proximalen Tibiametaphyse

- Epiphysenlösungen der proximalen Tibia (Abb. **214a**)
- proximale metaphysäre Stauchungsfrakturen (Abb. **214b**)
- proximale metaphysäre Biegungsbrüche (Abb. **214c**)

Die seltenen, knienahen extraartikulären Frakturen können die Statik des Knies erheblich beeinflussen, weshalb auch sie hier im Rahmen der Knieverletzungen aufgeführt werden.

Epiphysenlösungen der proximalen Tibia sind außerordentlich selten (28). Diagnostisch bereiten sie im Falle einer Dislokation keine Schwierigkeiten. Die Tuberositas tibiae gehört zur Epiphyse und disloziert mit (5, 29, 40). Die Gelenkfläche bleibt intakt. Undislozierte Frakturen, vor allem wenn keine metaphysäre Beteiligung vorliegt, können übersehen werden, wenn die Klinik der lokalen Schwellung und des lokalen Schmerzes nicht genügend beachtet wird. Isolierte proximale Fibulaschaftfrakturen können Hinweis auf eine undislozierte Epiphysenlösung sein (Abb. **215**).

Wachstumsstörungen des partiellen vorzeitigen Verschlusses sind selten einmal möglich. Die Wachstumsstörungen der passageren Stimulation der gesamten proximalen Tibiafuge mit dezenter traumatischer Beinlängenalteration ist in jedem Fall zu erwarten.

Achsenfehlstellungen in der Frontalebene können leicht übersehen werden und treten später klinisch schon bei geringgradigen Fehlstellungen deutlich als einseitiges Genu valgum oder Genu varum in Erscheinung. Während Achsenfehler, die in der Sagittalebene, d. h. in der Bewegungsebene des Knies liegen, noch relativ günstig spontan korrigiert werden, geschieht dies bei Achsenfehlern in der Frontalebene nur zögernd: Bei jungen Patienten wächst der Achsenfehler in Richtung Diaphyse, während sich die Epiphyse wieder langsam senkrecht zur Bewegungsebene einstellt. Erst wenn dieser Vorgang abgeschlossen ist, ist die einseitige Knieachsenänderung ausgeglichen. Die Deformierung im Schaftbereich bleibt, vor allem wenn es sich um einen Valgus handelt, unverändert bestehen (35). Varisierungen der Tibiaachse scheinen sich besser zu korrigieren.

Das Ziel der Therapie besteht vornehmlich darin, die Knieachse in der Frontalebene wieder seitengleich zu rekonstruieren. Es muß deshalb jede Fehlstellung in der Frontalebene registriert werden, um sie korrigieren zu kön-

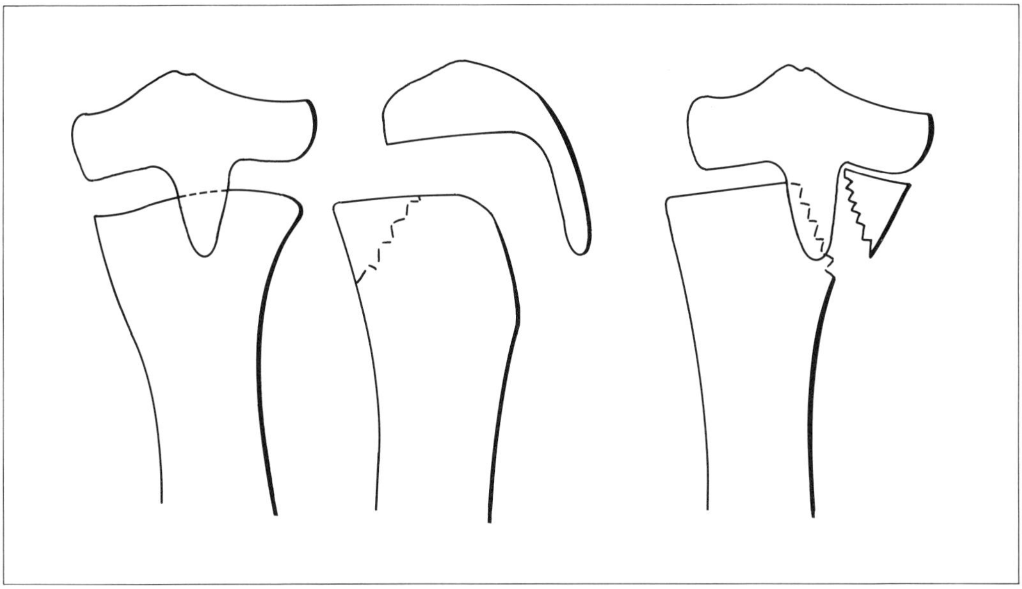

Abb. **214a** Metaphysäre Frakturen im Bereich der proximalen Tibia: Epiphysenlösungen. Bei den Epiphysenlösungen mit und ohne metaphysärem Keil wird die Tuberositas vollständig mitgelöst, da sie Teil der proximalen Tibiaepiphyse ist.

Abb. **214b** u. **c** ▷

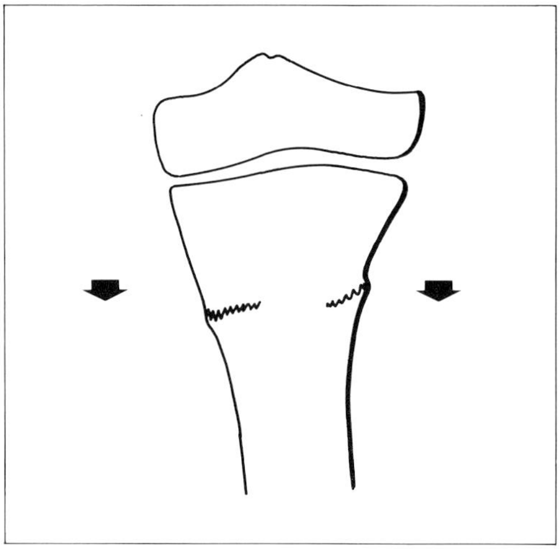

b

◁ Abb. **214b** Metaphysäre Frakturen im Bereich der proximalen Tibia: Stauchungsfrakturen. Es handelt sich um stabile, unproblematische Frakturen, die zur Schmerzbehandlung einer Gipsruhigstellung bedürfen

c

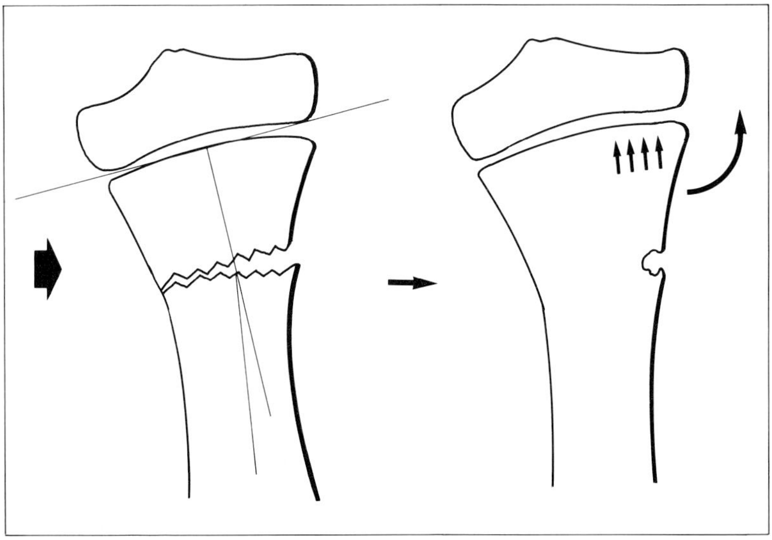

Abb. **214c** Metaphysäre Frakturen im Bereich der proximalen Tibia: Biegungsbrüche. Ähnlich wie bei den Grünholzfrakturen der Diaphyse kann es bei diesen Brüchen zur passageren Konsolidationsverzögerung auf der Konvexseite der Fehlstellung kommen. Eingeschlagene Weichteile führen zur typischen Zystenbildung. Im Rahmen dieser Konsolidationsstörung kommt es zur passageren und partiellen Stimulation der proximalen Tibiaepiphysenfuge. Das daraus resultierende partielle Mehrwachstum verstärkt die primäre Fehlstellung

nen. Auf Rotationsfehler gegenüber der Gegenseite und deren Beseitigung ist streng zu achten (s. auch Unterschenkelfrakturen). Undislozierte Epiphysenlösungen werden konservativ im Oberschenkelgips behandelt. Bei gut anmodelliertem Gips erübrigt sich eine weitere radiologische Stellungskontrolle. Dislozierte Frakturen werden geschlossen reponiert, das Repositionsergebnis wird radiologisch in gleicher Narkose dokumentiert und eventuell mit Hilfe des Epiphysenachsenwinkels ausgemessen. Nur ausnahmsweise kann ein Weichteilinterpositum die geschlossene Reposition verhindern (21) und die offene Reposition indizieren.

Nach 8–10 Tagen sollte eine nochmalige Röntgenkontrolle die korrekte Stellung im Gips bestätigen, nachdem der Gips am 4.–5. Tag nach Unfall zirkulär geschlossen war. Etwaige sekundäre Fehlstellungen können dann noch durch Gipskeilung korrigiert werden.

Die Belastung im Gips wird dem Patienten überlassen. Er beginnt üblicherweise 14 Tage nach Unfall von selbst im Gips zu belasten. Dies muß ihm nicht untersagt werden.

Nach 4–5 Wochen bestätigt das gipsfreie Röntgen und der indolente Kallus die Konsolidation der Fraktur. Nach spontanem Bewegungs- und Belastungsbeginn erfolgt die nächste klinische Kontrolle nach 3 Wochen. Ist dann der Gang weitgehend frei, ebenso wie die Kniebeweglichkeit, so kann der Patient die

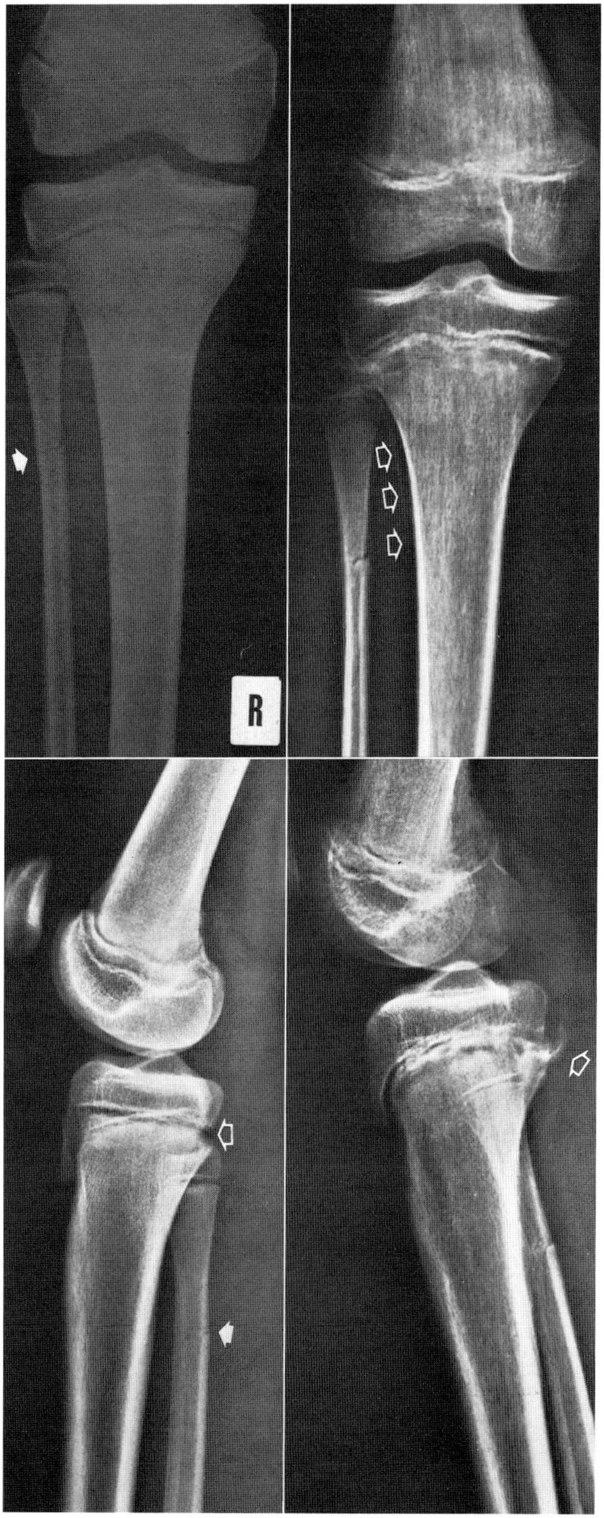

Abb. **215** Diagnose und Therapie von Epiphysenlösungen der proximalen Tibia. Diagnostisch können undislozierte Epiphysenlösungen der proximalen Tibia Schwierigkeiten bereiten. Hohe Fibulafrakturen können Hinweise auf eine derartige Verletzung sein. Die Behandlung richtet sich in solchen Fällen nach dem Schmerz. Die Diagnose kann sekundär anhand der periostalen Kallusbildung erfolgen, wie bei diesem 15jährigen Knaben, bei dem lediglich wegen der Fibulafraktur ein Gips angelegt worden war

sportliche Tätigkeit wieder aufnehmen. Weitere Röntgenkontrollen sind bei Beschwerdefreiheit und achsengerechten Verhältnissen nicht mehr indiziert. Klinische Kontrollen sollten in Halbjahres- bis Jahresabständen zur Beurteilung der Beinlängen und evtl. auftretender Achsenänderungen als Folge von Wachstumsstörungen bis zu 2 Jahre nach Trauma erfolgen. Bestehen dann seitengleiche funktionelle und statische Verhältnisse, so kann die Behandlung abgeschlossen werden.

Der metaphysäre Stauchungsbruch weist üblicherweise keinerlei Achsverschiebungen auf und wird wie eine undislozierte Epiphysenlösung behandelt. Wachstumsstörungen und sekundäre Achsabweichungen sind nach diesen Brüchen nicht zu befürchten (35) (Abb. **216**).

Der metaphysäre (Valgus-) Biegungsbruch der proximalen Tibia kann isoliert oder kombiniert mit einer Fibulafraktur auftreten. Es besteht primär immer eine mehr oder weniger ausgeprägte Valgusfehlstellung. Die Verletzung ist selten, wegen ihrer möglichen Spätfolgen aber gefürchtet (10, 30, 44, 50, 60).

Die Diagnose der metaphysären Biegungsbrüche bereitet keinerlei Schwierigkeiten. Problematisch ist oft wegen des kleinen peripheren Fragmentes die Erkennung des Valgus und die Beurteilung des Fehlstellungsausmaßes. Zur Beurteilung sollte der Epiphysenachsenwinkel benutzt werden!

Die Problematik dieser Fraktur besteht im Übersehen einer primären Fehlstellung, die zu der typischen Wachstumsstörung führt (Abb. **217**). Und zwar handelt es sich um eine der seltenen Wachstumsstörungen der partiellen passageren Stimulation. Ursache hierfür ist eine Konsolidationsstörung auf der medialen Seite der Fraktur. Durch die primär stets vorhandene Valgusfehlstellung fehlt – ähnlich wie bei den nicht durchgebrochenen Grünholzfrakturen der Diaphyse – die zur Heilung notwendi-

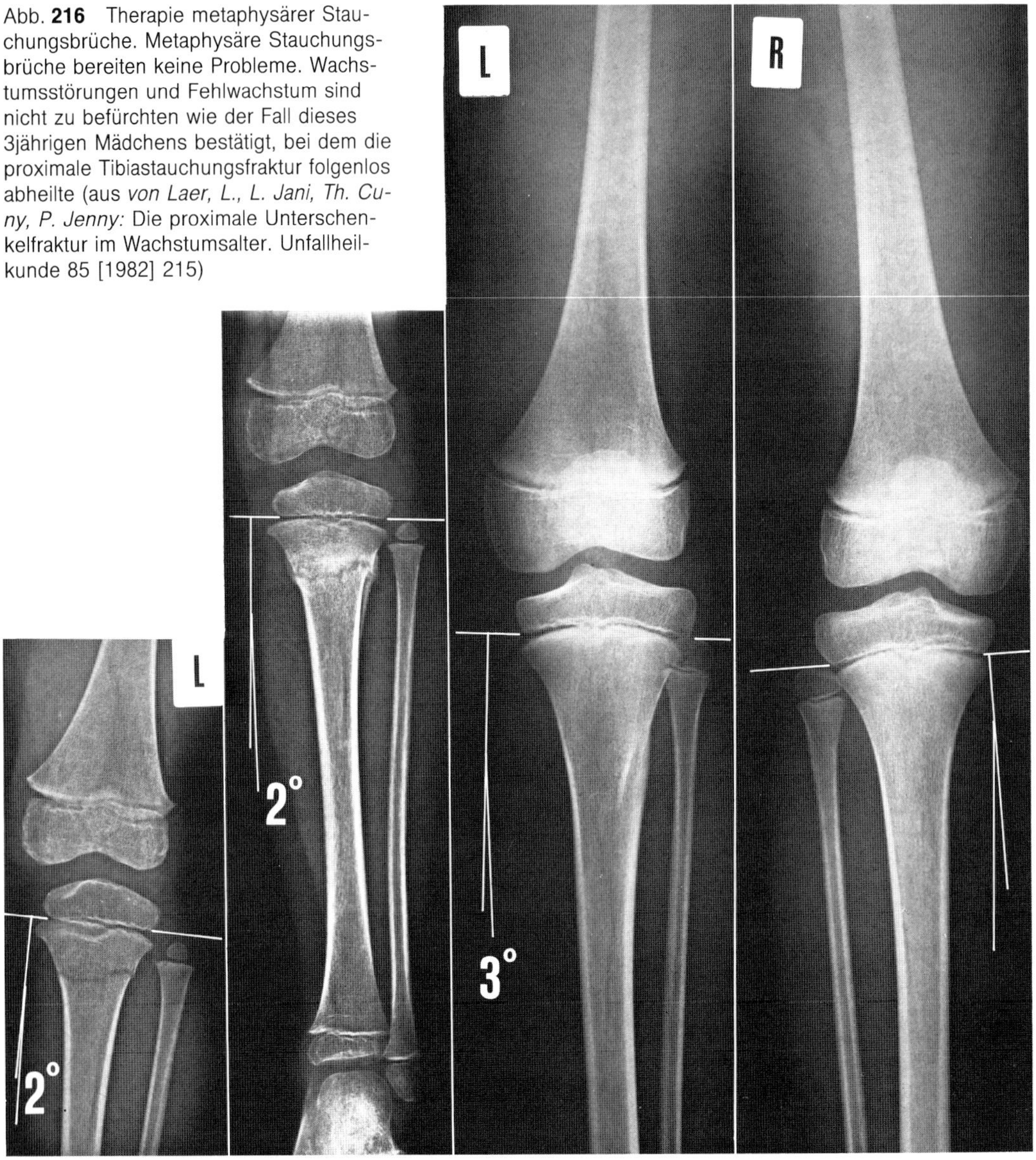

Abb. **216** Therapie metaphysärer Stauchungsbrüche. Metaphysäre Stauchungsbrüche bereiten keine Probleme. Wachstumsstörungen und Fehlwachstum sind nicht zu befürchten wie der Fall dieses 3jährigen Mädchens bestätigt, bei dem die proximale Tibiastauchungsfraktur folgenlos abheilte (aus *von Laer, L., L. Jani, Th. Cuny, P. Jenny:* Die proximale Unterschenkelfraktur im Wachstumsalter. Unfallheilkunde 85 [1982] 215)

ge Kompression der Fragmente gegeneinander auf der medialen Seite. Die Folge ist ein verzögerter Durchbau des medialen Frakturspaltes – unabhängig davon, ob ein Weichteilinterpositum vorhanden ist oder nicht (35). Im Rahmen der prolongierten und verstärkten Umbauvorgänge um diese Konsolidationsstörung – die „partielle Pseudarthrose" – herum, kommt es zur medialen Stimulation der nahegelegenen Fuge mit medialem Mehrwachstum. Dies führt zur Zunahme der schon primär vorhandenen Valgusfehlstellung, zum einseitigen Genu valgum.

Über das Vorhandensein der primären Valgusfehlstellung im Rahmen dieser Wachstumsstörung sind sich nahezu sämtliche Autoren einig. Nur vereinzelt (19, 49) werden angeblich undislozierte Frakturen, bei denen es ebenfalls zum Auftreten eines einseitigen Genu valgum gekommen sei, geschildert. Beim Ausmessen der jeweils publizierten Röntgenbilder zeigt sich jedoch, daß entweder primär ein Valgus

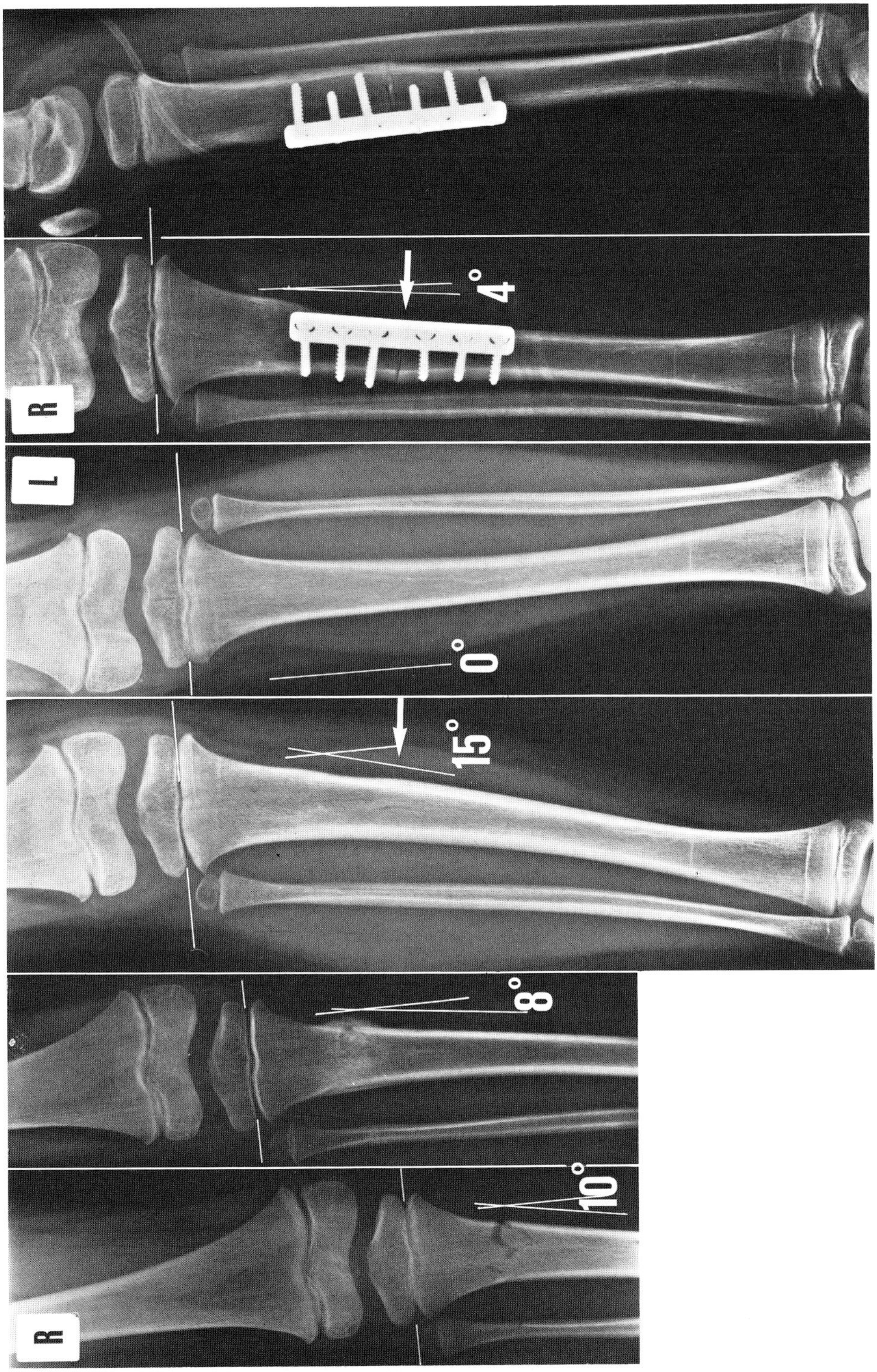

Abb. **217** Problematik des metaphysären Biegungsbruches der proximalen Tibia. 5jähriges Mädchen mit einem typischen proximalen metaphysären Biegungsbruch. Die primäre Valgusfehlstellung war übersehen, die Fraktur im Oberschenkelgips für 7 Wochen ruhiggestellt worden. Im weiteren Verlauf verstärkte sich die Fehlstellung deutlich als Folge der partiellen Stimulation der medialen proximalen Tibiafuge. Ein Jahr nach dem Unfall wurde die Korrekturosteotomie vorgenommen und mit einer Plattenosteosynthese stabilisiert. Ein Rezidiv des einseitigen Knievalgus war bei einer Beobachtungszeit von 3 Jahren danach nicht zu beobachten (aus *von Laer, L., L. Jani, Th. Cuny, P. Jenny:* Die proximale Unterschenkelfraktur im Wachstumsalter. Unfallheilkunde 85 [1982] 215)

übersehen wurde (19) oder ein primär dezenter Valgus im Gips bis zur Konsolidation zugenommen hatte (49). Man darf also unterstellen, daß diese Wachstumsstörung nach allen in Valgusfehlstellungen verheilten Frakturen auftaucht. Unabhängig davon, ob die Fraktur primär vollständig disloziert war und in den Valgus reponiert wurde und unabhängig davon, ob die Fibula an-, durch- oder gar nicht gebrochen war (35).
Zusätzlich belassene mediale Seit-zu-Seit-Verschiebungen verstärken und prolongieren ebenfalls die medialen Remodelingsvorgänge und damit die mediale Funktionssteigerung der Fuge mit Valgusfehlwachstum (Abb. **218**).
Die Dauer dieser Wachstumsstörung ist in allen Fällen passager und direkt abhängig von der Dauer der Umbauvorgänge. Mit vollständigem Durchbau des medialen Frakturspaltes – spätestens 1–2 Jahre nach Unfall – ist auch das zunehmende Valgusfehlwachstum beendet.
Die Annahme, daß dieses Fehlwachstum ausschließlich auf den unterbrochenen Zug des Periostes (30) oder des Pes anserinus (60) zurückzuführen sei, konnten wir aufgrund unserer bisherigen klinischen Ergebnisse nicht bestätigen. Immerhin ist es auffällig, daß bei allen in der Literatur geschilderten Fällen, bei denen Periost oder Pes anserinus operativ rekonstruiert wurde, und bei denen das Valgusfehlwachstum anschließend ausblieb, die primäre Valgusfehlstellung stets sorgfältig beseitigt worden war (52, 60).
Ante- oder Rekurvationsfehlstellungen sind an dieser Stelle selten anzutreffen. Über deren weiteres Schicksal kann deshalb nichts Verbindliches gesagt werden. Da sie in der Bewegungsebene des nahegelegenen Kniegelenkes liegen, kann mit einer Spontankorrektur gerechnet werden.
Die besagte Valgusfehlstellung korrigiert sich nicht als solche: Sie wächst in den Schaftbereich hinein und verbleibt dort unverändert bestehen (35). Dies spielt aber höchstens kosmetisch eine Rolle. Ist der Patient bei Fraktur noch jung genug, so richtet sich parallel zu diesem distalisierenden Wachstum die Epiphyse wieder senkrecht zur Belastungsebene auf, so daß bei Wachstumsabschluß wieder seitengleiche Knieachsen bestehen. Bei Patienten jenseits des 10. Lebensjahres bei Unfall ist nicht mehr zuverlässig mit einer derartigen Korrektur zu rechnen.

Das Ziel der Therapie besteht darin, die primäre Fehlstellung zu beseitigen und damit die Konsolidationsstörung und die konsekutive Wachstumsstörung mit Fehlwachstum zu verhindern. Voraussetzung dafür ist ein korrektes Erfassen des Fehlstellungsausmaßes (Epiphysenachsenwinkel!). Wird der mediale Frakturspalt bei der Beseitigung der primären Fehlstellung komprimiert, so kann eingeschlagenes Periost schon auch zu einer geringgradigen Fugenstimulation führen. Es wird im weiteren Verlauf jedoch umgebaut und führt – vorausgesetzt der mediale Frakturanteil bleibt unter Kompression – zu keiner Konsolidationsstörung mit der für sie typischen „Zystenbildung". Das aus der dezenten Stimulation resultierende partielle Mehrwachstum kommt dann klinisch nicht zur Geltung und bleibt irrelevant (s. Abb. **219** u. **220**).
Die Behandlung erfolgt prinzipiell konservativ (35, 50, 53). Mäßige Valgusfehlstellungen bis zu 10° werden primär in der Oberschenkelgipsschiene ruhiggestellt, die um den 5. Tag herum zirkulär geschlossen wird. Am 8. Tag erfolgt primär, ohne vorheriges Röntgen, die Gipskeilung. Anschließend wird das Keilungsergebnis radiologisch dokumentiert, bei Bedarf der Keil umgesetzt. Der Valgus muß vollständig beseitigt werden. Ideal ist es, wenn die mediale Kortikalis leicht eingestaucht wird (Abb. **219**).
Fehlstellungen über 10° Valgus, bzw. vollständige Dislokationen werden geschlossen reponiert und die Fraktur medial eingestaucht (Abb. **220**). Mediale Seit-zu-Seit-Fehlstellungen sollten nicht toleriert werden (s. Abb. **218**). Nachdem die primäre Gipsschiene um den 5. Tag ebenfalls zirkulär geschlossen wurde, wird um den 8. Tag eine Stellungskontrolle im Gips vorgenommen, um evtl. auftretende Fehlstellungen durch Gipskeilung noch beseitigen zu können.
Gelingt die ideale Reposition nicht (keine mediale Seit-zu-Seit-Verschiebung und Epiphysenachsenwinkel von 0°), so sehen wir die Indikation zur offenen Reposition und Osteosynthese ebenso wie z. B. bei Kombinationsverletzungen mit Oberschenkelschaftfraktur wie auch bei offenen Frakturen 2. und 3. Grades usw. Die Fixation erfolgt mit einer 3-Loch-„Kleinen-Veterinär-", DCP- oder einer T-Platte, die medial angelegt wird, um den medialen Frakturspalt unter Kompression zu bringen. Auf die gleichzeitige Rekonstruktion

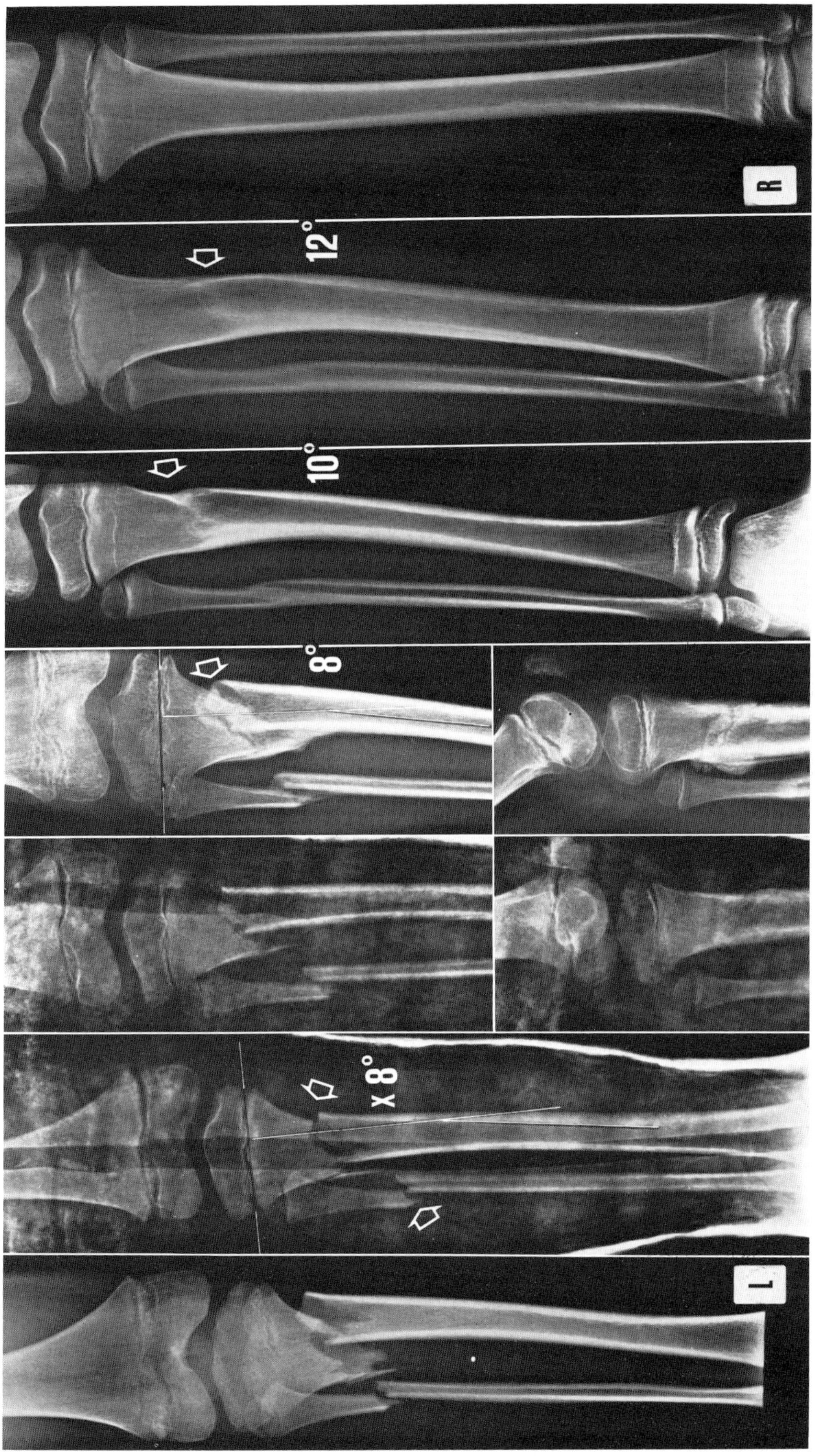

Abb. **218** Problematik des metaphysären Biegungsbruches der proximalen Tibia. 8jähriger Knabe mit vollständig dislozierter proximaler Unterschenkelfraktur links, die in einem Valgus von 8° reponiert und eingegipst wurde. Im Gips kam es zur zusätzlichen medialen Seitverschiebung bei gleichbleibender Valgusfehlstellung. Vermehrtes mediales Remodeling aufgrund der medialen Seitverschiebung und persistierende Valgusfehlstellung führten via typischer Wachstumsstörung zur Zunahme des primären Valgus um 4° (die Röntgenbilder dieses Falles verdanke ich Herrn Dr. *Lusche*, Städtisches Krankenhaus, Lörrach)

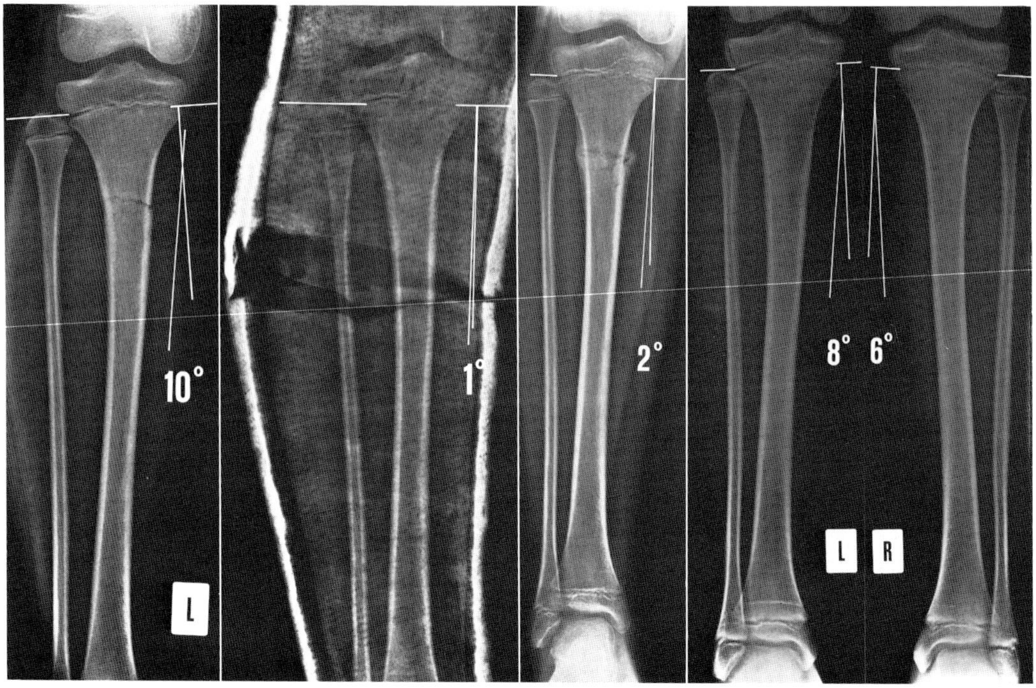

Abb. **219** Therapie der metaphysären Biegungsbrüche der proximalen Tibia. Bei primären Valgusfehlstellungen bis zu 10° wird primär ein Oberschenkelgips angelegt, wie bei diesem 8jährigen Mädchen. Am 8. Tag nach der Fraktur wird ohne vorherige Röntgenkontrolle eine Gipskeilung vorgenommen, um die Fehlstellung zu beseitigen und wenn immer möglich den medialen Frakturspalt unter Kompression zu bringen. Das Keilungsergebnis muß radiologisch dokumentiert werden. War Periost eingeschlagen, so wird es bei adäquater Kompression im medialen Bereich umgebaut. Dies kann zu einer dezenten partiellen Stimulation der nahegelegenen Fuge führen. Die Folgen sind jedoch klinisch irrelevant, wie die radiologische und klinische Nachkontrolle der Patientin nach 1 Jahr ergab (aus *von Laer, L., L. Jani, Th. Cuny, P. Jenny:* Die proximale Unterschenkelfraktur im Wachstumsalter. Unfallheilkunde 85 [1982] 215)

von Periost oder Pes verzichten wir. Wegen der mangelnden Stabilität durch die kleine Platte wird postoperativ im Gips ruhiggestellt. Nach insgesamt 5 Wochen wird in allen Fällen der Gips entfernt und ein gipsfreies Röntgenbild zur Beurteilung der Konsolidation angefertigt. Anschließend beginnt die spontane Mobilisation und Belastung. Letztere wurde ohnehin schon im Gips durchgeführt. Ist nach etwa 3 Wochen der Gang und die Funktion des Knies frei, kann mit Sport begonnen werden. Weitere Röntgenkontrollen sind nicht mehr notwendig, so der Patient beschwerdefrei bleibt und symmetrische Beinachsen bei den folgenden klinischen Kontrollen vorhanden sind. Diese Kontrollen zur Beurteilung der Beinlängen werden in Jahresabständen vorgenommen. Bestehen 2 Jahre nach Unfall symmetrische funktionelle und statische Verhältnisse, so kann die Behandlung abgeschlossen werden.

Wurde eine primäre Valgusfehlstellung übersehen und ist es zum einseitigen Genu valgum gekommen, so richte man sich bei der Indikationsstellung zur Sekundärtherapie nach den Beschwerden des Patienten. Ist das einseitige Kniebohren derart ausgeprägt, daß der Patient beim schnellen Laufen ständig über sein X-Bein stolpert, so sollte schon etwa 1 Jahr nach dem Unfall die Osteotomie vorgenommen werden. Die Fehlstellung ist dann soweit nach distal gewachsen, daß – bei Osteotomie am Kulminationspunkt des Achsenknickes – die Stabilisierung mit einer Platte vorgenommen werden kann. Damit kann der Gefahr eines Rezidivs nach Korrekturosteotomien aus dem Weg gegangen werden (s. Abb. **217**).

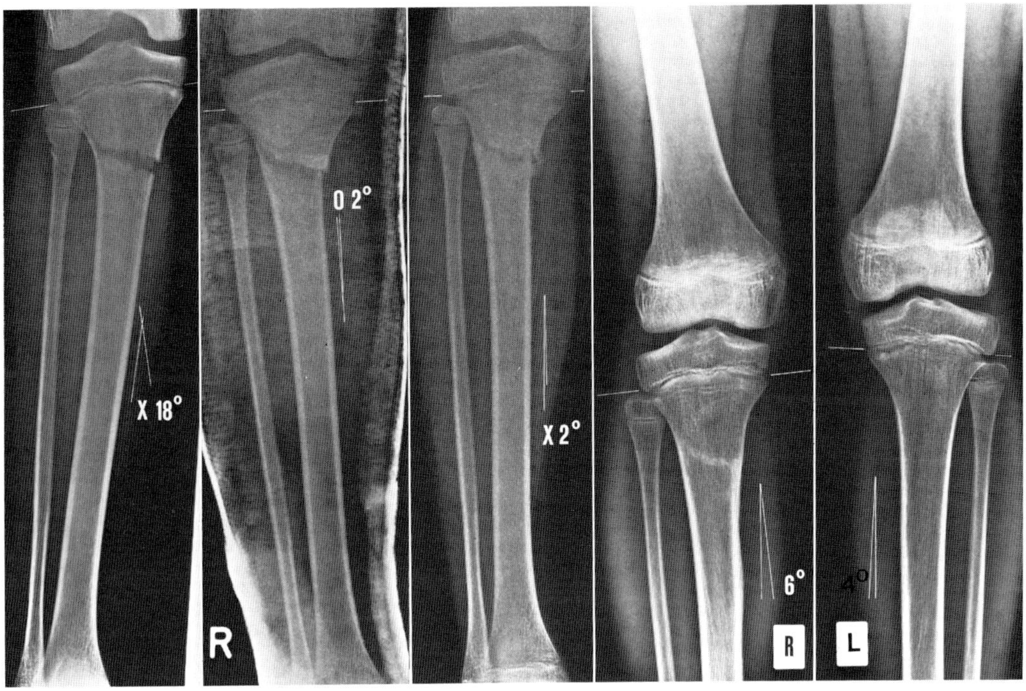

Abb. **220** Therapie der metaphysären Biegungsbrüche der proximalen Tibia. Bei primären Fehlstellungen über 10° sollte die Fraktur primär reponiert und medial eingestaucht werden, wie bei diesem 12jährigen Knaben. Das Repositionsergebnis wird in gleicher Narkose radiologisch dokumentiert. Eine Stellungskontrolle um den 8. Tag sollte durchgeführt werden, um sekundäre Fehlstellungen durch Gipskeilung noch beseitigen zu können. Die Konsolidationskontrolle bestätigt den medialen Durchbau der Fraktur. Eine Valgusfehlstellung bleibt aus, wie die Nachkontrolle des Patienten nach einem Jahr bestätigt (aus *von Laer, L.*: Posttraumatische Wachstumsstörungen und Korrekturmechanismen am wachsenden Skelett – Indikation zu Korrektureingriffen. Therapeutische Umschau 40 [1983] 937)

Patellaluxationen

Traumatische und habituelle Patallaluxationen sind vor allem bei jungen Mädchen mit hypoplastischen und hochstehenden Patellae auch schon primär schlecht voneinander zu trennen. Die Diagnose der Luxation ist einfach aufgrund des klinischen Befundes einer nahezu immer nach lateral luxierten Patella zu stellen. Die Röntgenkontrolle – am besten nach der Reposition – soll knöcherne Begleitverletzungen ausschließen (Abb. **221**). Spontane Repositionen können vor allem bei habituellen Luxationen vorkommen. Mitunter kann es dann bei kleinen Kapseleinrissen zum „spontanen Hämarthros" kommen.
Häufigste Begleitverletzung neben der nahezu obligaten Weichteilläsion – des Ausrisses der medialen Retinakula aus der Patella oder deren Ruptur – ist die osteochondrale oder chondrale „flake fracture" der medialen Patellafacette und/oder der lateralen Femurrolle (25, 26). Diese Begleitverletzungen sind radiologisch nicht immer zu erfassen oder oftmals nur im axialen Bild zu sehen. Fettaugen im primär abpunktierten Hämarthros oder ein Rezidiverguß sprechen für eine solche Begleitverletzung.

Die Therapie setzt sich dreierlei Ziele: primäre Reposition der Luxation, Reparation eventueller Knorpelschäden und Verhindern von Reluxationen, d. h. von habituellen Luxationen.

Die primäre Reposition der luxierten Patella gelingt meist leicht, indem bei um 90° gebeugter Hüfte das Knie gestreckt wird. Anschließend wird eine Röntgenkontrolle durchge-

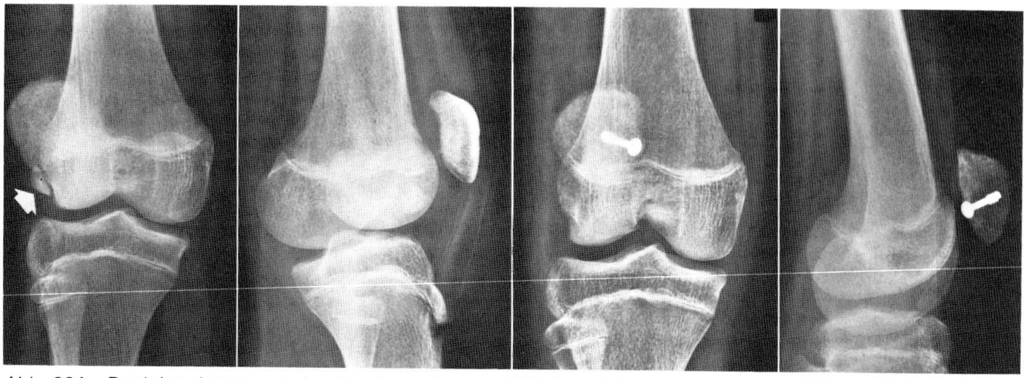

Abb. **221** Begleitverletzungen der Patellaluxationen. 13jähriges Mädchen mit traumatischer Patellaluxation. Im Röntgenbild ist deutlich ein osteochondrales Abscherfragment zu sehen, das aus der medialen Patellafacette ausgebrochen war, wie sich intraoperativ bestätigte. Die Refixation wurde mit einer Schraube vorgenommen

führt. Ist keine knöcherne Begleitverletzung sichtbar, so wird die Punktion des Hämarthros in Lokalanästhesie unter sterilsten Kautelen vorgenommen. Wir führen dies stets von medial durch, um einer eventuellen späteren Arthroskopie von lateral nicht im Wege zu stehen.

Ist primär im a.-p. und seitlichen Strahlengang kein Anhalt für eine knöcherne Begleitverletzung zu finden, so wird nach der Punktion im Oberschenkelgips ruhiggestellt. Füllt sich das Knie innerhalb der nächsten 3–4 Tage wieder deutlich auf, so sehen wir die Indikation zur Arthroskopie. Sind primär reichlich Fettaugen sichtbar, so arthroskopieren wir primär um eine chondrale „flake fracture“ auszuschließen. Liegt eine erste Luxation ohne knöcherne oder knorpelige Begleitverletzung vor – d. h. sind keine Fettaugen im Punktat festzustellen gewesen und hat sich das Knie in den ersten 3–4 Ruhigstellungstagen nicht sekundär aufgefüllt – so behandeln wir weiterhin konservativ und wandeln die Gipsschiene in eine Oberschenkelhülse um. Sie wird für 3 Wochen belassen. Die Patientin darf darin voll belasten und muß intensives Quadrizepstraining betreiben.

Nach Abnahme des Gipses erfolgt die spontane Mobilisation, vorläufig ohne Physiotherapie. Bei verzögerter Spontanmobilisation sollte erst nach 3 Wochen mit Physiotherapie begonnen werden. Bleibt das Knie während der weiteren Mobilisation und zunehmenden Belastung reizlos – abgesehen von einer leichten, an Ausmaß abnehmenden Kapselschwellung ohne Erguß – so kann bei freier Beweglichkeit nach etwa insgesamt 6 Wochen der Sport wieder aufgenommen werden. Gelingt auch dies anstandslos ohne erneute Ergußbildung und ohne zunehmende Kapselschwellung, so kann bei symmetrischer Funktion und symmetrisch stabilen Quadrizepsverhältnissen die Behandlung vorläufig (d. h. bis zur eventuellen Reluxation) abgeschlossen werden.

Bei knöcherner oder knorpeliger Begleitverletzung (die radiologisch bzw. arthroskopisch verifiziert wurde) muß arthrotomiert werden. Wir wählen dazu den geraden Längsschnitt über der Patellamitte und eröffnen zuerst medial unter Schonung der Rr.infrapatellares aus dem N. saphenus. Das freie Fragment wird aufgesucht, das Bett vom alten Hämarthros gereinigt, kleine Fragmente mit Fibrinkleber, große mit einer Schraube wieder an Ort und Stelle fixiert (9). Selbstverständlich erfaßt die Revision des Gelenkes die Inspektion der beiden Menisken, des vorderen Kreuzbandes und der gesamten Knorpelverhältnisse. Eine eventuell vorhandene Plica synovialis wird reseziert. Anschließend wird der „lateral release“ durchgeführt, indem die gesamte laterale Kapsel längsgespalten wird. Medial wird das Knie unter Rekonstruktion der Retinakula und einer ausgedehnten Kapselraffung wieder verschlossen. Auf eine zusätzliche Tuberositasversetzung verzichten wir bei Patientinnen mit noch offenen Fugen.

Bei Patienten mit schon geschlossenen Fugen, bei denen arthrotomiert werden mußte, nehmen wir zusätzlich gleichzeitig zum „lateral

release" und der medialen Kapselraffung noch die Tuberositasversetzung vor. Je nach Patellasituation wird die Tuberositas nur medialisiert oder medialisiert und ventralisiert oder medialisiert und distalisiert.
In allen operierten Fällen stellen wir primär postoperativ für etwa 3 Wochen im Gips ruhig und lassen in der Gipshülse intensiv Quadrizepstraining betreiben. Anschließend lassen wir gipsfrei ohne Belastung für 3 weitere Wochen spontan bewegen. Nach insgesamt 6 Wochen wird bei den Patienten mit geschlossenen Fugen und einer Tuberositasverlagerung geröntgt, um den beginnenden Einbau der verlagerten Tuberositas zu dokumentieren. Danach beginnt langsam die zunehmende Belastung. Nach weiteren 3–4 Wochen ist meist die freie Beweglichkeit des Knies erreicht, der Gang frei, so daß dann peu à peu wieder mit der Aufnahme der sportlichen Tätigkeit begonnen werden kann. Gelang dies anstandslos, so kann die Behandlung abgeschlossen werden, nachdem bei den Patienten mit Tuberositasverlagerung nach etwa 12 Wochen die Schraube ambulant in Lokalanästhesie wieder entfernt worden war.
Ist es zu habituellen Luxationen gekommen, so muß bei noch offenen Fugen versucht werden, über reine Weichteileingriffe weitere Reluxationen zu verhindern (6, 58). Sind die Fugen schon geschlossen, so kann die prognostisch bessere Tuberositasverlagerung vorgenommen werden (6). Unter Umständen muß dann in gleicher Sitzung je nach Beinachsen (z. B. Genua valga) auch noch zusätzlich eine proximale Tibiaosteotomie durchgeführt werden. Die meist vorhandene Chondropathia patellae bedarf nur bei schweren Befunden einer Abrasio patellae. Bei den Patienten mit habituellen Luxationen muß meist der Beginn der sportlichen Tätigkeit länger hinausgezögert werden, da sie Angst vor einer Reluxation haben, auch wenn sie operiert worden sind. Darauf sollte Rücksicht genommen werden.

Patellafrakturen

Durch direkte Traumata kann es zu den verschiedensten, aber insgesamt sehr seltenen Patellafrakturen vornehmlich bei Jugendlichen kommen: Längsfrakturen, Patellarandbrüche, proximale, zentrale und distale Querfrakturen (Abb. **222a–d**).
Persistierenden Stufen im belasteten Bereich nach Querfrakturen und Quadrantenausrissen können eine Präarthrose bedeuten. Längsfrakturen weisen meist keine Inkongruenz auf und bieten dadurch keine Spätprobleme.
Wachstumsstörungen sind nicht zu befürchten. Das Ziel der Therapie besteht in der Rekonstruktion der Gelenkfläche, bzw. der Rekonstruktion des Streckapparates. Die meist un-

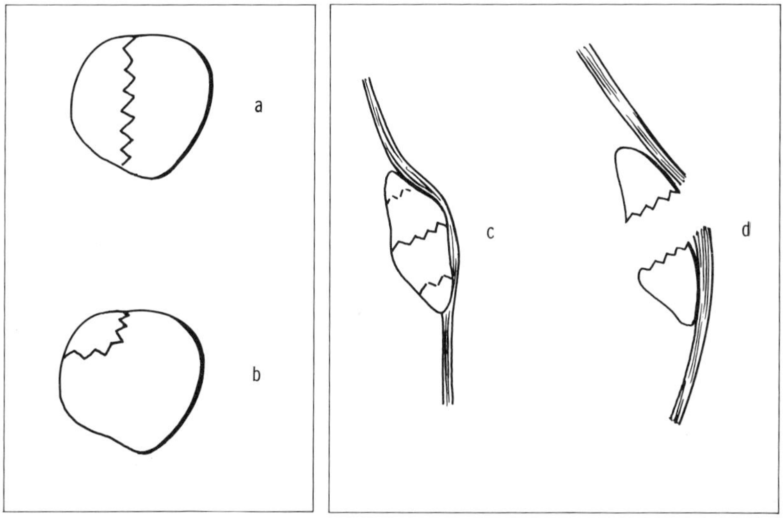

Abb. **222** Patellafrakturen. Längsfrakturen (**a**) und laterale Quadrantenausrisse (**b**) werden, ebenso wie undislozierte Patellaquerfrakturen mit erhaltenem Streckapparat (**c**) im allgemeinen konservativ behandelt. Dislozierte Querfrakturen mit durchtrenntem Streckapparat (**d**) müssen operativ versorgt werden

dislozierten Längsfrakturen werden konservativ in der Gipshülse für 3–4 Wochen behandelt. Primär wird der Hämarthros abpunktiert, die primäre Schiene nach Abschwellen der Weichteile um den 4. Tag herum in eine Hülse umgewandelt, die gut anmodelliert werden muß. Die Patienten können in der Hülse belasten.
Undislozierte proximale und distale Querfrakturen sowie undislozierte Ausbrüche werden ebenfalls konservativ behandelt, da hier der Strecksehnenapparat intakt geblieben ist. Eine erneute Röntgenkontrolle im Gips erübrigt sich. Bei diesen Patienten lassen wir in der Gipshülse entlasten (Abb. **223**).
Dislozierte Querfrakturen werden in üblicher Weise operativ revidiert und mit einer Zuggurtungsosteosynthese fixiert (Abb. **224**). Hier sollte üblicherweise keine zusätzliche Gipsfixation notwendig sein, sondern das Knie nach gesicherter Wundheilung unbelastet mobilisiert werden.
Bei allen Frakturen wird 5–6 Wochen nach Behandlungsbeginn ein gipsfreies Röntgenbild durchgeführt, um den Durchbau der Fraktur nachzuweisen. Bei klinischer und radiologischer Konsolidation folgt dann die spontane Mobilisation vorläufig noch ohne Belastung an Stöcken. 14 Tage danach kann langsam mit voller Belastung begonnen werden. Bei verzögerter Mobilisation des Knies ist Physiotherapie indiziert. Insgesamt 6 Wochen nach Ruhigstellungsende kann bei freier Funktion und reizlosen Knieverhältnissen wieder langsam mit der sportlichen Tätigkeit begonnen werden. Mit voller sportlicher Belastung, vor allem bei Jugendlichen, sollte jedoch nicht vor Ablauf eines Vierteljahres nach Trauma begonnen werden. Die Metallentfernung wird etwa nach 4–6 Monaten durchgeführt. Bestehen danach reizlose Verhältnisse, so kann bei freier Funktion die Behandlung abgeschlossen werden.

Meniskus- und komplexe Kniebinnenverletzungen

Es sind im Prinzip typische Verletzungen des Erwachsenenalters, auf die deshalb an dieser Stelle nicht näher eingegangen werden soll.
Meniskusverletzungen im Kindesalter bei noch offenen Fugen sind eine Rarität (13, 23, 28, 29) und betreffen die laterale Seite häufiger als die mediale. Laterale Scheibenmenisken werden hierfür verantwortlich gemacht (23). Die Diagnostik muß sich angesichts der nur ausnahmsweise typischen klinischen Symptomatik auf den Verlauf und die Arthroskopie stützen. Kommt es nach Torsionstraumen mit und ohne primären Erguß zu sekundären Reizergußbildungen, bei persistierenden atypischen Schmerzen oder gar Einklemmungszuständen, so indiziert dies die Arthroskopie. Handelt es sich um partielle Abrisse, Korbhenkelläsionen usw., so kann in gleicher Sitzung via Arthroskop das abgelöste Henkelfragment des Meniskus entfernt werden. Bei Scheibenmenisken empfiehlt sich die Arthrotomie zur Exstirpation des gesamten lateralen Meniskus.

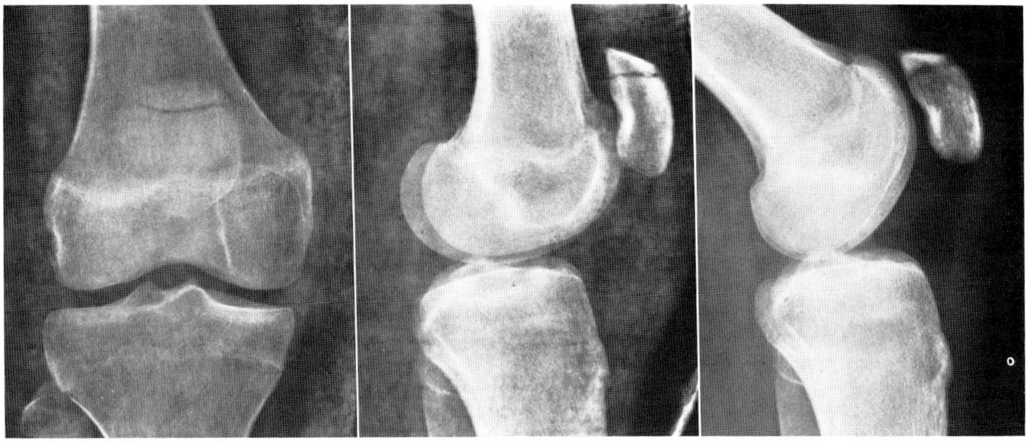

Abb. **223** Therapie der Patellafrakturen. Bei intaktem Streckapparat werden auch quere undislozierte Patellafrakturen konservativ behandelt, wie bei diesem 15jährigen Knaben, bei dem die Fraktur nach 6 Wochen klinisch und radiologisch fest konsolidiert war

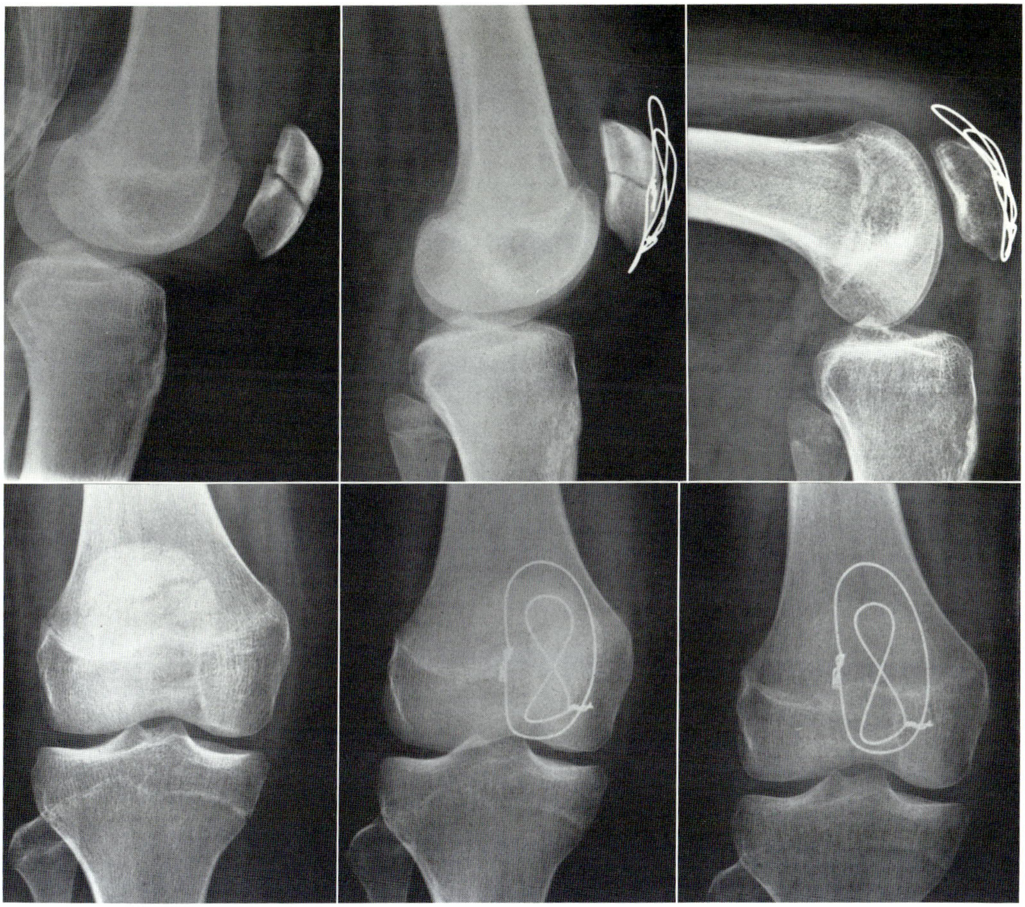

Abb. **224** Therapie der Patellafrakturen. Bei zerrissenem Streckapparat werden die dementsprechend mehr oder weniger dislozierten Patellaquerfrakturen mit einer Zuggurtungsosteosynthese versorgt, wie bei diesem 14jährigen Mädchen

Bei geschlossenen Wachstumsfugen finden wir alle Verletzungsmöglichkeiten des Erwachsenentypes, meist komplexer Natur, wie z. B. „unhappy triad", vordere Kreuzbandrupturen mit Läsionen des hinteren Kapseldreiecks, zusätzliche Sprengung der proximalen fibulotibialen Syndesmose usw. Deren Diagnostik und Behandlung erfolgt nach den üblichen, bei den Erwachsenen gängigen Kriterien (18, 22, 45, 55). Sie soll hier nicht näher dargestellt werden.

Isolierte Tibiaschaftfrakturen

Die isolierte Tibiaschaftfraktur ist die häufigste Verletzung der unteren Extremitäten (28, 38).
Die Diagnose ist einfach aufgrund des radiologischen Bildes zu stellen. Meist handelt es sich um lange Schrägfrakturen des mittleren und unteren Drittels, selten um Querfrakturen.
Unabhängig von der Frakturform haben – ausgenommen undislozierte Querfrakturen – sämtliche Tibiafrakturen durch den verkürzenden Effekt der umgebenden Muskulatur bei intakter Fibula die Tendenz zur zunehmenden Varusfehlstellung. Diese ist in etwa der Hälfte aller Fälle zu erwarten.
Die Wachstumsstörung der passageren Stimulation der die Fraktur umgebenden Fugen führt zu einer dezenten Beinlängenalteration. In der Wachstumsphase ist das Ausmaß der möglichen Verlängerung vom Remodeling verbliebener Fehlstellungen abhängig und schwankt zwischen 0,5 und 1 cm (16, 17).
Verbliebene Fehlstellungen, also vor allem der

Varus, wird altersabhängig im weiteren Wachstum wieder korrigiert: Durch appositionelles Wachstum wird die Konkavität der Fehlstellung wieder aufgefüllt, die Epiphyse richtet sich gleichzeitig langsam wieder senkrecht zur Bewegungsebene auf (Abb. **225**). Bei jüngeren Kindern bis zum 10. Lebensjahr werden Varusfehlstellungen bis zu 25° gut korrigiert. Jenseits dieses Alters sind Korrekturen nicht mehr zuverlässig zu erwarten.
Rekurvationen haben, da sie in der Bewegungsebene liegen, eine gute Prognose und werden bis zu einem Alter von 10 Jahren bis zu 20° wieder spontan korrigiert (2, 16, 17, 31). Antekurvationsfehlstellungen kommen praktisch nicht vor. Seit-zu-Seit-Verschiebungen korrigieren sich auch hier anstandslos. Bei jugendlichen Patienten können aber Restfehlstellungen persistieren.
In der Literatur ist man sich auch für die Frakturen im Unterschenkelschaftbereich einig, daß sich Rotationsfehler im weiteren Wachstum nicht „spontan" korrigieren würden. Dies ist anzuzweifeln. Auch am Unterschenkel finden im Lauf des Wachstums Torsionsänderungen statt, in deren Rahmen sich, ebenso wie am Oberschenkel, Rotationsfehler verlieren können. Da sich jedoch ein Rotationsfehler an der Tibia – meist ein Außenrotationsfehler – zwischen 2 Scharniergelenken befindet und deshalb durch die umgebenden Gelenke funktionell nicht kompensiert werden kann, ist vor allem bei Fehlern über 10° mit früh einsetzenden Beschwerden im Bereich des Knies und des oberen Sprunggelenkes zu rechnen. Diese zwingen dann bald zu einer operativen Korrektur des Rotationsfehlers. Zusätzlich ist zu bedenken, daß es aber auch im Bereich des Unterschenkels idiopathische Torsionsdifferenzen der Tibia gibt, die in Ausmaß und Häufigkeit sogenannt persistierender Rotationsfehler liegen können.
Das Ziel der Therapie besteht darin, der Varustendenz entgegenzutreten und Rotationsfehler über die klinische Meßfehlerbreite von 10° hinaus zu beseitigen. Wenn auch Achsenfehler in der Frontal- und Sagittalebene im weiteren Wachstum wieder korrigiert würden, so sollte man sie im Interesse der posttraumatischen Beinlängenalteration und aus kosmetischen Gründen nicht belassen.
Grundsätzlich erfolgt die Behandlung konservativ und ambulant (15, 24, 27, 33) (s. Tab. **7**). Subkutane Cerclagen, Schrauben- oder Plattenosteosynthesen (12, 56) sowie Extensionen dienen höchstenfalls der Amortisation des Krankenhauses, aber nur selten dem Interesse des Patienten (Tab. **7**).
Im Gegensatz zum Oberschenkel kann am Unterschenkel primär, d. h. im Rahmen einer frischen Fraktur, ein Rotationsfehler klinisch beurteilt und auch korrigiert werden. Zur Beurteilung der Rotation muß der Fuß in Rechtwinkelstellung gebracht werden. Verglichen wird die Malleolenebene (Fuß als Zeiger) mit der Tibiakondylenebene (Patella als Zeiger). Es muß die individuelle Torsion symmetrisch zur Gegenseite wieder hergestellt werden. Axial gesehen projiziert sich die Großzehe auf die Mitte der Patella bei einer Außentorsion der Tibia von 15–20°. Bei der physiologischen Außentorsion von 10–15° projiziert sich die

Tabelle **7** Therapie isolierter Tibiaschaftfrakturen.

	undislozierte Frakturen	Leicht dislozierte Frakturen (Rotationsfehler und Achsenknicke bis 10°)		deutlich dislozierte Frakturen (Rotationsfehler und Achsenknicke über 10°)	
0. Tag	OS-Gipsschiene	OS-Gipsschiene		Reposition in A, OS-Gipsschiene, RK in A	
4. Tag	Gipsschluß	Gipsschluß		Gipsschluß	
8. Tag	RK (Keilung)	Keilung <10. LJ (RK)	>10. LJ RK	RK (Keilung)	
14. Tag	–	–	>10. LJ (RK)	<10. LJ –	>10. LJ (RK) (Keilung)
4.–5. Woche	Gipsentfernung + (RK)	Gipsentfernung + RK		Gipsentfernung + RK	

RK = Röntgen, () = eventuell, LJ = Lebensjahr, A = Anästhesie

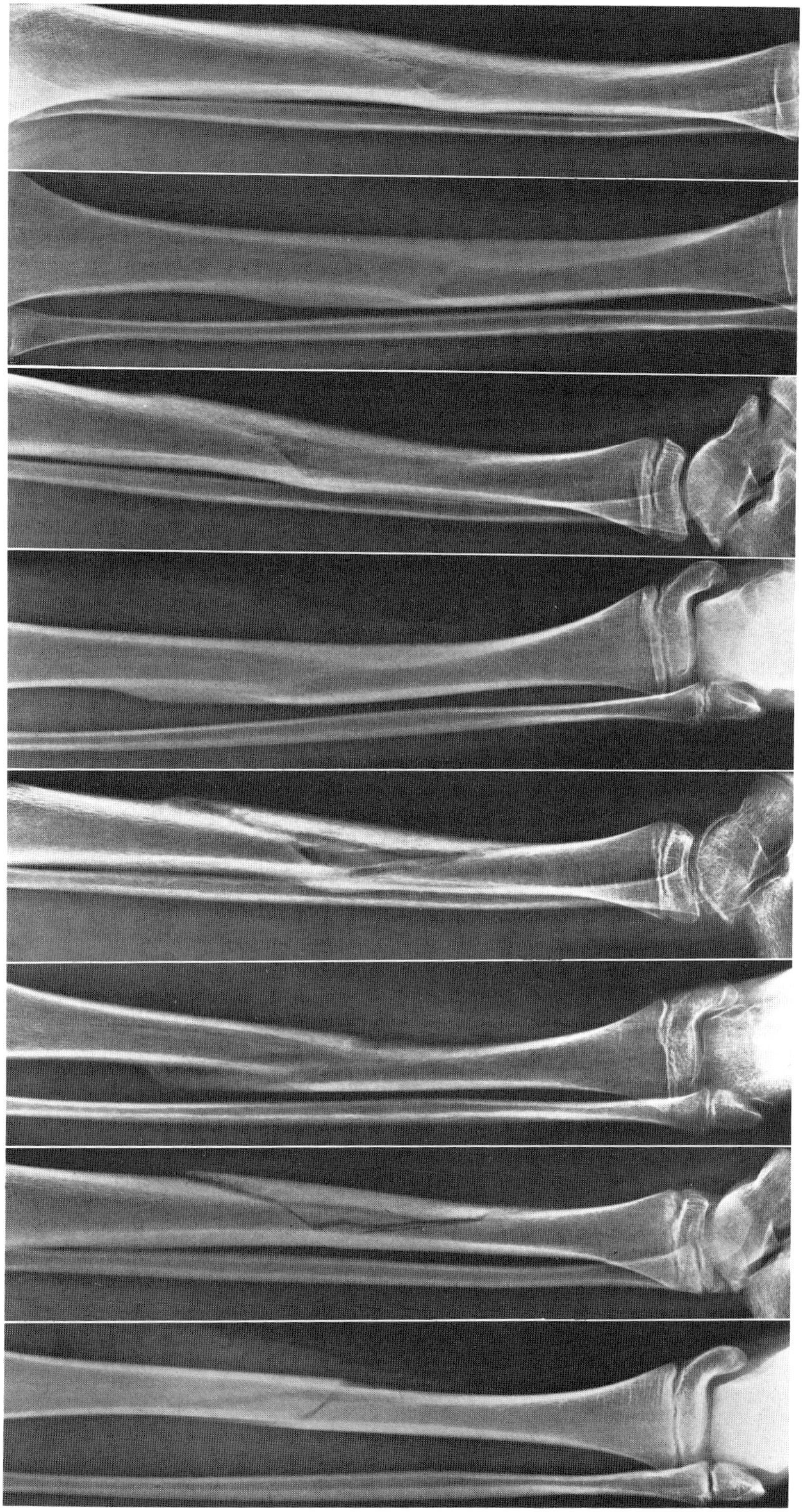

Abb. **225** „Spontankorrekturen“ im Unterschenkelschaftbereich. Der häufig auftretende Varus nach isolierten Tibiaschaftfrakturen aufgrund der sperrenden Fibula wird, wie bei diesem 11jährigen Knaben, zumeist spontan anstandslos ausgeglichen. Wichtig ist, daß sich die distale Tibiaepiphyse und damit auch das obere Sprunggelenk wieder senkrecht zur Belastungsebene einstellt. Bei Jugendlichen können Residuen der Seit-zu-Seit-Verschiebung und auch des Varus persistieren

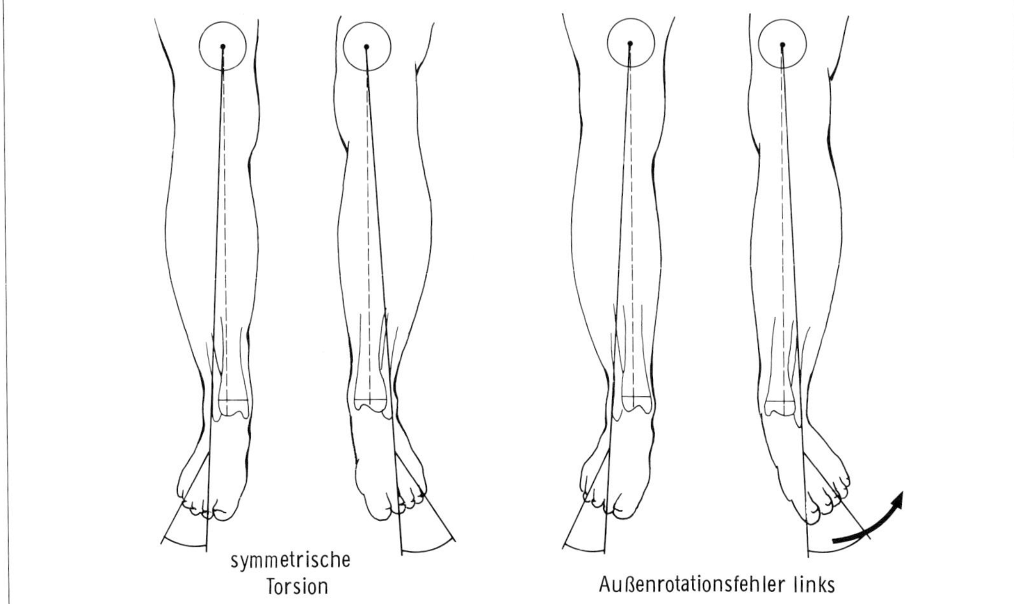

Abb. **226** Kontrolle des Rotationsfehlers am Unterschenkel. Bei isolierten Tibiaschaftfrakturen wie auch bei Unterschenkelschaftfrakturen, ist beim primären Eingipsen sorgfältig auf die korrekte, seitengleiche Rotationsstellung zu achten. Bei den meisten Individuen besteht eine physiologische Außentorsion der Tibia von etwa 10–15°. Hierbei projiziert sich im Stehen, bzw. beim Fuß in Nullstellung (90°-Stellung), die zweite Zehe in der Längsachse des Unterschenkels auf die Mitte der Patella. Bei dem häufigsten, dem Außenrotationsfehler, wandert der Malleolus lateralis nach hinten. Es projiziert sich dann je nach Ausmaß des Fehlers die Großzehe auf die Mitte der Patella

zweite Zehe auf die Mitte der Patella (Abb. **226**).

Bei *undislozierten* Frakturen legen wir in Schmerzmedikation eine dorsale Oberschenkelgipsschiene mit seitlichen Verstärkungen an. Da wir an der primären Schienenbehandlung festhalten, verzichten wir auf das Anlegen eines primären Sarmiento-Gipses (54). Die Schiene wird um den 4. Tag herum zirkulär verschlossen bzw. abgenommen und ein Sarmiento-Gips angelegt. Nach 8 Tagen führen wir eine Röntgenkontrolle im Gips durch. Zeigt sich dann eine Fehlstellung, so beseitigen wir sie durch die Keilung des Gipses. Im Alter unterhalb des 10. Lebensjahres verzichten wir auf eine radiologische Dokumentation des Keilungsergebnisses. Im Alter darüber nehmen wir sie regelmäßig vor (Abb. **227**). Bis zur Gipsabnahme nach 4–5 Wochen wird nur bei Jugendlichen um den 14. Tag nochmals im Gips geröntgt.

Leicht dislozierte Frakturen (Rotationsfehler und Varus bis zu 10°) werden unter Beseitigung des Rotationsfehlers in Schmerzmedikation ebenfalls in der üblichen Oberschenkelgipsschiene ruhiggestellt. Um den 4. Tag wird der Gips zirkulär geschlossen, um den 8. Tag der Gips ohne vorherige Röntgenkontrolle gekeilt, das Keilungsergebnis anschließend radiologisch dokumentiert. Auch hier wird bis zur Gipsabnahme nur ausnahmsweise (bei Jugendlichen) nochmals geröntgt.

Die Indikation zu einer primären Reposition in Allgemeinnarkose sehen wir nur in ganz seltenen Fällen, wenn ein schwerer Rotationsfehler besteht und eine Varus-, Ante- oder Rekurvationsfehlstellung über 20° vorliegt. Das Repositionsergebnis muß in gleicher Narkose dokumentiert werden (und wenn die Reposition gerechtfertigt war, einen deutlichen Unterschied zum Unfallbild aufweisen). Primär reponierte Frakturen werden weiterbehandelt und kontrolliert wie primär undislozierte Frakturen.

Nach dem Gipsschluß um den 4. Tag werden die Patienten – altersabhängig – von den El-

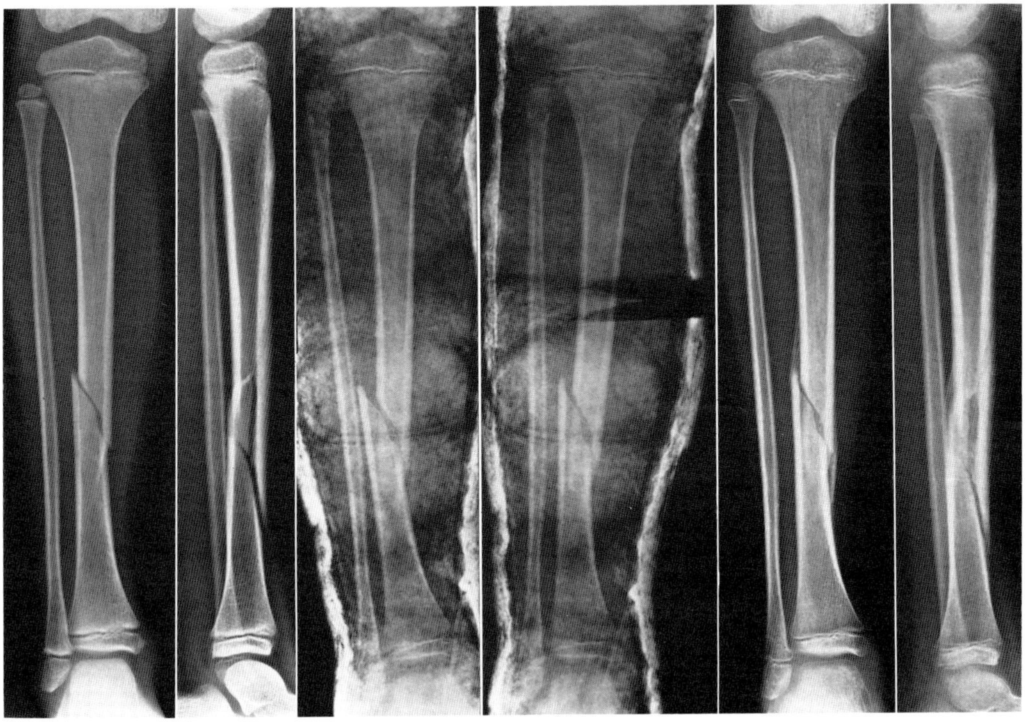

Abb. **227** Therapie isolierter Tibiaschaftfrakturen. Besteht primär keine Fehlstellung, wie bei diesem 9jährigen Knaben, so wird um den 8. Tag herum eine Röntgenkontrolle im Gips durchgeführt. Ist es zur Varusfehlstellung gekommen, so wird diese durch Gipskeilung beseitigt. Das Keilungsergebnis wird vor allem bei Kindern jenseits des 10. Lebensjahres radiologisch dokumentiert. Das gipsfreie Röntgenbild nach insgesamt 4–5 Wochen bestätigt die ausreichende periostale Abstützung. Weitere Röntgenkontrollen sind nicht mehr notwendig

tern zu Hause an Stöcken ohne Belastung mobilisiert. Kinder unterhalb des 5.–6. Lebensjahres haben oftmals Mühe damit. Dann versuche man nicht, ihnen das Gehen an Stöcken mühsam mit Hilfe der Physiotherapie beizubringen, sondern überlasse die Patienten sich selbst und den sie liebevoll tragenden Eltern oder älteren Geschwistern. Ist dies nicht zumutbar oder haben auch ältere Patienten erhebliche Mühe mit den Stöcken oder z. B. einen außerordentlich weiten Schulweg usw., so wechseln wir den Gips um die 2. Woche herum und legen einen Sarmiento-Gips an, in dem dann nach Austrocknen des Gipses voll belastet werden darf.

Grundsätzlich wird altersabhängig zwischen der 4.–5. Woche der Gips entfernt und ein gipsfreies Röntgenbild angefertigt. Erweist sich die kallöse Abstützung klinisch als indolent, so kann der Patient mit spontaner Belastung beginnen. Kleine Patienten haben damit meist schon um die 2.–3. Woche im Gips angefangen. Auch hier gilt: keine Gebote, keine Verbote!

Ist der Kallus bei der Konsolidationskontrolle noch druckdolent oder handelt es sich um besonders ängstliche Patienten, so lege man für weitere 2–3 Wochen nochmals einen Unterschenkelgehgips (keinen Sarmiento-Gips!) an. Nach Entfernung dieses Gehgipses genügt dann eine klinische Kontrolle.

Bei den meisten Patienten ist 3 Wochen nach dem Ausgipsen der Gang weitgehend hinkfrei möglich, inklusive Zehen- und Fersengang. Ist dies der Fall, so kann langsam mit Sport begonnen werden. Im anderen Fall warte man damit bis zur nächsten klinischen Kontrolle nach weiteren 2–3 Wochen.

Die Indikation zur Operation sehen wir höchstens bei Jugendlichen mit schon geschlossenen Fugen mit Querfrakturen am Übergang vom mittleren zum distalen Drittel, ebenso wie bei 2.- bis 3.gradig offenen Frakturen usw. (s. Operationsindikation Oberschenkelschaft-

fraktur). Wir verwenden dazu die Plattenosteosynthese, die nach den üblichen Kriterien der AO durchgeführt wird. Auch hier wird nach Ablauf von 4–6 Wochen die Konsolidation radiologisch dokumentiert. Die Plattenentfernung findet bei Patienten mit noch offenen Fugen bei Osteosynthese etwa ein halbes Jahr nach der Operation statt, bei Patienten mit geschlossenen Fugen nach einem knappen Jahr.
Konnte der Sport wieder beschwerdefrei normal aufgenommen werden, so sollten in Jahresabständen bis zu 2 Jahren nach Unfall die Beinlängen klinisch-funktionell kontrolliert werden. Bestehen dann funktionell und statisch seitengleiche Verhältnisse, so kann die Behandlung abgeschlossen werden. Bei deutlichen Beinlängendifferenzen mit Alteration der Wirbelsäulenstatik kontrollieren wir in 2-Jahres-Abständen klinisch bis Wachstumsabschluß weiter. Röntgenkontrollen sind nur bei Auftreten von Beschwerden durchzuführen.
Korrekturosteotomien verbliebener Fehlstellungen inkl. eines Rotationsfehlers sollten bei noch offenen Fugen nur bei Auftreten von Beschwerden vorgenommen werden, nicht aber vor Ablauf eines Jahres nach Unfall. Bleibt ein Patient mit einem verbliebenen Achsenfehler beschwerdefrei, so sollten lediglich klinische Kontrollen bis Wachstumsabschluß durchgeführt und erst dann, je nach Richtung und Ausmaß einer verbliebenen Fehlstellung, diese operativ korrigiert werden.

Unterschenkelschaftfrakturen

Das Problem der zunehmenden Varusfehlstellung entfällt bei den Unterschenkelschaftfrakturen, da hier die sperrende Fibula ebenfalls frakturiert ist. Dementsprechend kommt es bei dislozierten Frakturen eher zur zunehmenden Verkürzungsfehlstellung ohne Achsenänderung. Nur bei Frakturen, bei denen die Fibula angebrochen ist und funktionell noch „sperrt", wird ebenfalls ein Varus provoziert. Ansonsten sind natürlich auch sämtliche anderen Achsenfehler im Rahmen dieser Fraktur möglich. Deren Spontankorrektur entspricht den Gegebenheiten bei den Tibiafrakturen. Die bei Unterschenkelschaftfrakturen mögliche Valgusfehlstellung wird nur zögernd bis gar nicht im weiteren Wachstum korrigiert.
Das Ziel der Therapie besteht in der Herstellung der achsengerechten, bzw. altersentsprechend tolerablen Stellung (Tab. **8**).
Undislozierte Frakturen werden mit Schmerzmedikation unter sorgfältiger Beachtung der korrekten seitengleichen Rotation mit einer Oberschenkelgipsschiene ruhiggestellt, die um den 4. Tag geschlossen wird. Eine Röntgenkontrolle im Gips erfolgt am 8. Tag, um eventuelle Fehlstellungen durch Gipskeilung beseitigen zu können (Abb. **228**). Hier sollte das Keilungsergebnis immer radiologisch dokumentiert werden, da es wegen der mitfrakturierten Fibula mitunter zu Überkorrekturen kommen kann. Verkürzungen bis zu 1 cm tolerieren wir bei Kindern und sehen darin keine

Tabelle **8** Therapie der Unterschenkelschaftfrakturen bei Kindern (bis 10. L.-J.).
RK = Röntgen, () = eventuell, A = Anästhesie

	undisloziert + leicht disloziert (Achsenknicke und Rotationsfehler <10°, Verkürzung <1 cm)	dislozierte Fraktur (Achsenknicke und Rotationsfehler >10°, Verkürzung >1 cm)	dislozierte Frakturen (Achsenknicke und Rotationsfehler >10°, Verkürzung >1 cm) und starke Weichteilschwellung
0. Tag	OS-Gipsschiene	OS-Gipsschiene mit gleichzeitiger Extension (A)	Extension (A)
4. Tag	Gipsschluß	–	RK (Osteosynthese)
8. Tag	RK (Keilung)	Gipsschluß in Extension und RK (Keilung, evtl. Extension weiter)	(OS-Gips)
14. Tag	–	RK (Keilung) Extension entfernen	OS-Zirkulärgips (Sarmiento) Extension entfernen
4.–5. Woche	Gipsentfernung + RK	Gipsentfernung + RK	Gipsentfernung + RK

Indikation zur Osteosynthese oder Extension. Je nach Alter des Patienten kann auch bei diesen Frakturen um den 14. Tag der Oberschenkelgips gegen einen Sarmiento-Gips ausgewechselt werden. Bei Jugendlichen muß dann im neuen Gips nochmals eine radiologische Stellungskontrolle durchgeführt werden. Auftretende Fehlstellungen kann man auch im Sarmiento-Gips durch Keilung beseitigen. Dislozierte Frakturen werden primär in Allgemeinnarkose reponiert. Gelingt es z. B. bei Querfrakturen, sie stabil aufeinander zu stel-

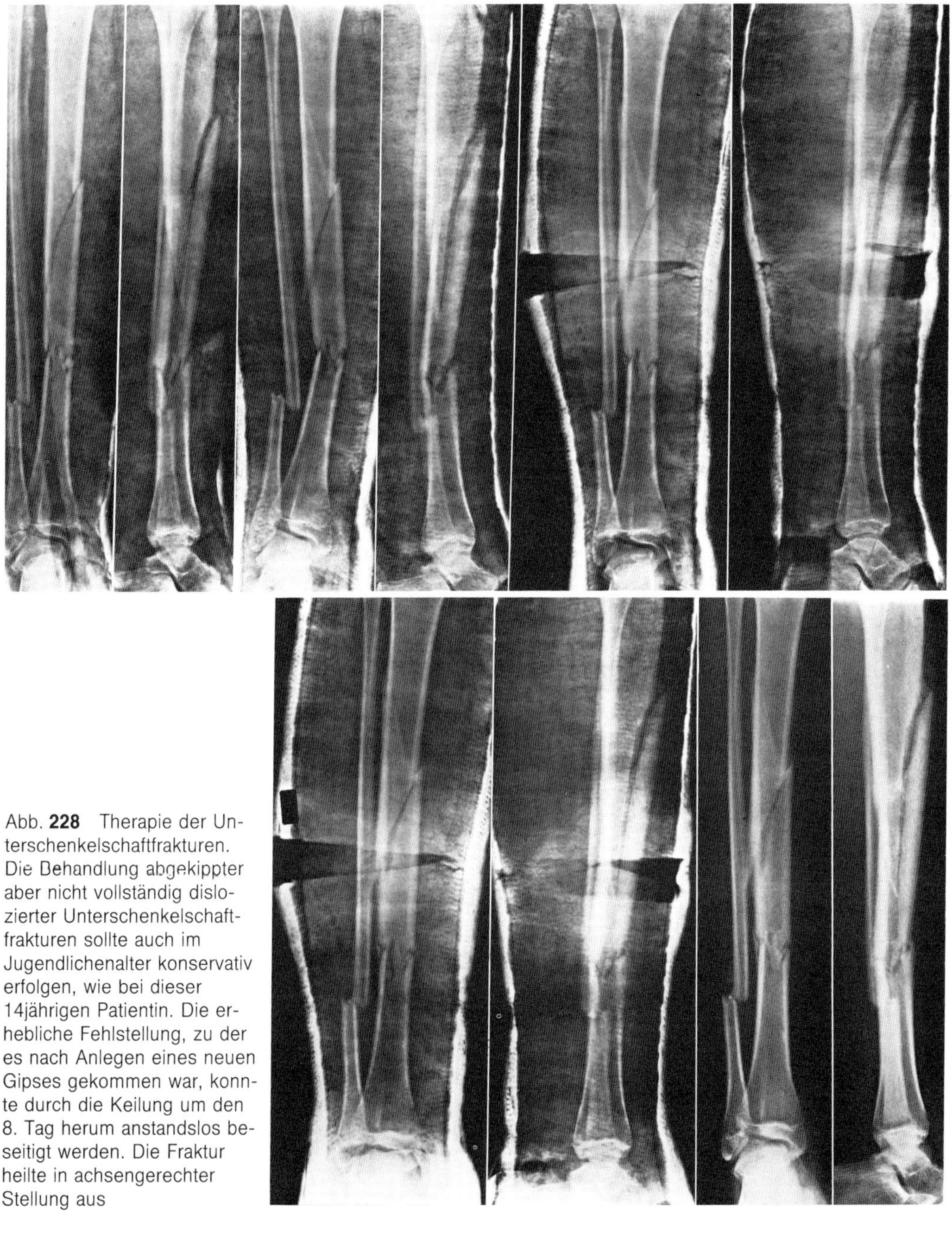

Abb. **228** Therapie der Unterschenkelschaftfrakturen. Die Behandlung abgekippter aber nicht vollständig dislozierter Unterschenkelschaftfrakturen sollte auch im Jugendlichenalter konservativ erfolgen, wie bei dieser 14jährigen Patientin. Die erhebliche Fehlstellung, zu der es nach Anlegen eines neuen Gipses gekommen war, konnte durch die Keilung um den 8. Tag herum anstandslos beseitigt werden. Die Fraktur heilte in achsengerechter Stellung aus

len, so wird eine Oberschenkelgipsschiene angelegt und wie bei den undislozierten Frakturen weiterbehandelt.
Gelingt bei Schrägfrakturen die achsengerechte Reposition und verbleibt lediglich eine verstärkte Verkürzungstendenz, so bringen wir in den Kalkaneus einen Steinmann-Nagel ein, legen eine dorsale Oberschenkelgipsschiene an und extendieren auf der Hessschen Schiene mit 2 kg Gewicht für etwa 8 Tage. Dann schließen wir den Gips zirkulär unter Belassung des Steinmann-Nagels nach Abnahme der Gewichte und führen eine Röntgenkontrolle durch. Steht die Fraktur mit tolerablen Längenverhältnissen achsengerecht, so entfernen wir den Steinmann-Nagel. Eventuelle Fehlstellungen in der Frontal- oder Sagittalebene können nach Trocknen des Gipses durch Gipskeilung beseitigt werden.

Bei starken Weichteilschwellungen oder wenn sich primär nicht die ideale tolerable Stellung erzielen ließ, bringen wir ebenfalls eine Extension an, lagern auf der Hessschen Schiene und führen schon am 4. Tag eine Stellungskontrolle durch. Hat sich die Stellung nicht wesentlich verbessert, so osteosynthetisieren wir am darauffolgenden Tag. Hat sich die Stellung verbessert, so belassen wir die Extension und legen am 8.–12. Tag einen Sarmiento-Gips an. Nach Anlegen desselben wird eine Röntgenkontrolle vorgenommen, um eventuelle Achsenfehler in der Frontal- und Sagittalebene noch durch eine Gipskeilung beseitigen zu können.
Die Indikation zur primären Osteosynthese sehen wir vor allem bei Jugendlichen (s. Oberschenkelfraktur) und abhängig von der Lokalisation: Je querer die Fraktur ist und je mehr

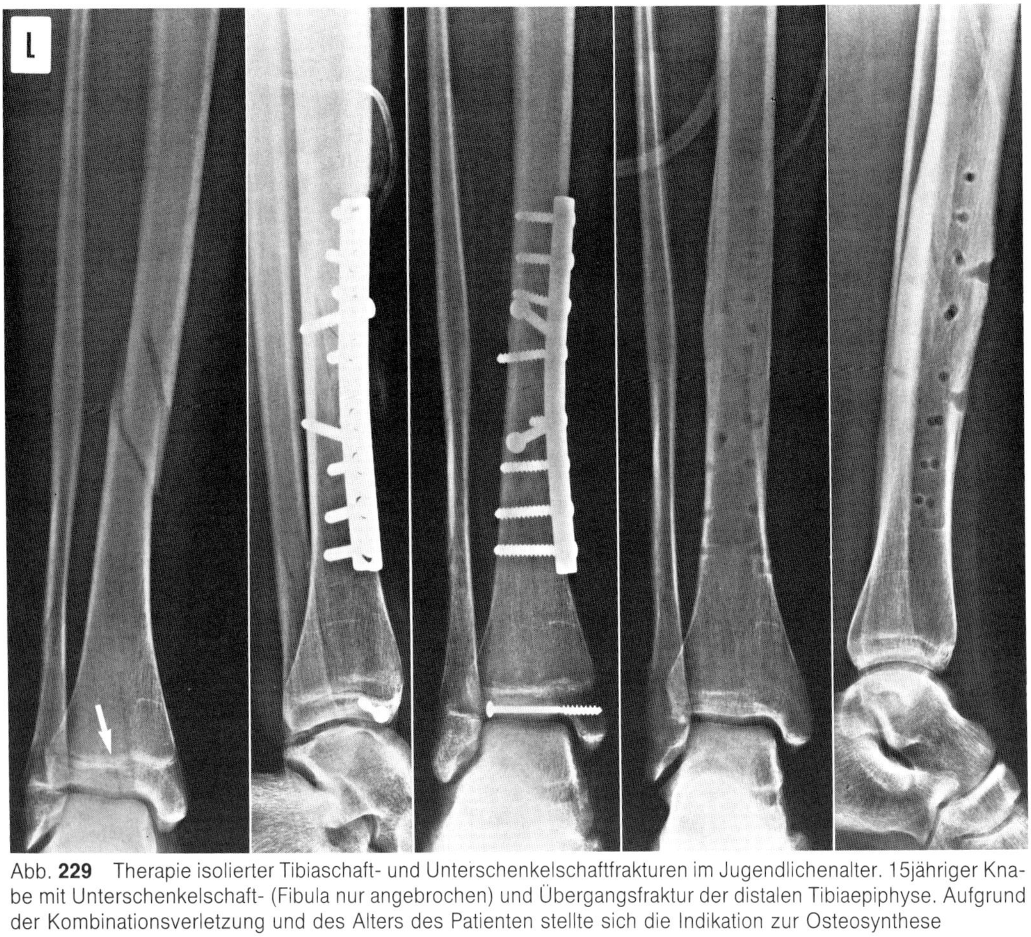

Abb. **229** Therapie isolierter Tibiaschaft- und Unterschenkelschaftfrakturen im Jugendlichenalter. 15jähriger Knabe mit Unterschenkelschaft- (Fibula nur angebrochen) und Übergangsfraktur der distalen Tibiaepiphyse. Aufgrund der Kombinationsverletzung und des Alters des Patienten stellte sich die Indikation zur Osteosynthese

sie am Übergang vom mittleren zum distalen Schaftdrittel liegt, desto eher wird operiert, je länger, d. h. je schräger der Bruch ist, desto eher kann konservativ behandelt werden. Die Plattenosteosynthese erfolgt nach den Kriterien der AO und muß bewegungsstabile Verhältnisse schaffen (Abb. **229**).
Nach insgesamt 5 Wochen (nach Entfernung eventueller Gipse) wird ein Röntgenbild zur Beurteilung der Konsolidation angefertigt. Bestätigt sich klinisch die radiologisch sichtbare gute Konsolidation, so beginnt der Patient mit spontanem Belasten. Bestehen noch Schmerzen oder ist der Patient sehr unsicher, so erhält er nochmals einen Unterschenkelgehgips für 2–3 Wochen. Nach Entfernung dieses Gipses wird nur klinisch kontrolliert. Nach Erreichen des freien Ganges, inkl. Zehen- und Fersengang, meist 3 Wochen nach Belastungsbeginn, kann der Patient wieder Sport treiben.
Die übrigen Kontrollen, wie auch der Zeitpunkt für Metallentfernungen, entsprechen dem Vorgehen bei den isolierten Tibiafrakturen.

Verletzungen im Bereich des oberen Sprunggelenkes

Diagnostische Hinweise

Wichtig ist die Röntgentechnik des Standardröntgens im a.-p. und seitlichen Strahlengang. Streng a.-p. bedeutet beide Malleolen parallel zur Platte, d. h. der Fuß muß, je nach individueller Torsion der Tibia, zwischen 10 und 30° innengedreht der Platte aufliegen (Abb. **230**). Damit wird im Röntgenbild das fibulotibiale Gelenk voll einsehbar, das heißt aber, daß nur der laterale Anteil des oberen Sprunggelenkes und der distalen Fibula voll entfaltet sichtbar ist, während der mediale Anteil sich leicht überprojiziert darstellt. Mediale Malleolarfissuren an typischer Stelle können dann manchmal übersehen werden. Um den medialen Anteil voll zu entfalten, muß der Fuß senkrecht zur Platte liegen. Dann jedoch projiziert sich die Fibula in die Tibia hinein und es können schalenförmige Ausrisse der vorderen Syndesmose übersehen werden (Abb. **230**).
Verwirrend sind akzessorische Knochenkerne oder regelmäßig auftauchende Ossifikationszentren (s. auch Kapitel „Fuß"). Der häufigste akzessorische Kern im a.-p. oder seitlichen Bild des oberen Sprunggelenkes ist das Os subfibulare, das in den meisten Fällen aus lamellären, ossären Ausrissen des fibulotalaren Bandapparates aus der Fibulaspitze entstanden ist (Abb. **231**).
Die Kontur des medialen Malleolus beginnt sich zwischen dem 7.–9. Lebensjahr langsam radiologisch abzuzeichnen. Individuell und geschlechtsabhängig bei Knaben später, bei Mädchen eher, beginnt sich an der Spitze der Kontur des medialen Malleolus um das 10.–11. Lebensjahr herum ein oft multifokales Ossifikationszentrum zu zeigen (s. Abb. **231**). Es bleibt meist nur $1/2$–1 Jahr sichtbar und verschmilzt dann mit dem medialen Malleolus. Erst dann stellt sich die gesamte Kontur des Innenknöchels im Röntgenbild dar (s. Abb. **247**). Nur ganz ausnahmsweise kann diese Verschmelzung ausbleiben und das Ossifikationszentrum als akzessorischer Knochenkern bis nach dem Fugenschluß verbleiben.
Das im seitlichen Röntgenbild oft hinter dem Talus sichtbare Os trigonum ist keine Talusfraktur (s. Abb. **231**).
Die unregelmäßige, sich im Wachstum verändernde Form der distalen Fibula verleitet oft dazu, die Diagnose einer Fibula-Epiphysen-Lösung zu stellen. Über das 10. Lebensjahr hinaus bis kurz vor der Pubertät stellt sich die Metaphyse oft breiter dar, als der zugehörige Epiphysenkern der distalen Fibula. Die Fuge selbst ist unregelmäßig begrenzt. Je nach Strahlengang stellt sie sich oft asymmetrisch und oft erstaunlich weit dar, ohne daß eine Lösung vorläge (s. Abb. **231**).
Zur Diagnostik der fibulotalaren Bandläsion ist zu bemerken, daß auf klinischem Wege im Wachstumsalter eine laterale Instabilität des Oberen Sprunggelenkes nicht festgestellt werden kann. Auch ohne traumatische Vorschädi-

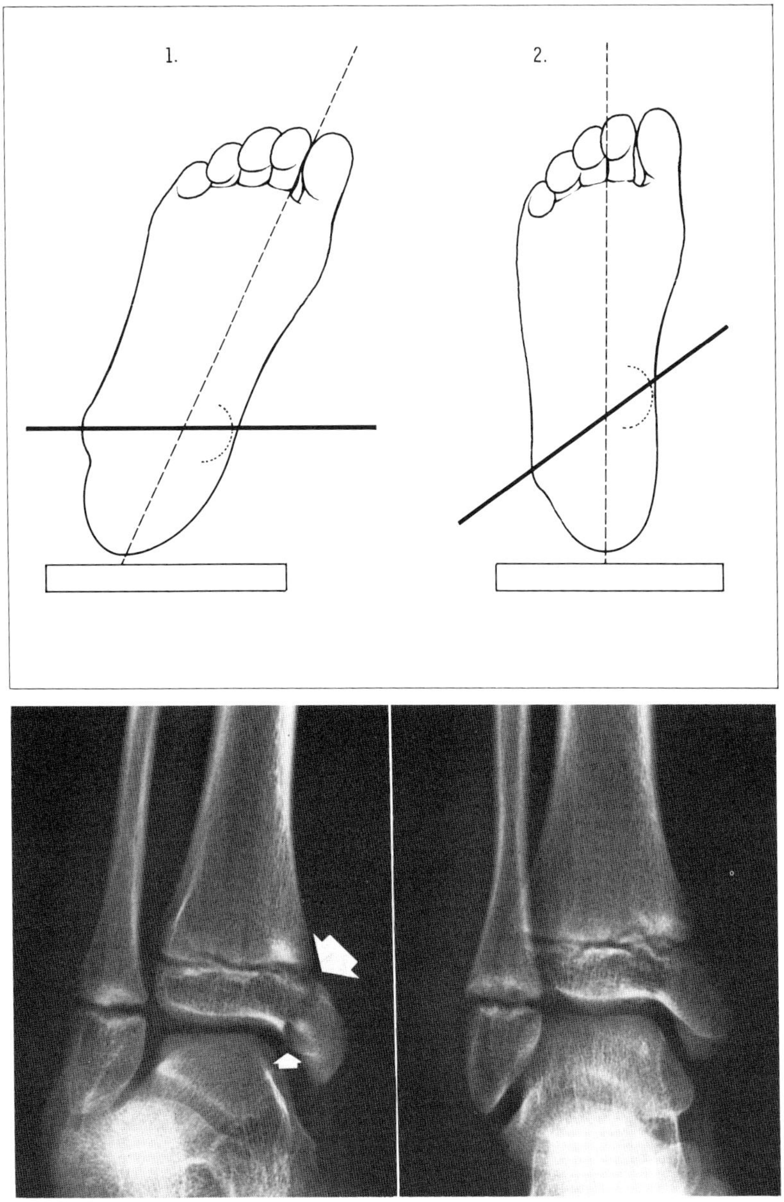

Abb. **230** A.-p. Röntgenaufnahmen des oberen Sprunggelenkes. In der 1. a.-p. Aufnahme bei parallel zur Platte liegenden Malleolen ist der fibulotibiale Gelenkspalt gut einsehbar. Dementsprechend sind in dieser Ebene laterale Epiphysenfrakturen (Tilleaux) und Syndesmosenausrisse besser zu erkennen. In der 2. a.-p. Aufnahme, bei senkrecht zur Platte stehendem Fuß, wird der mediale Anteil des oberen Sprunggelenkes besser einsehbar. Der laterale Teil der Epiphyse wird durch die Fibula überlagert. Mediale Malleolarfrakturen stellen sich oft nur in einer dieser beiden Aufnahmen dar. Ist in der zuerst durchgeführten ersten a.-p. Aufnahme keine Fraktur zu erkennen und deutet die Klinik aber auf ein mediales Geschehen hin, so ist zusätzlich die zweite a.-p. Aufnahme durchzuführen.

gung des fibulotalaren Bandapparates besteht eine individuelle, geschlechts- und altersabhängige Laxität (19, 36), die sich in einer mehr oder weniger ausgeprägten lateralen Aufklappbarkeit des oberen Sprunggelenkes (Abb. **232**) und auch in einer vorderen Schublade äußert. Bei Mädchen ist diese Bandlaxität ausgeprägter als bei Knaben. Mit zunehmendem Alter vermindert sie sich deutlich, bis nach der Pubertät eine Straffung der Bänder eingetreten ist. Bei etwa 95% aller Individuen sind dann seitengleich straffe Verhältnisse zu finden (8, 31, 33, 46). Nur die Differenz zur Gegenseite kann also der Parameter für eine Instabilität sein. Die signifikante Differenz als Zeichen einer Instabilität beträgt 5° vermehrter lateraler Aufklappbarkeit und darüber (19, 36). Differenzen im Ausmaß von 5° sind kli-

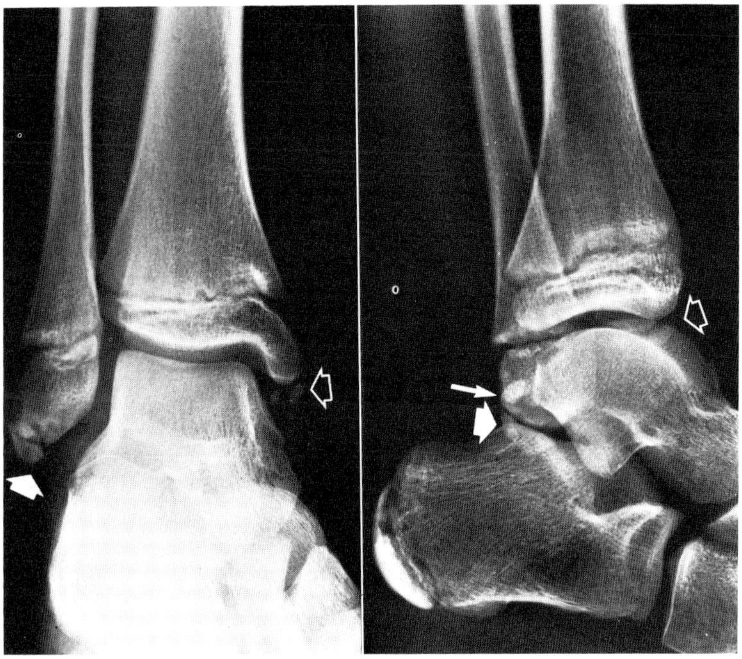

Abb. **231** Akzessorische Knochenkerne am oberen Sprunggelenk. Das Os subfibulare (dicker Pfeil) sollte ebensowenig wie die meist multifokalen Ossifikationszentren im Bereich des medialen Malleolus (leerer Pfeil) oder das Os trigonum hinter dem Talus (schmaler Pfeil) mit einer Fraktur verwechselt werden

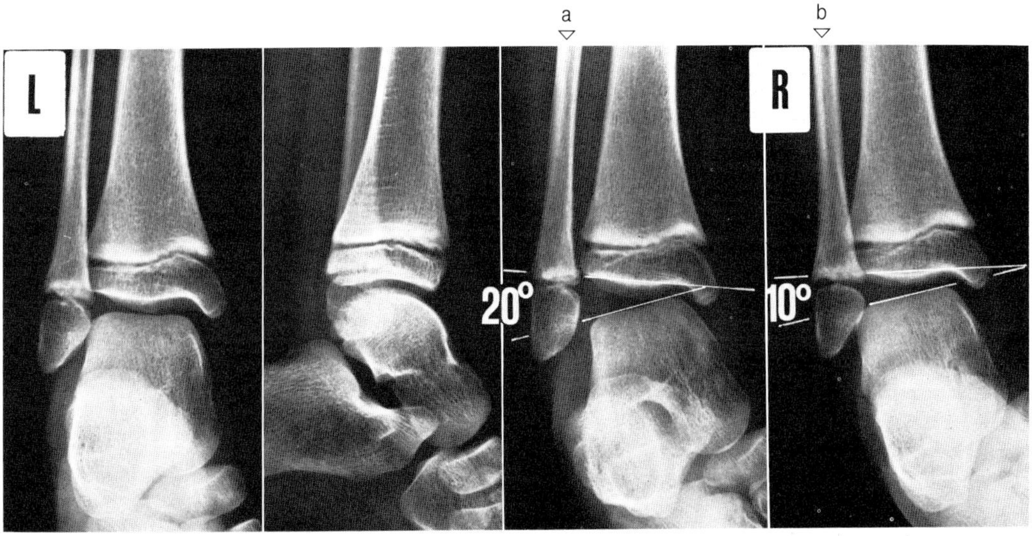

Abb. **232** Bandlaxität im Wachstumsalter. Bei noch weit offenen Fugen besteht eine altersabhängige, geschlechtsabhängige und individuelle laterale Aufklappbarkeit des oberen Sprunggelenkes. Bei der 6jährigen Patientin besteht auf der linken Seite (**a**) eine deutliche laterale Aufklappbarkeit nach einem Supinationstrauma. Auf der Gegenseite (**b**) besteht eine „physiologische" laterale Aufklappbarkeit, ohne daß Vortraumata angegeben wurden. Die unregelmäßige Form der distalen Fibulaepiphyse, -metaphyse und -epiphysenfuge ist normal und nicht als Fibulaepiphysenlösung zu interpretieren

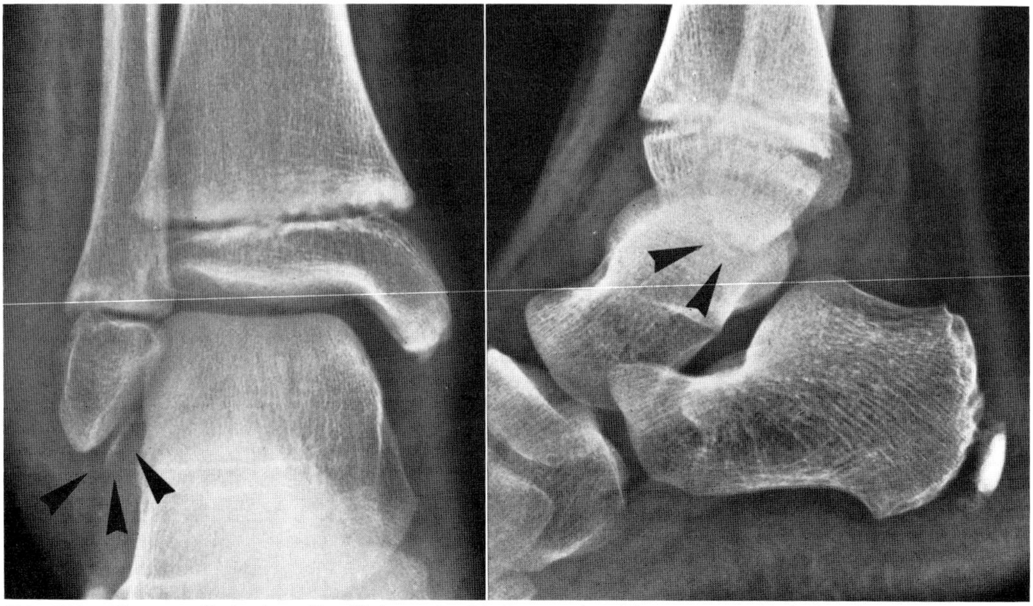

Abb. **233** Diagnose fibulatalarer Bandläsionen im Wachstumsalter. Bis etwa zum 12. Lebensjahr reißen in 80% der Fälle die Bänder periostal, chondral oder ossär aus. In etwa der Hälfte dieser Fälle sind dezente Ausrißlamellen – häufiger aus der Fibula, seltener aus dem Talus – zu beobachten. Mitunter ist dies nur im Seitenbild zu erkennen (aus *von Laer, L., L. Jani, Ch. Ackermann:* Die Technik und Interpretation der gehaltenen Sprunggelenksaufnahmen beim Distorsionstrauma im Kindesalter. Orthop. Prax. 16/12 [1980] 1018)

nisch jedoch nicht erfaßbar. Da die manuelle Untersuchung schmerzhaft ist, verzichten wir völlig auf den klinischen Nachweis einer möglichen Instabilität im Rahmen eines Distorsionstraumas.

Dazu kommt noch, daß unterhalb des 12. Lebensjahres etwa 80% aller Bänder periostal, chondral oder ossär ausreißen. In etwa der Hälfte dieser Fälle werden entsprechende Ausrißlammellen radiologisch sichtbar. Diese sind, vor allem wenn sie nicht disloziert vorliegen, teilweise nur im seitlichen Bild des oberen Sprunggelenkes zu erkennen (Abb. **233**). Finden sich in den a.-p. und seitlichen Standardaufnahmen keine Ausrißlamellen, so stellt sich nur in bestimmten Fällen (s. Kapitel „laterale Läsionen“) die Indikation zum radiologischen Nachweis einer lateralen Instabilität.

Die für die Erwachsenen konstruierten Apparate zur standardisierten Aufnahmetechnik gehaltener, seitvergleichender Aufnahmen erlaubten zumindest in den ersten Jahren ihres Erscheinens nur bedingt ein Anwenden für die wesentlich kleineren, kindlichen und jugendlichen Füße. Wir haben deshalb seit vielen Jahren die altersunabhängig zu benutzende Anordnung nach Ross (32) verwendet, die uns eine annähernd standardisierte Aufnahmetechnik auf einfachstem Wege erlaubt. Unsere bisherigen Erfahrungen damit sind gut (19, 36, 37) (Abb. **234a**). Eine Schmerzmedikation auch bei frischen Traumata zur Durchführung dieser Untersuchung ist nicht notwendig, wenn die Haltevorrichtung langsam und stufenweise angespannt wird.

Bei noch offenen Fugen hat sich – auch nach unseren Erfahrungen – die a.-p. gehaltene Aufnahme im Wachstumsalter als aussagekräftiger erwiesen als die seitlich gehaltene (10, 36). Gemessen wird stets der tibiotalare Winkel (Abb. **234b**). Wegen der physiologischen Bandlaxität ist, wie gesagt, nur der Seitvergleich aussagekräftig. Ausdruck einer lateralen Instabilität ist die Seitendifferenz von 5° und darüber, vorausgesetzt, es bestanden auf der Gegenseite in der Anamnese keine gravierenden rezidivierenden Supinationstraumata (s. Abb. **232**).

Nur wenn die Fugen schon geschlossen sind und in den a.-p. gehaltenen Aufnahmen kein

Abb. **234 a** Funktionsaufnahmen am oberen Sprunggelenk. Seit Jahren verwenden wir die Anordnung nach Ross. Mit dieser einfachen Methode können grob standardisierte a.-p. und seitlich gehaltene Aufnahmen vorgenommen werden (aus *von Laer, L., L. Jani, Ch. Ackermann:* Die Technik und Interpretation der gehaltenen Sprunggelenksaufnahmen beim Distorsionstrauma im Kindesalter. Orthop. Prax. 16/12 [1980] 1018)

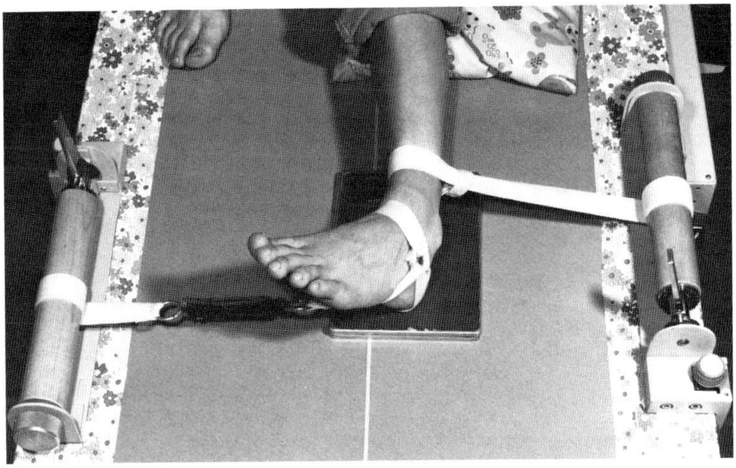

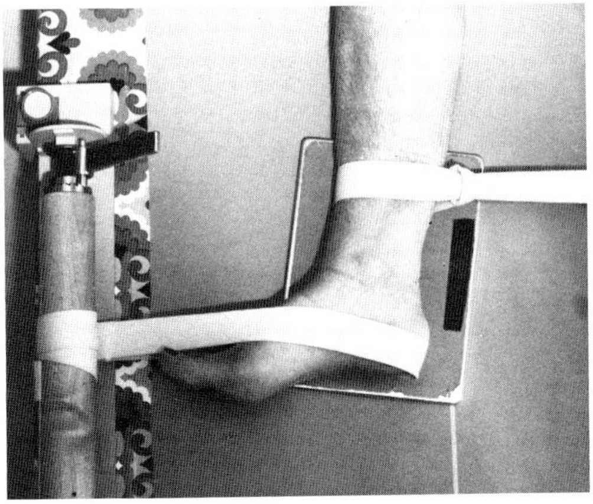

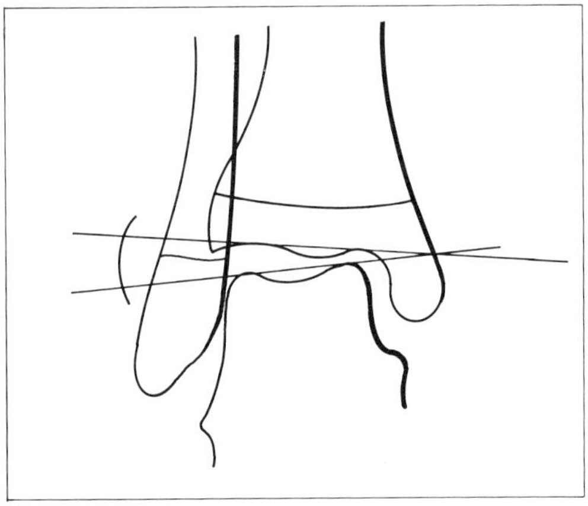

Abb. **234 b** Messungen aus den Funktionsaufnahmen. Für das Wachstumsalter hat sich als aussagekräftigste die a.-p.-gehaltene Aufnahme erwiesen. Es wird der talotibiale Gelenkswinkel zur Messung herangezogen

Abb. **234 c** Messungen aus den Funktionsaufnahmen. Seitlich gehaltene Aufnahmen sind nur notwendig bei Patienten mit schon geschlossenen Fugen. Gemessen wird die talotibiale Distanz im dorsalen Bereich als Ausdruck eines unterschiedlichen Talusvorschubes

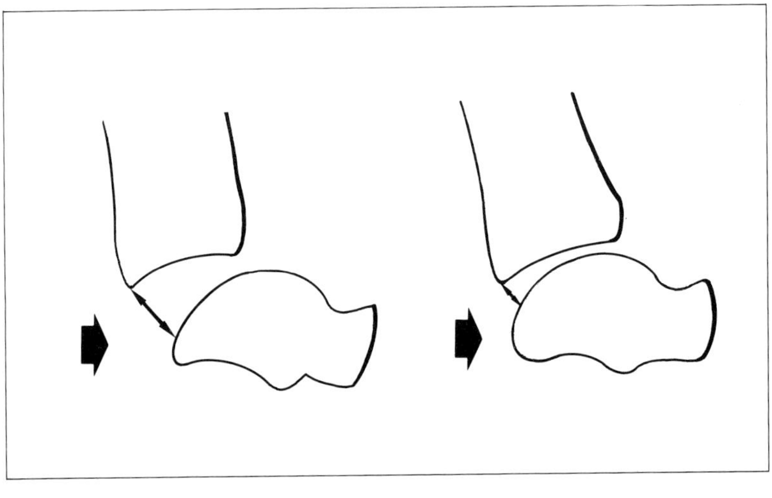

Anhalt für eine laterale Instabilität zu finden ist, aufgrund der Klinik aber zumindest eine Läsion des Lig. fibulotalare anterius vermutet werden muß, sehen wir die Indikation zu seitlich gehaltenen Aufnahmen, die wir mit der gleichen Untersuchungsanordnung durchführen (s. Abb. **234a**). Zeigt sich hier eine Seitendifferenz über 5 mm, so interpretieren wir dies als Instabilität (Abb. **234c**).

Angesichts der Häufigkeit von Distorsionstraumen stellt sich vor allem für den niedergelassenen praktischen Arzt immer wieder die Frage, ob er überhaupt und wann er das obere Sprunggelenk röntgen soll. Grundsätzlich kann man nach einem adäquaten In- oder Eversionstrauma auf klinischem Wege keine der zahlreichen möglichen knöchernen oder ligamentären Läsionen ausschließen: Wir können weder sehen noch tasten, ob es sich um eine supramalleoläre Fraktur handelt, um eine Übergangsfraktur, um einen knöchernen Syndesmosenausriß oder um eine typische mediale Malleolarfraktur mit und ohne zusätzliche laterale Läsion. Klinisch hinweisend auf ernsthafte knöcherne und ligamentäre Verletzungen sind intraartikuläre Ergüsse (mit Kapselvorwölbung vor dem medialen Malleolus), typische ausgedehnte Hämatome über dem fibulotalaren Bandapparat unterhalb des Außenknöchels und ausgedehnte supramalleoläre, mediale und laterale Schwellungen, z. B. im Rahmen von Epiphysenlösungen. Angesichts derartiger Zeichen wäre grundsätzlich eine Röntgenkontrolle indiziert. Da aber ein negatives Röntgen eine knöcherne Läsion nicht immer mit Sicherheit ausschließt (z. B. undislozierte oder spontan reponierte Epiphysenlösungen ohne metaphysären Keil), kann auch folgendes Prozedere gewählt werden: Man stellt das obere Sprunggelenk ohne vorherige Röntgenkontrolle in Anbetracht der Anamnese, eines adäquaten In- oder Eversionstraumas, ruhig. Bei mäßigen Schmerzen und Schwellungen mit einer elastischen Binde, bei starken Schmerzen und Schwellungen mit einer Gipsschiene. Bei reinen Distorsionen ohne Instabilität und ohne weitere Begleitverletzungen werden Schmerzen und Schwellung in den ersten 5 Tagen deutlich abklingen, so daß der Patient dann nach Abnehmen des Verbandes beschwerdefrei ist. Bei diesen Patienten kann weiterhin auf eine Röntgenkontrolle verzichtet werden.

Persistiert eine Schwellung über den 5. Tag hinaus, besteht im Bereich des oberen Sprunggelenkes dann auch eine Druckdolenz und gibt der Patient weiterhin spontan Schmerzen an, so ist die radiologische Abklärung indiziert bzw. die Ruhigstellung auch bei negativem Röntgen bis zur Schmerzfreiheit weiterzuführen. War das postprimäre Röntgenbild negativ, so kann nach Bedarf dann nach der Gipsentfernung die sekundäre Röntgendiagnostik vorgenommen werden (Abb. **235**).

Ein Szintigramm kann wohl auch frühzeitig die Diagnose einer Knochenläsion aufdecken (28). Damit ist aber der Patient, im Gegensatz zur Ruhigstellung, noch nicht behandelt und der Aufwand ist ungleich viel größer und belastender.

Man beachte, daß der Unfallmechanismus im Wachstumsalter kein Hinweis für oder gegen eine bestimmte Verletzung am oberen Sprunggelenk ist.

Frakturen der distalen Tibiametaphyse

- Stauchungsbruch (Abb. **236a**)
- metaphysärer Biegungsbruch (Abb. **236b**)
- Epiphysenlösung (Abb. **236c**)

Im supramalleolären Bereich besteht nach allen metaphysären Frakturformen wegen der günstigen statischen und funktionellen Belastung eine sehr gute Korrekturpotenz, vor allem der Achsenfehler in der Bewegungsebene, aber auch der Fehler in der Frontalebene (1, 4, 9, 16). Bis zum Alter von etwa 10 Jahren können Rekurvationen bis zu 30° wieder spontan korrigiert werden. Antekurvationen sind hier selten zu erwarten. Varus- oder auch Valgusfehlstellungen werden in der gleichen Altersgruppe bis zu 20° korrigiert.

Seit-zu-Seit-Verschiebungen werden ebenfalls anstandslos korrigiert. Jenseits des 10. Lebensjahres nimmt die Zuverlässigkeit der Fehlstellungskorrekturen deutlich ab.

Die stimulative Wachstumsstörung der gesamten distalen Tibiafuge ist auch hier nach allen Frakturen zu erwarten und führt zu einer nur dezenten posttraumatischen Beinlängenalteration.

Die Wachstumsstörung der partiellen passageren Stimulation der nahegelegenen distalen Wachstumsfuge ist im Rahmen der distalen metaphysären Biegungsbrüche mit primärer Valgusfehlstellung ebenso möglich, wie auch

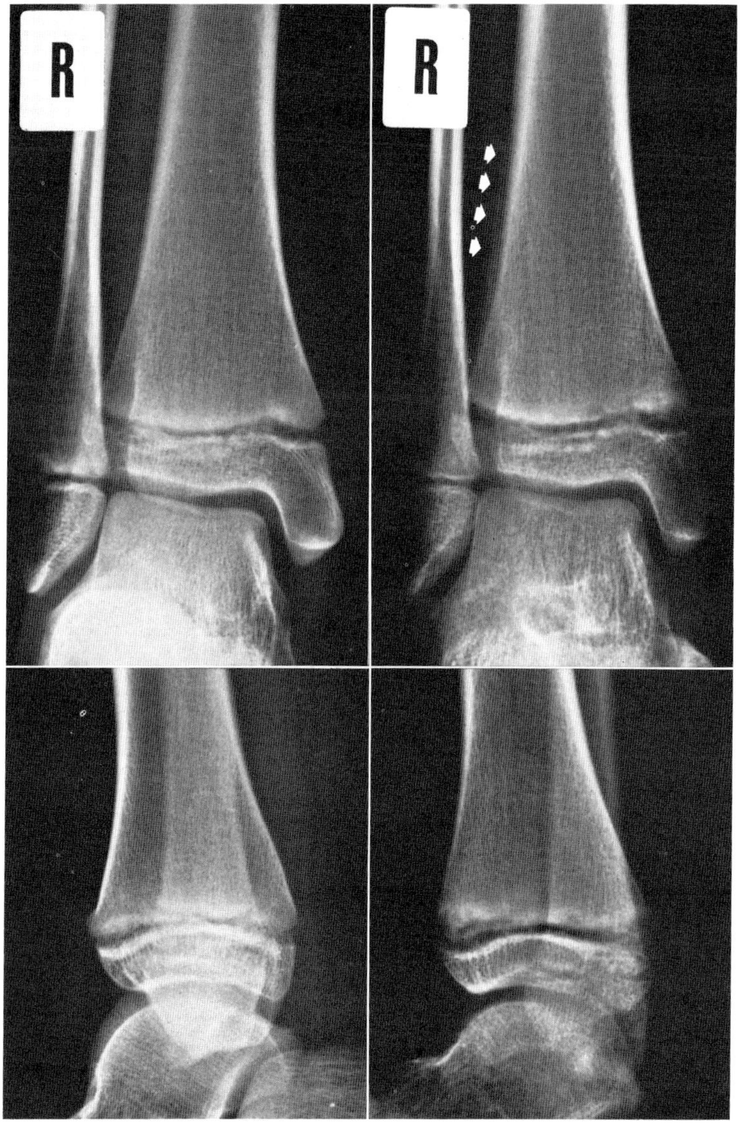

Abb. **235** Sekundäre Diagnostik am oberen Sprunggelenk. Undislozierte oder spontan reponierte Epiphysenlösungen sind mitunter in den Unfallröntgenbildern nicht sicher zu erkennen. Erst die periostale Kallusbildung nach einer 2- bis 3wöchigen Gipsruhigstellung bestätigt die primäre Verdachtsdiagnose

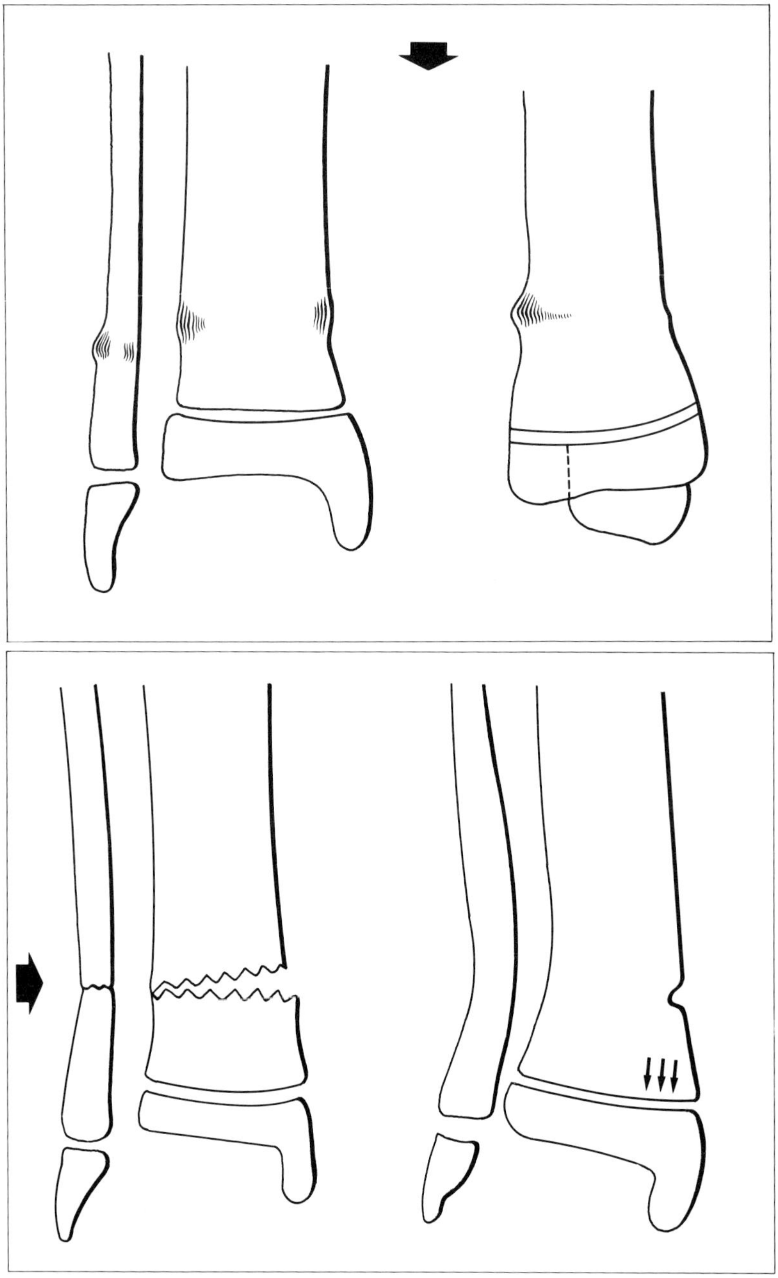

a
b

Abb. **236 a** Metaphysäre Frakturen im Bereich der distalen Tibia: Stauchungsfrakturen. Es handelt sich um harmlose Frakturen, die wegen der vorhandenen Schmerzen einer Gipsruhigstellung bedürfen

Abb. **236 b** Metaphysäre Frakturen im Bereich der distalen Tibia: Biegungsbrüche. Ebenso wie an der proximalen Tibia kann es auch distal im Rahmen metaphysärer Biegungsfrakturen zu Konsolidationsverzögerungen im medialen Bereich kommen. Dies führt über eine passagere partielle Stimulation der nahegelegenen Wachstumsfuge zur Zunahme einer primär vorhandenen Valgusfehlstellung. Da diese durch das untere Sprunggelenk funktionell gut kompensiert wird, fällt die Fehlstellung klinisch meist nicht auf

Abb. **236 c** Metaphysäre Frakturen im Bereich der distalen Tibia: Epiphysenlösungen. Mit und ohne metaphysären Keil sind Epiphysenlösungen meist anstandslos konservativ zu behandeln. Selten einmal kann es zu Wachstumsstörungen des partiellen vorzeitigen Verschlusses der Fuge kommen

an der proximalen Tibiametaphyse (23). Die daraus resultierende Zunahme des Valgus wird durch das untere Sprunggelenk ausgezeichnet kompensiert, so daß diese Deformierung weder kosmetisch noch funktionell störend auffällt und üblicherweise übersehen wird (Abb. **237**). Die Deformierung wird bei jungen Patienten im weiteren Wachstum ebenso spontan korrigiert wie primäre Fehlstellungen in diesem Bereich auch, indem sich die Epiphyse wieder senkrecht zur Belastungsebene einstellt.

Die Wachstumsstörung des vorzeitigen partiellen Verschlusses mit konsekutivem Fehlwachstum ist grundsätzlich nach allen metaphysären Frakturen möglich. Je näher die Fraktur der

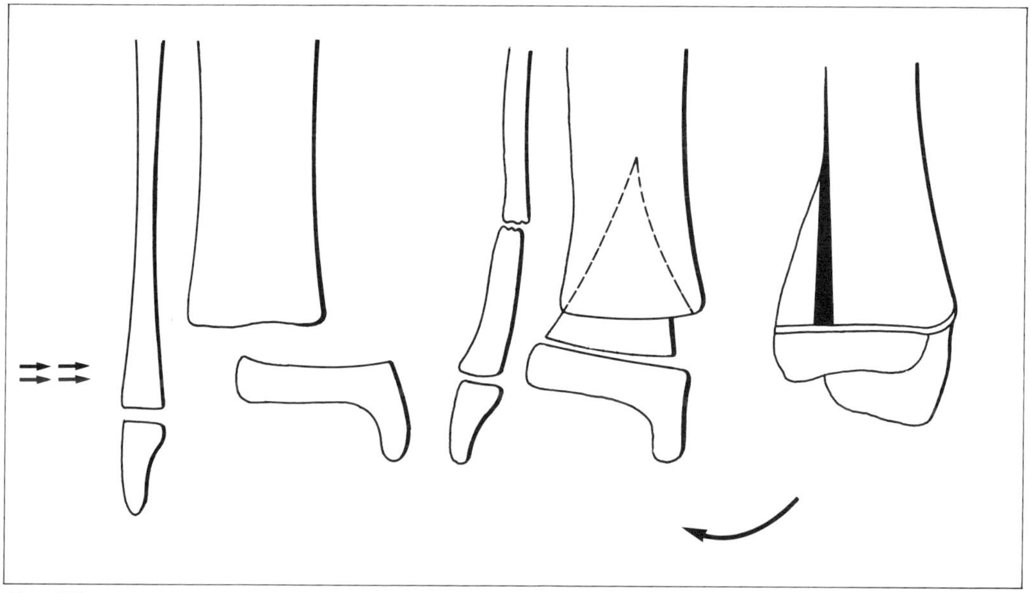

Abb. **236c**

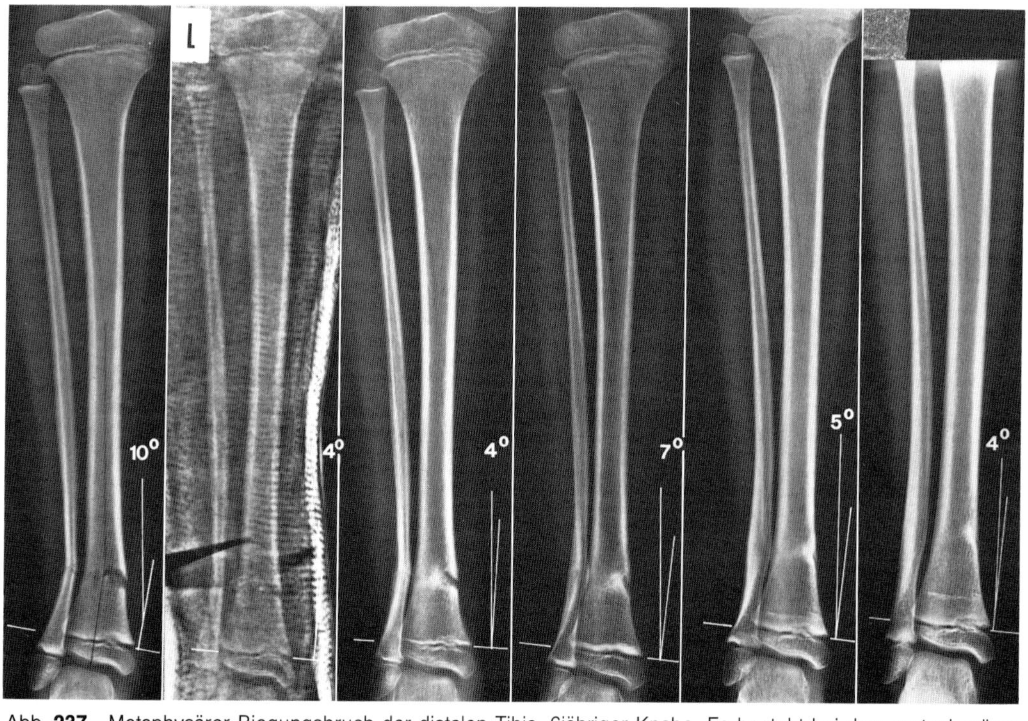

Abb. **237** Metaphysärer Biegungsbruch der distalen Tibia. 6jähriger Knabe. Es besteht bei dem metaphysären Biegungsbruch eine primäre Valgusfehlstellung von 10°. Am 6. Tag war durch eine Gipskeilung die Valgusfehlstellung teilweise beseitigt worden. Nach 6 Wochen konsolidierte die Fraktur in Valgusfehlstellung von 4°. Dementsprechend kam es zur medialen Konsolidationsverzögerung, die über eine partielle Stimulation der medialen distalen Tibiafuge zur Zunahme der primären Fehlstellung um 3° führte. Bis zur Kontrolle 1 Jahr nach dem Unfall hatte sich die Fehlstellung der distalen Tibiaepiphyse wieder auf 4° Valgus reduziert (aus *von Laer, L.:* Skelett-Traumata im Wachstumsalter. Hefte zur Unfallheilkunde 166. Springer, Heidelberg 1984)

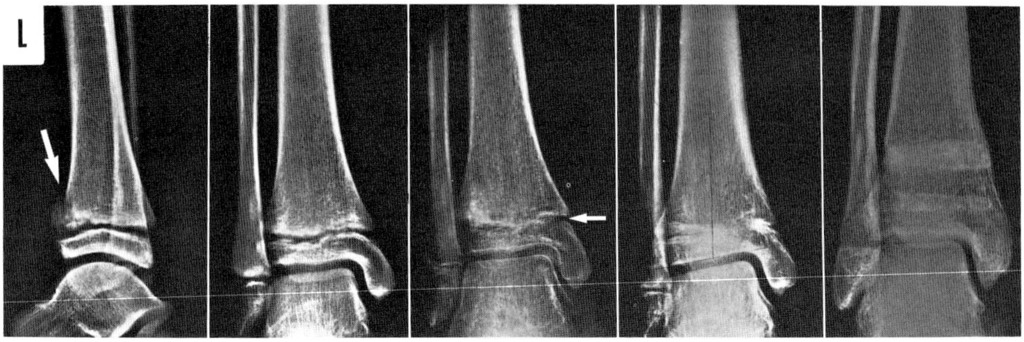

Abb. **238** Wachstumsstörung im Rahmen von Epiphysenlösungen. 12jähriger Knabe mit undislozierter Epiphysenlösung mit ventralem Keil. Die Behandlung erfolgte ohne Repositionsversuch im Unterschenkelgips. Im weiteren Verlauf entwickelte sich eine mediale „banding-Brücke" zwischen Epi- und Metaphyse in dem Bereich, in dem später der physiologische Fugenschluß beginnen würde. Ein Jahr nach dem Unfall hatte sich eine Varusfehlstellung von gut 10° entwickelt. Durch eine aufklappende verlängernde Korrekturosteotomie wurde bei Wachstumsabschluß die Fehlstellung beseitigt (aus *von Laer, L.:* Skelett-Traumata im Wachstumsalter. Hefte zur Unfallheilkunde 166. Springer, Heidelberg 1984)

Fuge liegt, desto eher besteht diese Gefahr. Dementsprechend ist vor allem im Rahmen der Epiphysenlösungen mit dieser Komplikation zu rechnen (21, 23) (Abb. **238**). Wie bei anderen Epiphysenlösungen auch (proximaler Humerus, distaler Radius und Femur usw.) ist dies eine höchst seltene Komplikation. Deren Auftreten an dieser Stelle geschieht unabhängig von der Form und der Richtung des Unfallmechanismus. Stets kommt es medial zum partiellen Verschluß an der Stelle, an der später der physiologische Verschluß der Fuge beginnt (s. „Übergangsfrakturen"). Da die Epiphysenlösungen durch Schertraumata verursacht werden, kann man den vielzitierten „Crush" als Kausa für derartige seltene Wachstumsstörungen ausschließen. Auch die Lokalisation der „banding-Brücke" im medialen Bereich spricht dagegen und eher für einen Gefäßschaden. Im Rahmen von Fahrradspeichenverletzungen kann die Weichteilläsion so tief gehen, daß dadurch das Gefäßsystem der Epiphyse oder das Periochondrium lädiert wird und es auch auf diesem Wege zu einer metaepiphysären Brückenbildung mit entsprechendem verkürzendem Fehlwachstum kommen kann (Abb. **239**).

Die metaphysären Stauchungsbrüche (Abb. **240**) sind im Prinzip problemlose Frakturen. Meist besteht eine Rekurvationsfehlstellung, seltener ein Achsenfehler in der Frontalebene. Sie kommen sehr häufig im Rahmen von Fahrradspeicherverletzungen vor (9).

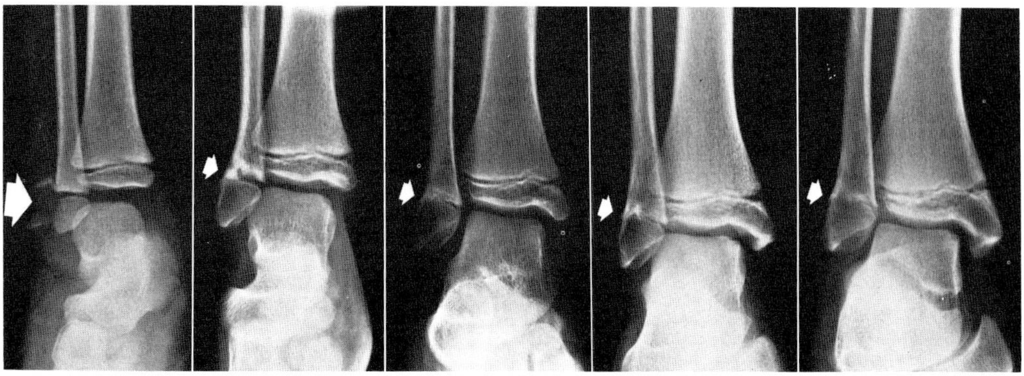

Abb. **239** Wachstumsstörung des vorzeitigen partiellen Verschlusses im Rahmen einer Fahrradspeichenverletzung. 7jähriges Mädchen mit Fahrradspeichenverletzung über dem Malleolus lateralis. Es war via Verletzung des Perichondriums der lateralen Fibulaepiphysenfuge über einen partiellen zum vollständigen vorzeitigen Verschluß der distalen Fibulaepiphysenfuge mit entsprechender Verkürzung der Fibula gekommen

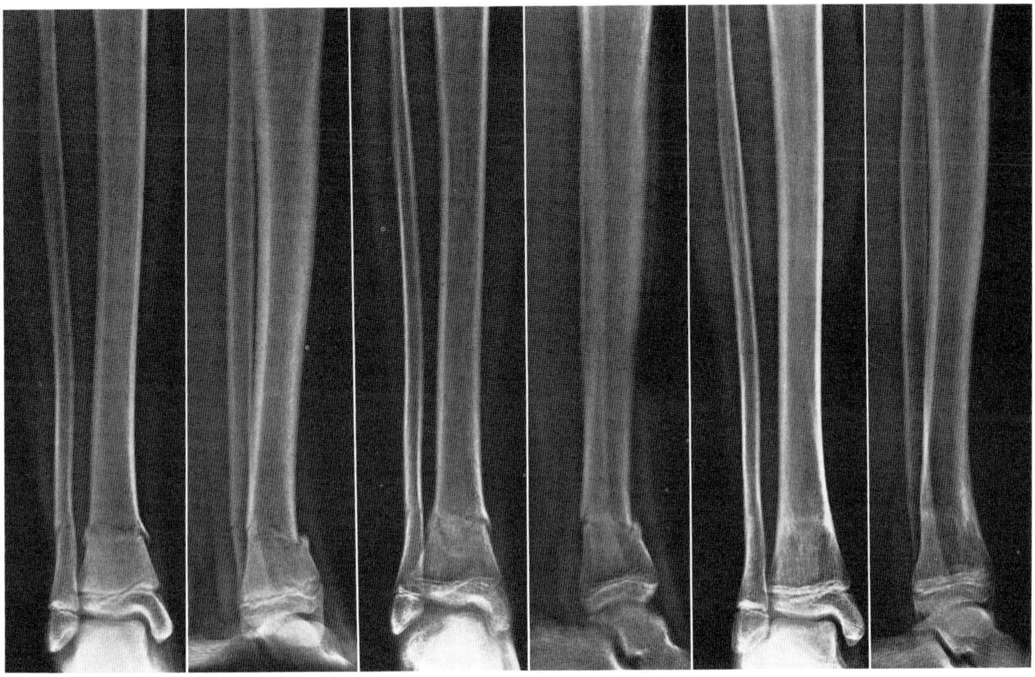

Abb. **240** „Spontankorrekturen" im Bereich der distalen Tibia. 11jähriger Knabe mit supramalleolärem Stauchungsbruch, der in leichter Rekurvationsfehlstellung ausheilte. Schon nach 4 Monaten zeigte sich ein weitgehendes Remodeling der dezenten Fehlstellung

Die Behandlung ist grundsätzlich konservativ und besteht in der Ruhigstellung in einem Unterschenkelgips für 3–4 Wochen. Um eine Zunahme der Rekurvation zu verhindern, muß der Gips oft schon primär im leichten Spitzfuß angelegt werden (9, 16). Dies schließt eine spätere Gipskeilung in den schon bestehenden Spitzfuß hinein zur vollständigen Beseitigung der Rekurvation nicht aus.

Die distalen *metaphysären Biegungsbrüche* (s. Abb. **237**) bieten die gleichen Probleme wie die proximalen auch. Jedoch liegen die Kompensationsmechanismen durch das untere Sprunggelenk hier günstiger. Primär sollte der Achsenfehler, vornehmlich bei älteren Patienten, in der Frontalebene sorgfältig beseitigt werden (Epiphysenachsenwinkel!), da sein Ausmaß durch die Stimulation der nächstliegenden Fuge zunimmt und er mit zunehmendem Alter dann nicht mehr spontan korrigiert wird.

Bei Wachstumsabschluß sollten keine Varusfehlstellungen über 5° und keine Valgusfehlstellungen über 10° im Bereich des oberen Sprunggelenkes verbleiben!

Die Behandlung erfolgt auch hier im Unterschenkelgips, der um den 4. Tag herum zirkulär geschlossen wird. Primäre Fehlstellungen bis zu 10° werden primär belassen um später durch Gipskeilung beseitigt zu werden. Fehlstellungen über 10° sollte man primär reponieren. Im ersteren Fall wird am 8. Tag gekeilt und dann geröntgt, im zweiten Fall wird am 8. Tag erst geröntgt und dann eventuell gekeilt.

Die distale Tibia ist nebem dem distalen Radius die häufigste Lokalisation für *Epiphysenlösungen mit und ohne metaphysären Keil,* mit und ohne begleitende Fibulafraktur.

Lockerungen oder spontan reponierte dislozierte Epiphysenlösungen ohne metaphysäre Beteiligung können leicht übersehen werden (29, 41). Auch das seitvergleichende Röntgenbild bringt üblicherweise keinen Aufschluß. Das Szintigramm würde die Verdachtsdiagnose bestätigen (28), den Patienten aber noch nicht von seinen Beschwerden befreien. Wir schlagen deshalb für solche Fälle, bei denen supramalleoläre Schwellungen und Schmerzen auf eine mögliche Epiphysenlösung hinweisen, die sekundäre Diagnostik vor (s. Abb. **235**).

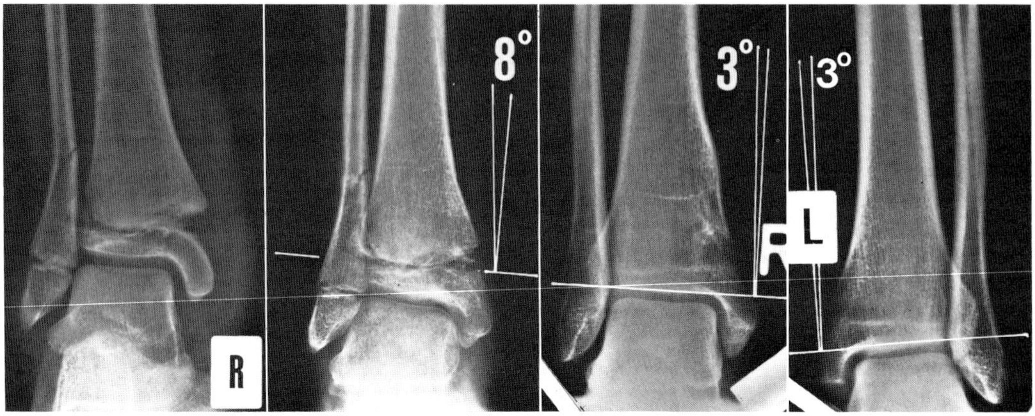

Abb. **241** „Spontankorrekturen" im Bereich der distalen Tibia. 8jähriges Mädchen mit Epiphysenlösung, die in Fehlstellung von 8° Valgus ausheilte. Im weiteren Verlauf kam es zur vollständigen Korrektur der Fehlstellung. Bei der Nachuntersuchung nach 8 Jahren bestanden symmetrische Verhältnisse im Bereich des oberen Sprunggelenkes

Fehlstellungen in der Frontal- und Sagittalebene sollten jenseits des 10. Lebensjahres nicht mehr belassen werden. Bis zum 10. Lebensjahr sind Achsenfehler in der Frontalebene und auch der Sagittalebene bis zu 10° ohne weiteres tolerabel ebenso wie Seit-zu-Seit-Verschiebungen bis zu 1/4 der Schaftbreite (Abb. **241**).

Fibulotibiale Synostosen können nach offenen Epiphysenlösungen entstehen. Wegen der immer auftretenden posttraumatisch zunehmenden Beschwerden ist unter Umständen auch schon vor Wachstumsabschluß die Resektion der Synostose indiziert.

Das Ziel der Therapie besteht in der Retention der Fraktur in altersentsprechend tolerabler Stellung unter strikter Vermeidung eines Rotationsfehlers. Mögliche Wachstumsstörungen können primär therapeutisch nicht beeinflußt werden.

Epiphysenlösungen werden grundsätzlich konservativ behandelt. Nur vereinzelt zwingen eingeschlagene Weichteile, z. B. Periost, zur offenen Reposition (11, 12, 17, 21). Die von manchen Autoren angegebene Einschlagfreudigkeit des Periostes, die dann stets zur offenen Reposition und Osteosynthese zwinge (40, 43, 44, 45) konnte Beck in seinen Untersuchungen (3) ebenso wenig bestätigen wie wir (21).

Undislozierte und leicht dislozierte Frakturen (Achsenfehler bis zu 10°) werden primär in der üblichen Unterschenkelgipsschiene unter Beseitigung eines eventuellen Rotationsfehlers ruhiggestellt. Diese wird um den 4. Tag herum zirkulär geschlossen. Nach 8 Tagen sollte eine radiologische Stellungskontrolle, vor allem bei Jugendlichen jenseits des 10. Lebensjahres, vorgenommen werden, um durch Gipskeilung evtl. aufgetretene oder auch leichte, primär vorhandene Fehlstellungen primär beseitigen zu können (Abb. **242**).

Dislozierte Frakturen (Fehlstellungen über 10°) werden primär in Allgemeinnarkose reponiert. Sollte sich dabei tatsächlich einmal eingeschlagenes Periost als Repositionshindernis erweisen, so wäre in gleicher Narkose die offene Reposition indiziert. Eine Osteosynthese erübrigt sich, da die Fraktur nach Beseitigung des Repositionshindernisses sich immer ideal stellen läßt. Unter Umständen kann die Stellung auch durch perkutan eingebrachte Kirschner-Drähte gesichert werden.

Patienten mit geschlossen reponierten Frakturen werden, ebenso wie bei undislozierten Epiphysenlösungen, ambulant behandelt. Patienten mit offen reponierten Frakturen verbleiben bis zur gesicherten Wundheilung für etwa 3–4 Tage stationär.

Die Ruhigstellung erfolgt in allen Fällen in der Unterschenkelgipsschiene, die um den 4. Tag zirkulär geschlossen wird. Eine radiologische Stellungskontrolle soll um den 8. Tag herum eventuell auftretende Achsenfehler aufzeigen. Diese können dann durch Gipskeilung anstandslos beseitigt werden.

Bei allen metaphysären Frakturen (Stauchungs-, Biegungsbrüche und Epiphysenlösungen) kann nach dem 14. Tag die Fraktur im Gips belastet werden, da es sich nahezu immer um Querfrakturen handelt.

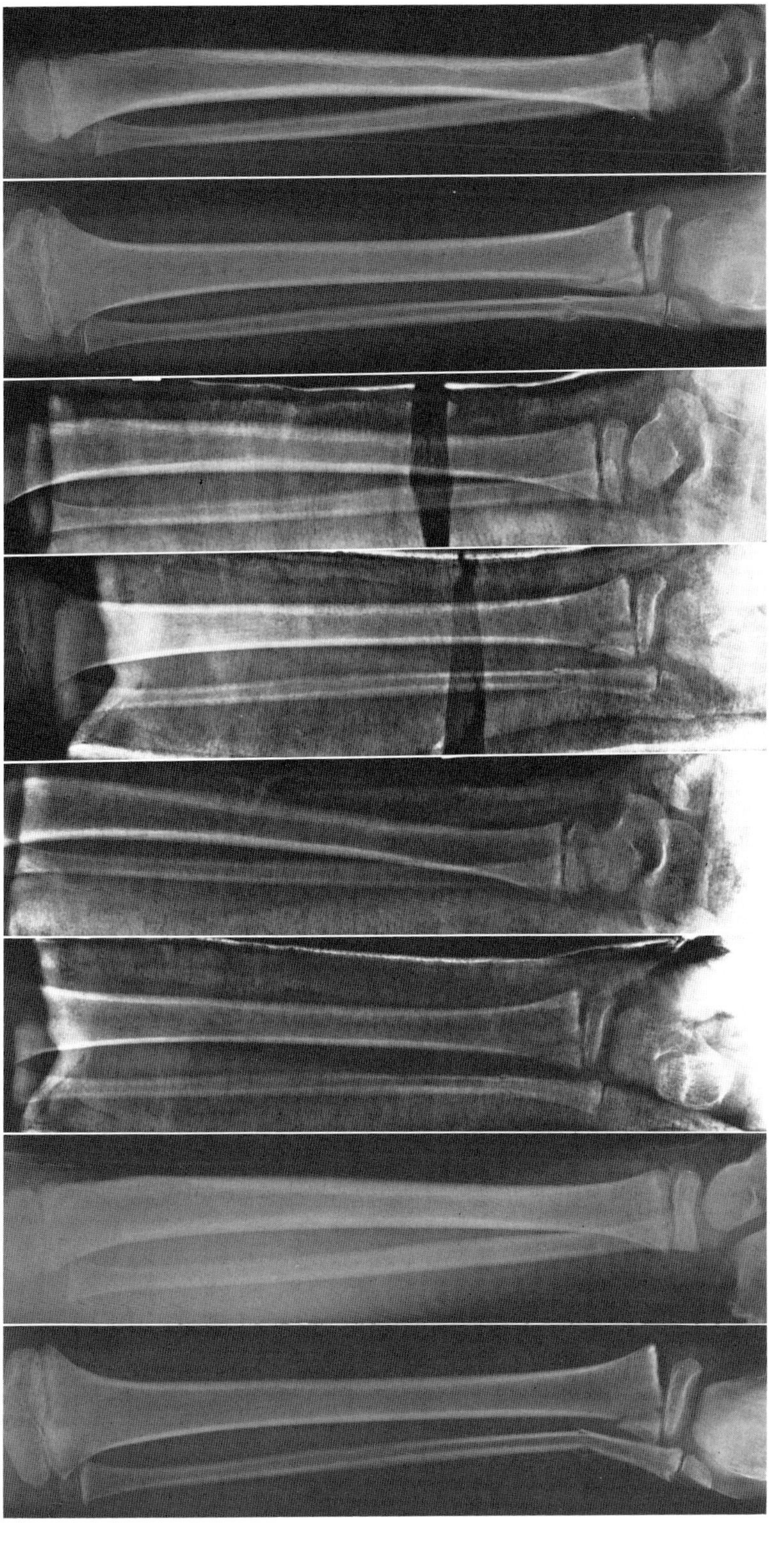

Abb. **242** Therapie der Epiphysenlösungen der distalen Tibia. 7jähriger Knabe, bei dem die distale Epiphysenlösung mit metaphysärem Keil primär in Narkose reponiert worden war. Es verblieb eine leichte Valgusfehlstellung von knapp 10°. Diese wurde am 7. Tag durch Gipskeilung beseitigt. Die Fraktur heilte in achsengerechter Stellung aus

Die Gipsabnahme erfolgt wegen der schnellen Konsolidation im metaphysären Bereich altersabhängig schon nach 3–4 Wochen. Zeigt die gipsfreie Röntgenkontrolle dann eine gute periostale Abstützung und bestätigt sich die gute Konsolidation auch klinisch, so kann der Patient mit spontaner Belastung beginnen. Nach weiteren 3–4 Wochen ist der Gang meist frei, inklusive dem Fersen- und Zehengang, so daß langsam der Sport wieder aufgenommen werden kann. Die Rückfußschwellung, vor allem nach Epiphysenlösungen, dauert viele Wochen an und kann unter Umständen die Sportfähigkeit beeinträchtigen.

In Halb- bis Jahresabständen sollten klinische Kontrollen durchgeführt werden zur Beurteilung der posttraumatischen Beinlängenalteration und zum Ausschluß eines Varusfehlwachstums nach möglicher Wachstumsstörung ebenso wie zur Spontankorrekturkontrolle evtl. verbliebener Fehlstellungen.

Bestehen 2 Jahre nach Unfall klinisch symmetrische und statische Verhältnisse bei seitengleich freier Funktion und gibt der Patient keinerlei Beschwerden an, so kann die Behandlung abgegeschlossen werden. Nur bei noch vorhandenen Beschwerden ist nochmals zu röntgen.

Korrekturosteotomien verbliebener Fehlstellungen oder auch der Folgen von Wachstumsstörungen sollten so weit wie möglich hinausgeschoben werden, um die Korrekturkräfte des wachsenden Skelettes weitmöglichst auszunützen, bzw. um mit einem Minimum an Korrektureingriffen auszukommen. Die Folgen möglicher Wachstumsstörungen des vorzeitigen Verschlusses müssen durch aufklappende Osteotomien beseitigt werden, um die partielle Verkürzung zu kompensieren (s. Abb. **238**).

Mediale Läsionen des oberen Sprunggelenkes

- mediale Malleolarfrakturen: die „typischen Epiphysenfrakturen" bei noch weit offenen Fugen
- mediale Bandläsionen

„Typische Epiphysenfrakturen" (Abb. **243**)

Epiphysenfrakturen der distalen Tibia sind bei noch weit offenen Fugen bis etwa zum 10. Lebensjahr – unabhängig vom auslösenden Unfallmechanismus und dessen Richtung – ausschließlich im Bereich des medialen Malleolus zu finden (22, 24). Die Frakturen liegen stets im Bereich der Verlängerungslinie der medialen Taluskante nach oben (s. Abb. **243**). Es kann sich um rein epiphysäre oder auch um epimetaphysäre Frakturen handeln. Nur ausnahmsweise, im Rahmen schwerster, direkter Traumata ist es möglich, daß noch bevor der physiologische Fugenschluß im Alter jenseits

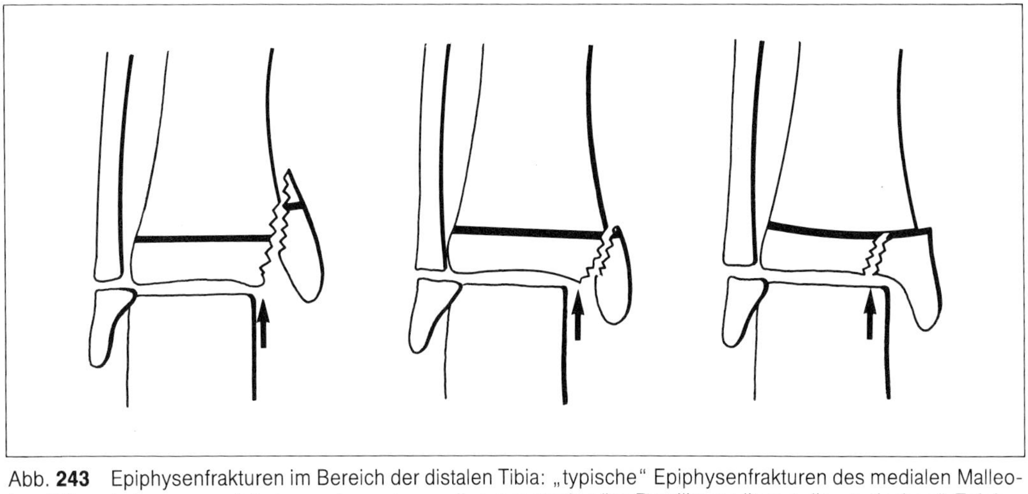

Abb. **243** Epiphysenfrakturen im Bereich der distalen Tibia: „typische" Epiphysenfrakturen des medialen Malleolus. Mit und ohne ausgedehntere oder geringgradigere metaphysäre Beteiligung liegen die „typischen" Epiphysenfrakturen bei noch weit offenen Fugen stets im Bereich des medialen Malleolus, meist außerhalb des Hauptbelastungsbereiches des Gelenkes (aus *von Laer, L.:* Der posttraumatische partielle Verschluß der distalen Tibiaepiphysenfuge. Ursache, Prognose und Prophylaxe? Unfallheilkunde. 85 [1982] 445)

des 10. Lebensjahres begonnen hat, der Frakturspalt auch im lateralen Bereich der Epiphyse zu finden ist (s. „Übergangsfrakturen"). Andere Formen der medialen Malleolarfrakturen finden sich ebenfalls nur im Jugendlichenalter (40). (Abb. **244**).

Begleitverletzungen sind lateral möglich in Form von Epiphysenlösungen der distalen Fibula oder fibulotalaren Bandausrissen oder Rupturen.

Am gefürchtetsten ist nach diesen Frakturen die Gefahr des vorzeitigen partiellen Verschlusses der Wachstumsfuge mit konsekutivem Fehlwachstum (4, 14, 25, 28, 30, 35, 38, 40, 44, 45). (Abb. **245**). Dies kann durch eine Ausheilungs- aber auch durch eine Nekrosenbrücke verursacht werden (s. allg. Teil). Die Gefahr einer derartigen Wachstumsstörung nimmt mit zunehmendem Alter ab. Jenseits des Alters von 13 Jahren bei Knaben und 12 Jahren bei Mädchen ist mit einer derartigen Wachstumsstörung kaum mehr zu rechnen (21). Diese Wachstumsstörung ist nicht obligatorisch nach Epiphysenfrakturen zu erwarten

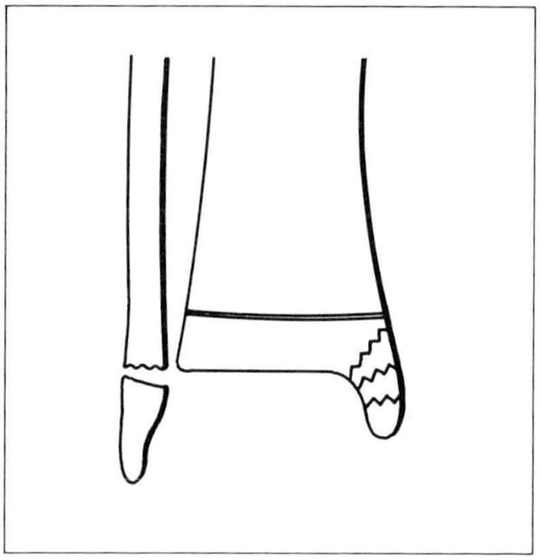

Abb. **244** Epiphysenfrakturen im Bereich der distalen Tibia: mediale Malleolarfrakturen im Jugendlichenalter. Erst im Jugendlichenalter finden wir Frakturformen im Bereich des medialen Malleolus, wie wir sie auch beim Erwachsenen antreffen

(Abb. **246**) und kommt nur in etwa 15% aller Fälle vor (21, 22). Dazu kann bei schmalen Brücken eine spontane Brückensprengung durch das weitere Wachstum stattfinden (4,

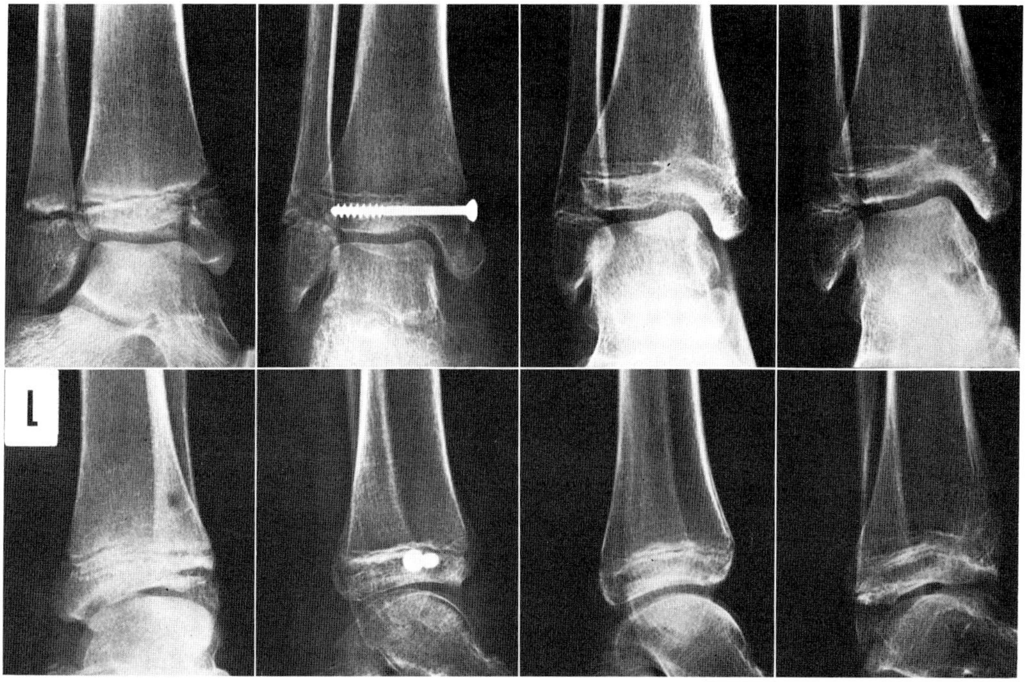

Abb. **245** Wachstumsstörung nach Osteosynthese einer „typischen" Epiphysenfraktur. Knapp 12jähriges Mädchen. Typische dislozierte Fraktur des medialen Malleolus bei noch weit offenen Fugen. Korrekte „wasserdichte" Kompressionsosteosynthese mit einer parallel zur Fuge liegenden Kleinfragment-Zugschraube. Im weiteren Verlauf kam es trotz der korrekten Osteosynthese zur „banding-Brücke" zwischen Meta- und Epiphyse mit konsekutivem Varusfehlwachstum

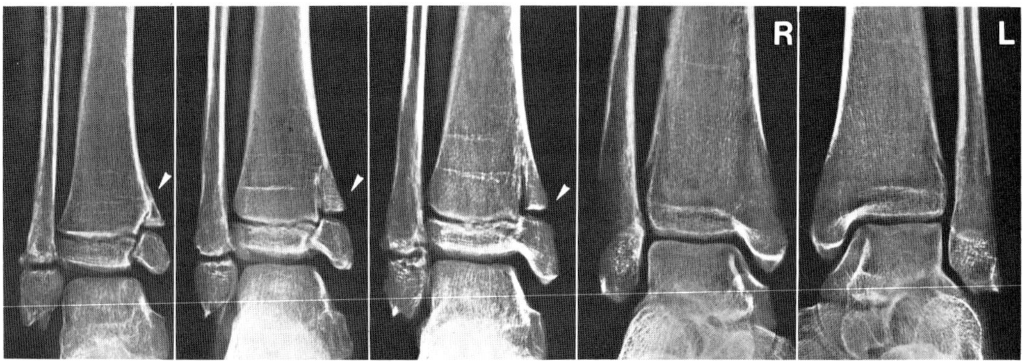

Abb. **246** Remodeling des Gelenkes. 7jähriges Mädchen mit „typischer", dislozierter medialer Malleolarfraktur bei noch weit offenen Fugen. Die Behandlung erfolgte konservativ in Form eines ergebnislosen geschlossenen Repositionsversuches und anschließender Gipsruhigstellung. Nach 12 Wochen ist eine deutliche Gelenkstufe sichtbar. Eine meta-epiphysäre „banding-Brücke" ist ausgeblieben und damit auch ein Fehlwachstum. Im weiteren Verlauf remodellierte sich die Gelenkstufe, so daß bei der Nachuntersuchung nach 13 Jahren symmetrische Gelenkverhältnisse anzutreffen waren

23) so daß ein Fehlwachstum ausbleibt (s. Abb. **248**). Primär-therapeutisch beeinflußbar ist diese Wachstumsstörung nicht. Lediglich durch operative Diminuierung des Frakturspaltes kann eine mögliche Ausheilungsbrücke verkleinert werden, so daß sie nicht zum Fehlwachstum führen kann. Eine Nekrosenbrücke kann dadurch nicht beeinflußt aber unter Umständen erst provoziert werden (s. Abb. **245**). Nach undislozierten Frakturen ist diese Wachstumsstörung nie zu erwarten (21, 25), sondern nur nach dislozierten Frakturen (Abb. **247**).

Als eigentliche Präarthrose sind auch in Dislokation verheilte Frakturen nicht zu betrachten, da sie stets außerhalb des Hauptbelastungsbereiches des Gelenkes liegen. Zudem können sich bei jungen Patienten (bis zu 5 Jahren bei Fraktur) geringgradige Gelenkstufen im weiteren Wachstum wieder vollständig ausgleichen (Abb. **246**).

Das Ziel der Therapie besteht darin, im Falle dislozierter Frakturen das Gelenk wieder zu rekonstruieren und damit auch bessere Voraussetzungen bezüglich der möglichen Wachstumsstörung aufgrund einer Ausheilungsbrükke zu schaffen.

Undislozierte Frakturen (mit einer Frakturspaltdehiszenz bis zu max. 2 mm) werden hingegen konservativ in einer Unterschenkelgipsschiene behandelt (21, 25, 38) (Abb. **247**). Diese wird um den 4. Tag herum zirkulär geschlossen. Im allgemeinen neigen die Frakturen nicht zur sekundären Dislokation, so daß grundsätzlich auf eine radiologische Stellungskontrolle im Gips verzichtet werden kann. Die Fraktur sollte während 4 Wochen entlastet werden. Ist dies von der Struktur des Patien-

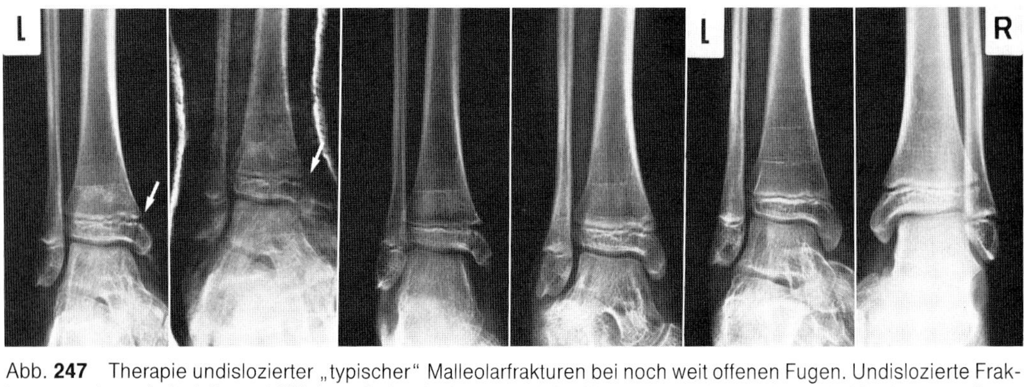

Abb. **247** Therapie undislozierter „typischer" Malleolarfrakturen bei noch weit offenen Fugen. Undislozierte Frakturen werden, wie bei dieser 10jährigen Patientin, konservativ im Unterschenkelgips behandelt. Wachstumsstörungen sind nicht zu befürchten

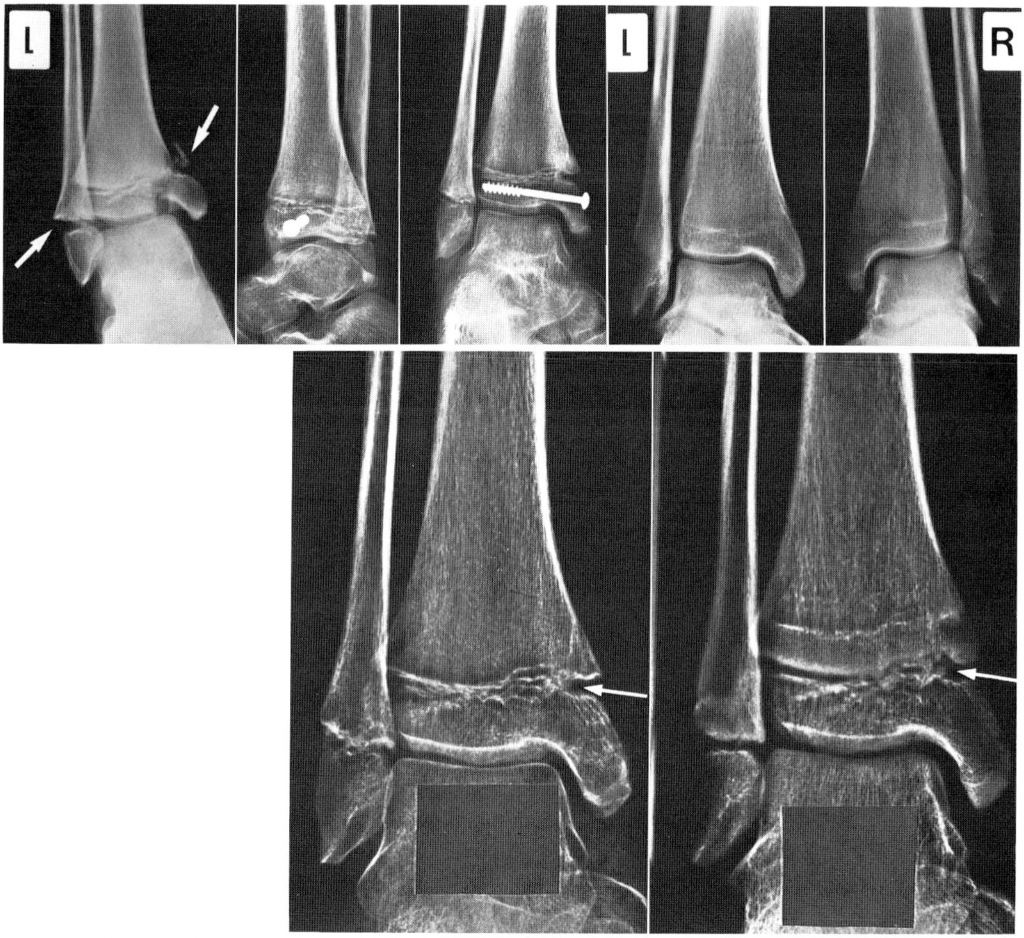

Abb. **248** Therapie dislozierter „typischer" medialer Malleolarfrakturen bei noch weit offenen Fugen. – Oben: Dislozierte Frakturen müssen schon nur zur Gelenksrekonstruktion offen reponiert und mit Hilfe einer Kompressionsosteosynthese retiniert werden. Mit diesem Vorgehen können mögliche Ausheilungsbrücken verkleinert werden, wie bei diesem 11jährigen Knaben, bei dem sich schon bei Konsolidation der Fraktur nach 5 Wochen eine deutliche „Ausheilungsbrücke" zwischen Meta- und Epiphyse im Bereich der ehemaligen Fraktur feststellen ließ. Im weiteren Wachstum wurde diese Brücke wieder spontan gesprengt, so daß sich bei den Nachuntersuchungen nach 1 Jahr und nach 2 Jahren die Fuge radiologisch als offen erwies. Dementsprechend war bis zur Nachuntersuchung nach 6 Jahren jegliches Fehlwachstum ausgeblieben. – Unten: Die Sprengung der „Ausheilungsbrücke" erfolgte nach der 10. Woche nach dem Trauma (aus *von Laer, L.:* Skelett-Traumata im Wachstumsalter. Hefte zur Unfallheilkunde 166. Springer, Heidelberg 1984)

ten her nicht gewährleistet, so wird am 4. Tag ein Sarmiento-Gips angelegt.
Dislozierte Frakturen werden primär offen anatomisch exakt reponiert und mit einer epiphysären Kompressionsosteosynthese mit einer AO-Kleinfragment-Zugschraube versorgt (Abb. **248**). Bei sehr kleinen Verhältnissen kleiner Kinder, kann unter Umständen die Kirschner-Draht-Osteosynthese sinnvoller sein, als ein traumatisierender Versuch, die Schraubenosteosynthese partout durchzusetzen. Letzeres kann mehr Schaden bringen als Nutzen. Eine begleitende Fibula-Epiphysen-Lösung reponiert sich mit der Reposition auf der medialen Seite von selbst und muß nicht gesondert fixiert werden. Begleitende fibulotalare Bandläsionen revidieren und rekonstruieren wir gleichzeitig zur medialen Osteosynthese.
Patienten und Eltern sind schon präoperativ darauf aufmerksam zu machen, daß die Operation lediglich der Gelenkrekonstruktion

dient, aber nicht in der Lage ist, eine mögliche Wachstumsstörung zuverlässig zu verhindern.
Postoperativ wird eine dorsale Unterschenkelgipsschiene angelegt, die um den 4. Tag herum zirkulär verschlossen, u. U. zum Sarmiento-Gips umgewandelt wird.
Nach Gipsabnahme zeigt das Röntgenbild den beginnenden Durchbau der Fraktur. Bei Indolenz im ehemaligen Frakturbereich wird an Stöcken zunehmend belastet, bis nach etwa 2 Wochen die volle Belastung bei freiem Gang erreicht ist. Erst zwei Wochen danach sollte dann langsam wieder mit Sport begonnen werden.
Nach problemloser Wiederaufnahme des Sportes müssen in Halbjahresabständen klinisch Kontrollen durchgeführt werden zur Erfassung eventueller Beinlängenalterationen und der Folgen der möglichen Wachstumsstörung des partiellen Verschlusses. Asymmetrien der Rückfußachse weisen schon frühzeitig auf ein Fehlwachstum hin. In derartigen Fällen muß dann nochmals geröntgt werden. Ist es bis zu 2 Jahren nach dem Unfall zu keinen Wachstumsstörungen gekommen, so kann angesichts symmetrischer statischer und funktioneller Verhältnisse die Behandlung aufgrund der klinischen Untersuchung abgeschlossen werden.
Ist es zu einer Wachstumsstörung des vorzeitigen partiellen Verschlusses gekommen, so ist das Alter des Patienten und die Ausdehnung der „banding-Brücke“ für das weitere Vorgehen bestimmend.
Bis zum 10. Lebensjahr sollte versucht werden, die Brücke zu resezieren und den Defekt mit Weichteilgewebe aufzufüllen. Wir haben dies bislang mit einem freien, subkutanen Fettgewebstransplantat vorgenommen. Je näher der Patient dem 10. Lebensjahr ist, desto eher muß gleichzeitig eine aufklappende Korrekturosteotomie zur Beseitigung einer schon bestehenden Fehlstellung durchgeführt werden. Je jünger der Patient ist, desto eher kann die Fehlstellungskorrektur (Varisierungen bis zu 10°) den Korrekturkräften des weiteren Wachstums überlassen werden. Vor einer Brückenresektion empfiehlt es sich, ein axiales CT durchzuführen. Mitunter erweist sich das Ausmaß und die Form von Nekrosenbrücken darin derart ausgeprägt, daß eine Resektion nicht möglich ist, ohne unnötigen zusätzlichen Schaden an der Fuge zu verursachen. Dann bleibt nur, bis zum Wachstumsabschluß unter Umständen mehrere aufklappende Korrekturosteotomien durchzuführen.
Jenseits des 10. Lebensjahres ist eine Brückenresektion nicht mehr sinnvoll, da die Zunahme des Fehlwachstums bis Wachstumsabschluß gering sein wird und angesichts der abnehmenden Spontankorrekturmöglichkeiten ohnehin eine Korrekturosteotomie durchgeführt werden muß. Der Zeitpunkt dafür sollte so gewählt werden, daß nur eine einzige Korrektur notwendig wird.

Mediale Bandläsionen

Mediale Bandläsionen des Lig. deltoideum können selten im Rahmen von Eversionstraumen vornehmlich bei Jugendlichen vorkommen. Eine deutliche Schwellung auf der medialen Seite weist darauf hin. Ist auf der lateralen Seite ohnehin eine operative Revision nötig, so wird auch auf der medialen Seite revidiert und das Lig. rekonstruiert. Sonst genügt die konservative Behandlung, da es selten zu totalen Rupturen, sondern meist nur zu Teileinrissen des medialen Bandapparates kommt.

Laterale Läsionen des oberen Sprunggelenks

- Fibulotalare Bandläsion und „flake fracture“ des Talus
- Fibulaepiphysenlösung und Syndesmosenausriß

Distorsionen des fibulotalaren Bandapparates mit und ohne Instabilität sind die häufigsten Verletzungen am oberen Sprunggelenk. Sie können Begleitverletzungen der typischen medialen Malleolarfrakturen des Wachstumsalters sein.
Als Begleitverletzungen von Distorsionen mit Instabilitäten können chondrale und osteochondrale „flake fractures“ des Talus vorkommen (2).
Während Distorsionen ohne Instabilität als unproblematisch betrachtet werden, wird bei den Distorsionen mit Instabilität immer wieder die Gefahr der Frühartrhose beim Persistieren einer Instabilität beschworen (6, 31, 33, 43). Der klinische Nachweis dieser Behauptung steht noch aus. Frühartrhosen sind möglich als Folgen übersehener „flake fractures“, als Folge posttraumatischer lateraler Osteochondrosen (Abb. **249**) und als Folge von Pilon-tibiale-Frakturen. Letztere kommen

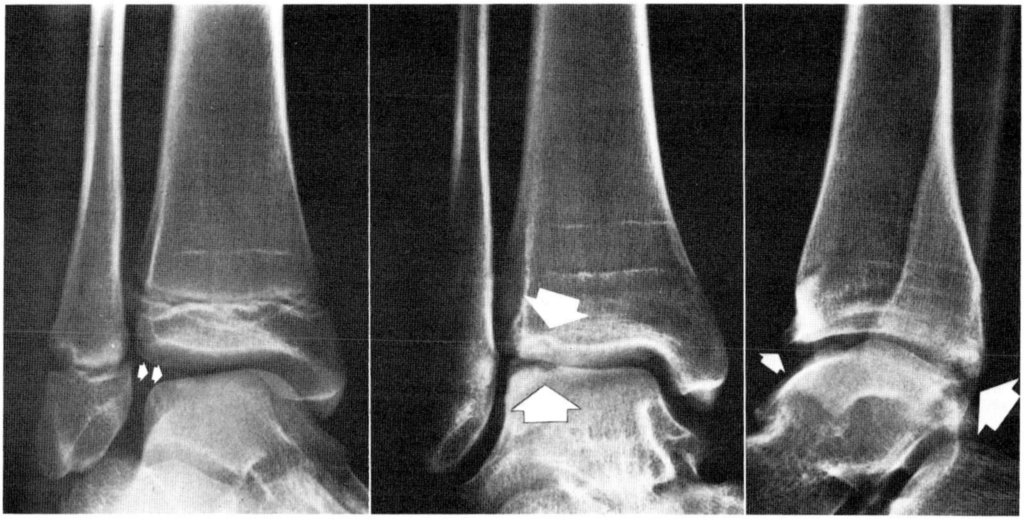

Abb. **249** Posttraumatische Osteochondrose. Bei der 12jährigen Patientin kam es 2 Jahre nach einer primär operativ versorgten fibulotalaren Bandläsion zur Ausbildung einer posttraumatischen Osteochondrose mit subchondraler Zystenbildung und Osteophytenbildung im ventralen Tibiabereich. Bei der klinischen 1-Jahreskontrolle bestanden seitengleich stabile Verhältnisse, die Patientin war subjektiv beschwerdefrei und mit dem Operationsergebnis zufrieden

im Wachstumsalter nicht vor. Kompensierte Instabilitäten ohne jedes klinisches Substrat, d. h. ohne Rezidivtraumata, ohne rezidivierende Schmerz- und Schwellungszustände, also ohne je Beschwerden zu verursachen, führen zu keiner Frühartthrose. Instabilitäten hingegen, die mit Beschwerden einhergehen, d. h. mit rezidivierenden Schmerz- und Schwellungszuständen und mit Retraumata, können u. U. zu einer Frühartthrose führen. Aber auch nur dann, wenn der Patient seine zunehmend heftiger werdenden Beschwerden mißachtet und bestehende Kompensationsmechanismen über Jahre hinaus hemmungslos überlastend sein instabiles Sprunggelenk sportlich und/oder beruflich emsig überstrapaziert. So viel Unvernunft gibt es im Kindes- und Jugendlichenalter nicht, höchstens unter elterlichem Zwang. Üblicherweise gibt der Patient vor vollendeter Arthrose die beschwerdeverursachende Tätigkeit auf oder unterzieht sich einem Behandlungsversuch.

Unterhalb des 10.–12. Lebensjahres bleiben in etwa 80% der Fälle die Bänder selbst intakt, reißen aber entweder periostal chondral oder ossär, häufiger aus der Fibulaspitze, selten aus dem Talus (36) aus. Wachstumsstörungen sind auch bei größeren Abrißfragmenten nicht zu befürchten, da die distale Fibulafuge nicht tangiert wird.

Die Diagnose der Distorsion des fibulotalaren Bandapparates ist einfach aufgrund der Anamnese (des Distorsionstraumas) und des klinischen Befundes zu stellen. Ist das Trauma frisch, so besteht ein typisches, eiförmiges Hämatom unter und vor dem Außenknöchel. Liegt das Trauma längere Zeit zurück, so bestehen mitunter diffuse, ausgeprägte Schwellungen unterhalb der Fibulaspitze bis hin zum ausgedehnten, abgesackten Hämatom am lateralen Fußrand.

Um eine der möglichen knöchernen Läsionsmöglichkeiten am oberen Sprunggelenk auszuschließen (Epiphysenlösungen, mediale Malleolarfrakturen, Übergangsfrakturen, Syndesmosenausrisse und knöcherner Ausrisse des fibulotalaren Bandapparates) führen wir stets bei ausgeprägter Klinik das a.-p. und seitliche Röntgen durch.

Die weitere Diagnostik nach dem a.-p. und seitlichen Röntgen ist eng an das therapeutische Prozedere jeder einzelnen Klinik gekoppelt.

Das Ziel der Therapie besteht darin, alle persistierenden dekompensierten Instabilitäten mit Beschwerden und der dann zumindest theoretisch bestehenden Gefahr einer Arthrose zu beseitigen. Primär existiert kein Parameter dafür, bei welchen Patienten dies zu erwarten ist. Weder weist eine allgemeine Bandlaxität darauf hin, noch das Gewicht des Patienten oder eine spezielle Sportart. Erst sekundär, nach durchgeführter Therapie, schält sich die Gruppe mit dekompensierten Instabilitäten heraus: Unabhängig von der durchgeführten Primärtherapie (operative Rekonstruktion, konservativ im Gips oder funktionelle Behandlung), verbleiben bei der Jahreskontrolle etwa 10% an Patienten mit Dekompensationserscheinungen (6, 19, 37).

Da primär nichts auf diese Gruppe hinweist, haben wir seit mehreren Jahren das übliche diagnostische Prozedere umgekehrt. Wir warten erst auf die Beschwerden und objektivieren dann die Instabilität. Damit vermeiden wir, daß wir Patienten behandeln, die mit und ohne Instabilität beschwerdefrei würden und damit vermeiden wir auch eine Überdiagnostizierung der Distorsionen. Denn immerhin weist nur knapp 1/3 aller primären Distorsionen eine Instabilität auf, während 2/3 stabil sind. Aus all diesen Gründen ist bei der primären Diagnostik und der Therapie zwischen Ersttraumata und Zweit- oder Mehrfachtraumata zu unterscheiden.

Ersttraumata (Tab. **9**)

Zeigt sich in den a.-p. und seitlichen Standardaufnahmen eine undislozierte Ausrißlamelle aus der Fibulaspitze oder aus dem Talus so wird in einer Unterschenkelgipsschiene ruhiggestellt bis zum Abschwellen der Weichteile. Dann wird der Gips zirkulär geschlossen und in einen Gehgips umgewandelt. Dieser wird für 3–4 Wochen belassen. Nach Gipsabnahme erfolgt bei Indolenz über der Fibulaspitze, bzw. über dem Talus, spontane Mobilisation bis der Gang nach 2–3 Wochen wieder frei ist. Anschließend kann der Sport wieder aufgenommen werden. Gelang dies anstandslos, so wird die Behandlung aufgrund des klinischen Befundes symmetrischer statischer und funktioneller Verhältnisse bei subjektiver Beschwerdefreiheit abgeschlossen.

Deutlich dislozierte Ausrißfragmente werden primär operativ reponiert und mit einer transossären Dexonnaht, einem perkutan eingebrachten Kirschner-Draht oder selten einmal mit einer Kleinfragmentzugschraube fixiert. Anschließend erfolgt Ruhigstellung in der Gipsschiene und Weiterbehandlung wie bei den undislozierten Ausrissen.

Ist auf den Standardaufnahmen kein Ausrißfragment sichtbar und besteht klinisch eine

Tabelle **9** Supinationsdistorsion oberes Sprunggelenk. *Ersttraumata* – ausgedehntes Hämatom, Schmerz und Schwellung. RX = Röntgen, OP = Operation

RX a.-p. und seitlich
- ↙ Ausrißlamelle
  - ↙ disloziert ↓ OP
  - ↘ undisloziert ↓ Gips
- ↘ keine knöcherne Läsion ↓ Gipsschiene für 5–8 Tage ↓ Elastoplastverband oder Spezialschuh (abhängig von dem Ausmaß und der Dauer der Schwellung)

ausgeprägte Schwellung, so informieren wir den Patienten über unsere bisherigen Ergebnisse (10% persistierende Instabilitäten mit Beschwerden im Rahmen konservativer und operativer Behandlung), schlagen ihm den Verzicht auf die gehaltenen Aufnahmen vor und empfehlen die funktionelle Behandlung. Nur beginnende Spitzensportler möchten keinerlei Zeitverlust hinnehmen und wünschen meist die primäre Operation, die wir dann auch nach radiologischer Objektivierung der Instabilität durchführen. Alle übrigen Patienten entscheiden sich für die konservative Behandlung angesichts der Tatsache, daß sie außer Zeit nichts versäumen können und gute Chancen haben, auch so beschwerdefrei zu werden (Abb. **250**). Sie erhalten je nach Ausmaß der vorhandenen Schwellung und Schmerzen eine Gipsschiene oder eine elastische Binde zur Ruhigstellung. Nach Abnahme der Beschwerden innerhalb der ersten 8 Tage erhalten engagierte Sportler sowie Patienten mit schweren primären Schwellungen und konsekutiven Ödemen sowie ausgedehnten Hämatomen, einen hochgezogenen Spezialschuh mit lateraler Verstärkung und Außenranderhöhung.

Bei weniger ausgeprägten primären Schwellungen und Beschwerden legen wir, je nach Befund, ein- bis zweimal für je 14 Tage einen Elastoplastverband an. In diesem Verband belastet der Patient voll, beginnt aber erst nach insgesamt 4 Wochen mit dem Sport.

Sobald sich die Patienten mit Schuh in diesem

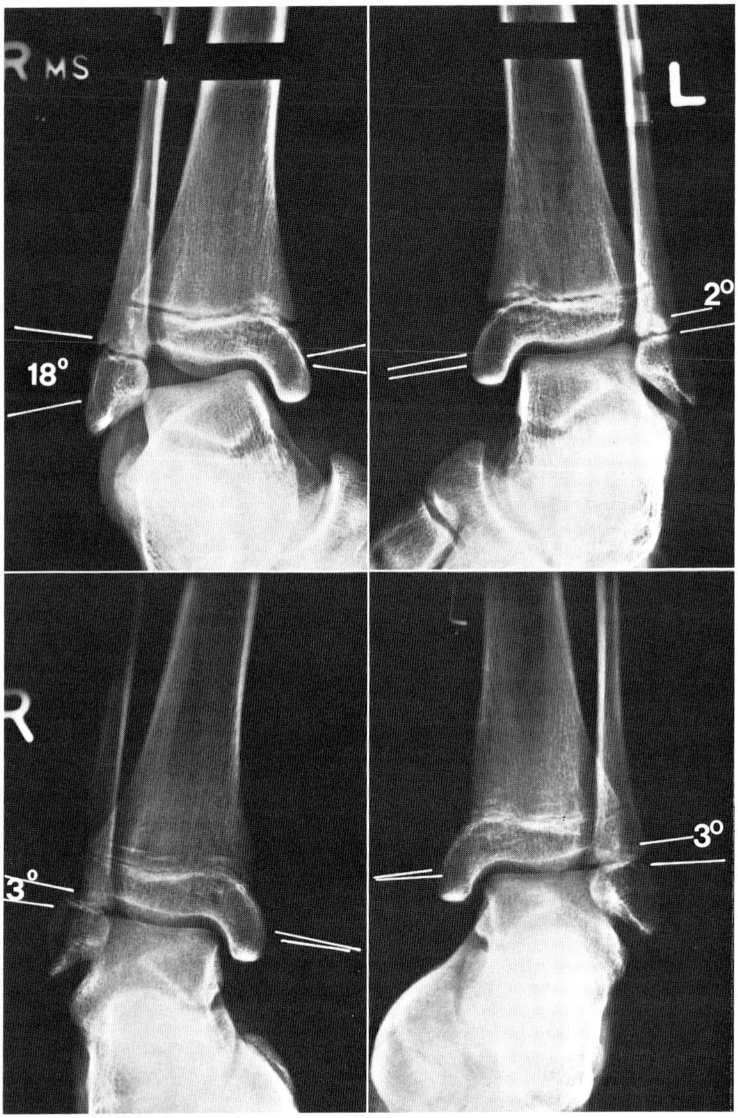

Abb. **250** Therapie der fibulotalaren Bandläsion bei Ersttrauma. Bei Ersttraumata weisen konservative und operative Behandlungen etwa die gleichen Behandlungsergebnisse auf. Es empfiehlt sich deshalb, in solchen Fällen primär eine konservativ-funktionelle Behandlung durchzuführen. 14jähriger Knabe mit fibulotalarer Bandläsion rechts, der konservativ-funktionell behandelt wurde. Bei der Nachkontrolle nach 1 Jahr zeigten sich radiologisch und klinisch seitengleiche stabile Verhältnisse

eingelaufen haben, können sie wieder anfangen, normal Sport zu betreiben, d. h. zwischen der 2.–4. Woche nach Unfall. Wir empfehlen, die Schuhe konsequent während des täglichen Lebens und zum Sport kontinuierlich für 8 Wochen zu tragen. Dann müssen sie nur noch konsequent zum Sport, und beim Laufen auf unebenem Boden insgesamt für 1 Jahr getragen werden.

Nach einem halben und nach einem Jahr kontrollieren wir die Patienten klinisch nach.

Bleibt der Patient subjektiv beschwerdefrei und bestehen ein Jahr nach dem Trauma symmetrische statische und funktionelle Verhältnisse ohne jede Rückfußschwellung, so beenden wir die Behandlung.

Bestehen subjektive Beschwerden, Schwellungen und werden intermittierende Retraumata geschildert, ebenso wie die Aufgabe einer bestimmten Sportart aufgrund der Beschwerden, so sehen wir die Indikation zu gehaltenen Aufnahmen auch schon nach Ablauf von 4–6 Monaten. Bestätigt sich dann die vermutete Instabilität, so schlagen wir den Patienten die Bandplastik vor. Wir rekonstruieren üblicherweise den Bandapparat nach der Methode von Weber (43) mit Hilfe eines freien Plantarissehnentansplantates. Ist keine Plantarissehne vor-

handen, so benutzen wir einen Teil der zweiten oder dritten Strecksehne des gleichen Fußes. Besteht gleichzeitig eine Instabilität des unteren Sprunggelenkes, so verwenden wir zur Bandplastik die gestielte Hälfte der kurzen Fibularissehne nach der Methode von WATSON-JONES (42).
Die geschilderten Plastiken werden unabhängig davon, ob die Fuge der distalen Fibula schon geschlossen ist oder nicht, durchgeführt. Bei noch offenen Fugen muß die Fibulafuge natürlich sorgfältig geschont werden.

Zweit- oder Mehrfachtraumen (Tab. 10)

Bei Patienten mit einer Instabilitätsanamnese (rezidivierende Retraumata, Unsicherheit beim Laufen, Schmerz- und Schwellungszustände usw.) und einem frischen Trauma wird via Standardröntgen wie üblich eine Fraktur ausgeschlossen. Besteht keine knöcherne Läsion, so erfolgt der radiologische Instabilitätsnachweis bei den Patienten, die sich aufgrund der vorhergehenden Besprechung für eine operative Sanierung ausgesprochen haben. Diese erfolgt im Fall der nachgewiesenen Instabilität. Je nach Befund und noch vorhandenem Bandmaterial ist es unter Umständen möglich, noch eine Rekonstruktion des Bandapparates durch transossäre Raffnähte durchzuführen. Ansonsten muß eine Periostlappenplastik (39), eine Plastik mit der Sehne des M. plantaris (43) oder des M. fibularis brevis (42) vorgenommen werden. Postoperativ erfolgt bis zur gesicherten Wundheilung für etwa 4–5 Tage eine Gipsruhigstellung, dann wird der Patient im Spezialschuh zu den gleichen Bedingungen wie bei den Ersttraumata voll mobilisiert.
Hat sich der Patient primär gegen eine Operation ausgesprochen, so unterlassen wir die radiologische Objektivierung der zu vermutenden Instabilität und verordnen den Spezialschuh. Die weiteren klinischen Kontrollen richten sich nach den Beschwerden und dem Befund. Es genügt meist, in 4- bis 6monatigen Abständen zu kontrollieren, ob der Patient beschwerdefrei geworden ist, oder ob vorhandene Beschwerden ihn selbst die Operation wünschen lassen.
Bei operierten und nichtoperierten Patienten kontrollieren wir bis zu 1 Jahr nach der Operation, bzw. nach der Spezialschuhverordnung, und schließen dann die Behandlung ab, vorausgesetzt, der Patient ist subjektiv und objektiv beschwerdefrei.

Tabelle **10** Supinationsdistorsion oberes Sprunggelenk. *Zweit- und Mehrfachtraumata* – Instabilitätsanamnese
R = Röntgen, OP = Operation

RX a.-p. und seitlich
↓
gehaltene Funktionsaufnahmen a.-p. bds.
(bei geschlossenen Fugen evtl. zusätzl.
seitlich gehaltene Aufnahmen bds.)
↓
Instabilität
↓
OP (Bandplastik)
↓
Spezialschuh

Flake fractures des Talus sind selten einmal im Rahmen von Läsionen des fibulotalaren Bandapparates möglich (2). Dementsprechend ist das Röntgenbild sorgfältig auf derartige Läsionen zu untersuchen. Bei operativen Revisionen ist die laterale Talusrolle auf Knorpelläsionen auch im hinteren Bereich genauestens zu kontrollieren. Die Fixation eines „flakes“ erfolgt mit Fibrinkleber. Schraubenfixationen sind wegen der Notwendigkeit des Sekundäreingriffes zur Metallentfernung zu vermeiden.
Fibulaepiphysenlösungen sind trotz der Häufigkeit mit der sie in der Literatur immer wieder erwähnt werden (12) eine Seltenheit. Sie sind entweder Begleitverletzungen von medialen Malleolarfrakturen, Übergangsfrakturen oder Ausrissen bzw. Rupturen der vorderen Syndesmose (Abb. **251**). Isoliert sind sie eine Rarität und praktisch nur dem Jugendlichenalter vorbehalten (22). Klinisch weist eine exquisite Druckdolenz über der distalen Fibulaepiphyse auf diese Verletzung hin. Meist besteht auch ein ausgeprägtes Hämatom über dem Außenknöchel und nicht darunter, wie bei den fibulotalaren Bandläsionen.
Handelt es sich um eine völlig undislozierte Lösung ohne Begleitverletzung, so wird für 3 Wochen im Unterschenkelgehgips ruhiggestellt.
Handelt es sich um eine isolierte dislozierte Lösung ohne Begleitverletzung, so wird geschlossen reponiert und ebenfalls konservativ im Unterschenkelgehgips weiterbehandelt.
Handelt es sich um eine Kombinationsverlet-

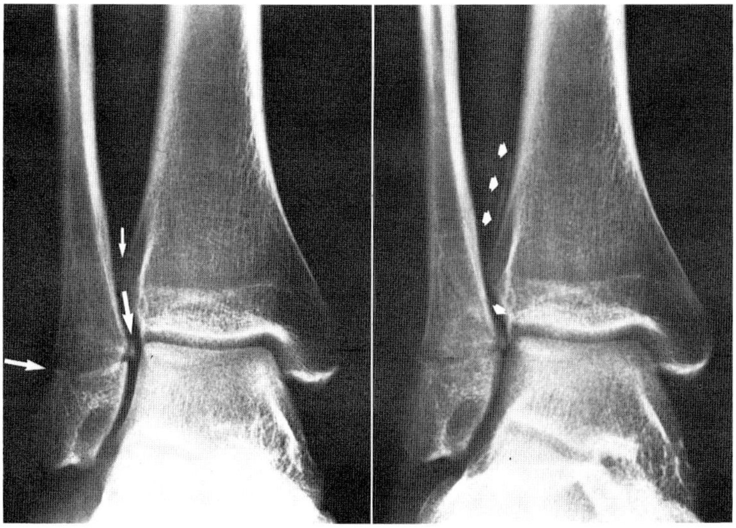

Abb. **251** Fibulaepiphysenlösung und Syndesmosenausriß. Fibulaepiphysenlösungen sind im Wachstumsalter außerordentlich selten und kommen nahezu nur im Jugendlichenalter vor. Sie sind dann meist kombiniert mit einem knöchernen oder periostalen Syndesmosenausriß. Bei diesem 14jährigen Knaben weist der metaphysäre Keil im Bereich der distalen Fibulametaphyse auf die undislozierte Epiphysenlösung der distalen Fibula hin. Eine Unregelmäßigkeit im Bereich der vorderen Inzissur der Tibia läßt an einen schalenförmigen Syndesmosenausriß denken. Die Bestätigung der primären Verdachtsdiagnosen erfolgte sekundär nach 4wöchiger Entlastung im Sarmiento-Gips anhand der periostalen Kallusbildung, sowohl im Fibula- als auch im Tibiabereich

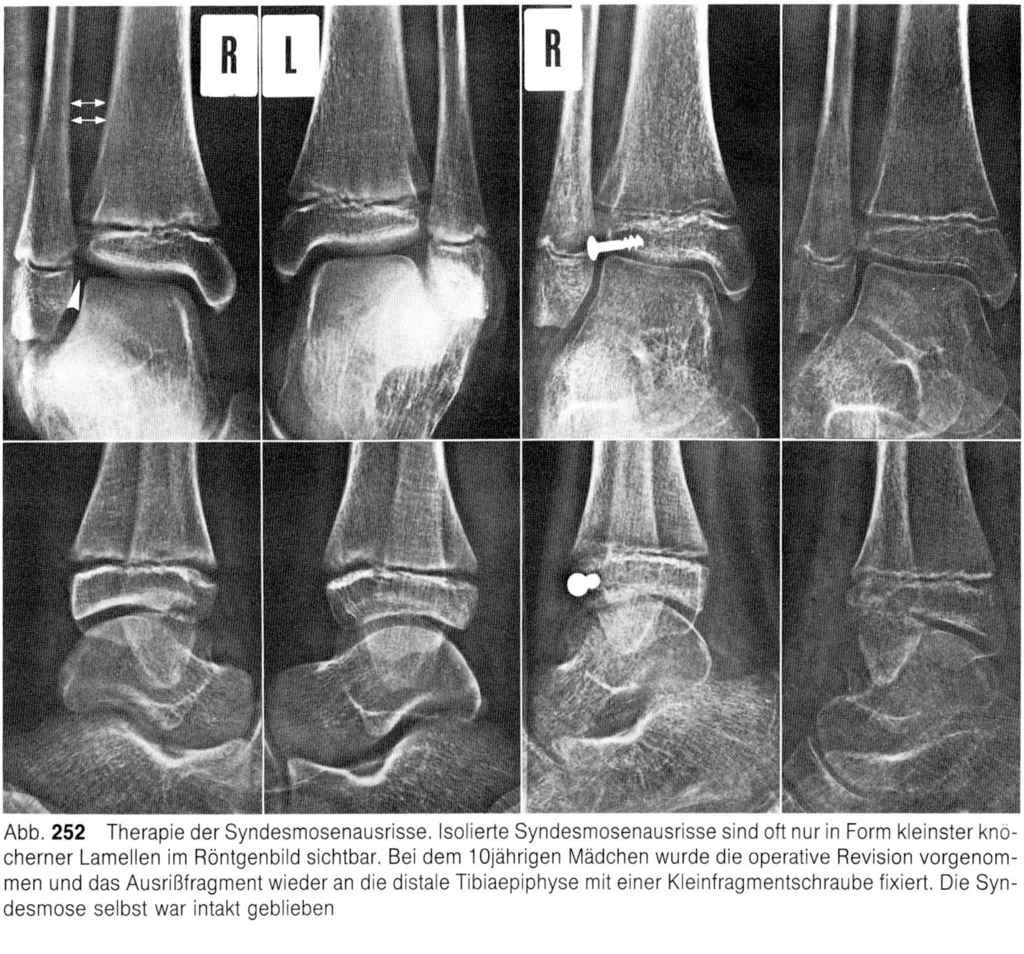

Abb. **252** Therapie der Syndesmosenausrisse. Isolierte Syndesmosenausrisse sind oft nur in Form kleinster knöcherner Lamellen im Röntgenbild sichtbar. Bei dem 10jährigen Mädchen wurde die operative Revision vorgenommen und das Ausrißfragment wieder an die distale Tibiaepiphyse mit einer Kleinfragmentschraube fixiert. Die Syndesmose selbst war intakt geblieben

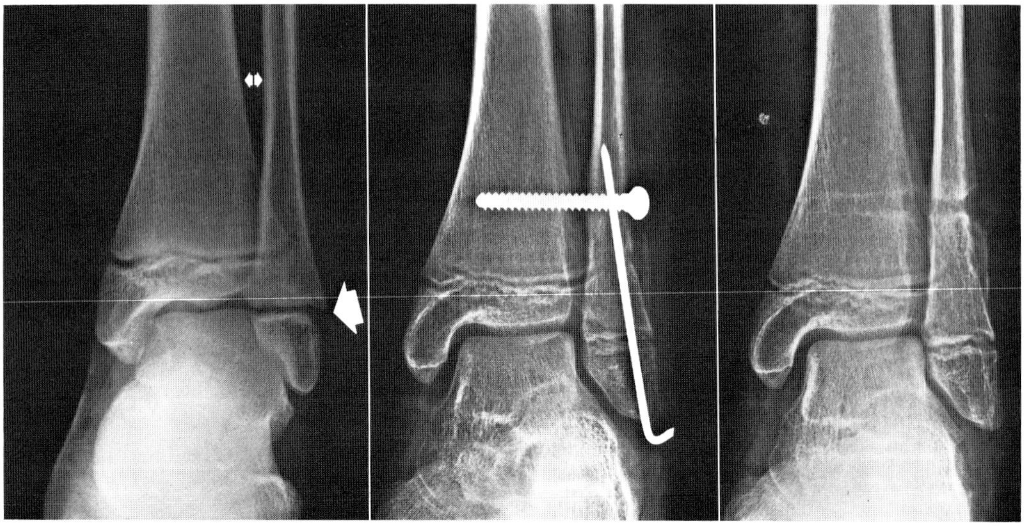

Abb. **253** Therapie der Syndesmosenrupturen. Bei dem 13jährigen Knaben bestand neben der radiologisch deutlich sichtbaren Fibulaepiphysenlösung klinisch der Verdacht auf eine zusätzliche Syndesmosenruptur. Es wurde deshalb die operative Revision der vorderen Syndesmose durchgeführt, die sich als rupturiert erwies. Die Fibulaepiphysenlösung wurde mit einem Kirschner-Draht stabilisiert, die Naht der Syndesmose durch eine fibulotibiale Stellschraube gesichert. Diese wurde nach insgesamt 6 Wochen wieder entfernt

zung eines schalenförmigen, undislozierten Syndesmosenausrisses und einer undislozierten Fibulaepiphysenlösung, so wird ebenfalls konservativ, aber im Sarmiento-Gips ruhiggestellt, um die Malleolengabel für 4 Wochen zu entlasten.

Handelt es sich um einen dislozierten Ausriß der Syndesmose so wird offen reponiert und das Ausrißfragment durch einen perkutan eingebrachten Kirschner-Draht oder durch eine Schraube wieder refixiert (Abb. **252**). Eine Stellschraube wie bei den Syndesmosenrupturen ist bei den Ausrissen nicht nötig, da die Syndesmose selbst intakt geblieben ist und eine Reposition des Ausrißfragmentes ohnehin nur nach exakter Wiederherstellung der Malleolengabel möglich ist. Handelt es sich um eine Ruptur der Syndesmose, so ist selbstverständlich eine fibulotibiale Stellschraube zur Sicherung der Syndesmosennaht notwendig (Abb. **253**).

Nach 4wöchiger Entlastung im Sarmiento-Gips zeigt die gipsfreie Röntgenkontrolle den Einbau des Fragmentes und die periostale Abstützung der Fibulaepiphysenlösung. Ein eventuell eingebrachter Draht wird entfernt und zunehmend spontan belastet. Schrauben werden erst nach ca. 8 Wochen entfernt. Stellschrauben werden nach 6 Wochen entfernt und erst dann wird mit der Belastung begonnen. Ansonsten kann bei Einbau des Fragmentes spontan belastet werden.

Ist nach weiteren 3–4 Wochen der freie Gang erreicht, wird langsam die sportliche Tätigkeit wieder aufgenommen. Die Behandlung kann nach Wiederaufnahme des Sportes bei subjektiver Beschwerdefreiheit und symmetrischen funktionellen und statischen Verhältnissen abgeschlossen werden, da Wachstumsstörungen nicht zu befürchten sind. Natürlich wurde der Patient auch im Rahmen dieser Verletzung auf mögliche idiopathische Beinlängendifferenzen hin untersucht.

Übergangsfrakturen der distalen Tibiaepiphyse

Die indirekten und direkten Häufigkeitsangaben in der Literatur sind unterschiedlich und schwanken zwischen 10–50% aller Epiphysenfrakturen der distalen Tibia (5, 13, 18, 20, 21, 40).

Im Übergangsalter zwischen Jugendlichen und Erwachsenen beginnt der physiologische Verschluß der distalen Tibiaepiphysenfuge. Gegen den physiologischen Wachstumsabschluß hin wird das Gleichgewicht zwischen Proliferation und Ossifikation innerhalb einer Fuge zunehmend zugunsten der Ossifikationsvorgänge verlagert. Mit vollständigem Sistieren der Proliferation greift die Ossifikation, vom metaphysären Teil der Fuge ausgehend, langsam auf den epiphysären Teil über, bis es zur eigentlichen Verknöcherung der Wachstumszone durch Verschmelzung der Metaphyse und des Epiphysenkerns kommt (23, 34, 35). An der distalen Tibia beginnt dieser Vorgang exzentrisch im ventrolateralen Bereich des medialen Malleolus (15, 20, 24, 27). Von hier aus breitet sich die Mineralisation der Wachstumsfuge nach dorsal und dann nach lateral aus, so daß der laterale vordere Quadrant der Fuge zuletzt verknöchert. Der Beginn dieser Mineralisationsvorgänge ist radiologisch nicht sichtbar (20).

Die mechanisch schwächste Stelle einer weit offenen Epiphysenfuge ist die Schicht des Blasenknorpels. Durch Schertraumata kommt es zur Ablösung der Epiphyse in dieser Schicht (Abb. **254a**); je nach gleichzeitig vorhandenem Biegemoment zur zusätzlichen Aussprengung eines mehr oder weniger großen metaphysären Keils. Ist aber im besagten Übergangsalter schon ein Teil dieser Blasenknorpelschicht mineralisiert, so hat dieser Teil gegenüber dem Rest der noch nicht mineralisierten Fuge mechanische Festigkeit gewonnen (20, 22, 24). Bei dem gleichen Trauma das zur Epiphysenlösung führen würde, wird der noch nicht mineralisierte Anteil der Fuge gelöst, der Frakturverlauf bricht sich dann aber am Pfeiler des schon mineralisierten Blasenknorpelanteils und wird aus der Schicht des Blasenknorpels schräg in das Gelenk abgeleitet (Abb. **254b**). Es handelt sich also bei den Übergangsfrakturen um unvollendete Epiphysenlösungen (20), die ebenso wie diese, je nach zusätzlichem Biegemoment einen mehr oder weniger großen metaphysären Keil aufweisen können.

Handelt es sich um eine rein epiphysäre Fraktur, so wird von „two-plane-fractures", besteht ein zusätzlicher metaphysärer Keil von „triplane-fractures" gesprochen. Bei beiden Formen kann – abhängig vom Reifezustand der Fuge und nicht von der Richtung des Traumas – der Frakturspalt im a.-p. Bild ganz medial (ja sogar intramalleolär), zentral oder aber ganz lateral im Gelenk liegen (Abb. **255**). Im seitlichen Bild sehen wir bei den „two-planes" meist gar keinen Frakturspalt, bei den „triplanes" können wir – nicht immer im Seitenbild sichtbar – zwei Formen unterscheiden: Der Typ „tri-plane I", bei dem der stets sicht-

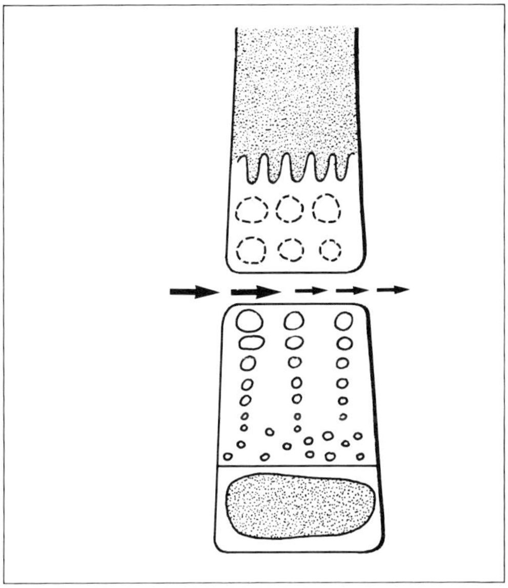

Abb. **254a** Entstehung einer Epiphysenlösung. Bei noch weit offenen Fugen führt ein reines Schertrauma zu einer Epiphysenlösung im metaphysären, dem mechanisch schwächsten Teil der Fuge

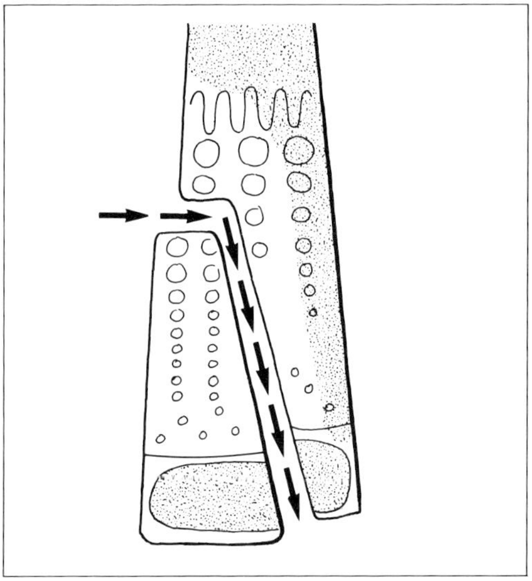

Abb. **254b** Entstehung einer Übergangsfraktur. Der physiologische Fugenschluß hat schon eingesetzt, so daß Teile des metaphysären Fugenanteiles schon mineralisiert sind und damit eine vermehrte mechanische Festigkeit aufweisen. Schertraumata, die üblicherweise zu einer Epiphysenlösung führen würden, werden an diesem Pfeiler der vermehrten mechanischen Festigkeit in das Gelenk abgeleitet und führen so zur Gelenkzur sogenannten Übergangsfraktur

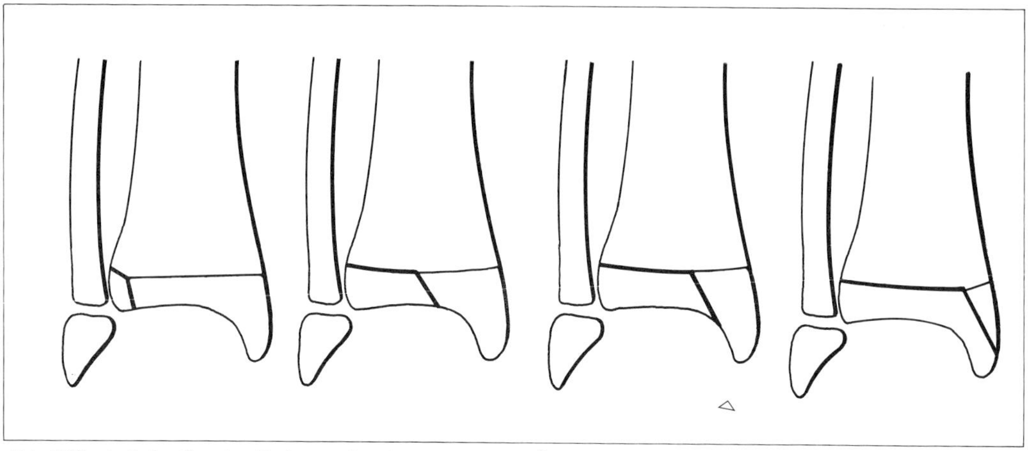

Abb. **255** Lokalisation des Frakturspaltes im a.-p.-Bild bei Übergangsfrakturen. Bei allen 3 Typen der Übergangsfrakturen („two planes", „tri-plane I" und „tri-plane II") kann der Frakturspalt sowohl ganz lateral als auch ganz medial in der Epiphyse lokalisiert sein (aus *von Laer, L.:* Die „Unvollendete" des Wachstumsalters: Die Übergangsfraktur der distalen Tibia. Unfallheilkunde 84 [1981] 373)

bare metaphysäre Frakturspalt in der Fuge endet und der Typ „tri-plane II", bei dem sich die metaphysäre Fraktur die Fuge kreuzend in die Epiphyse fortsetzt (Abb. **256**).
Insgesamt müssen wir also drei grundsätzlich verschiedene Gruppen an Übergangsfrakturen voneinander unterscheiden. Bei den „two-plane-fractures" kommt es zum Ausbruch eines mehr oder weniger großen lateralen Ausbruchsquadranten (Kleiger- oder Tilleaux-fracture) der auch als knöcherner Ausriß der vorderen Syndesmose interpretiert werden kann. Bei den intramaleolären Frakturen der „two-plane-fractures" besteht dieser Quadrant aus dem gesamten, gelenktragenden Plateau (Abb. **257**). Am häufigsten finden wir bei den

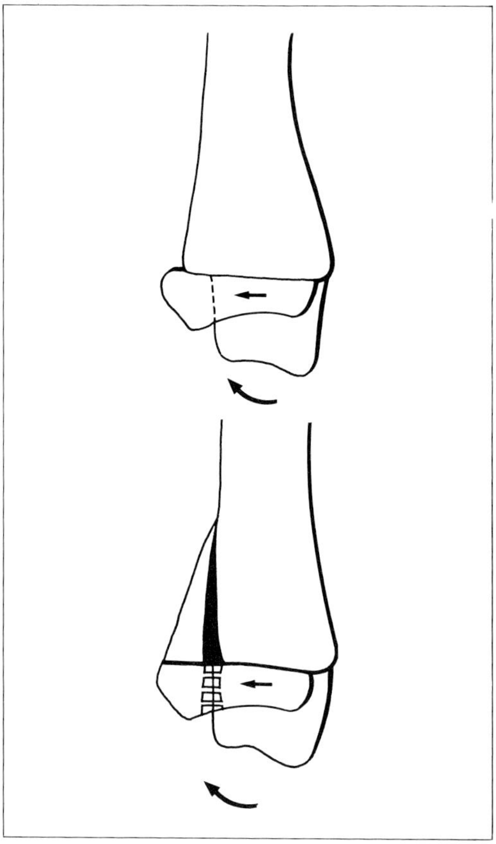

Abb. **256** Differenzierung der Übergangsfrakturen. Handelt es sich nur um eine epiphysäre Läsion ohne metaphysäre Beteiligung, so sprechen wir von „two-plane-fractures", (oben). Handelt es sich um eine epiphysäre Läsion mit metaphysärer Beteiligung, so handelt es sich um „tri-plane fractures" (unten). Endet die metaphysäre Fraktur im Bereich der Epiphysenfuge, so handelt es sich um eine „tri-plane-I-fracture". Setzt sich die metaphysäre Fraktur in die Epiphyse fort im Sinne eines hinteren Volkmann, so liegt eine „tri-plane-II-fracture" vor (aus *von Laer, L.:* Classification, diagnosis and treatment of transitional fractures of the distal part of the tibia. J. Bone Jt. Surg. 67A [1985] 687)

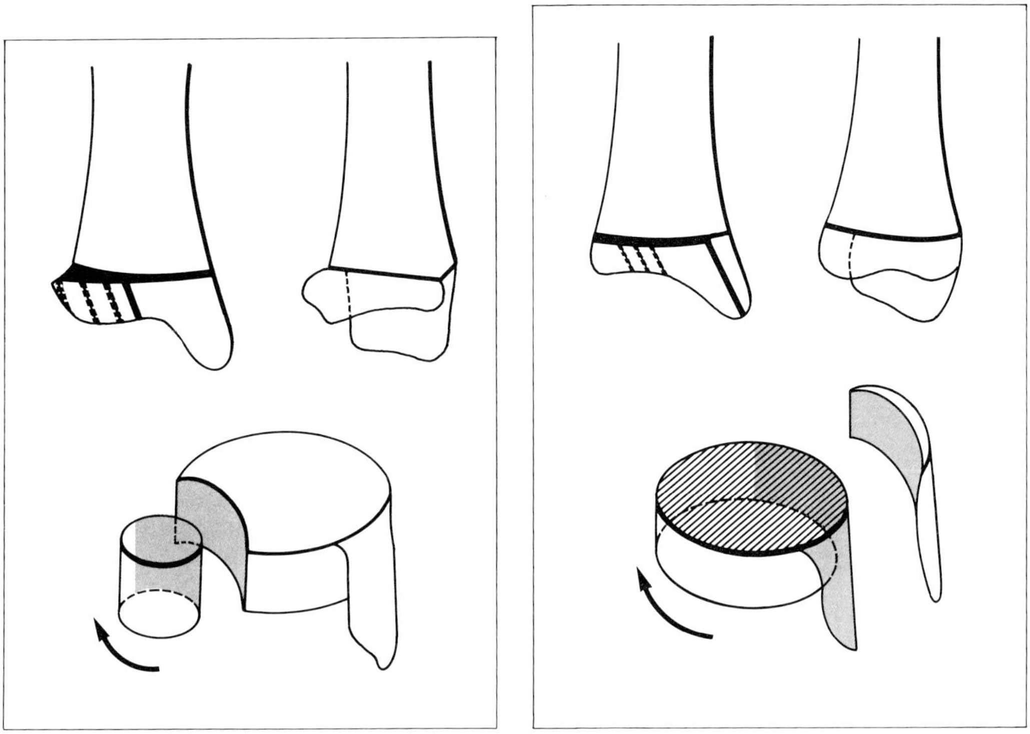

Abb. **257** Two-plane-fractures. Im a.-p.-Bild ist der Frakturspalt meist lateral lokalisiert. Der medial davon liegende Fugenanteil ist entweder schon verknöchert oder zumindest verschmälert. Der laterale ventrale Quadrant der Epiphyse ist ausgebrochen (links). Auch intramalleoläre Formen sind möglich. Der ausgebrochene Quadrant entspricht dann der gesamten gelenktragenden Fläche (rechts) (aus *von Laer, L.:* Classification, diagnosis and treatment of transitional fractures of the distal part of the tibia. J. Bone Jt. Surg. 67A [1985] 687)

„two-plane-fractures“ jedoch den Ausriß des vorderen lateralen Quadranten bei schon geschlossener medial davon liegender Fuge. Diese Frakturform wird deshalb oft als der einzige Vertreter der Übergangsfrakturen angesehen (15, 18, 26, 40, 44).

Bei den „tri-plane-I-fractures“ finden sich im Prinzip die gleichen Verlaufsvarianten, nur daß am gelösten lateralen Fragment ein metaphysärer Keil hängt. Der Frakturspalt liegt hier fast ausnahmslos im medialen und zentralen Gelenksbereich. Er kann aber auch intramalleolär außerhalb des Gelenks verlaufen (24) (Abb. **258**).

Bei den „tri-plane-II-fractures“ bricht die metaphysäre Fraktur wie ein hinterer Volkmann in das Gelenk durch, wie wir es nur aus der Erwachsenentraumatologie her kennen. Zusätzlich aber ist ein mehr oder weniger großer, lateraler Quadrant gelöst, ganz selten einmal auch der mediale, der sonst üblicherweise fest mit dem medialen Malleolus verbunden bleibt. Der Frakturspalt kann ganz lateral, zentral wie auch intramalleolär medial liegen. Am häufigsten finden wir ihn aber auch hier im medialen und zentralen Gelenkanteil (24) (Abb. **259**).

Begleitverletzungen sind selten und können in distalen Fibulaepiphysenlösungen oder Unterschenkelfrakturen bestehen.

Wachstumsstörungen sind grundsätzlich wegen des fortgeschrittenen Alters der Patienten, in dem diese Frakturen ausschließlich vorkommen, nicht zu erwarten.

Nur selten sind die Übergangsfrakturen deutlich disloziert. Meistens weisen sie eine Frakturspaltweite zwischen 2–4 mm auf und werden häufig übersehen. Inwieweit dies dann – auch wenn die Fraktur im Hauptbelastungsbereich des Gelenkes liegt – zu ernsthaften Spätfolgen führt, ist nicht bekannt. Angesichts der Häufigkeit dieser Frakturen, die früher vor etwa 30–40 Jahren üblicherweise konservativ behandelt wurden, und angesichts der auch heute noch ausgesprochen seltenen Arthrosen

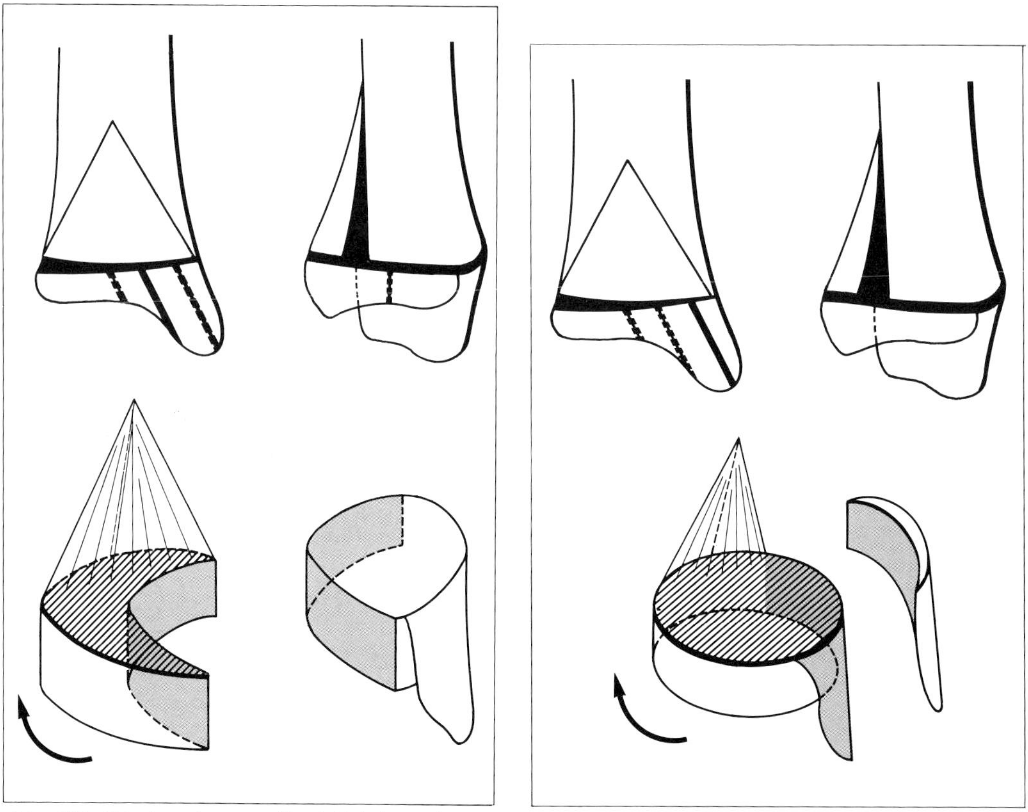

Abb. **258** Tri-plane-fractures Typ I. Bei den „tri-plane-I-fractures“ liegt vom Gelenk her gesehen im Prinzip die gleiche Frakturform vor, wie bei den two-plane-fractures, nur daß es hier zusätzlich zu einem Ausbruch aus der Metaphyse gekommen ist. Der Frakturspalt ist bei den tri-plane-I-fractures weitaus häufiger im medialen (links) bis intramalleolären Bereich (rechts) angesiedelt (aus *von Laer, L.:* Classification, diagnosis and treatment of transitional fractures of the distal part of the tibia. J. Bone Jt. Surg. 67A [1985] 687)

des oberen Sprunggelenkes kommt der Verdacht auf, daß auch im Rahmen konservativ behandelter oder sogar übersehener und unbehandelter Übergangsfrakturen keine ernsthaften Spätschäden zu erwarten sind.

Die Diagnose der Übergangsfrakturen stellt sich aus dem meist typischen schrägen Frakturverlauf in der Epiphyse, die Diagnose des Frakturtypus (two- oder tri-plane-I- oder -II-fracture) aus dem seitlichen Bild. Da üblicherweise a.-p. und keine p.-a.-Bilder angefertigt werden und der Frakturspalt vorne liegt, stellt es sich oftmals stark verschwommen dar. Meist ist die Fuge lateral des schrägen Frakturspalts gelockert, die Epiphyse nach unten gekippt und nach außen verdreht. Besteht zusätzlich ein metaphysärer Keil, so muß darauf geachtet werden, ob die metaphysäre Fraktur im seitlichen Bild in das Gelenk durchgebrochen ist oder nicht. Dies spielt vor allem eine wichtige Rolle für die intramalleolären Formen, die ohne hinteren Volkmann konservativ behandelt werden. Ist diese Unterscheidung einmal nicht möglich, so kann unter Umständen das axiale CT den tatsächlichen Frakturverlauf aufdecken (5, 13). Wir haben während der letzten Jahre, um die Fraktur und ihre unterschiedlichen Erscheinungsformen besser kennen zu lernen, häufig das CT durchführen lassen (20). Inzwischen aber sehen wir nur in Einzelfällen eine Indikation dafür. (24).

Das Ziel der Therapie besteht darin, im Fall ausgeprägter Dislokationen die Gelenkfläche wieder zu rekonstruieren.

Undislozierte Frakturen aller Formen mit Frakturspaltdehiszenten von 1–2 mm werden nach einer Unterschenkelgipsschiene für 4 Tage zum Abschwellen der Weichteile, anschließend im Sarmiento-Gips ruhiggestellt.

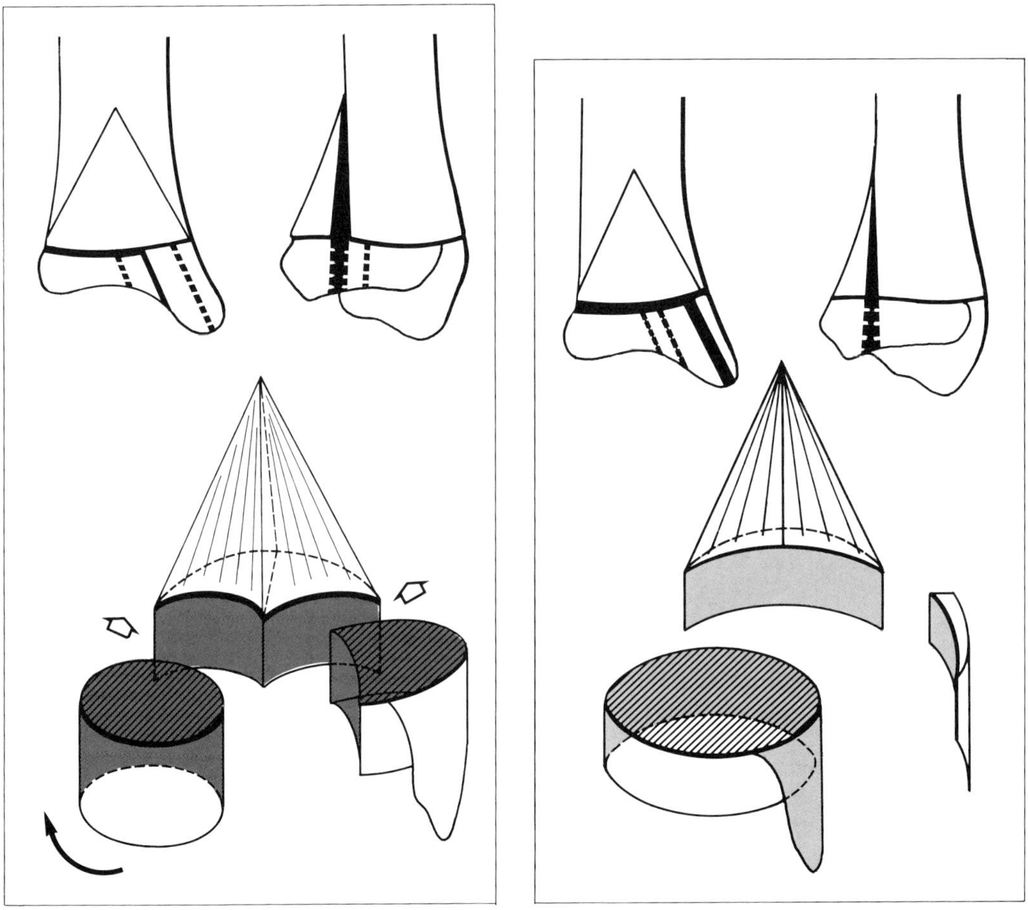

Abb. **259** Tri-plane-fractures Typ II. Die metaphysäre Fraktur bricht hier im Gegensatz zum Typ I durch die Fuge in das Gelenk durch. Zusätzlich kommt es zur Lösung eines ventrolateralen Quadranten, vereinzelt auch noch des medialen Quadranten mit dem medialen Malleolus daran. Auch hier ist der Frakturspalt am häufigsten im medialen (links) bis intramalleolären Bereich (rechts) zu finden (aus *von Laer, L.:* Classification, diagnosis and treatment of transitional fractures of the distal tibia. J. Bone Jt. Surg. 67 [1985] 687)

Dislozierte intramalleoläre Frakturen der „two-plane-" und „tri-plane-I-fractures" werden geschlossen reponiert und im Sarmiento-Gips ruhiggestellt. Eine radiologische Stellungskontrolle im Gips um den 8. Tag soll eine erneute Dislokation ausschließen (Abb. **260**). Dislozierte Frakturen im gelenktragenden Bereich mit Frakturspaltdehiszenz über 2 mm werden offen reponiert und osteosynthetisiert. Bei „two-plane-fractures" wie auch den „tri-plane I" genügt eine epiphysäre Schraube, die wenn möglich nicht parallel zur vorderen Kante der Tibia, sondern von dem Ansatz der vorderen Syndesmose schräg nach hinten eingebracht werden sollte (Abb. **261**). Der Zugang richtet sich nach der Lokalisation des Frakturspaltes. Liegt dieser lateral bis zentral, so erfolgt der Zugang über einen lateralen Längsschnitt vor der Fibula. Liegt der Frakturspalt medial der Mitte en Sprunggelenkes, so erfolgt der Zugang besser von einem medialen Längsschnitt vor dem medialen Malleolus aus (Abb. **262**).

Bei den „tri-plane-II-fractures" muß primär der hintere Volkmann durch eine metaphysäre ventrodorsale Zugschraube reponiert und fixiert werden. Anschließend erfolgt die Sicherung des lateroventralen Quadranten durch eine epiphysäre Schraube. Ist nur der laterale Quadrant disloziert und läßt sich aufgrund des Seitenbildes nicht sicher unterscheiden, ob es sich um eine „tri-plane-I- oder -II-fracture"

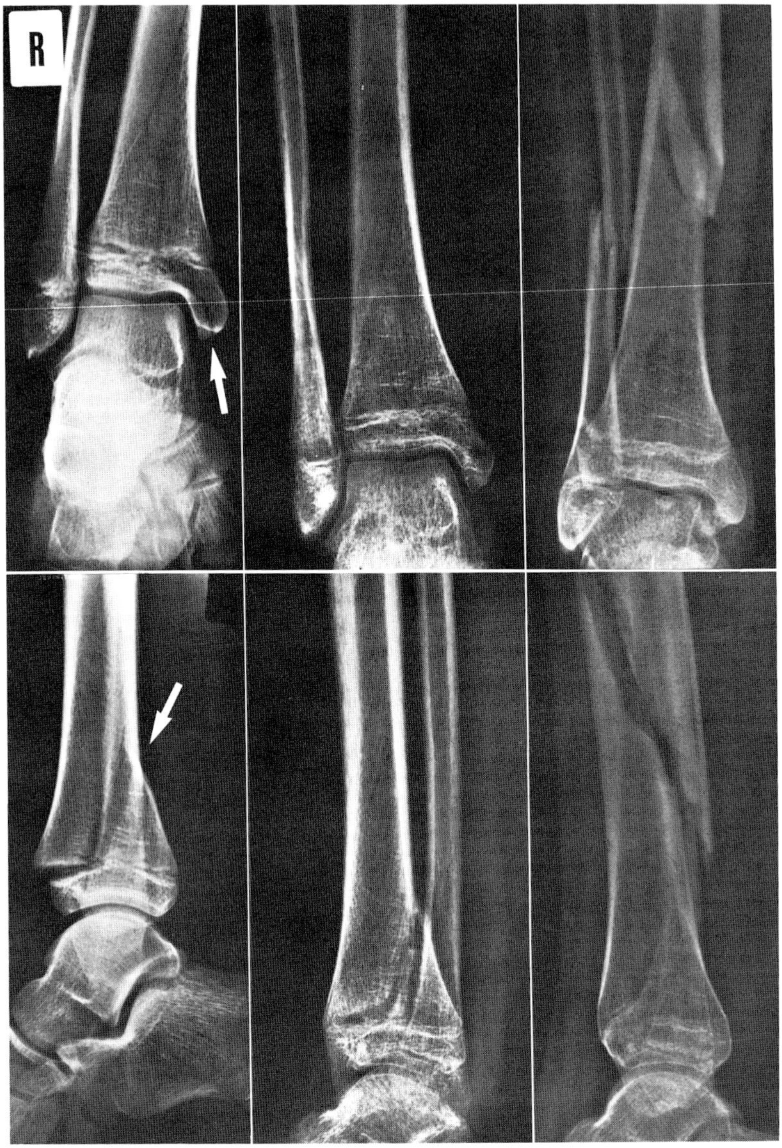

Abb. **260** Therapie der Übergangsfrakturen: „tri-plane-fractures" Typ I. Intramalleoläre „tri-plane-I-fractures" werden konservativ behandelt, da es sich um extraartikuläre Frakturen handelt. Bei der 14jährigen Patientin wurde ohne Reposition unter Beachtung der symmetrischen Rotation ein Unterschenkelgips angelegt. Nach 6 Wochen war die Fraktur in achsengerechter Stellung konsolidiert. Anläßlich einer Unterschenkelfraktur nach 4 Monaten wurde das Gelenk nochmals geröntgt: Die Fuge ist fast vollständig verschlossen, das Gelenk steht achsengerecht und ist unauffällig

handelt, so ist in jedem Fall die metaphysäre Fraktur als erstes durch eine ventrodorsale Zugschraube zu fixieren, bevor die Reposition des ventrolateralen epiphysären Quadranten erfolgt (Abb. **263**).

Die Ruhigstellung, bzw. Entlastung dauert 5 Wochen. Danach zeigt das gipsfreie Röntgen den Einbau des Fragmentes. Anschließend wird spontan bewegt und langsam zunehmend belastet. Ist die freie Beweglichkeit erreicht, so wird die Metallentfernung vorgenommen. Einzelschrauben können ohne weiteres in Lokalanästhesie entfernt werden. Man bedenke aber, daß die Schraube tief liegt und es schonender ist, den Schnitt in seiner gesamten ehemaligen Länge wieder zu eröffnen.

Im Anschluß an die Metallentfernung sind keine weiteren Röntgenkontrollen mehr notwendig, vorausgesetzt, die weitere Mobilisation gelang beschwerdefrei. Sport kann mit Errei-

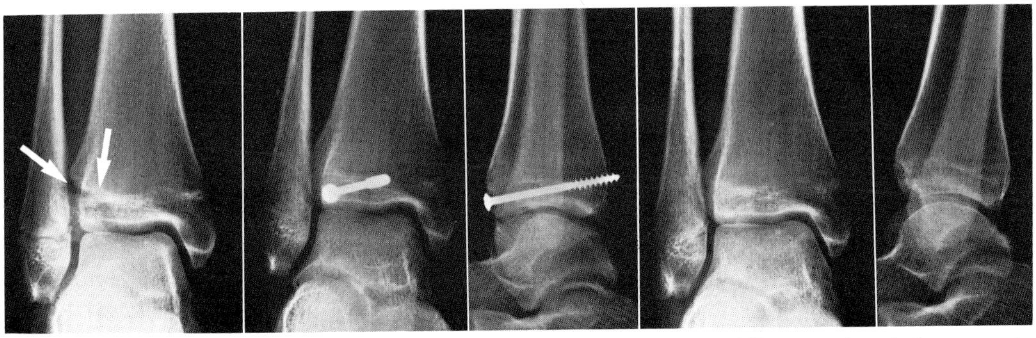

Abb. **261** Therapie der Übergangsfrakturen: „two-plane-fractures". 14jähriges Mädchen mit typischer „two-plane-fracture" im Sinne des knöchernen Ausrisses der vorderen Syndesmose. Die Fuge medial der Fraktur ist schon verschlossen. Die Osteosynthese erfolgte von einem lateralen Längsschnitt aus. Bei der Nachuntersuchung nach 10 Wochen ist die distale Tibiafuge vollständig verschlossen. Die Patientin ist subjektiv und objektiv beschwerdefrei, es besteht keine Beinlängendifferenz

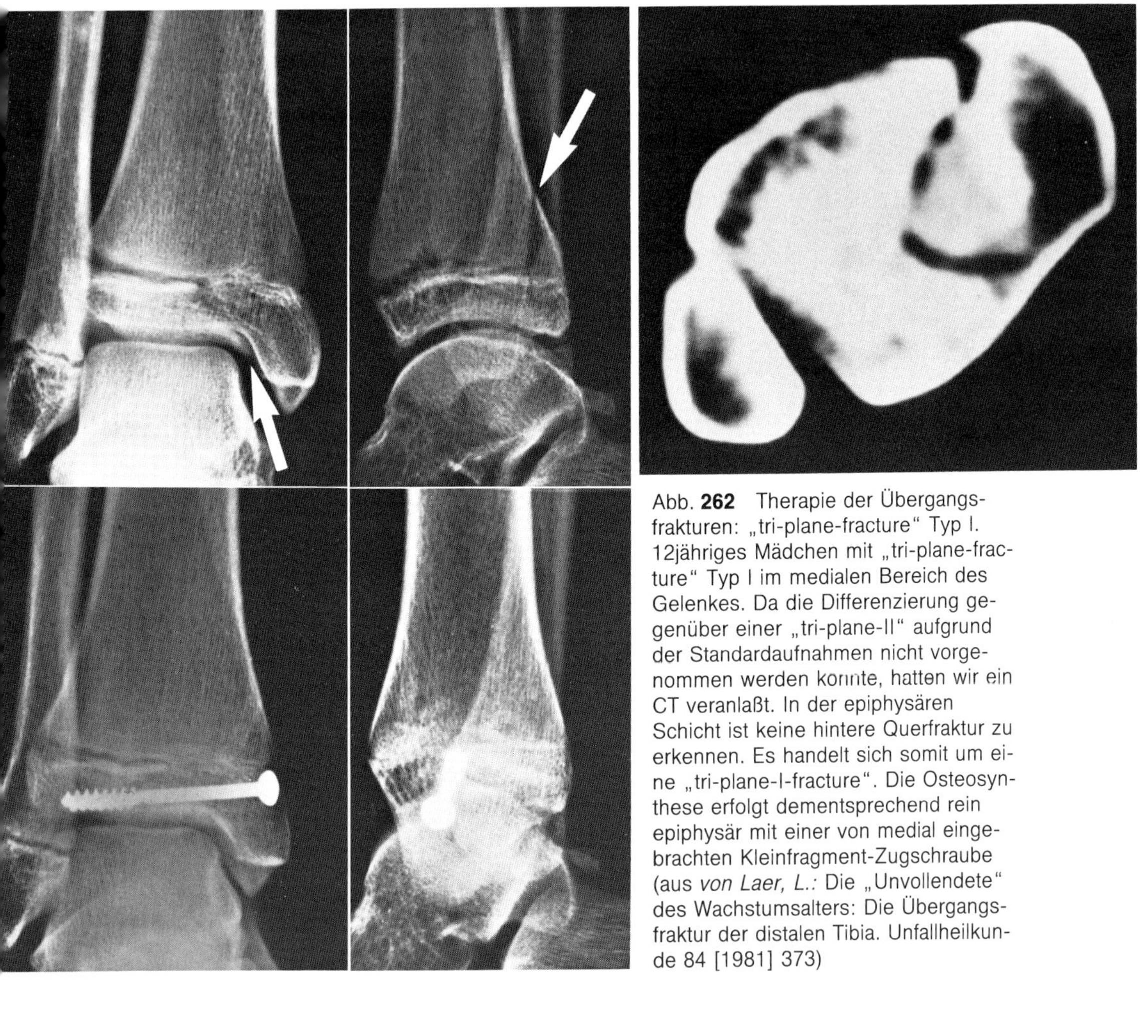

Abb. **262** Therapie der Übergangsfrakturen: „tri-plane-fracture" Typ I. 12jähriges Mädchen mit „tri-plane-fracture" Typ I im medialen Bereich des Gelenkes. Da die Differenzierung gegenüber einer „tri-plane-II" aufgrund der Standardaufnahmen nicht vorgenommen werden konnte, hatten wir ein CT veranlaßt. In der epiphysären Schicht ist keine hintere Querfraktur zu erkennen. Es handelt sich somit um eine „tri-plane-I-fracture". Die Osteosynthese erfolgt dementsprechend rein epiphysär mit einer von medial eingebrachten Kleinfragment-Zugschraube (aus *von Laer, L.:* Die „Unvollendete" des Wachstumsalters: Die Übergangsfraktur der distalen Tibia. Unfallheilkunde 84 [1981] 373)

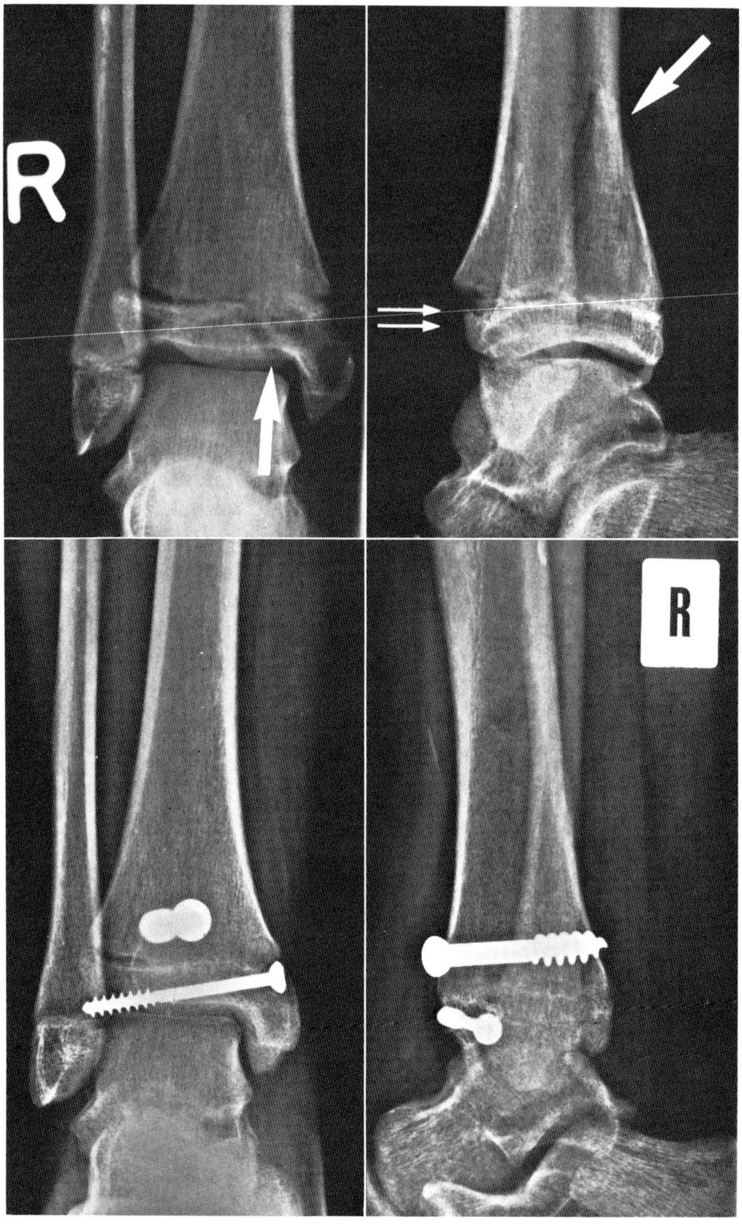

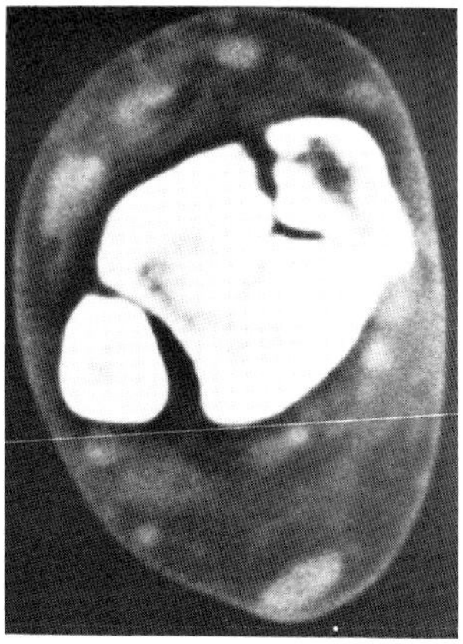

Abb. **263** Therapie der Übergangsfrakturen: „tri-plane-fractures“ Typ II. 14jähriges Mädchen mit einer „tri-plane-II-fracture“. Auch hier war aus den Standardaufnahmen nicht zu ersehen, ob die metaphysäre Fraktur in das Gelenk durchgebrochen ist. Im CT sehen wir in der epiphysären Schicht deutlich die Fortsetzung der metaphysären Fraktur in das Gelenk im Sinne eines undislozierten Volkmann. Die Osteosynthese erfolgte von einem medialen Zugang aus mit einer metaphysären, ventrodorsalen Zugschraube zur Stabilisierung des hinteren Volkmann und einer zusätzlichen epiphysären Zugschraube zur Stabilisierung des zusätzlich ausgebrochenen lateroventralen Quadranten (aus *von Laer, L.:* Die „Unvollendete“ des Wachstumsalters: Die Übergangsfraktur der distalen Tibia. Unfallheilkunde 84 [1981] 373)

chen des freien Ganges, meist insgesamt 3–5 Wochen nach Konsolidation der Fraktur wieder normal aufgenommen werden.

Nachkontrollen sollten bei älteren Jugendlichen nach einem halben Jahr, bei jüngeren Patienten nach 1 Jahr vorgenommen werden zur funktionellen Prüfung der Beinlängendifferenzen. Da die Patienten dann meist ausgewachsen sind, kann die Behandlung abgeschlossen werden.

Verletzungen im Bereich des Fußskelettes

Diagnostische Hinweise

Am Fußskelett können zahlreiche akzessorische Knochen die Diagnose einer frischen traumatischen knöchernen Läsion erschweren (1, 2) (Abb. **264**).

Merke: Akzessorische Knochen, Epiphysenkerne und Ossifikationszentren sind rund, oft unregelmäßig begrenzt und schmerzen nicht.

Neben einem Os sustentaculi, einem Os talus und calcaneus secundarius, einem Os vesalium und einem Os intermetatarseum usw. spielt vor allem das Os tibiale externum eine Rolle. Es ist oft vergesellschaftet mit einem Os naviculare cornutum und ist dadurch – da prominenter – leichter vulnerabel und traumatisierbar. Mitunter führt ein traumatisiertes Os tibiale externum zu hartnäckigen Beschwerden, was eine Einlagenbehandlung oder gar die Exzision notwendig werden lassen kann.

Die Entwicklung der Kalkaneusapophyse kann radiologisch oft verwirrend sein. Meist zwischen dem 5.–10. Lebensjahr tauchen die ersten Kerne der oft multifokalen Apophyse auf. Sie verschmelzen sehr spät, erst nach der Pubertät mit dem Fersenbein.

Die aseptische Nekrose des Navikulare (Köhler I) ist nicht mit einem posttraumatischen Zustand zu verwechseln, ebensowenig wie die im Kindesalter seltenere Nekrose des Metatarsaleköpfchens II (Köhler II) oder der Kalkaneusapophyse.

Gespaltene Sesambeine sind keine Seltenheit im Gegensatz zu Sesambeinfrakturen, die im Wachstumsalter praktisch nicht vorkommen.

Auch gespaltene Epiphysen der Großzehengrundphalanx sind manchmal nur durch die anamnestischen Angaben und den klinischen Befund von Epiphysenfrakturen zu unterscheiden.

Fußwurzelfrakturen

Fußwurzelfrakturen sind selten. In der Reihe der Häufigkeit sind betroffen der Kalkaneus, der Talus und das Navikulare.

Kalkaneusfrakturen liegen selten als extrameist als intraartikuläre Frakturen vor (Abb. **265**).

Die Diagnose ist radiologisch meist einfach zu stellen. Undislozierte Frakturen können radiologisch übersehen werden. Die deutliche Kli-

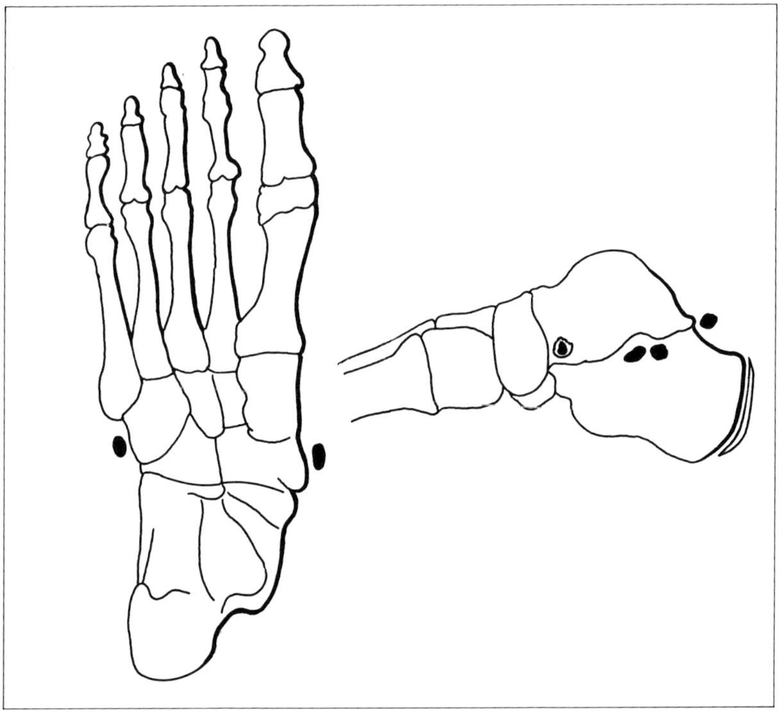

Abb. **264** Akzessorische Knochen am Fuß. Medial vor dem Os naviculare finden wir den häufigsten akzessorischen Knochen des Fußskelettes, das Os tibiale externum. Lateral des Kuboides ein Os vesalianum. Im Seitenbild (von rechts nach links) ist am häufigsten das Os trigonum hinter dem Talus zu sehen. Des weiteren können ein Talus secundarius und ein Os sustentaculi und ein Calcaneus secundarius vorkommen

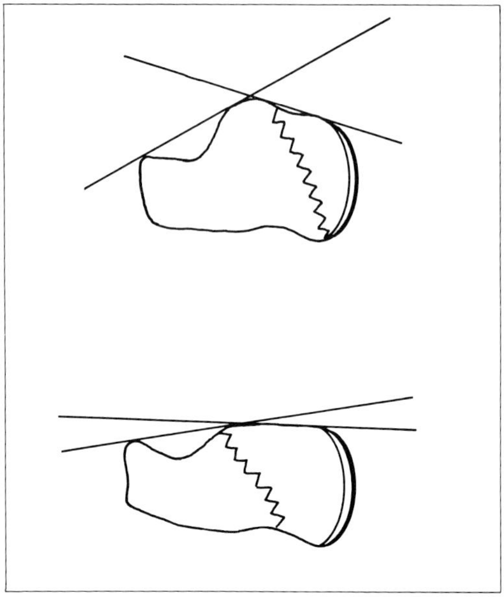

Abb. **265** Kalkaneusfrakturen im Wachstumsalter. Extraartikuläre Frakturen führen zu keiner Veränderung der Statik des Kalkaneus: Normalerweise beträgt der Tubergelenkwinkel zwischen 25–40°. Intraartikuläre Frakturen führen meist zur deutlichen Veränderung der Kalkaneusstatik mit Abflachung des Tubergelenkwinkels unter 25°

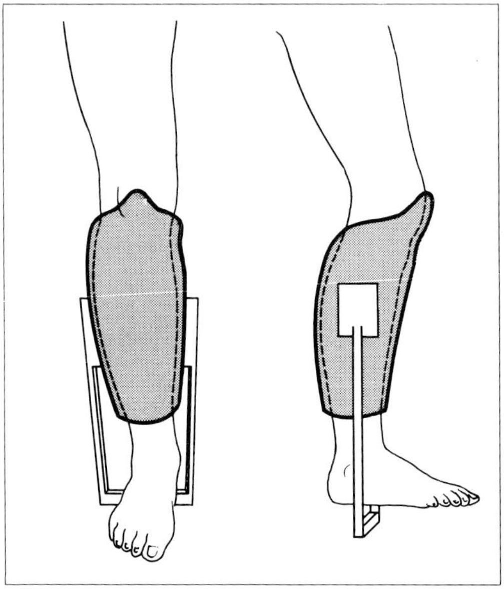

Abb. **266** Therapie der Kalkaneusfrakturen. Konservativ und operativ behandelte Kalkaneusfrakturen werden im Entlastungsgips weiterbehandelt. In eine Sarmiento-Hülse wird ein Fußbügel eingebaut, der die Entlastung des Fußes gewährleistet, gleichzeitig aber Bewegungen im oberen und unteren Sprunggelenk erlaubt

nik der Schwellung und des angegebenen Schmerzes weisen eindrücklich auf die mögliche Läsion hin.

Bei der Diagnose einer Kalkaneusfraktur ist aufgrund des Traumahergangs stets auch an die Möglichkeit einer Fraktur im Bereich der Lendenwirbelsäule zu denken.

Mögliche Spätfolgen sind bei dislozierten und nicht oder ungenügend reponierten Frakturen schwere Störungen der Fußstatik mit Frütharthrosen im unteren Sprunggelenk.

Grundsätzlich erfolgt bei undislozierten Frakturen die Therapie konservativ im Entlastungsgips. Wir legen dazu eine Unterschenkel-Sarmiento-Hülse an, in die wir einen Gehbügel eingipsen, so daß das obere Sprunggelenk und bedingt auch das untere Sprunggelenk unbelastet bewegt werden kann (3) (Abb. **266**).

Leicht dislozierte Frakturen, bei denen der Tubergelenkswinkel nicht unter 25° abgeflacht ist, werden ebenso behandelt.

Schwer dislozierte Frakturen mit Abflachung des Tubergelenkswinkels unter 25° werden offen reponiert und der immer vorhandene Spongiosadefekt mit einer Spongiosaplastik aufgefüllt. Je nach Befund muß zusätzlich die Stellung durch eine Schraubenosteosynthese stabilisiert werden. (4).

Die Ruhigstellung bzw. Entlastungsdauer beträgt primär 6 Wochen. Dann wird gipsfrei geröntgt und je nach Befund unter Umständen nochmals ein Entlastungsgips für 4–6 Wochen angelegt. Dies ist vom Alter des Patienten und vom radiologischen und klinischen Befund abhängig.

Mit Erreichen der klinisch festen Konsolidation kann langsam mit zunehmend voller Belastung begonnen werden. Auch hier wird der Patient – altersabhängig – vom Schmerz geleitet.

Aber: je älter desto unzuverlässiger.

Ist der Gang vollständig frei geworden und ist die Weichteilschwellung nahezu vollständig zurückgegangen, so kann der Patient langsam wieder seine gewohnte sportliche Tätigkeit aufnehmen, etwa 4–5 Wochen nach Belastungsbeginn.

Gelang auch dies anstandslos, so kann bei seitengleicher Funktion und freiem Gang nach Prüfung der Beinlängen die Behandlung abgeschlossen werden.

Talusfrakturen sind häufiger undisloziert, seltener disloziert (4, 5). Es kann sich um Frakturen des Halses, des Körpers und um Abbrüche des Processus lateralis oder posterior handeln (Abb. **267**). Wegen der Ernährungssituation des Talus besteht für dislozierte Luxationsfrakturen des Halses und des Körpers die Gefahr einer Nekrose, die bei den Abrissen der Prozessus nicht gegeben ist (4).

Die Therapie undislozierter Frakturen (mit Frakturspaltdehiszenzen bis zu 2 mm) erfolgt wie auch bei den Kalkaneusfrakturen im Unterschenkelentlastungsgips mit Bügel, so daß die Sprunggelenke unbelastet bewegt werden können.

Dislozierte Frakturen werden geschlossen reponiert und ebenfalls im Entlastungsgips ruhiggestellt.

Nekrosengefährdete, dislozierte Frakturen sollten wenn möglich auch geschlossen reponiert werden. Dann jedoch muß die Retention der Fraktur durch eine Kompressionsosteosynthese, wenn möglich von einer Stichinzision aus, erfolgen. Von offenen Repositionen mit entsprechender Traumatisierung der Weichteile sollte Abstand genommen werden, um die ohnehin gefährdete Durchblutung des Talus nicht noch mehr zu schädigen. Auch osteosynthetisierte Frakturen werden anschließend im Entlastungsgips ruhiggestellt.

Die Ruhigstellungsdauer beträgt 6–8 Wochen. Die anschließende gipsfreie Röntgenkontrolle bestätigt den Durchbau der Fraktur. Eine beginnende Nekrose kann dann aber noch nicht sicher ausgeschlossen werden. Frakturen, bei denen keine Nekrose zu erwarten ist, werden bei entsprechender radiologischer und klinischer Konsolidation zunehmend belastet. Frakturen, bei denen aufgrund der primären Dislokation und der Lokalisation der Fraktur eine Nekrose erwartet werden muß, sollten für weitere 4 Wochen entlastet werden. Das dann angefertigte Szintigramm kann Aufschluß über eine beginnende Nekrose geben. Sind keine Anzeichen dafür vorhanden, so kann der Patient zunehmend voll belasten. Bestehen Zeichen einer beginnenden Nekrose, so muß der Patient unter Umständen bis zu einem Jahr bei szintigraphischen Kontrollen in 3- bis 4monatlichen Abständen im Entlastungsapparat gehen.

Nach Belastungsbeginn ist die freie Beweglichkeit des unteren Sprunggelenkes und der freie Gang bald, d. h. nach 3–4 Wochen üblicherweise, wieder erreicht, so daß dann langsam wieder mit Sport begonnen werden kann. Die Intensität des Sportes richtet sich nach dem klinischen und subjektiven Befund im weiteren Verlauf und muß bei persistierenden oder zunehmenden Schwellungszuständen reduziert werden. Wegen der Gefahr einer Nekrose sollte die Behandlung frühestens 1 Jahr nach dem Unfall angesichts freier Beweglichkeit und symmetrischer statischer Verhältnisse, aufgrund des klinischen Befundes, abgeschlossen werden. Bestehen jedoch dann noch Beschwerden, so muß man nochmals röntgen, um eine späte Nekrose auszuschließen.

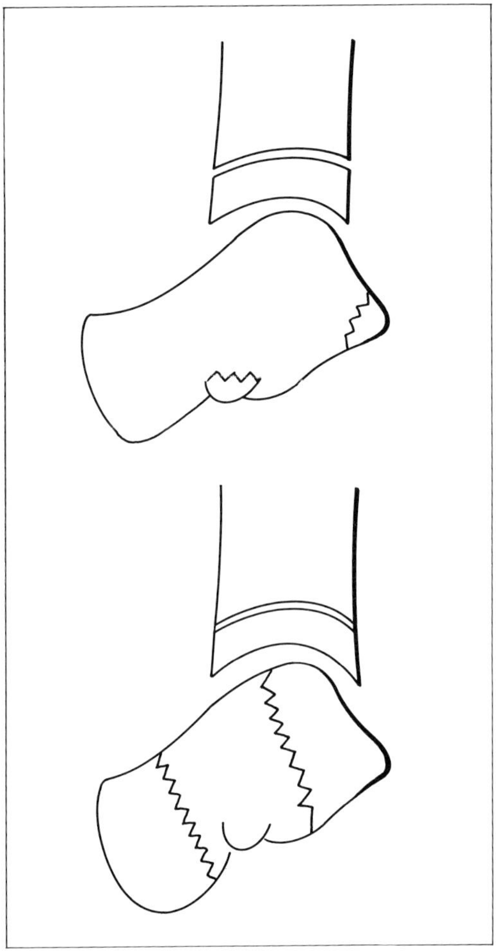

Abb. **267** Talusfrakturen. Frakturen des Processus lateralis oder posterius (oben) sind auch im Falle einer deutlichen Dislokation prognostisch günstig. Dislozierte proximale Talushalsfrakturen und Frakturen des Corpus tali bergen die Gefahr einer Talusnekrose in sich (unten)

Navikularefrakturen sind außerordentlich selten. Im Fall der Dislokation muß der „Schlußstein des medialen Fußgewölbes" wieder rekonstruiert werden (Abb. **268**). Die Reposition erfolgt offen, die Fixation durch Kirschner-Drähte oder Kleinfragmentschrauben. Undislozierte Frakturen werden konservativ im Unterschenkel-Sarmiento-Gips behandelt. Die Ruhigstellungszeit beträgt in allen Fällen 6 Wochen. Bei radiologisch und klinisch gesicherter Konsolidation wird dann zunehmend voll belastet. Mit Erreichen der freien Beweglichkeit und des freien Ganges kann der Sport wieder voll aufgenommen und, wenn dies anstandslos gelungen ist, die Behandlung aufgrund des klinischen Befundes abgeschlossen werden.

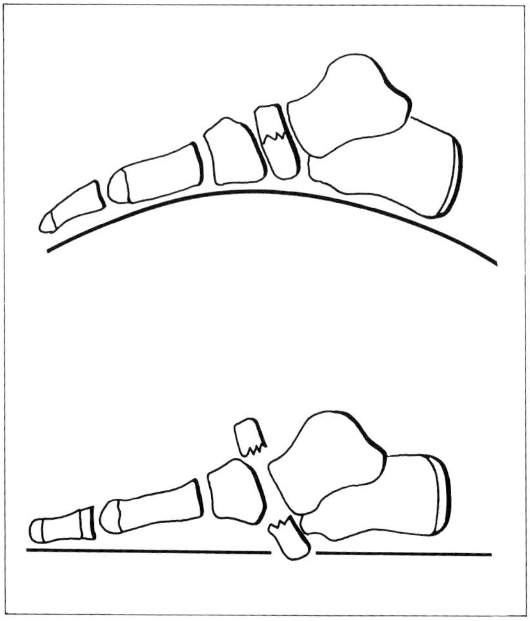

Abb. **268** Navikularefrakturen. Bei undislozierten Navikularefrakturen (oben) bleibt das mediale Fußgewölbe erhalten. Bei dislozierten Frakturen (unten) kommt es zum Einsturz des medialen Fußgewölbes

Frakturen der Metatarsalia

Metatarsalefrakturen kommen mit etwa der gleichen Verteilung und Häufigkeit vor wie im Bereich der Mittelhand die Metakarpalefrakturen: am häufigsten subkapitale Frakturen, selten Schaft- und basale Frakturen (Abb. **269**).

Die Diagnose bereitet im allgemeinen keine Schwierigkeiten.

Spontane Fehlstellungskorrekturen entsprechen denen am Handskelett. Auch hier werden Achsenfehler in der Frontalebene nicht mehr spontan korrigiert. Achsenfehler in der Sagittal-, der Hauptbelastungsebene auch des Fußes, können trotz der Spontankorrektur im weiteren Wachstum klinisch stören, vor allem, wenn es sich um Plantarknicke, z. B. von Schaftfrakturen, handelt.

Im Diaphysenbereich kann es selten einmal zu Biegungsbrüchen mit der ihnen eigenen Problematik in Form der Konsolidationsstörung und Refraktur kommen. Diese ist dann nicht als Pseudarthrose, sondern als Voraussetzung zum adäquaten Ausheilen der Fraktur zu betrachten.

Die Behandlung achsengerecht stehender einzelner Schaftfrakturen erfolgt auch bei dezenten Verkürzungen konservativ im Gips ohne Reposition.

Dislozierte Frakturen mit deutlichem Achsenknick sollten reponiert werden. Gelingt die Retention nicht auf konservativem Weg (sichtbar am Röntgenbild nach Reposition noch in Narkose), so ist die Kirschner-Draht-Spickung indiziert. Gelingt sie nicht auf Anhieb perku-

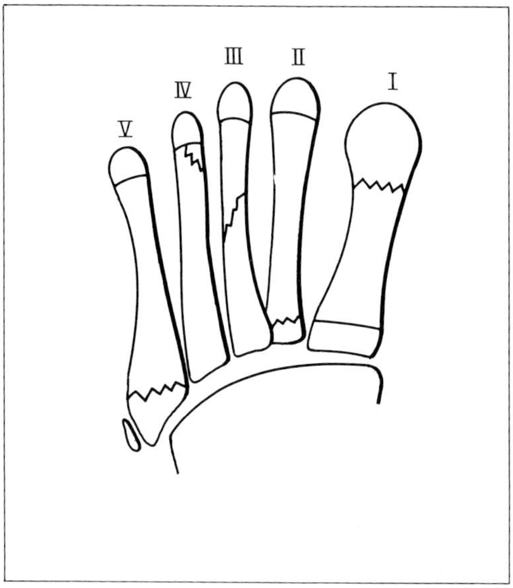

Abb. **269** Frakturen im Bereich der Metatarsalia. Wie am Handskelett finden sich die Wachstumsfugen der Metatarsalia II–IV distal, die des I. Strahles basal. Die häufigste Fraktur ist die Fraktur der Basis des Metatarsale V. Epiphysenlösungen (IV) und basale Metaphysenfrakturen (II) sind häufiger als Schaftfrakturen (I und III)

tan via Köpfchen, so muß offen reponiert werden. Der Kirschner-Draht wird dabei von der Fraktur aus in das distale Fragment eingebracht, durch die Haut vorgeschoben und dann retrograd von der Fraktur in das proximale Fragment eingebohrt.

Handelt es sich um Frakturen mehrerer Metatarsalia, so werden sie, wenn keine nennenswerte Dislokation vorliegt (Achsenknicke bis zu 10°, Seit-zu-Seit-Verschiebungen bis zur halben Schaftbreite und Verkürzungen bis zu 0,5 cm) konservativ behandelt. Im Falle einer Dislokation müssen sie achsengerecht reponiert und mit axialen Kirschner-Drähten gespickt werden (s. oben) (1, 6). Es versteht sich, daß das Ausmaß tolerierbarer Fehlstellungen mit zunehmendem Alter abnimmt.

Bei subkapitalen Frakturen des Metatarsale I ist vor allem darauf zu achten, daß kein Achsenfehler in der Frontalebene verbleibt, der einen persistierenden Hallux valgus oder varus zur Folge haben würde. Dieser müßte dann später durch eine subkapitale Korrekturosteotomie beseitigt werden.

Die Ruhigstellungsdauer beträgt bei den basalen und subkapitalen Frakturen im Unterschenkelgehgips 2–3 Wochen. Bei den Schaftfrakturen 4 Wochen. Ausschlaggebend für den Beginn der Belastung ist weniger das Röntgenbild, sondern der klinische Befund der Schmerzfreiheit.

Die häufigste Verletzung des Mittelfußbereiches ist die Fraktur der *Basis des Metatarsale V*. Die Basis stellt den distalsten Punkt der Supinationskette dar und reißt beim plötzlichen Anspannen der Fibularis-brevis-Sehne aus. Der Frakturverlauf ist immer quer. Die Fraktur ist nicht mit der längsverlaufenden Apophysenfuge zu verwechseln. Diese wiederum ist nicht als Fraktur zu interpretieren (Abb. **270**). Apophysenlösungen kommen hier praktisch nicht vor.

Nur in den seltensten Fällen ist die Fraktur deutlich disloziert. Meist wird eine Frakturspaltdehiszenz von 1–2 mm nicht überschritten.

Die Therapie der Wahl besteht in der Gipsruhigstellung in einem Unterschenkelgehgips für 3 Wochen.

Nur schwer dislozierte Frakturen mit erheblichen Gelenkstufen werden primär offen reponiert und mit einer Zuggurtungsosteosynthese versorgt (Abb. **271**).

Nach Gipsabnahme erfolgt die Beurteilung

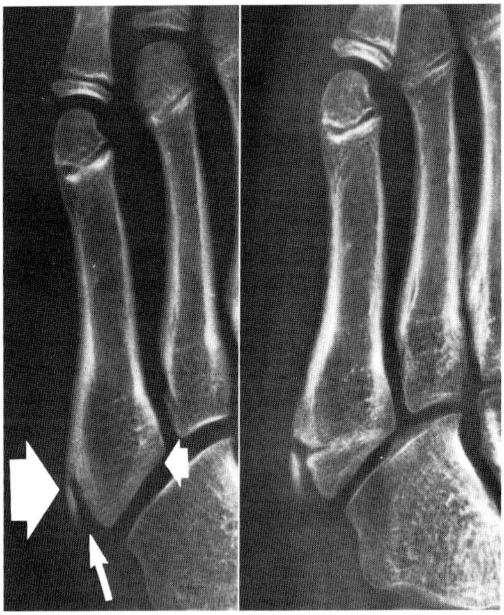

Abb. **270** Diagnose und Therapie der Fraktur der Basis des Metatarsale V. Die Fraktur verläuft stets quer. Sie ist nicht mit der dort befindlichen längsverlaufenden Apophysenfuge (kleiner Pfeil) zu verwechseln. (Apophysenlösungen in diesem Bereich sind außerordentlich selten). Radiologische Konsolidationskontrollen sollten nicht vorgenommen werden: an dem Beispiel eines 9jährigen Knaben mit dieser Fraktur zeigt sich im Spätbild nach 7 Wochen der nur sehr langsame Durchbau der typisch verlaufenden Fraktur. Der Patient war klinisch völlig beschwerdefrei und hat seit 3 Wochen voll belastet

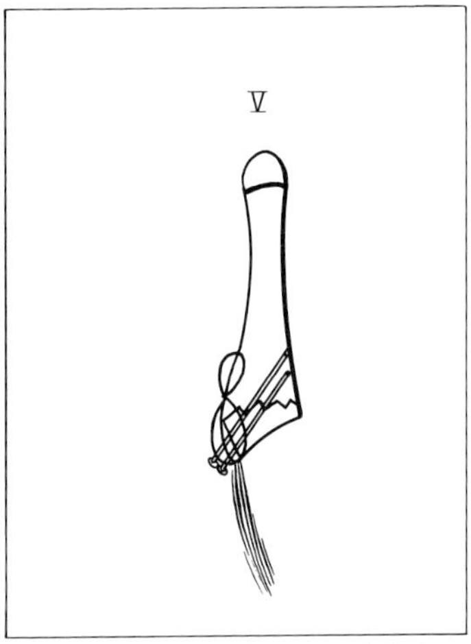

Abb. **271** Therapie der Basisfraktur des Metatarsale V. Nur bei starken Dislokationen oder bei persistierenden Pseudarthrosen mit Beschwerden stellt sich die Indikation zur offenen Reposition evtl. zum Anfrischen der Pseudarthrose und zur Fixation mit einer Zuggurtungsosteosynthese

der Konsolidation ausschließlich klinisch. Das Röntgenbild 3–4 Wochen nach Unfall würde in keinem Fall schon einen beginnenden Durchbau erkennen lassen. Besteht bei der klinischen Konsolidationskontrolle eine Druckdolenz über der Basis, so legen wir – je nach subjektiven Beschwerden – nochmals einen Gips oder einen Elastoplastverband für 2 Wochen an.

Spätestens nach diesen 2 weiteren Wochen besteht keine Druckdolenz mehr, auch wenn noch eine dezente Schwellung vorhanden sein sollte. Anschließend lassen wir den Patienten spontan belasten und röntgen, so dies anstandslos und subjektiv beschwerdefrei gelungen ist, nicht mehr. Die Festlegung des Zeitpunktes zum Sportbeginn überlassen wir dem Patienten selbst und machen dies ebenfalls nicht von eventuellen Röntgenbefunden abhängig.

Dadurch, daß wir nach der klinisch festgestellten Konsolidation nicht mehr röntgen, vermeiden wir, mögliche aber klinisch blande Pseudarthrosen unnötigerweise zu behandeln. Sollte es tatsächlich – höchst selten einmal – zu einer Pseudarthrose mit Schmerzen, Schwellung und Gehbehinderung gekommen sein, so ist sie radiologisch zu verifizieren und das Anfrischen der Pseudarthrose kombiniert mit einer Zuggurtungsosteosynthese indiziert.

Frakturen und Luxationen der Zehenphalangen

Frakturen im Bereich der Zehenphalangen entsprechen den Gegebenheiten an den Fingern (Abb. **272**). Am häufigsten sind basale Epiphysenlösungen und Stauchungsfrakturen anzutreffen. Dislozierte Frakturen werden, wie auch am Handskelett, in Oberstscher Leitungsanästhesie reponiert und, im Chibneyschen Dachziegelverband, an die nächste Zehe gefesselt, ruhiggestellt (Abb. **273**). Nach primärer Valgusfehlstellung an die nächste mediale, nach primärem Varus an die nächste laterale Zehe fesseln! Zwischen die Zehen sollte zur Vermeidung von Dekubitalulzera ein Gazestreifen gelegt werden. Der Verband ist nach etwa 1 Woche zu entfernen und evtl. zu erneuern.

Dieses Ruhigstellungsprinzip gilt grundsätzlich auch für Großzehenfrakturen. Mitunter wird jedoch der Patient beim Schlafen durch die auf

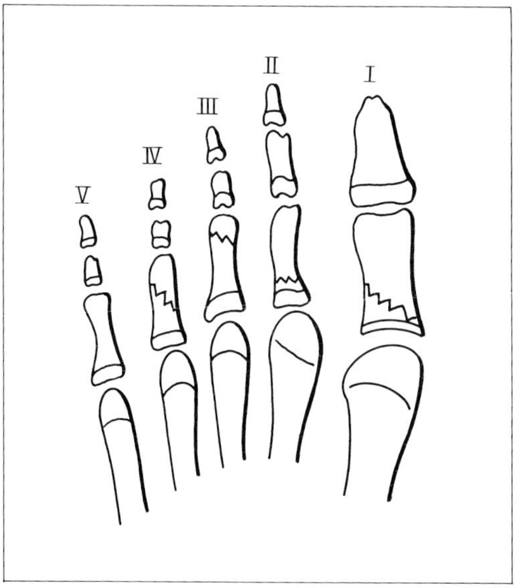

Abb. **272** Frakturen im Bereich der Zehenphalangen. Wie auch am Handskelett finden sich die Epiphysenfugen basal. Am häufigsten finden wir Epiphysenlösungen (I), seltener subkapitale (III) und Schaftfrakturen (II, IV)

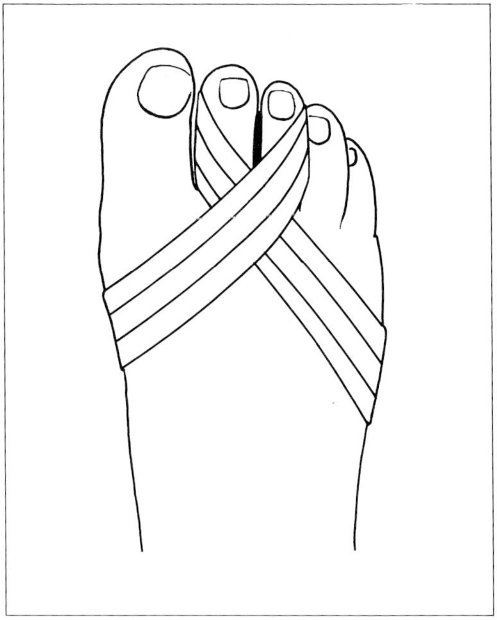

Abb. **273** Therapie der Zehenfrakturen. Der Dachziegelverband ist die einfachste Behandlungsmethode von Zehenfrakturen. Zur Vermeidung von Druckulzera sollte zwischen die Zehen eine Mullgaze eingelegt werden der schmerzenden Zehe liegende Bettdecke erheblich gestört. Hilft auch keine aufgeschnittene Kartonschachtel zum Schutz der Zehe im Bett, so sollte man dem Patienten einen Unterschenkelgips mit vorgezogener Sohle anbieten. Je nach Ausmaß der subjektiven Beschwerden entscheidet sich dann der Patient für den Gips oder bleibt beim Pflasterverband.

Epiphysenfrakturen sind außerordentlich selten und können sich an der Großzehe ebenso wie am Daumen als Übergangsfrakturen in Form von knöchernen Seitenbandausrissen darstellen. Wachstumsstörungen sind dann nicht zu befürchten. Bei jüngeren Patienten mit noch weit offenen Fugen kann es mitunter im Rahmen von Epiphysenfrakturen zum vorzeitigen partiellen oder auch totalen Verschluß der Fuge mit entsprechendem Fehlwachstum der Zehe kommen.

Dislozierte Gelenkfrakturen müssen zur Rekonstruktion des Gelenkes offen reponiert werden. Es genügt, sie dann mit Kirschner-Drähten zu fixieren.

Luxationen sind möglich und werden wie Luxationen am Fingerskelett behandelt.

Anhang

Beckenfrakturen

Als Folge eines massiven Direkttraumas treten Beckenfrakturen selten isoliert, sondern meist kombiniert mit mehr oder weniger schweren Weichteil- und zusätzlichen knöchernen Verletzungen auf. Meist steht die Problematik der Begleitverletzungen im Vordergrund.
Die Prognose der knöchernen Beckenverletzungen ist nur zu einem geringen Teil von der Verletzung der verschiedenen Wachstumszonen abhängig (Abb. **274**), weit mehr aber von der Formveränderung der Beckeneingangsebene durch das Trauma. Abgesehen von den Begleitverletzungen haben wir von knöchernen und ligamentären Läsionen aus gesehen zu unterscheiden zwischen Läsionen mit und Läsionen ohne mögliche gravierende Spätfolgen (16):
Zu den Läsionen ohne gravierende Spätfolgen sind Apophysenausrisse, Beckenschaufelfrakturen, isolierte Ileumfrakturen, isolierte Schambeinastfrakturen sowie isolierte Ileosakrallockerungen zu zählen (Abb. **275a**).
Zu den Läsionen mit möglichen gravierenden Spätfolgen gehören die Malgaign'schen Frakturen, die Symphysenrupturen und die Acetabulumfrakturen (21, 26) (Abb. **275b**).
Wachstumsstörungen können im Bereich der Beckenkammapophyse nach isolierten Bekkenschaufelfrakturen zu kosmetisch störenden Deformierungen der Beckenschaufel führen.
Der vorzeitige Verschluß eines Teiles oder auch der gesamten Y-Fuge nach Azetabulumfraktur ist möglich. Dies kann zur Hüftdysplasie führen. Weder Wachstumsstörung noch Dysplasie sind obligatorisch zu erwarten (16) (Abb. **276a** u. **b**).
Posttraumatische Wachstumsstörungen im Bereich der Schambeinastapophysen werden in der Literatur nicht beschrieben.
Das lokale Remodeling der knöchernen Bekkenanteile ist auch hier dank des periostendostalen Korrektursystems besonders gut ausgeprägt (Abb. **277**). Es führt jedoch nur zur Wiederherstellung der einzelnen Knochenabschnitte, nicht aber zum Remodeling der Beckenform selbst. Kommt es – sei es durch Verschiebungen einer gesamten Beckenhälfte oder durch Symphysensprengungen – zu Deformierungen der Beckeneingangsebene, so bleiben diese im Verlauf des weiteren Wachstums unverändert bestehen (Abb. **278**).
Die Therapie richtet sich primär nach den Begleitverletzungen, dementsprechend auch der Zeitpunkt und der Aufwand zur Therapie knöcherner und ligamentärer Beckenläsionen selbst.

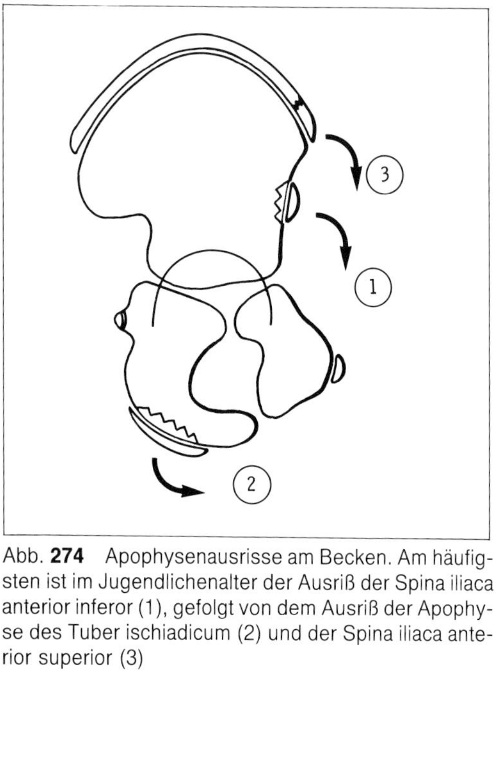

Abb. **274** Apophysenausrisse am Becken. Am häufigsten ist im Jugendlichenalter der Ausriß der Spina iliaca anterior inferor (1), gefolgt von dem Ausriß der Apophyse des Tuber ischiadicum (2) und der Spina iliaca anterior superior (3)

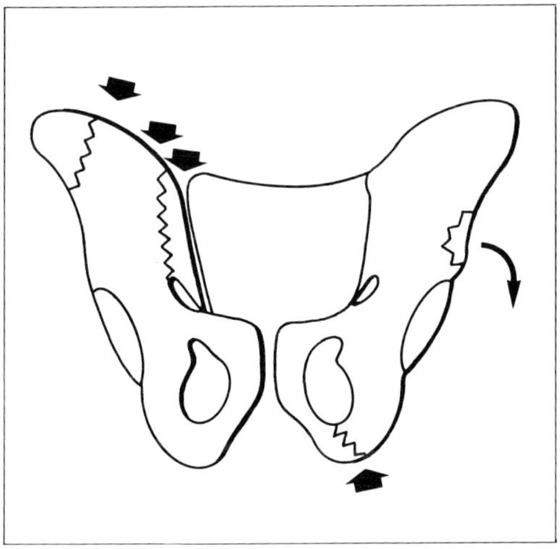

a

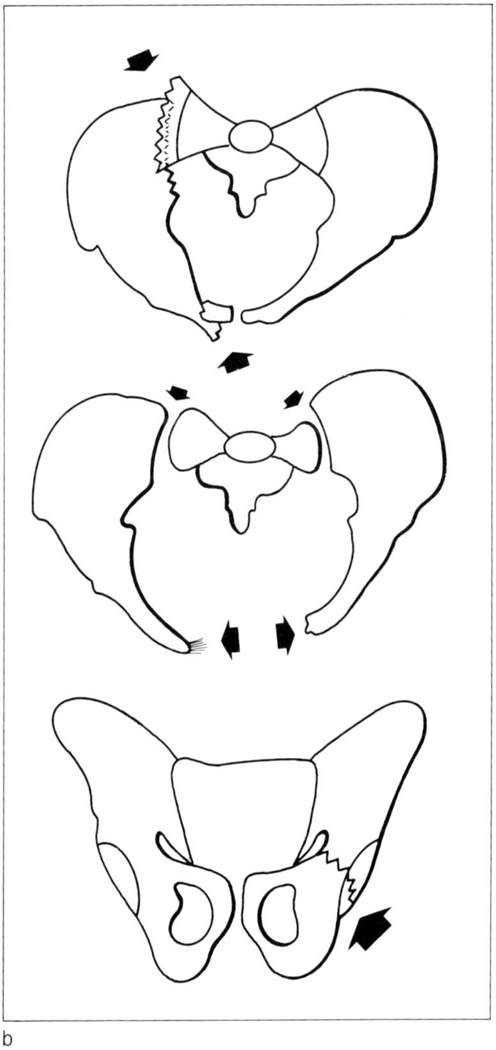

b

Abb. **275 a** Beckenfrakturen ohne gravierende Spätfolgen. Nach isolierten Beckenschaufel-, Ileum- und Schambeinastfrakturen, nach Apophysenausrissen und isolierten Ileosakrallockerungen sind keine gravierenden Spätfolgen zu erwarten

Abb. **275 b** Beckenverletzungen mit gravierenden Spätfolgen. Malgaignesche Frakturen mit Ileum- und Schambeinastfraktur (oben) oder mit Symphysensprengung und Ileosakrallockerung bzw. -lösung (Mitte) können unbehandelt zu erheblichen Beschwerden führen. Bei den Azetabulumfrakturen (unten) besteht die Gefahr einer Wachstumsstörung mit zunehmender Dysplasie der Hüfte

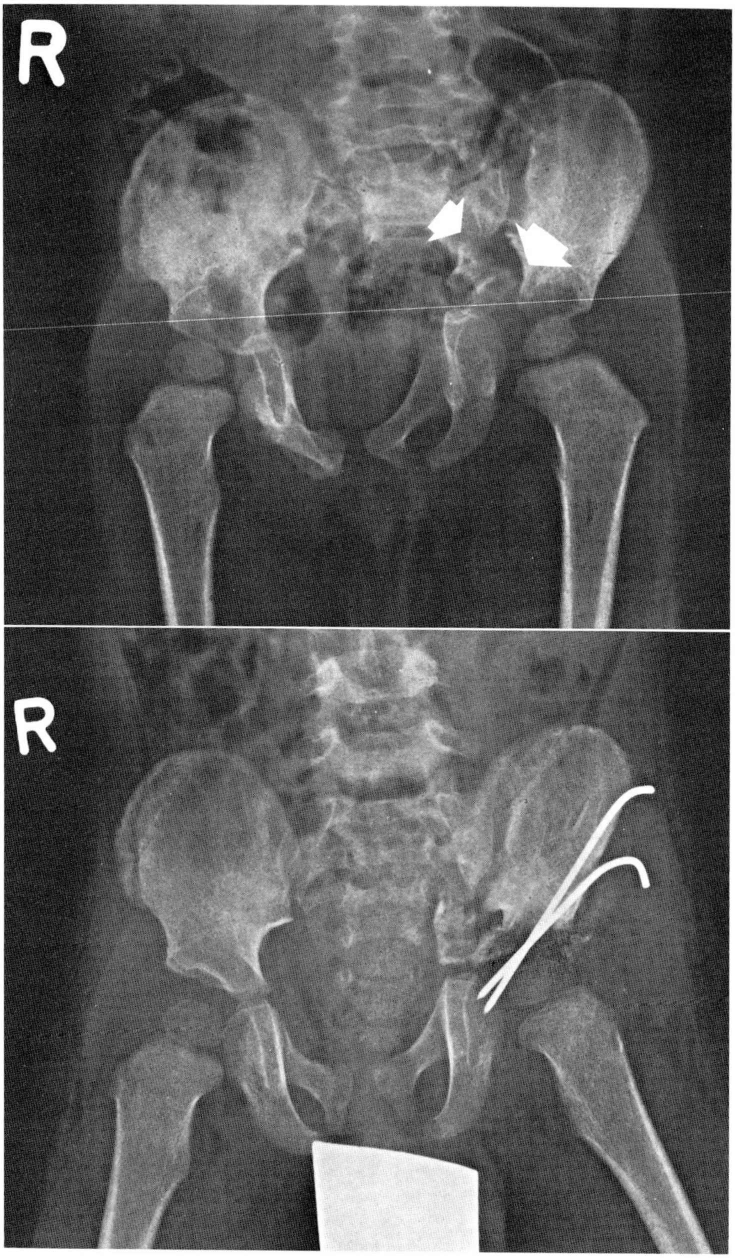

Abb. **276a** Azetabulumfrakturen. Bei der 4jährigen Patientin war es zu einer Acetabulumfraktur in Form einer Epiphysenlösung der Y-Fuge gekommen. Diese wurde offen aber ungenügend reponiert und mit Kirschner-Drähten fixiert. Im weiteren Verlauf kam es zum vorzeitigen Verschluß der Y-Fuge, ohne daß dies bei einer Beobachtungszeit von 7 Jahren zu einer Dysplasie geführt hätte

Abb. **276 b**

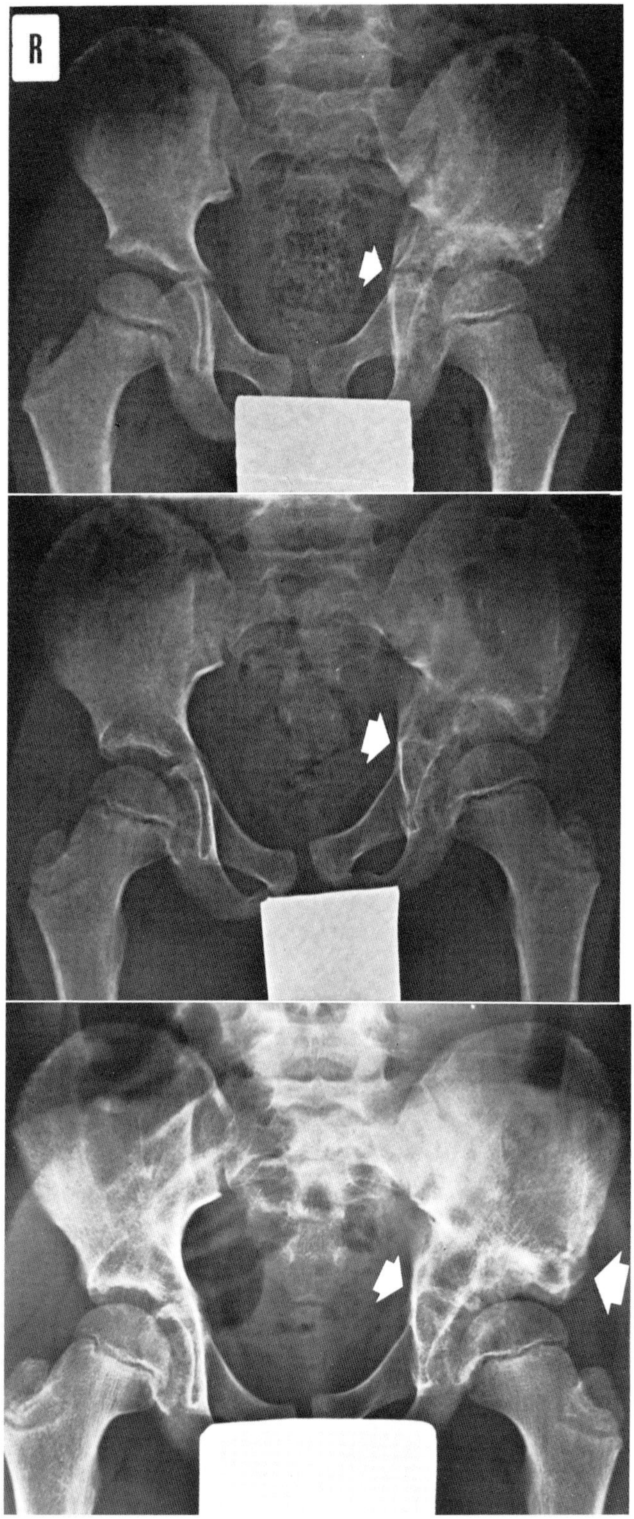

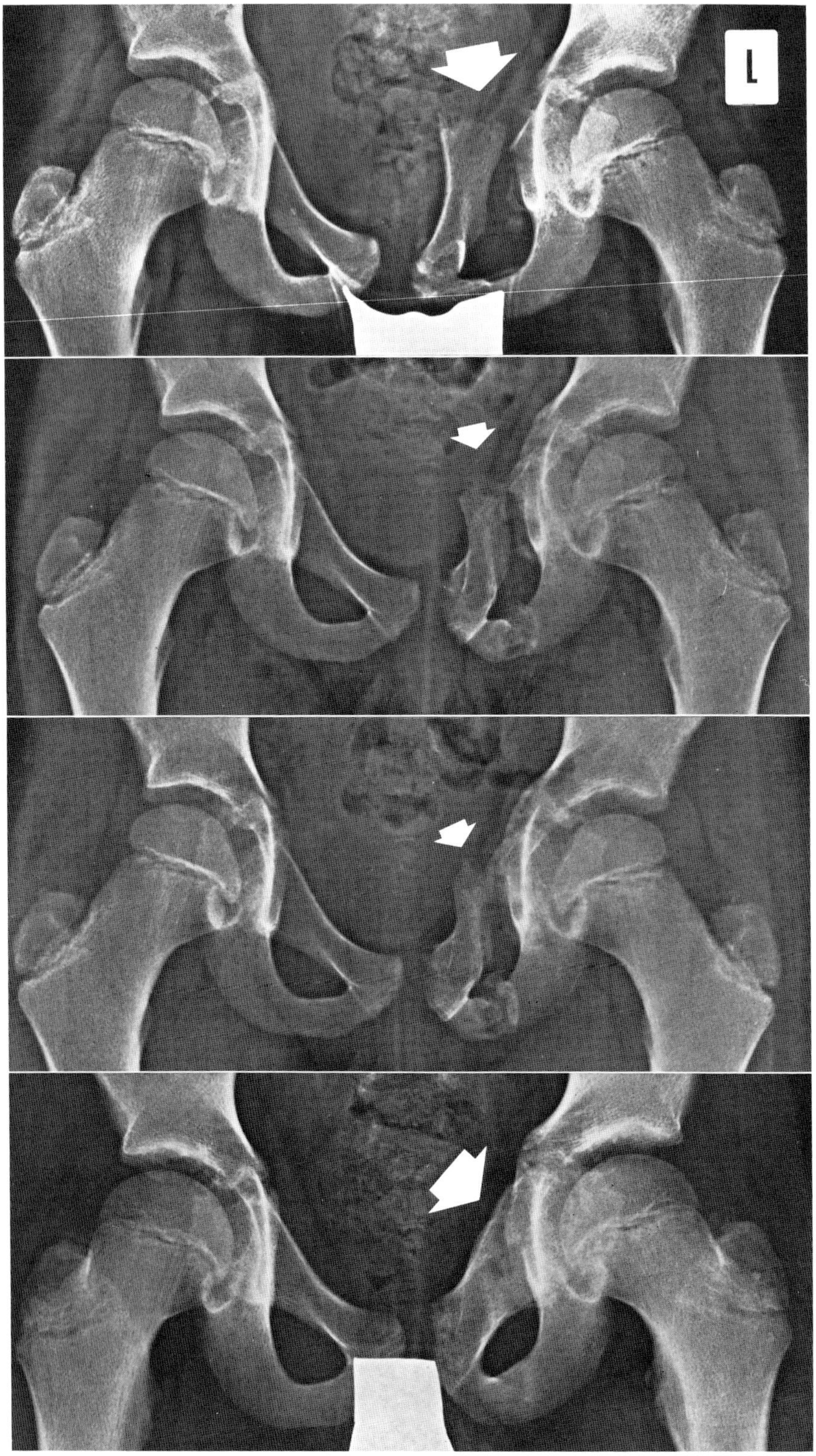

Abb. **277** „Spontankorrekturen" am Becken. Ein 9jähriger Knabe erlitt eine isolierte Schambeinastfraktur ohne Begleitverletzung. Deshalb entschloß man sich zur konservativen Behandlung. Im weiteren Verlauf kam es innerhalb von 2 Jahren zum weitgehenden Remodeling der ursprünglichen Fehlstellung des vorderen Schambeinastes (die Bilder der letzten Verlaufskontrollen verdanke ich Herrn Dr. *Lusche*, Städt. Krankenhaus, Lörrach)

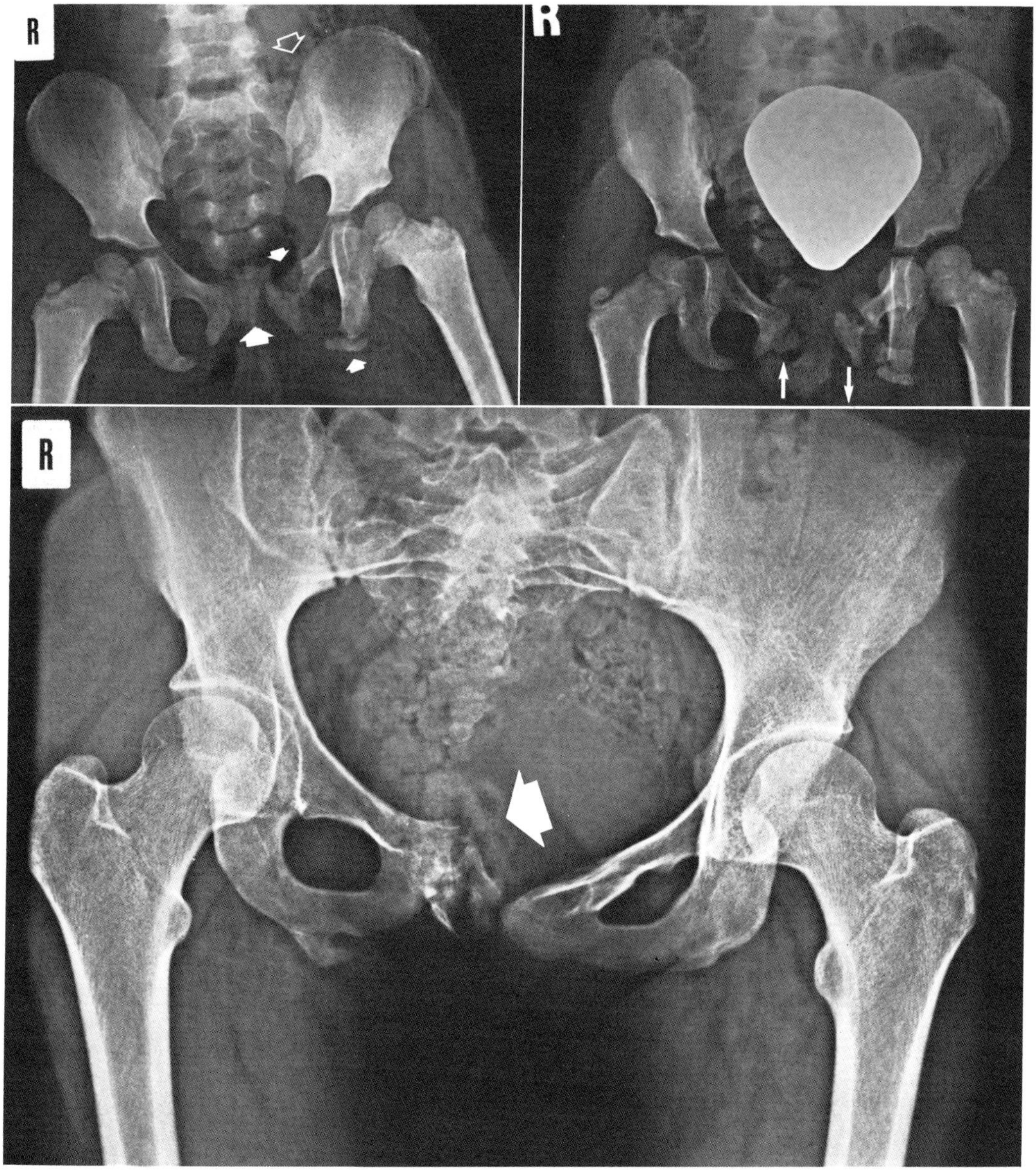

Abb. **278** Spätfolgen nach Beckenfrakturen. Die 3jährige Patientin erlitt eine Malgaignesche Fraktur mit ausgeprägter Deformierung der Beckeneingangsebene. Durch das Remodeling wurde wohl die Struktur der einzelnen Knochenanteile wieder hergestellt, jedoch blieb die Deformierung der Bekeneingangsebene bis zur Nachuntersuchung nach 13 Jahren unverändert bestehen

Läsionen ohne wesentliche Spätfolgen

Weitgehend auf das Jugendlichenalter beschränkt sind *Apophysenausrisse* (Abb. **279**). Am häufigsten ist der Rektusansatz, die Spina iliaca anterior inferior betroffen, seltener handelt es sich um Ausrisse der Adduktorenansätze, der Schambeinapophysen oder um den Ausriß des M.sartorius aus den Spina iliaca anterior superior.

Diagnostisch weist schon die Anamnese darauf hin: Plötzliche Spagate oder Spreizbewegungen, bzw. heftige Anspannungsbewegungen, z. B. beim Fußballspiel mit anschließendem stechendem Schmerz im Bereich der Leiste oder im Bereich der Adduktorenansätze, lassen an diese Verletzung denken. Die entsprechende Muskelgruppe kann wegen heftiger Schmerzen nicht mehr angespannt werden. Die Röntgenkontrolle läßt ein mehr oder weniger großes, schalenförmiges Fragment erkennen, das in Richtung des Muskelzuges disloziert ist.

Die Behandlung besteht in der Entlastung mit anfänglicher Schmerzmedikation, bis beim unbelasteten Bewegen kein Schmerz mehr angegeben wird. Dauer etwa 8–12 Tage. Danach schont sich der Patient noch solange ein Belastungsschmerz vorhanden ist. Mit Erreichen der schmerzfreien Belastbarkeit nach 4–6 Wochen ist auch der meist sehr ausgedehnte Kallustumor indolent geworden. Auf eine radiologische Konsolidationskontrolle verzichten wir, da sie keine weitere Information und keine Konsequenz mit sich bringt. Schlimmstenfalls erschrickt der Patient – wie auch zusätzlich konsultierte Kollegen – vor dem großen Kallus. Dies kann dann oft mit der unnötigen Probebiopsie des vermeintlichen „Tumors“ enden.

Die Diagnose isolierter *Ileosakrallockerungen* ist schwierig und auch mit Hilfe eines axialen CT (6, 19) nicht immer zu verifizieren. Man kann sich aber gut nach der Klinik des exquisiten Schmerzes richten.

Isolierte *Frakturen des Os ileum*, der *Beckenschaufeln* und eines der *Schambeinäste* sind leicht anhand des Röntgenbildes zu diagnostizieren.

Die Behandlung all dieser Verletzungen, so sie keine Dislokationen und keine Nebenverletzungen aufweisen, richtet sich ausschließlich nach dem Schmerz des Patienten (Bettruhe, Entlastung, Belastung). Er ist also weitgehend sich selbst überlassen, der behandelnde Arzt

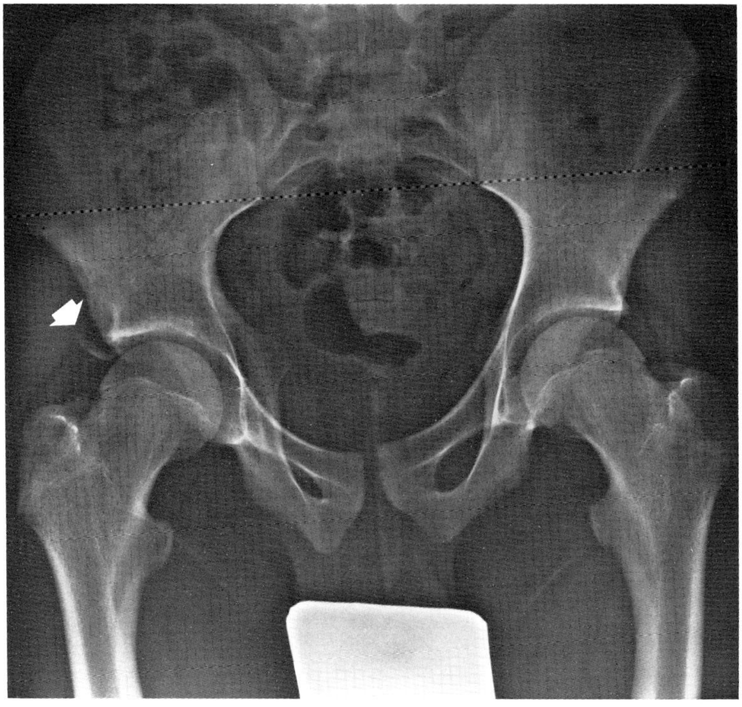

Abb. **279** Therapie von Apophysenlösungen. Bei dem 14jährigen Patienten war es beim Fußballspielen zum Ausriß der Spina iliaca anterior inferior mit deutlicher Dislokation nach distal gekommen. Die Behandlung erfolgte konservativ in Form der Entlastung an Stöcken bis zu Schmerzfreiheit. Die Konsolidation wurde ausschließlich klinisch beurteilt. Der Patient hat nach 6 Wochen wieder mit der sportlichen Tätigkeit begonnen

richte sich nach ihm. Meist ist schon spätestens nach 8 Tagen keine Bettruhe mehr notwendig und der Patient beginnt mit und ohne Stöcke wieder zu laufen. Die Entlastungs- bzw. Schonungszeit beträgt selten mehr als 2–3 Wochen. Fühlt sich der Patient sicher genug, so kann er dann den Sport langsam und sukzessive wieder aufnehmen.
Bei *dislozierten Frakturen* einer Beckenschaufel richtet sich die Therapie nach dem Ausmaß der Deformierung. Ist diese sehr ausgeprägt und ein späterer, kosmetischer Defekt anzunehmen, so sollte die offene Reposition vorgenommen werden. Es genügt dann meist eine Stabilisierung mit Kirschner-Drähten. Man bedenke jedoch, daß eine mögliche Wachstumsstörung dadurch nicht verhindert, eher sogar provoziert werden kann.
Bei *dislozierten Schambeinastfrakturen* richtet sich die Therapie nach den Begleitverletzungen. Sind keine vorhanden, so kann man die Korrekturkräfte in diesem Bereich nutzen und die Korrektur der Fehlstellung dem weiteren Wachstum überlassen (s. Abb. **277**). Müssen Begleitverletzungen operiert werden, so reponiere man auch den dislozierten Schambeinast. Eine zusätzliche Fixation ist dann im allgemeinen nicht notwendig.
Isolierte Ileosakrallockerungen sowie Ileumfrakturen weisen im allgemeinen keine Dislokation auf.
Selbstverständlich wird in allen Fällen, bei denen reponiert werden mußte, das Repositionsergebnis in gleicher Narkose radiologisch dokumentiert. Weitere Stellungskontrollen sind bei zunehmender Beschwerdefreiheit nicht notwendig. Die Konsolidation wird bei allen Beckenschaufel- und Schambeinastfrakturen radiologisch nachgewiesen. Weitere radiologische Kontrollen sind höchstens zum Nachweis der Spontankorrektur verbliebener Fehlstellungen oder beim Auftreten kosmetisch sichtbarer Deformierungen notwendig.
Der Abschluß der Behandlung sollte etwa 1 Jahr nach Unfall anhand einer klinischen Kontrolle erfolgen. Bis dahin hat sich z. B. das Kalluspaket nach Apophysenlösungen wieder zurückgebildet. Sind dann statisch und funktionell symmetrische Verhältnisse vorhanden, so kann die Behandlung auch der Beckenschaufel- und Schambeinastfrakturen abgeschlossen werden, vorausgesetzt es bestand keine Deformierung bzw. keine Fehlstellung mehr in diesem Bereich.

Läsionen mit gravierenden Spätfolgen

Die Diagnose *isolierter Symphysensprengungen* ist wegen der altersabhängigen, unterschiedlichen physiologischen Symphysenweite oft erschwert. Die Kraussche Kurve (14) (Abb. **280**) kann hier hilfreich sein. Zum an-

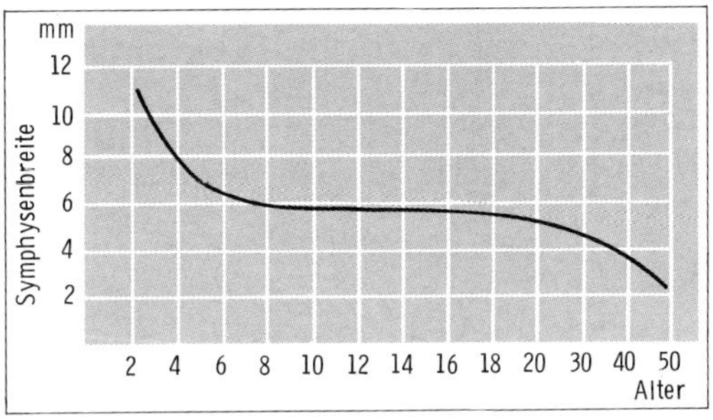

Abb. **280** Physiologische Symphysenbreite nach Krauss. Altersabhängig verändert sich die Weite der Symphyse und nimmt mit zunehmendem Alter deutlich ab

dern gilt auch hier, daß im Wachstumsalter knöcherne Ausrisse weitaus häufiger sind als Rupturen. So ist stets sorgfältig im Röntgenbild, angesichts adäquater klinischer Beschwerden und Unfallanamnese, nach etwaigen Ausrißlamellen zu suchen.
Die Therapie undislozierter Symphysensprengungen besteht in Bettruhe für etwa 3 Wochen, um eine sekundäre Dehiszenz zu vermeiden.
Dislozierte Symphysensprengungen werden konservativ in der gekreuzten Schlinge behandelt. Die Patienten liegen ebenfalls etwa 3 Wochen lang im Bett. Ohne Begleitverletzungen sollte in keinem Fall eine operative Reposition und Fixation vorgenommen werden. Es besteht die Gefahr der Verknöcherung der Symphyse, was u. U. für Frauen später Geburtskomplikationen mit sich bringen kann. Sollte eine zusätzliche Blasenruptur saniert werden müssen, so ist es u. U. besser, auf die Fixation der reponierten Symphysensprengung zu verzichten. Gelingt die Reposition aber ohne weitere Hilfsmittel nicht, so ist es möglich, über eine an Schrauben abgestützte Cerclage die Reposition zu vollziehen. Auch dann genügt es, nach der Reposition in der gekreuzten Schlinge postoperativ zu lagern.
Mit Erreichen der Schmerzfreiheit ist diese Verletzung nach etwa 4 Wochen so weit ge-

heilt, daß der Patient wieder mit voller Belastung mobilisiert werden kann. Ist nach weiteren 2–3 Wochen der Gang wieder völlig frei, so kann mit dem Sport begonnen werden. Die Behandlung kann nach einem Jahr radiologisch und klinisch abgeschlossen werden, wenn keine beginnende Verknöcherung der Symphyse zu beobachten ist, eine altersentsprechende Weite der Symphyse besteht und der Patient bei statisch und funktionell symmetrischen Verhältnissen der unteren Extremitäten beschwerdefrei ist.

Die *Malgaigneschen Frakturen* sind stets Folge schwerster Traumen und selten ohne zusätzlich schwerwiegende Begleitverletzungen anzutreffen. Zwingen diese Verletzungen zur Operation so sollte – vorausgesetzt der Allgemeinzustand erlaubt es – gleichzeitig die Reposition der verschobenen Beckenhälften zur Rekonstruktion der Beckeneingangsebene erfolgen.

Bei Malgaigneschen Frakturen ohne Begleitverletzungen entscheidet sich das weitere Prozedere an dem Ausmaß der Dislokation und dem Geschlecht des Patienten. Die Diagnose und das Ausmaß der Dislokation von Ileosakralläsionen im Rahmen Malgaignescher Frakturen kann mitunter nur durch das axiale CT beurteilt werden (6, 11).

Für Knaben ist eine Deformierung der Beckeneingangsebene klinisch irrelevant. Wenn keine erhebliche Beinlängendifferenz aufgrund der Dislokation erwartet werden muß, können Verschiebungen bei Knaben belassen werden, nicht aber bei Mädchen, bei denen wegen späterer Geburten immer eine symmetrische Beckeneingangsebene angestrebt werden sollte. Die Reposition und Stabilisierung ist unter Umständen nur mit Hilfe externer Fixationen zu erreichen (19, 22).

Bei geschlossenen reponierten Brüchen erfolgt die postoperative Lagerung in der Beckenschwebe für etwa 3–4 Wochen. Die weitere Mobilisation erfolgt je nach Beschwerden und Schmerz der Patienten. Meist ist 4 Wochen nach Belastungsbeginn langsame Wiederaufnahme des Sportes möglich.

Azetabulumfrakturen sind außerordentlich selten und liegen meist in Form von Epiphysenlösungen der Y-Fuge, mit und ohne metaphysäre Beteiligung vor. Selbstverständlich kann es auch hier einmal zum vorzeitigen partiellen Verschluß eines Teiles der Fuge mit konsekutivem Fehlwachstum kommen. Man gebe sich aber nicht der Illusion hin, daß eine derartige Wachstumsstörung durch eine Operation verhindert werden könnte.

Die Operation soll und kann lediglich die Kongruenz des Gelenkes wieder herstellen.

Leicht dislozierte Frakturen, d. h., wenn es z. B. nur zur Verschiebung des Schambeinanteiles gekommen, der gelenktragende Teil aber intakt geblieben ist, werden konservativ behandelt. Die Ruhigstellung erfolgt im Bekkengips für 3–4 Wochen.

Dislozierte Frakturen werden, unabhängig vom Alter, operiert. Die Stabilisierung erfolgt mit Platten oder Einzelschrauben. Die Entlastungsdauer beträgt 4–6 Wochen. Danach zeigt das gipsfreie Röntgen die Konsolidation der Fraktur. Die anschließende Mobilisation und zunehmende Belastung erfolgt wie bei den Malgaigneschen Frakturen auch.

Radiologische und klinische Kontrollen sind in Halbjahresabständen bis zu 2 Jahren nach Trauma durchzuführen. Bestehen dann unauffällige symmetrische Verhältnisse, ist kein vorzeitiger Verschluß der Y-Fuge und kein Fehlwachstum festzustellen, so kann die Behandlung abgeschlossen werden.

Im andern Fall muß, wenn eine an Ausmaß zunehmende Hüftdysplasie aufgrund eines vorzeitigen Verschlusses der Y-Fuge auftritt, im weiteren Verlauf eine Beckenosteotomie zur besseren Überdachung des Hüftkopfes vorgenommen werden.

Wirbelsäulenaffektionen und -läsionen

– Rotationsblockierungen
– Wirbelfrakturen

Während Wirbelfrakturen im Kindesalter, d. h. so lange die Wachstumsfugen noch weit offen sind, eine Seltenheit darstellen, sind Rotationsblockierungen mit schmerzhaftem Schiefhals außerordentlich häufig. Sie betreffen fast ausschließlich die obere, seltener die untere HWS.

In der Anamnese macht sich meist das Kausalitätsbedürfnis der Eltern bemerkbar, die Tage zurückliegende Stürze auf Kopf oder Schulter für die jetzt plötzlich auftretenden Beschwerden verantwortlich zu machen suchen. Oft wird aber nur ein lautes Gähnen, Lachen oder „eine ungeschickte Bewegung" angegeben. Ob, wie immer wieder in der Literatur angeführt wird, Erkältungskrankheiten der oberen Luftwege tatsächlich gehäuft zu Rotationsblockierungen (Grisel-Syndrom) (28) führen können, erscheint fragwürdig. Die Diagnose stellt sich neben einer nichtssagenden Anamnese vor allem aufgrund des klinischen Befundes: Neigung des Kopfes zu einer Seite und Torsion des Kopfes von der zugeneigten Seite hinweg (Abb. **281**). Auf der gestreckten Seite sind die Muskeln stark schmerzhaft verspannt. Der Versuch, den Hals spontan zu extendieren oder ihn nach der zugeneigten Schulterseite zurückzudrehen, wird als besonders schmerzhaft angegeben.

In allen Fällen mit einer erstmaligen Blockierung sollte eine Röntgenkontrolle der HWS durchgeführt werden, um Wirbelmißbildungen auszuschließen.

Im seitlichen Röntgenbild ist meist nur eine außergewöhnliche Streckhaltung als Zeichen des Schmerzes zu verzeichnen. Mitunter bestehen „Subluxationen" eines Wirbels mit Knickbildung oder Kyphosierung. Die Verschiebung nach vorn kann bei kleinen Kindern oftmals bis zu 5 mm betragen. Im a.-p.-Bild ist eine dem Schiefhals entsprechende Skoliose sichtbar. Ist keine Kyphose sondern nur eine Streckhaltung vorhanden, so ist die Lokalisation der Blockierung aus den Standardaufnahmen nicht zu eruieren (Abb. **282**). Erst die Funktionsaufnahmen würden dann im Funktionsdiagramm die häufigste Blockierungslokalisation zwischen C II und C III aufzeigen

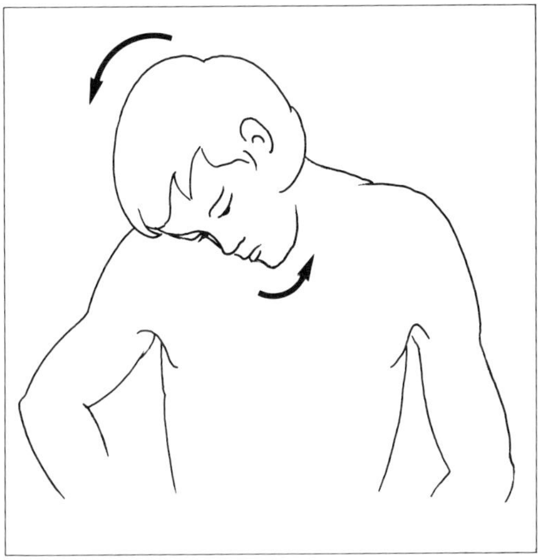

Abb. **281** Rotationsblockierungen der Halswirbelsäule. Es bietet sich das typische klinische Bild des zur Seite geneigten und zur Gegenschulter gedrehten Kopfes. Die gestreckte Seite ist stark schmerzhaft

(5) (Abb. **283**). Liegt die Blockierung zwischen C I und C II, so kann aus dem transbukkalen a.-p.-Bild aufgrund der Stellung des Dens die Blockierung und deren Richtung festgestellt werden (2, 8, 28) (Abb. **284**).

Ziel der Therapie ist es, die Rotationsblockierung durch direkte oder indirekte Maßnahmen wieder zu lösen. Deshalb besteht die Therapie schon einmal nur darin, keine weiteren Schmerzen, vor allem nicht durch die Untersuchung, zu verursachen, um den Muskelhartspann nicht noch mehr zu verstärken.

Bei älteren Patienten im Jugendlichenalter läßt sich mit gezielten manuellen Handgriffen der Schiefhals meist wieder schnell und einfach beheben (5, 8). Hierzu ist manchmal vorher eine vorsichtige manuelle Untersuchung notwendig, um das blockierte Segment zu eruieren.

Ungezielte Manipulationen (15) können ebenfalls dazu dienen, den Schiefhals sofort zu beheben. Sie können aber schmerzhaft sein, im Gegensatz zu gezielten manipulatorischen Handgriffen. Besteht eine echte Unfallanamnese, so sollte man auf manipulative Versuche verzichten.

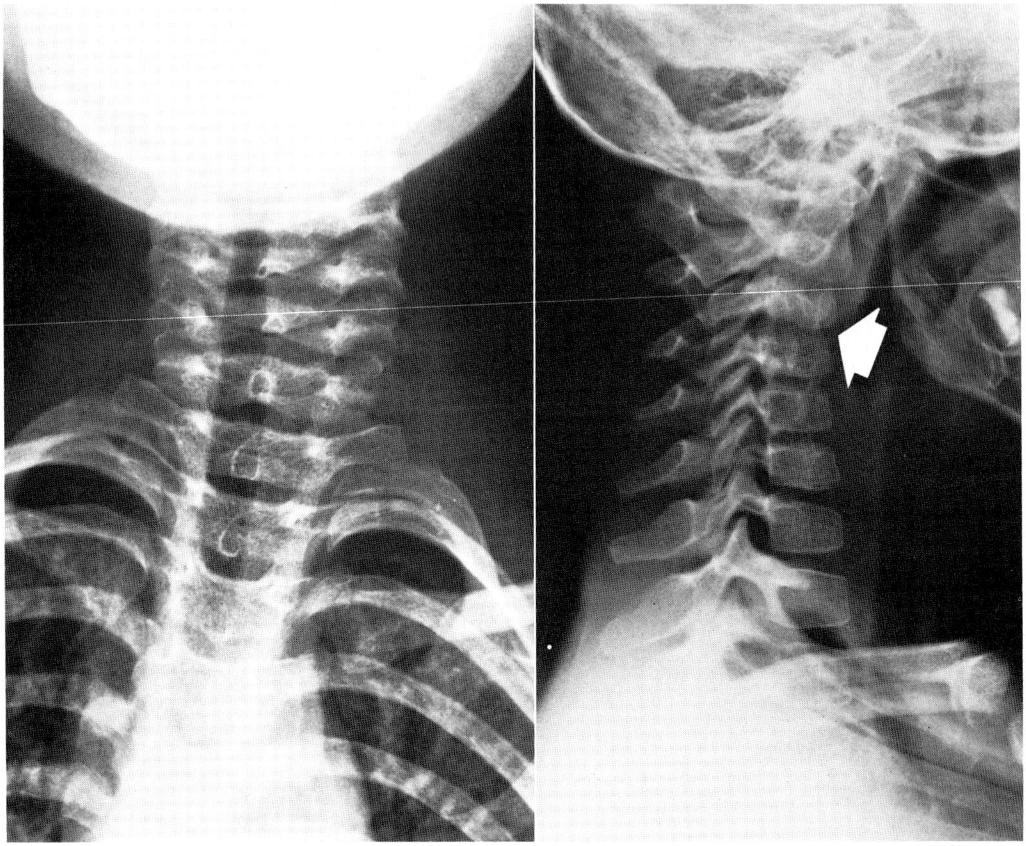

Abb. **282** Rotationsblockierungen der Halswirbelsäule. Das Röntgenbild dient vor allem dazu, eine Wirbelmißbildung auszuschließen. Im a.-p.-bild ist die schon klinisch sichtbare Skoliose zu entdecken. Im Seitenbild besteht eine extreme Streckhaltung bis hin zur Kyphosierung der HWS. Das blockierte Segment, hier C3/C4, ist ohne Funktionsaufnahmen nicht immer zu lokalisieren

Indirekte, medikamentöse oder physikalische Maßnahmen dienen dazu, das reaktive Ödem um die blockierten Gelenke sowie den Muskelhartspann abzubauen. Subjektiv wird Wärme auf die gestreckte, muskelverspannte Seite immer als wohltuend empfunden. Schon nur damit läßt sich in Form warmer Wickel oft die außerordentlich schmerzhafte Affektion beheben. Wegen der starken Schmerzen sollte man anfänglich mit einfachen Schmerzmitteln nicht sparen.

In hartnäckigen Fällen wird ein Schaumstoffkragen als wohltuend empfunden.

Bei ganz krassen Fällen, vor allem auch wenn eine Traumafolge nicht ganz sicher ausgeschlossen werden kann, kann eine kurzfristige, u. U. für nur wenige Stunden angelegte, Extension in der Glisson-Schlinge sehr hilfreich sein und die Blockierung beheben.

Grundsätzlich ist die primäre Schmerzausschaltung das wichtigste Heilungsmoment. Meist sind die Beschwerden nach 3–4 Tagen wieder vollständig verschwunden, die HWS ist dann wieder in allen Ebenen frei beweglich. Die Behandlung kann danach ohne weitere Nachkontrollen abgeschlossen werden. Bei älteren Jugendlichen können endgradige Bewegungsbehinderungen hartnäckiger persistieren. Sind die Blockierungen durch gezielte Manipulationen nicht zu lösen, so ist nach statischen Wirbelsäulenstörungen (z. B. Beinlängendifferenzen mit konsekutiven skoliotischen Haltungen) zu fahnden und diese zu behandeln, auch unter Umständen durch aufbauendes Haltungsturnen zu ergänzen.

Wirbelfrakturen sind im Wachstumsalter eine Seltenheit. Sie betreffen häufiger die BWS, seltener die LWS. Dabei handelt es sich meist

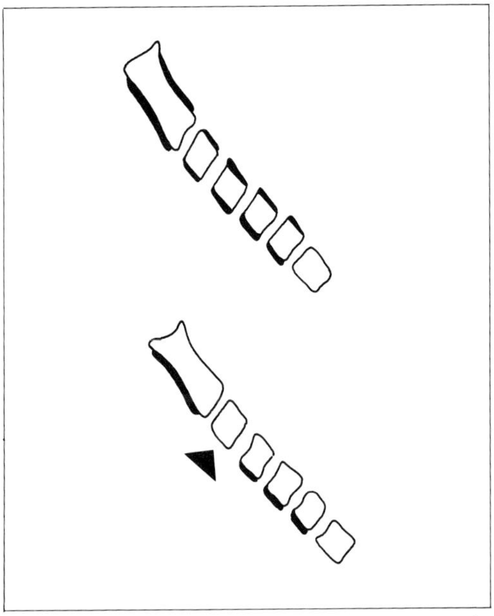

Abb. **283** Funktionsdiagramm der Halswirbelsäule. Ist es aufgrund des klinischen und des seitlichen Röntgenbildes nicht möglich die Lokalisation eines blockierten Segmentes zu eruieren und ist dies für die weitere Therapie von Bedeutung, so können Funktionsaufnahmen der HWS seitlich in maximaler Extension und Flexion durchgeführt werden. Zeichnet man das Bewegungsausmaß eines jeden Segmentes auf die Standard-Seitenaufnahmen auf, so erhält man das Funktionsdiagramm, das grosso modo in jedem Segment nach ventral und dorsal etwa die gleichen Bewegungsausschläge erkennen läßt (oben). Zeigt ein Segment keinen Bewegungsausschlag, so handelt es sich um das blokkierte Segment (unten)

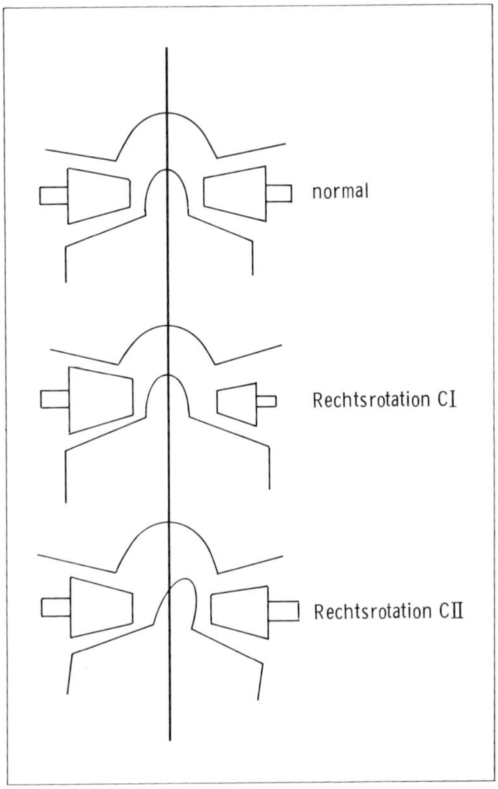

Abb. **284** Rotationsblockierung von CI/CII. In transbukkalen a.-p.-Aufnahmen kann aus der Stellung und Richtung des Dens sowie der Massa lateralis des Atlas die Richtung der Rotation sowie die Lokalisation des blockierten Segmentes festgestellt werden

um Serienbrüche, selten sind nur einzelne Wirbel betroffen.

Am sinnvollsten ist es aus therapeutischer Sicht, in nicht oder mäßig dislozierte sowie in vollständig bzw. stark dislozierte Frakturen zu unterscheiden. Die übliche Einteilung in stabile und instabile Brüche hat nur dann bedingt therapeutischen Bezug, wenn man die Interpretation der Instabilität nach MAGERL erweitert (17). Auch JANIS Einteilung in Frakturen mit und ohne Beteiligung der Wachstumszonen hat ebenfalls keine eindeutige therapeutische Relevanz (11).

Grundsätzlich gelten für die jeweilige Therapie die gleichen Kriterien wie für den Erwachsenen auch. Im Gegensatz zu ihm können jedoch gewisse „spontane Fehlstellungskorrekturen“ die Primärtherapie erleichtern. Ebenso wie überall am wachsenden Skelett werden auch hier Fehlstellungen in der Hauptbewegungsebene, der Sagittalebene, im weiteren Wachstum wieder ausgezeichnet korrigiert (23) (Abb. **285**). Bestehen jedoch kombinierte Fehlstellungen in der Frontal- und Sagittalebene, so bleibt nicht nur die Korrektur der Fehlstellung in der Frontal- sondern auch weitgehend die der Fehlstellung in der Sagittalebene aus (12, 23) (Abb. **286**).

Die Diagnose einer Wirbelfraktur erfolgt grundsätzlich radiologisch. Neben einer bandförmigen Verdichtung als Zeichen einer spongiösen Einstauchung ist vor allem die Keilwirbelbildung als wichtiges Zeichen für eine Fraktur zu werten. Anamnese und akuter Schmerz helfen, gegenüber Keilwirbeln anderer Genese abzugrenzen (Status nach Morbus Scheuermann, Histiozytose, aneurysmatischen Knochenzysten usw.).

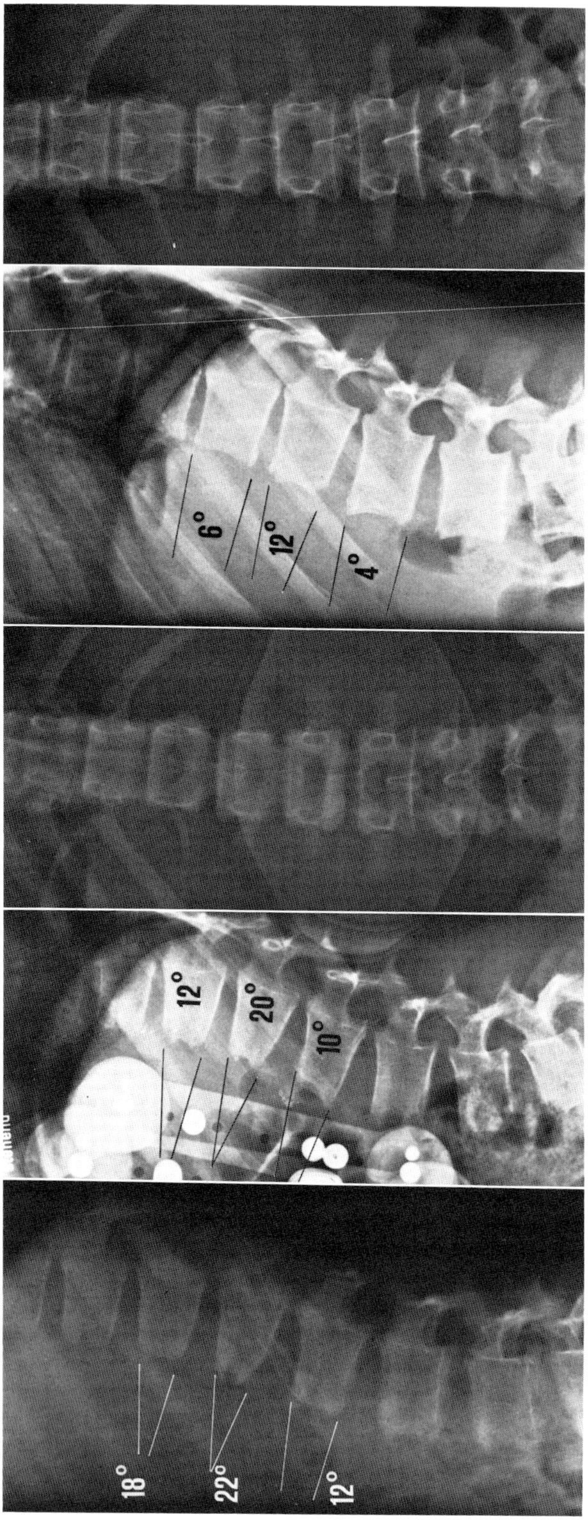

Abb. **285** „Spontankorrekturen" im Bereich der Wirbelsäule. Fehlstellungen in der Sagittalebene werden, wie bei diesem 13jährigen Knaben im Verlauf des weiteren Wachstums weitgehend wieder ausgeglichen, wie hier während einer Beobachtungszeit von 2 Jahren

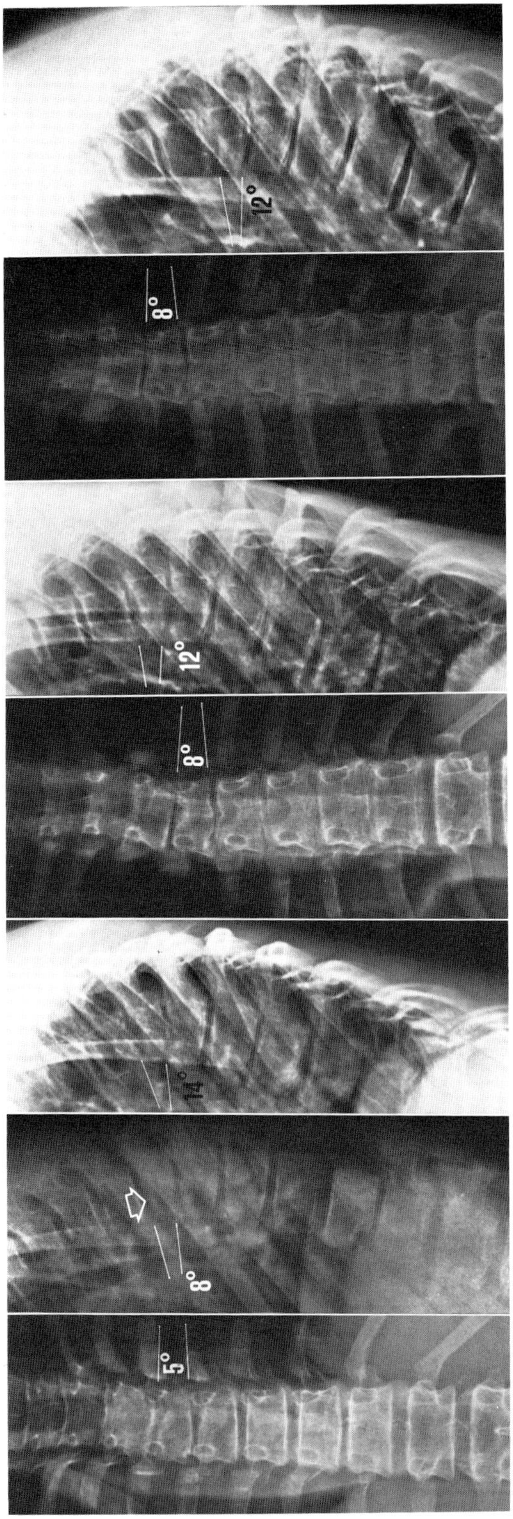

Die stabile Fraktur ist charakterisiert durch eine mehr oder weniger ausgedehnte Kompression des Wirbelkörpers. Bei instabilen Frakturen liegen zusätzliche Frakturen der Gelenkfortsätze, der Bögen bzw. der Bogenwurzeln vor, oder auch nur zusätzliche ligamentäre Läsionen. Die Instabilität ist radiologisch nicht immer primär zu erkennen. Dann können mit Hilfe von Tomogrammen die knöchernen Begleitverletzungen oder durch vorsichtige Funktionsaufnahme die ligamentären Verletzungen dargestellt werden.

Vor Wachstumsstörungen mit konsekutivem Fehlwachstum wird nach Verletzungen der Wachstumszonen eines Wirbels (Grund- und Deckplatten) immer wieder gewarnt (1, 12, 20, 23). Deren Folgen unterscheiden sich jedoch nicht von den an Ausmaß zunehmenden Fehlstellungen aufgrund ungünstiger statischer Verhältnisse beim Erwachsenen. Dabei spielen sicherlich auch individuelle unterschiedliche Belastungen der einzelnen Wirbelsäulensegmente eine Rolle. Es muß also dahingestellt bleiben, ob zunehmende Fehlstellungen (Keilwirbelbildungen und Skoliosen) nach Frakturen mit Verletzungen der Grund- und Deckplatten als Folge von Wachstumsstörungen oder als Folge ungünstiger statischer Verhältnisse zu definieren sind. Diese Überlegungen haben jedoch keine erhebliche klinische Bedeutung, da selbst durch operative Maßnahmen eine funktionserhaltende Rekonstruktion der Wachstumszonen nicht möglich wäre.

Das Ziel der Therapie besteht in allen Fällen darin, die Stabilität und die Statik der Wirbelsäule wieder herzustellen.

Stabile Keilwirbelfrakturen, die nahezu *undisloziert* sind bzw. deren Fehlstellung lediglich in der Sagittalebene liegt und bei denen die Höhe der Vorderkante nicht weniger als 50% der Hinterkante beträgt, werden funktionell behandelt. Der Patient bleibt im Bett, bis er schmerzfrei geworden ist, gegebenenfalls mit unterstützendem isometrischem Rückentraining. Mit Erreichen der Schmerzfreiheit wird der Patient voll mobilisiert. Bestehen – u. U.

◁ Abb. **286** Grenzen der „Spontankorrekturen" im Bereich der Wirbelsäule. Bei dem 14jährigen Knaben kam es zur Wirbelkompression in der Frontal- und Sagittalebene. Trotz langer Behandlung im Milwaukee-Korsett blieb die Stellung des Wirbels im weiteren Wachstum während der folgenden 2 Jahre völlig unverändert vorbestehende – Teilfixationen der Wirbelsäule, so ist Haltungsturnen indiziert bis zum Erreichen der freien Funktion der Wirbelsäule.

Die erste Röntgenkontrolle sollte zur Konsolidationsbestätigung nach etwa 6 Wochen vorgenommen werden. Zeigt sich dann keine Zunahme der Fehlstellung und ist der Patient beschwerdefrei, so kann er weiter normal belasten. Eine abschließende klinische Kontrolle wird nach einem halben Jahr durchgeführt. Ist dann klinisch keine Verschlechterung des Befundes festzustellen, ist die Wirbelsäule frei beweglich und voll kompensiert und ist der Patient subjektiv beschwerdefrei, so kann die Behandlung abgeschlossen werden.

Stabile Kompressionsfrakturen *mit Deformierungen* in beiden Ebenen, deren Einstauchung ebenfalls nicht mehr als höchstens die Hälfte der vorderen oder seitlichen Höhe beträgt, werden konservativ auf der Rolle bis zur Schmerzfreiheit im Bett liegend behandelt, dann aber mit einem Gipskorsett mobilisiert. Je nach weiterem Verlauf muß das Korsett unter Umständen nach 6 Wochen erneuert werden, bei ungünstigen statischen Verhältnissen und der Tendenz zur Verschlechterung, muß unter Umständen anschließend ein Drei-Punkte- oder sogar ein Milwaukee-Korsett getragen werden.

Die Patienten sollten bis zu 2 Jahren nach Trauma, gegebenenfalls bis Wachstumsabschluß, klinisch und – in Jahresabständen – radiologisch kontrolliert werden.

Undislozierte oder nur geringgradig verschobene *instabile* Frakturen werden in der Gipsschale für 6–8 Wochen behandelt. Die anschließende Mobilisation nach radiologisch gesicherter Konsolidation erfolgt im Gipskorsett. Besteht die Tendenz – ersichtlich an einer gipsfreien radiologischen Kontrolle in der 12. Woche – zur zunehmenden Fehlstellung des Segmentes, so muß das Drei-Punkte- oder auch Milwaukee-Korsett (je nach Höhe der Läsion) bis zu einem halben Jahr oder noch länger getragen werden.

Nachkontrollen sind höchstens bis zu 2 Jahren nach dem Unfall notwendig, wenn sich die Statik der Wirbelsäule bei den halbjährlichen Kontrollen nicht verschlechtert hat.

Dislozierte stabile Frakturen mit einer Fehlstellung in einer oder beiden Ebenen mit einer Höhenverminderung über 50% sollten operiert werden. Mit und ohne Deckplatteneinbrüche ist dann die Statik des Segmentes derart gestört, daß – auch wenn eine Aufrichtung mit der geschlossenen Reposition oder mit der Rolle gelingen sollte – ein erneutes Zusammensintern des Wirbelkörpers nach Beginn der Mobilisation befürchtet werden muß. Das Argument der möglichen zunehmenden Zusammensinterung gilt vor allem für die stärker beanspruchten Segmente der unteren BWS und der LWS. Zudem ist zu berücksichtigen, daß mit der operativen Behandlung dieser bedingt instabilen Frakturen (17) dem Patienten lange Liegezeiten erspart und eine wesentlich schnellere Mobilisation erlaubt werden kann. So lange sich die Wirbelsäule noch im Wachstum befindet, sollte keine ventrale Spondylodese, sondern lediglich eine dorsale Spondylodese durchgeführt werden. Wenn es die Größenverhältnisse des Patienten und des betroffenen Segmentes zulassen, kann die Reposition und Fixation mit dem Fixateur interne erfolgen (9).

Bei allen *Luxationsfrakturen* mit und ohne Querschnittsymptomatik besteht wegen der erheblichen Bänderschädigung die Gefahr der persistierenden Instabilität. Vor allem hier ist die Indikation zur sofortigen Reposition und gleichzeitigen Stabilisierung, wenn möglich mit dem Fixateur interne, gegeben. Der mitunter angeführte Vorschlag, instabile Frakturen ohne neurologische Symptomatik geschlossen zu reponieren und dann, nach längerer Liegezeit, sie mehrere Jahre im Korsett zu behandeln, scheint uns angesichts der Vorteile der operativen Behandlung heute nicht mehr diskussionswürdig zu sein.

Die postoperative Mobilisation erfolgt im Gips oder Ortholen-Korsett. Unabhängig davon, ob eine hintere Spondylodese mit Drähten oder mit dem Fixateur interne fixiert wurde, werden die Patienten sofort nach gesicherter Wundheilung über das Stehbrett zunehmend voll mobilisiert. Nach Konsolidation der Fraktur nach 8–12 Wochen wird das Korsett sukzessive weggelassen.

Die Diagnose undislozierter *Densfrakturen* bereitet mitunter Schwierigkeiten, vornehmlich, wenn das Alter des Patienten beim Unfall unterhalb des 7. Lebensjahres liegt (4, 25, 27, 28) (Abb. **287**). Die Klinik des sich den Kopf haltenden Kindes weist auf die Verletzung hin. Ist aus den a.-p. und transbukkalen Aufnahmen die Fraktur nicht zu diagnostizieren, so müssen seitliche, vorsichtig gestützte Funktions-

aufnahmen durchgeführt werden. Erlaubt ist dabei lediglich das spontane Funktionsausmaß, das der Patient selbst durchführen kann. Die Therapie undislozierter Densfrakturen erfolgt konservativ im Hals-Thorax-Gips für 6–8 Wochen. Die anschließende gipsfreie Röntgenkontrolle sollte die Konsolidation der Fraktur aufzeigen. Da dies nicht immer leicht zu beurteilen ist, müssen dann evtl. nochmals vorsichtig gehaltene Funktionsaufnahmen durchgeführt werden.
Ist die freie Beweglichkeit der Halswirbelsäule nach weiteren 3–4 Wochen wieder erreicht, so kann langsam mit Sport begonnen werden. Bleibt der Patient auch weiterhin beschwerdefrei, wird die Behandlung 3–4 Wochen nach Sportbeginn bei subjektiver Beschwerdefreiheit und freier Funktion abgeschlossen. Dislozierte Densfrakturen werden mit und ohne neurologische Symptomatik reponiert und durch eine hintere Spondylodese CI/CII stabilisiert. Hier erfolgt eine anschließende Ruhigstellung im Gipskragen für 6–8 Wochen bis zum Durchbau der Spondylodese.

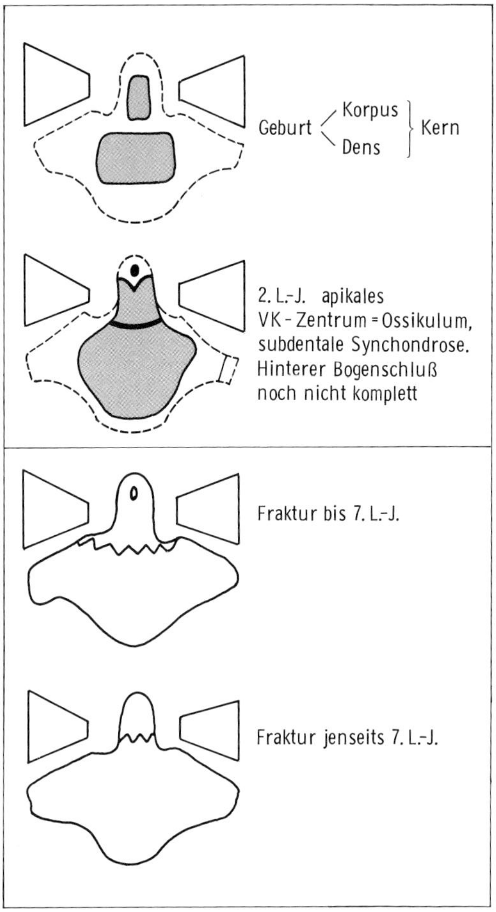

Abb. **287** Entwicklung des Dens und Densfrakturen ▷ im Wachstumsalter. – Bei Geburt ist je ein Kern für den Corpus epistropheus und für den Dens angelegt. – Etwa um das 2. Lebensjahr herum sind diese beiden Kerne nur noch durch die schmale Synchondrose getrennt. Die Densspitze hat einen eigenständigen Kern erhalten, das Ossikulum. – Bis zum 7. Lebensjahr verlaufen Densfrakturen im Bereich der Synchondrose, sind also als Epiphysenlösungen aufzufassen. – Jenseits des 7. Lebensjahres, nach Verknöcherung der Synchondrose, liegen die Frakturen außerhalb des Korpusbereiches im eigentlichen Densbereich

Pathologische Frakturen

Auf pathologische Frakturen im Rahmen von Tumoren, Histiozytosen, generalisierten fibrösen Dysplasien (Jaffee-Lichtenstein, Albright usw.), Osteomyelitiden usw. sei hier nicht näher eingegangen. Es sollen nur die häufigsten pathologischen Frakturen gestreift werden.

- Ermüdungsbrüche und „spontanes Hinken“,
- juvenile Knochenzysten,
- fibröse Dysplasie,
- Osteogenesis imperfecta.

Echte *Ermüdungsbrüche* kommen nur im Jugendlichenalter im Bereich der proximalen Tibia, selten einmal im proximalen Metatarsalebereich nach langen körperlichen Anstrengungen vor. Sie werden wie normale Frakturen behandelt, im Gips ruhiggestellt und heilen, da es sich lediglich um spongiöse Infraktionen handelt, schnell innerhalb von 2–3 Wochen ab.
Das sogenannte *„spontane Hinken“* kleiner Kinder zwischen dem 2.–4. Lebensjahr ist in

den meisten Fällen auf eine Infraktion der Tibia, der Fibula oder des Kalkaneus zurückzuführen und hat nur selten einmal eine andere Ursache (Hüftschnupfen, Osteomyelitis, Tumor).
Derartige Infraktionen sind nicht als Ermüdungsbrüche zu betrachten, sondern kommen durch die Hyperaktivität der Kinder in diesem Alter bei gleichzeitig noch nicht völlig normal entwickelter motorischer Sicherheit zustande: Sie fallen schnell einmal und schlagen sich an Steinen, Stühlen und Bänken an.
Meist sind die Frakturen primär und sekundär nicht sichtbar und können nur anhand des Fixationskallus, der zwischen dem 10.–14. Tag in Form feinster periostaler Auflagerungen erscheint, erkannt werden (Abb. **288**).
Wenn die Eltern, beunruhigt durch das schon seit 14 Tagen andauernde Hinken, erst dann zur Kontrolle kommen, ergeben sich differentialdiagnostische Probleme. Das angefertigte Röntgenbild läßt eine periostale Auflagerung erkennen, die Fraktur ist nicht sichtbar. Die wichtigste anamnestische Frage besteht dann darin, ob das Hinken anfänglich schlimmer gewesen sei und allmählich abgenommen habe oder umgekehrt. Trifft ersteres zu, was fast immer der Fall ist, so kann man die Eltern beruhigen, sie auf den weiteren Verlauf vertrösten und ohne weitere Abklärung die nächste klinische Kontrolle in 2 Wochen anberaumen. Zu diesem Zeitpunkt wird der kleine Patient erwartungsgemäß wieder hink- und beschwerdefrei laufen. Wird eine Zunahme der Beschwerden geschildert, so muß – angesichts des radiologischen und klinischen Befundes – die weitere anamnestische und labortechnische Abklärung eine mögliche Osteomyelitis, bzw. einen Tumor ausschließen. Unter Umständen ist dann sogar die Probebiopsie indiziert.
Kommen die Eltern schon primär beim Auftreten der Beschwerden und zeigt das Röntgenbild – wie zu erwarten – keinerlei pathologische Veränderung, so stelle man die schmerzende Extremität, nach klinisch erfolgtem Ausschluß eines Hüftschnupfens, in einer Oberschenkelgipsschiene für etwa 14 Tage ruhig. Sollten dann noch deutliche Schmerzen bestehen, so muß nochmals geröntgt und weiter abgeklärt werden, wenn ein pathologischer Röntgenbefund das klinische Bild ergänzt. Ansonsten kann im Fall der zu erwartenden Schmerzfreiheit auf weitere Röntgenkontrollen verzichtet und die Diagnose einer Fissur mit Fug und Recht angenommen werden.

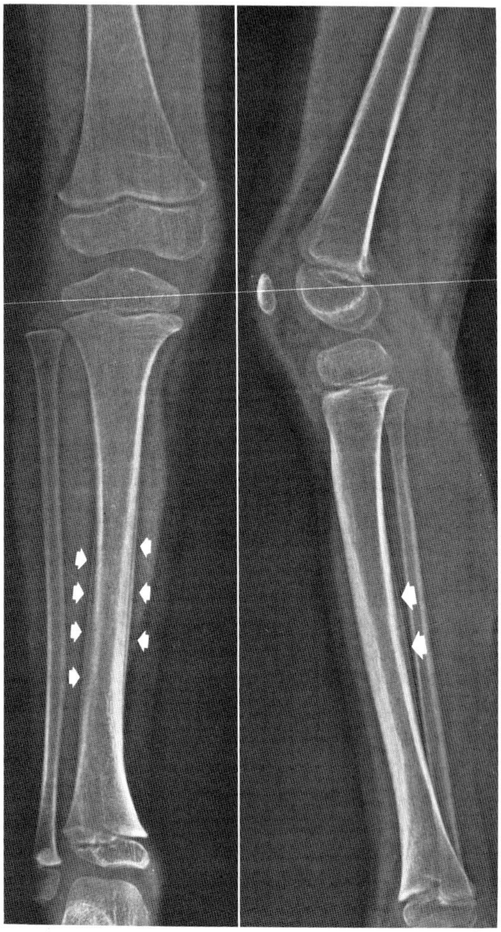

Abb. **288** Sogenanntes „spontanes Hinken" kleiner Kinder. Die häufigste Ursache für das „spontane Hinken" kleiner Kinder bis zum 3./4. Lebensjahr sind Fissuren, die radiologisch nie zur Darstellung kommen. Die Bestätigung der Diagnose erfolgt lediglich anhand der periostalen kallösen Abstützung, wie bei diesem 3jährigen Mädchen. (Die Deformierung im lateralen Teil des oberen Sprunggelenkes ist Folge einer abgelaufenen Osteomyelitis im Säuglingsalter.)

Derartige „Spontanfrakturen" kommen selbstverständlich auch in Form von metaphysären Stauchungsfrakturen an den oberen Extremitäten vor. Sie sind hier nur klinisch weniger auffällig und werden von den weit weniger beunruhigten Eltern gerne als Verstauchung – was sie ja auch im wahrsten Sinne des Wortes sind – anstandslos akzeptiert.
Unter den pathologischen Frakturen spielen vor allem die *juvenilen Knochenzysten* eine

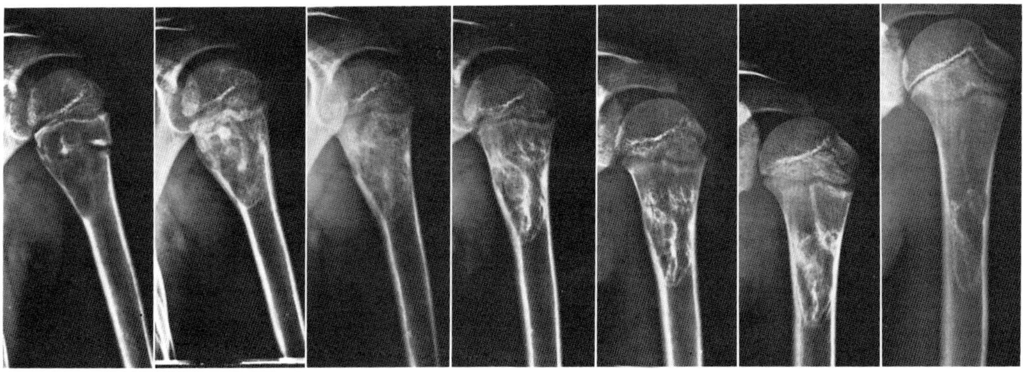

Abb. **289** Therapie juveniler Knochenzysten. Bei dem 7jährigen Patienten war es zur Infraktion der proximalen Humerusmetaphyse bei juveniler Knochenzyste gekommen. Da keine Dislokation vorlag, wurde konservativ behandelt. Im weiteren Verlauf bis zur Nachuntersuchung nach 3 Jahren (rechtes Bild) war der Humeruskopf von der Zyste weggewachsen. Die Zyste hat sich zum Teil wieder aufgefüllt, die Zystenwände zeigen gute Kortikalisdicke, so daß angesichts der subjektiven Beschwerdefreiheit auch weiterhin auf eine Therapie verzichtet wurde

wichtige Rolle wegen der Häufigkeit ihres Vorkommens (3, 13). Sie treten vor allem im Bereich des proximalen Oberarmes und Oberschenkels auf, können aber auch jeden anderen Röhrenknochen des Skelettes betreffen.

Die Diagnose kann, vor allem in der Abgrenzung gegenüber solitären fibrösen Dysplasien, Schwierigkeiten bereiten. Juvenile Knochenzysten liegen primär stets metaphysär, epiphysenfugennah. Die Fuge wird von den Zysten nicht überschritten, die Epiphyse selbst bleibt stets frei. (Pathologische Veränderungen im Bereich der Epiphyse sprechen für Chondroblastome, maligne Tumoren und anderes.) Die Zysten sind oft mehrkammerig. Das weitere Wachstum verschiebt ihren Sitz nach distal in den Schaftbereich. Im diaphysären Bereich sind sie dann gegenüber fibrösen Dysplasien nicht immer abzugrenzen. Bei Kindern unterhalb des 10. Lebensjahres kann schon nur aufgrund der Lokalisation in der Metaphyse und des typischen radiologischen Aspektes die Diagnose gestellt werden. (Abb. **289**).

Das Problem der juvenilen Knochenzyste besteht in der Frakturierungsgefahr und in der Rezidivfreudigkeit der Zyste. Nach operativen Eingriffen wird eine Rezidivhäufigkeit von 10–40% durchschnittlich etwa 20–25% angegeben (3, 7, 10, 13, 24).

Das Ziel der Therapie besteht also darin, über die Beseitigung der Zyste die Gefahr der pathologischen Fraktur sowie der Refraktur zu verhindern.

Per Zufall gefundene Zysten an oberen und unteren Extremitäten behandeln wir in Übereinstimmung mit den Eltern mit der von Scaglietti (24) angegebenen Cortisontherapie. Der Eingriff wird in Allgemeinnarkose durchgeführt. Es werden zwei Trocarnadeln unter Durchleuchtungskontrolle in die Zyste eingeschlagen und der Zysteninhalt nach Entfernung beider Trocare abgelassen. Danach wird eine der beiden Nadeln entfernt und eine Ampulle Cortison (Kristallsuspension) instilliert. Abschließend perforieren wir die Gegenseite der Zystenwand mit der noch liegenden Nadel, in die wieder der Trocar eingeführt wurde, an mehreren Stellen und entfernen dann auch diese Nadel.

Röntgenkontrollen in Vierteljahresabständen sollen den zunehmenden Durchbau der Zyste aufzeigen (Abb. **290**). Verzögert sich nach anfänglicher Verbesserung die weitere Heilung, so stellen wir nach einem halben Jahr nochmals die Indikation zur Cortison-Instillation. Zeigt sich jedoch keinerlei Reaktion auf die erste Instillation, so stellen wir nach einem halben Jahr die Indikation zur operativen Ausräumung der Zyste mit gleichzeitiger Spongiosaplastik (mit autologer Spongiosa aus dem Beckenkamm). Dabei scheint es weniger wichtig zu sein, daß die Zyste prall mit Spongiosa aufgefüllt wird – was ja oft wegen der Zystengröße gar nicht möglich ist – sondern daß die Zystenwände allseits gut angebohrt werden und daß der Kortikalisdeckel, der zur Eröffnung der Zyste entnommen wurde, nicht mehr zum Verschluß verwendet wird. Er dient der histologischen Untersuchung. Durch die zahlreichen Perforationsstellen und das „Zysten-

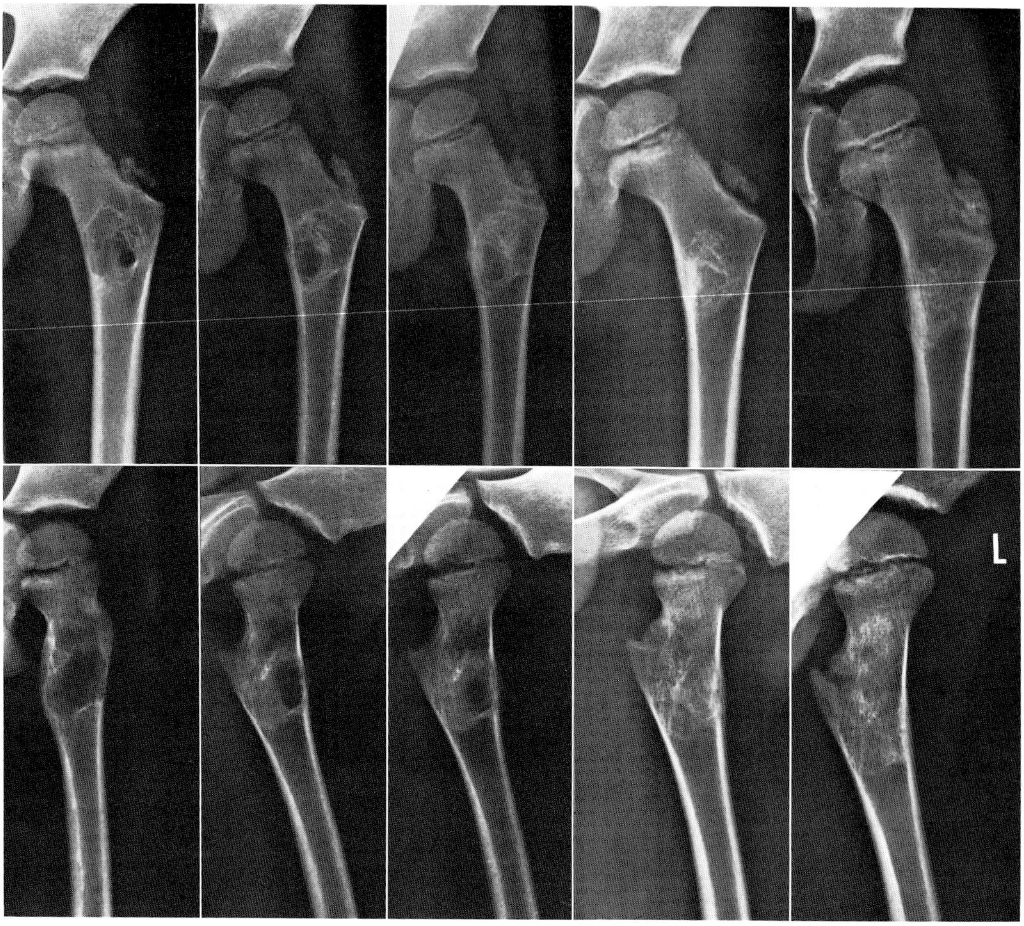

Abb. **290** Therapie juveniler Knochenzysten. Bei dem 6jährigen Patienten wurde per Zufall die juvenile Knochenzyste im intertrochanteren Bereich des Femurs festgestellt. Nach einer einmaligen Cortison-Injektionsbehandlung kam es zum spontanen Verschluß der Zyste bei einer Beobachtungszeit von $1^1/_2$ Jahren

tor" sollen zum Ossifikationsanreiz Gefäße einwuchern.

Undislozierte Frakturen bei juvenilen Knochenzysten der oberen Extremitäten – meist des proximalen Humerus – werden konservativ im Gilchrist-Verband, im hochgezogenen Oberarmgips oder im Desault-Verband ruhiggestellt.

Nach 3–4 Wochen wird ein gipsfreies Röntgenbild durchgeführt, um die periostale Abstützung der Fraktur nachzuweisen. Bei klinischer Indolenz wird dann der Arm spontan bewegt. Die vorgeschlagene Sportdispens wird angesichts der Gefahr einer Refraktur für weitere 4–6 Wochen meist gerne eingehalten. Dann soll der Patient wieder das tun, was er zuvor gewohnt war.

Nach einem halben Jahr wird erneut geröntgt, vorausgesetzt, der Patient ist bis dahin beschwerdefrei geblieben. Zeigt dann die Zyste langsamen Einbau knöcherner Strukturen, so warten wir mit einem operativen Vorgehen weiterhin ab und röntgen in Halbjahresabständen bis zum Durchbau der Zyste, bzw. bis sich die Wände der Zyste der Kortikalis wieder völlig normalisiert haben (s. Abb. **289**). Zeigt sich nach dem ersten halben Jahr keinerlei Veränderung, so stellen wir die Indikation zur Cortison-Injektion (s. Vorgehen bei zufällig entdeckten Zysten).

Dislozierte Frakturen an den oberen Extremitäten werden, so sie sich in den altersentsprechend tolerablen Rahmen mit Hilfe der geschlossenen Reposition stellen lassen, eben-

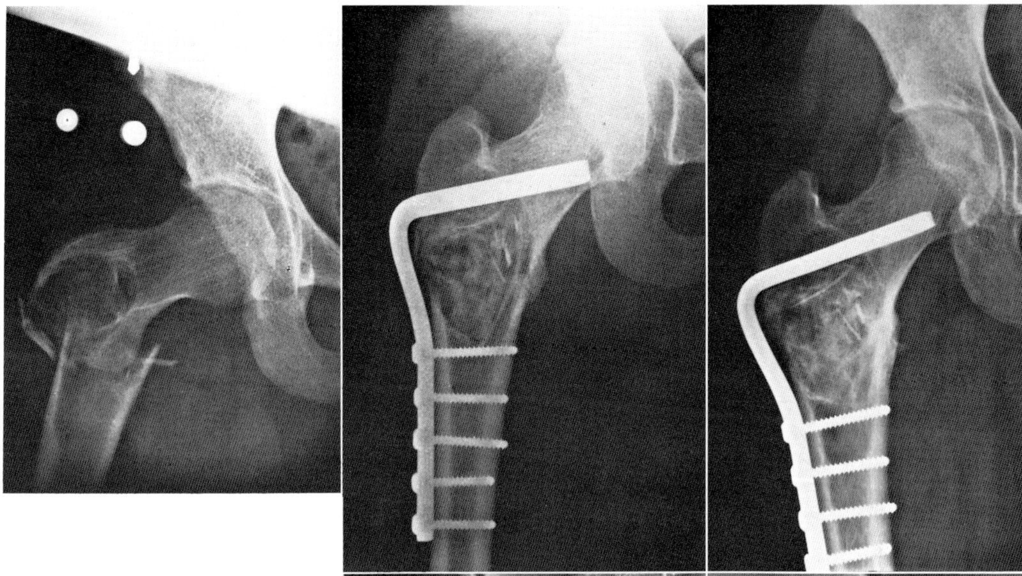

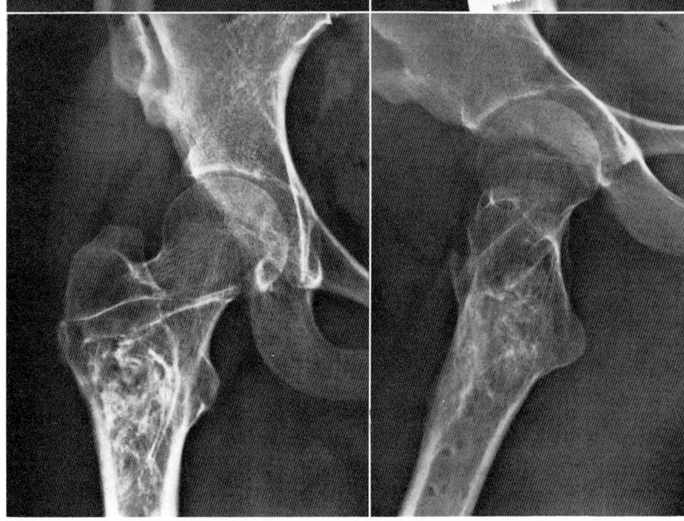

Abb. **291** Therapie juveniler Knochenzysten. Bei der 13jährigen Patientin kam es zur dislozierten intertrochanteren Femurfraktur bei juveniler Knochenzyste. Im Rahmen der Osteosynthese der Fraktur wurde die Knochenzyste mit Spongiosa aus dem Beckenkamm aufgefüllt. Sie heilte bis zur Kontrolle nach der Metallentfernung nach 1½ Jahren aus

falls konservativ behandelt. Muß wegen eines Weichteilinterpositums operiert werden, so wird in gleicher Sitzung die Ausräumung und Spongiosaplastik der Zyste durchgeführt.
Undislozierte und dislozierte frakturierte Zysten an den unteren Extremitäten empfehlen wir im allgemeinen primär operativ anzugehen und eine Spongiosaplastik vorzunehmen (Abb. **291**). Die Stabilisierung erfolgt dann je nach Lokalisation und Alter des Patienten mit einer Platte oder bei kleinen Patienten mit undislozierten Frakturen mit einem Gips.
Nach 6 Wochen bestätigt die gipsfreie Röntgenkontrolle den Einbau der Spongiosa und die periostale Abstützung der Fraktur. Anschließend wird bei klinischer Beschwerdefreiheit mit zunehmender Belastung begonnen. Der Sport sollte, wegen der Gefahr der Refraktur, nicht vor Ablauf eines Vierteljahres wieder aufgenommen werden.
Die Röntgenkontrollen in Halbjahresabständen sollen den zunehmenden Durchbau der Zyste dokumentieren. 2 Jahre nach dem Eingriff kann bei radiologisch fest durchgebauter Fraktur, symmetrischen, statischen und funktionellen Verhältnissen die Behandlung abgeschlossen werden.
Die immer wieder propagierte Resektionsbehandlung zur Sicherung der Rezidivfreiheit scheint uns angesichts der benignen Prognose

der juvenilen Knochenzysten zu aufwendig zu sein. Wir glauben, mit dem von uns geschilderten Prozedere grundsätzlich zum Ziel zu kommen und sehen deshalb vorderhand keine Indikation zur Resektionsbehandlung.
Die solitäre *fibröse Dysplasie* ist – auch bei jüngeren Kindern – meist primär im diaphysären Bereich angesiedelt (Abb. **292**). Da diese Erkrankung noch rezidivfreudiger ist als die juvenile Knochenzyste, empfiehlt es sich schon primär, die operative Ausräumung der Zyste vorzunehmen und den Defekt mit Spongiosa aufzufüllen. Während es bei den juvenilen Zysten genügen kann, die Höhle mit dem scharfen Löffel auszukürettieren und die Zystenwände anzubohren, ist dies bei den fibrösen Dysplasien nicht ausreichend. Hier muß die Zystenwand von innen sorgfältig dekortiziert werden, um sämtliche Tumoranteile zu entfernen. Anschließend wird der Defekt mit Spongiosa aufgefüllt. Bei gleichzeitiger Fraktur sollte die Stabilisierung mit einer Platte erfolgen. Gelingt es primär mit dem Vorgehen nicht, das Rezidiv zu verhindern, so kann im Rahmen der Plattenentfernung dann ein erneuter Versuch gemacht werden, den Tumor mit dem gleichen Vorgehen radikal zu entfernen. Ist auch dies ohne Erfolg, so muß der tumoröse Knochenabschnitt reseziert und der Defekt mit einem Fibula- oder Tibiaspan samt Spongiosa aufgefüllt werden.
Die Nachbehandlung und Nachkontrolle richtet sich nach dem Verlauf und der Lokalisation der Zyste. Der Abschluß sollte nicht vor Ablauf von 2 Jahren nach dem letzten Eingriff radiologisch und klinisch erfolgen, unter Umständen muß bis Wachstumsabschluß weiterkontrolliert werden.
Frakturen im Rahmen einer *Osteogenesis imperfecta* unterliegen den gleichen Behandlungskriterien wie Frakturen bei allen anderen Patienten auch. Probleme entstehen durch die Frakturhäufigkeit und die dadurch bedingten möglichen posttraumatischen Deformitäten. Der Heilungsverlauf geschieht etwas schneller als bei anderen Patienten. Da die Fehlstellungen oft sehr ausgeprägt sind, ist eine Spontankorrektur in nützlicher Frist nicht mehr möglich und die starke Deformität induziert neue Frakturen.
Die Diagnose des Grundleidens ist meist einfach aufgrund des typischen radiologischen Bildes und aufgrund der meist vorhandenen blauen Skleren der Patienten zu stellen.
Die Therapie ist grundsätzlich konservativ. Vor Plattenosteosynthesen ist bei Patienten mit Osteogenesis zu warnen (18), da sie keine Bewegungsstabilität garantieren können und der Patient somit nicht in den Genuß der Vorteile einer Osteosynthese kommt. Wenn schon Osteosynthesen oder Osteotomien, dann empfehlen sich zur Stabilisierung intramedulläre Teleskopnägel. Diese können mit dem Wachstum mitwachsen und dem Patienten damit nicht nur die Stabilität zur Frakturheilung gewähren, sondern auch als Prophylaxe vor erneuten Frakturen dienen. Wenn immer möglich sollten Korrektureingriffe erst bei Wachstumsabschluß erfolgen, da dann ohnehin die Frakturhäufigkeit mit Erreichen der Pubertät deutlich zurückgeht.

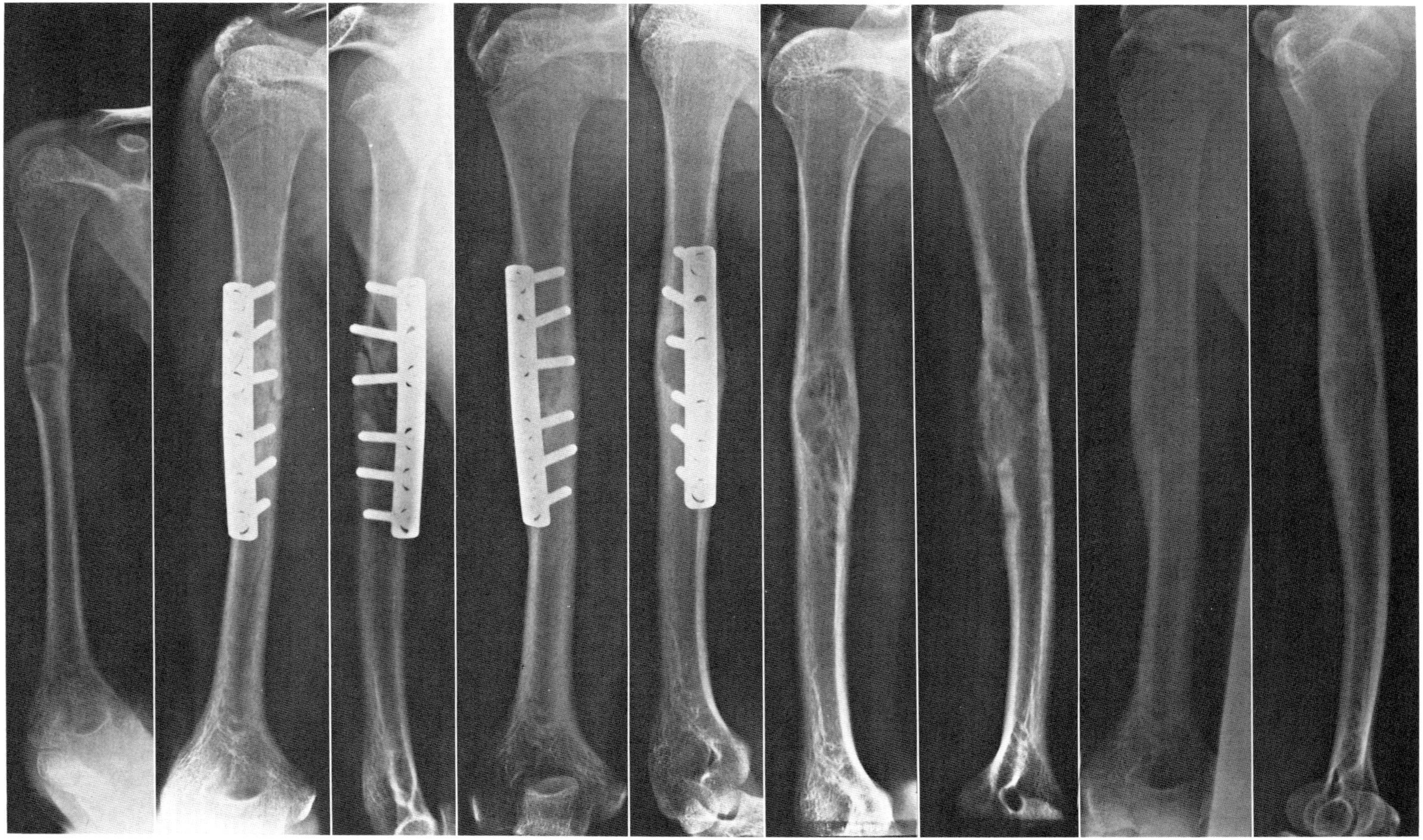

Abb. **292** Therapie der fibrösen Dysplasie. Im Alter von 10 Jahren erlitt der Patient eine pathologische Fraktur im diaphysären Bereich des Oberarmes rechts. Die Zyste wurde damals als juvenile Knochenzyste interpretiert, die Behandlung erfolgte konservativ. 4 Jahre später kam es erneut zur Fraktur des Oberarmes im Bereich der persistierenden Zyste. Die Fraktur wurde nun osteosynthetisiert, die Zyste auskürettiert und mit Spongiose aufgefüllt. Im weiteren Verlauf kam es zum Zystenrezidiv. Im Rahmen der Plattenentfernung wurde nach 16 Monaten nochmals die Zyste sorgfältig ausgeräumt und erneut mit Spongiosa aufgefüllt. Dies führte nun zur endgültigen Heilung

Literatur

Allgemeiner Teil

1. Aitken, A. P., H. K. Magill: Fractures involving the distal femoral epiphyseal cartilage. J. Bone Jt. Surg. 96A (1952) 17
2. Bauer-Miettinnen, U., R. Horazdovsky-Nabak: Chlorprothixen als Prämedikation bei Kinder: Orale contra intramuskuläre Verabreichung. Anaesthesist 24 (1975) 345–360
3. Bauer-Miettinnen, U., T. Palas: Narkoseeinleitung bei Kindern durch intramuskuläre Verabreichung von Methohexital. Anästh. Intensivther. Notfallmed. 15 (1980) 237–241
4. Bauer-Miettinnen, U.: Narkoseeinleitung bei Kindern durch i.m.-Verabreichung von Methohexital. In Kühn, K., J. Hausdörfer: Prämedikation im Kindesalter. Springer, Berlin 1983
5. Beck, E.: Brüche des radialen Oberarmcondylus bei Kindern. Arch. orthop. Unfall-Chir. 60 (1966) 340
6. Blount, W. P.: Knochenbrüche bei Kindern. Thieme, Stuttgart 1957
6a. Brouwer, K. J.: Torsional deformities after fractures of the femoral shaft in childhood. Acta orthop. scand., Suppl. 195 (1981)
7. Caffey, J.: Pediatric X-Ray Diagnosis. Year Book Medical Publishers, Chicago 1978
8. Campbell, C. J.: Campbell's Operative Orthopaedics. Editors: Edmonson, A. S., A. H. Crenshaw. Mosby, St. Louis 1980
9. Eulert, J., W. Thomas: Der partielle Verschluß der Epiphysenfuge. Enke, Stuttgart 1980
10. Gruber, R., L. R. v. Laer: Zur Ätiologie der Refraktur des Vorderarmes im Wachstumsalter, Akt. Traumatol. 9 (1979) 251
11. Jonasch, E.: Knochenbruchbehandlung bei Kindern. De Gruyter, Berlin 1982
12. Kaerrholm, J., L. I. Hansson, S. Laurin: Supination-eversion injuries of the ankle in children: A retrospektive study of radiographic classification and treatment. J pediat. Orthop. 2 (1982) 147
13. Kehrer, B.: Frakturen im Kindesalter. In Bettex, M., N. Genton, M. Stockmann: Kinderchirurgie. Thieme, Stuttgart 1982
14. Klapp, F.: Diaphysäre und metaphysäre Verletzungen im Wachstumsalter. Hefte Unfallheilk. 152 (1981)
15. v. Laer, L. R.: Beinlängendifferenzen und Rotationsfehler nach Oberschenkelschaftfrakturen im Kindesalter. Arch. orthop. Unfall-Chir. 89 (1977) 121
16. v. Laer, L. R.: Neue Behandlungskriterien für die Oberschenkelschaftfraktur im Kindesalter. Z. Kinderchir. 24 (1978) 165
17. v. Laer, L. R.: Die supracondyläre Humerusfraktur im Kindesalter. Arch. orthop. traumat. Surg. 95 (1979) 123
18. v. Laer, L. R.: Die „Unvollendete" des Wachstumsalter: Die Übergangsfraktur der distalen Tibia. Unfallheilkunde 84 (1981) 373
19. v. Laer, L. R.: Spätfolgen nach Ellbogenläsionen im Wachstumsalter – Ursache, primäre Therapie. Orthopäde 10 (1981) 264
20. v. Laer, L. R.: Posttraumatische Wachstumsstörungen am kindlichen Ellbogen. Unfallheilkunde 84 (1981) 101
21. v. Laer, L. R.: Die Fraktur des Condylus radialis humeri im Wachstumsalter. Arch. orthop. traumat. Surg. 98 (1981) 275
22. v. Laer, L. R.: Klinische Aspekte zur Einteilung kindlicher Frakturen, insbesondere zu den traumatischen Läsionen der Wachstumsfuge. Unfallheilkunde 84 (1981) 229
23. v. Laer, L. R.: Prognosis of leg-length discrepancy and axial deviation in femoral fractures in children. In Chapchal, G.: Fractures in Children. Thieme, Stuttgart 1981
24. v. Laer, L. R.: Die klinische Bedeutung des posttraumatischen Rotationsfehlers nach Oberschenkelschaftfrakturen im Wachstumsalter. Hefte Unfallheilk. 158 (1982) 159
25. v. Laer, L. R., B. Herzog: Frakturen und Epiphysenlösungen des Femurs. In Bettex, M., N. Genton, M. Stockmann: Kinderchirurgie. Thieme, Stuttgart 1982
26. v. Laer, L. R., L. Jani, Th. Cuny, P. Jenny: Die proximale Unterschenkelfraktur im Wachstumsalter. Unfallheilkunde 85 (1982) 215
27. v. Laer, L. R., B. Gerber, B. Jehle: Epiphysenfrakturen und Epiphysenlösungen der distalen Tibia. Z. Kinderchir. 36 (1982) 125
28. v. Laer, L. R.: Der posttraumatische partielle Verschluß der distalen Tibiaepiphysenfuge. Ursache, Prognose und Prophylaxe? Teil I und II, Unfallheilkunde 85 (1982) 445, 509
29. v. Laer, L. R.: Die Grenzen posttraumatischer Fehlstellungskorrekturen am wachsenden Handskelett. Orthop. Prax. 18 (1982) 226
30. v. Laer, L. R.: The fracture of the proximal end of the radius in adolescence. Arch. orthop. traumat. Surg. 99 (1982) 167
31. v. Laer, L. R.: Grundsätzliches zur Frakturenbehandlung der oberen Extremitäten im Wachstumsalter. Z. Kinderchir. Kongreßbericht (1983) 34
32. v. Laer, L. R.: Skeletttraumata im Wachstumsalter. Hefte Unfallheilk. 166 (1983)
33. v. Laer, L. R., P. Pagels, L. Schröder: Die Behandlung der Fraktur des Condylus radialis humeri im Wachstumsalter. Unfallheilkunde 86 (1983) 503
34. v. Laer, L. R.: Grundsätzliches zur Diagnostik und Verlaufskontrolle kindlicher Frakturen und Luxationen. Ther. Umsch. 40 (1983) 920
35. v. Laer, L. R.: Frakturen allgemein. In Sauer, H.: Das verletzte Kind. Thieme, Stuttgart 1984
36. v. Laer, L. R.: Klinik der posttraumatischen Wachstumsstörungen. In Pförringer, W., R. Rosemeyer: Schäden der Epiphysenfugen. In Vorbereitung
37. v. Laer, L. R.: Classification, diagnosis and treatment of transitional fractures of the distal part of the tibia. J. Bone Jt. Surg. 67A (1985) 687
37a. v. Laer, L. R.: Vermag klinische Effizienz heute die

Kostenentwicklung in der Medizin positiv zu beeinflussen? Schweiz. Ärzteztg. 31 (1984) 1484
38. Langenskiöld, A.: Consideration of growth factors in the treatment of fractures of long bones in children. In Chapchal, G.: Fractures in Children. Thieme, Stuttgart 1981
39. Morscher, E.: Classification of epiphyseal injuries. In Chapchal, G.: Fractures in Children. Thieme, Stuttgart 1981 (S. 20)
40. Müller, M. E., M. Allgöwer, H. Willenegger: Manual der Osteosynthese. Springer, Berlin 1969
41. Nicola, T.: Atlas operativer Zugangswege in der Orthopädie. Urban & Schwarzenberg, München 1971
42. Oberhammer, J.: Degree and frequency of rotational deformities after infant femoral fractures and their spontaneous correction. Arch. orthop. traumat. Surg. 97 (1980) 249
43. Ogden, J. A.: Skeletal Injury in the Child. Lea & Febiger, Philadelphia 1982
44. Roux, W.: Gesammelte Abhandlungen über Entwicklungsmechanik der Organismen. Engelmann, Leipzig 1895
45. Rüedi, T., A. H. C. v. Hochstetter, R. Schlumpf: Operative Zugänge der Osteosynthese. Springer, Berlin 1983
46. Ryöppy, S.: Characteristics of the growing skeleton from the traumatological point of view. In Chapchal, C.: Fractures in Children. Thieme, Stuttgart 1981
47. Salter, R. B., W. R. Harris: Injuries involving the epiphyseal plate. J. Bone Jt. Surg. 45A (1963) 587
48. Schenk, R.: Histomorphologische und physiologische Grundlagen des Skelettwachstums. In Brunner, Ch., B. G. Weber, F. Freuler: Die Frakturenbehandlung bei Kindern und Jugendlichen. Springer, Berlin 1978
49. Trueta, J.: The role of the vessels in osteogenesis. J. Bone Jt. Surg. 45B (1963) 402
50. Verbeek, H. O. F.: Does rotation deformity, following femur shaft fracture, correct during growth? Reconst. Surg. Traumatol. 17 (1979) 75
51. Wadsworth, Th. G.: Premature epiphyseal fusion after injury of the capitulum. J. Bone Jt. Surg. 46B (1964) 46
52. Weber, B. G.: Frische Verletzungen der Wachstumsfuge – ihre Therapie. Z. Orthop. 115 (1977) 567
53. Weber, B. G., Ch. Brunner, F. Freuler: Die Frakturenbehandlung bei Kindern und Jugendlichen. Springer, Berlin 1978
54. Weber, B. G., Ch. Brunner: Besondere Osteosynthesetechniken. Springer, Berlin 1981
55. Wilde, C. D., Th. Lange, W. Hesse, J. Goetz: Einfluß der Druckplattenosteosynthese auf das Längenwachstum im Tierversuch. Langenbeck's Arch. klin. Chir. Suppl. (1973) 95
56. Willenegger, H., S. M. Perren, R. Schek: Primäre und sekundäre Knochenbruchheilung, Chirurg. 42 (1971) 241
57. Wolf, J.: Das Gesetz der Transformation der Knochen. Hirschwald, Berlin 1892

Spezieller Teil

Verletzungen im Bereich des Schultergürtels

1. Budig, H.: Ergebnisse bei Epiphysenlösungen und Oberarmbrüchen am proximalen Ende von Kindern und Jugendlichen. Arch. orthop. Unfall-Chir. 49 (1958) 521
2. Campbell, J., H. G. A. Almind: Fracture – separation of the proximal humeral epiphysis. J. Bone Jt. Surg. 59A (1977) 262
3. Campbell's Operative Orthopaedics: Editors. Edmonson, A. S., A. H. Crenshaw, Mosby, St. Louis 1980
4. Engert, J., H. Klumpp, G. Simon: Schlüsselbeinpseudarthrosen im Kindesalter. Chirurg 50 (1979) 631
5. Heim, U., J. Baltensweiler: Checkliste Traumatologie. Thieme, Stuttgart 1981
6. Jonasch, E.: Schlüsselbeinbrüche bei Kindern und Jugendlichen bis zu einem Alter von 16 Jahren. Z. Kinderchir. 13 (1973) 459
7. Jonasch, E., E. Bertel: Verletzungen bei Kindern bis zum 14. Lebensjahr. Hefte Unfallheilk. 150 (1981)
8. Jonasch, E.: Knochenbruchbehandlung bei Kindern. De Gruyter, Berlin 1982
9. v. Laer, L. R., Ch. Gschwend: Korrekturmechanismen und Wachstumsstörungen am proximalen Humerusende – primäre und sekundäre Therapie traumatischer Läsionen. In Chapcal, G.: Verletzungen und Erkrankungen der Schulterregion. Thieme, Stuttgart 1984
10. Liechti, R.: Frakturen der Clavicula und der Scapula. In Weber, B. G., Ch. Brunner, F. Freuler: Die Frakturenbehandlung bei Kindern und Jugendlichen. Springer 1978
11. Mital, M., O. Anfranc: Venous occlusion following greenstick fracture of the clavicle. J. A. mer. med. Ass. 206 (1968) 1301
12. Neer, Ch.: Displaced proximal humeral fractures. J. Bone Jt. Surg. 52A (1970) 1077
13. Ogden, J. A.: Skeletal Injury in the Child. Lea & Febinger, Philadelphia 1982
14. Rang, M.: Children's Fractures. Lippincott, Philadelphia 1974
15. Reissig, J., H. Vinz, B. Grobler: Differenzierte Behandlung der proximalen Humerusfraktur im Kindesalter. Zbl. Chir. 105 (1980) 25
16. Ritter, G.: Verletzungen des Schultergürtels und der oberen Extremität. In Sauer, H.: Das verletzte Kind. Thieme, Stuttgart 1984
17. Schönbauer, H.: Ungewöhnlich starke Armverkürzung nach Epiphysenlösung des Oberarmkopfes. Münch. med. Wschr. 107 (1965) 987
18. Viehweger, G.: Handbuch der medizinischen Radiologie, Bd. LV/2. Springer, Berlin 1965 (S. 343–361)
19. Wagner, K. Th., E. D. Lyne: Adolescent traumatic dislocations of the shoulder with open epiphysis. J. pediat. Orthop. 3 (1983) 61

Verletzungen im Bereich des Ellenbogens

1. Bado, J. L.: The Monteggia lesion. Clin. Orthop. 50 (1967) 71
2. Baumann, E.: Ellbogen. In Nigst, H.: Spezielle Frakturen- und Luxationslehre, Bd. II/1. Thieme, Stuttgart 1965
3. Bede, W. B., A. R. Lefevre, A. Rosman: Fractures of the medial humeral epicondyle in children. Canad. J. Surg. 18 (1975) 137
4. Blount, W. P.: Knochenbrüche bei Kindern. Thieme, Stuttgart 1957
5. Bouyala, J. M., P. Chrestian, P. Rahmaherison: L'osteotomie haute du cubitus dans le traitement de la luxation anterieure residuelle après fracture de Monteggia. Chir. Pédiat. 19 (1978) 201
6. Dürig, M., E. F. Gauer, W. Müller: Die operative Behandlung der rezidivierenden und traumatischen Luxation des Ellbogengelenkes nach Osborne und Cotterill. Arch. orthop. Unfall-Chir. 86 (1976) 141

7. Eklöf, E., A. Nordstrand, P.-A. Skog: Avulsion fracture of the medial humerus epicondyle, Z. Kinderchir. 9 (1970) 110
8. Felsenreich, F.: Kindliche supracondyläre Frakturen und posttraumatische Deformitäten des Ellbogengelenkes. Arch. orthop. Unfall-Chir. 29 (1931) 555
9. Flynn, J. C., J. F. Richards: Non-union of minimally displaced fractures of the lateral condyle of the humerus in children. J. Bone Jt. Surg. 53A (1971) 1096
10. Graham, H. A.: Supracondylar fractures of the elbow in children, part 1 and 2. Clin. Orthop. 54 (1967) 85
11. Hansen, Ph. E., D. A. Barnes, H. S. Tullos: Arthrographic diagnosis of an injury pattern in the distal humerus of an infant. J. pediat. Orthop. 2 (1982) 569
12. Hardace, J. A., H. N. Stanley, I. F. Avrum, J. E. Brown: Fractures of the lateral condyle of the humerus in children. J. Bone Jt. Surg. 53A (1971) 1083
13. Hassmann, G. C., F. Brunn, Ch. S. Neer: Recurrent dislocation of the elbow. J. Bone Jt. Surg. 57A (1975) 1080
14. Hefti, F., R. P. Jakob, L. von Laer: Frakturen des Condylus radialis humeri bei Kindern und Jugendlichen. Orthopäde 10 (1981) 274
15. Henrikson, B.: Isolated fractures of the neck of the radius in children. Acta orthop. scand. 40 (1969) 246
16. Hördegen, K. M.: Neurologische Komplikationen bei kindlichen suprakondylären Humerusfrakturen. Arch. orthop. Unfall-Chir. 68 (1970) 294
17. Holda, M. E., A. Manoli, R. L. Lamont: Epiphyseal separation of the distal end of the humerus with medial displacement. J. Bone Jt. Surg. 62A (1980) 52
18. Jakob, R., J. V. Fowles, M. Rang, M. T. Kassab: Observations concerning fractures of the lateral humeral condyle in children. J. Bone Jt. Surg. 57B (1975) 430
19. Jefferey, C. C.: Fractures of the neck of the radius in children. J. Bone Jt. Surg. 54B (1972) 717
20. Jonasch, E., E. Bertel: Verletzungen bei Kindern bis zum 14. Lebensjahr. Hefte Unfallheilk. 150 (1981)
21. Jonasch, E.: Knochenbruchbehandlung bei Kindern. De Gruyter, Berlin 1982
22. Judet, J., R. Judet, J. Lefranc: Fracture du col radial chez l'enfant. Ann. chir. 16 (1962) 1377
23. Kaplan, S. S., F. W. Reckling: Fracture separation of the lower humeral epiphysis with medial displacement. J. Bone Jt. Surg. 53A (1971) 1105
24. Kissling, H.: Bedeutung und Schicksal des Rotationsfehlers im Rahmen kindlicher supracondylärer Humerusfrakturen. Dissertation, Basel 1985
25. Kraus, J.: Läsionen der Epiphysenfuge am Radiusköpfchen. Akt. Traumatol. 5 (1975) 127
26. Kutscha-Lissberg, E., R. Rauhs: Frische Ellbogenverletzungen im Wachstumsalter. Hefte Unfallheilk. 118 (1974)
27. Labelle, H., W. P. Bunnell, M. Duhaime, B. Poitras: Cubitus varus deformity following supracondylar fractures of the humerus in children. J. pediat. Orthop. 2 (1982) 539
28. von Laer, L. R.: Die zusätzliche radiale Traumatisierung des distalen Humerus bei der kindlichen Ellbogenluxation. Häufigkeit und Bedeutung für die Spätprognose. Orthop. Prax. 14 (1978) 114
29. von Laer, L. R.: Die supracondyläre Humerusfraktur im Kindesalter. Arch. orthop. traumat. Surg. 95 (1979) 123
30. von Laer, L. R.: Spätfolgen nach Ellbogenläsionen im Wachstumsalter – Ursache, primäre Therapie. Orthopäde 10 (1981) 264
31. von Laer, L. R.: Die Fraktur des Condylus radialis humeri im Wachstumsalter. Arch. orthop. traumat. Surg. 98 (1981) 275
32. von Laer, L. R.: Posttraumatische Wachstumsstörungen am kindlichen Ellbogen. Unfallheilkunde 84 (1981) 101
33. von Laer, L. R.: Sinn und Unsinn radiologischer Messungen zur Beurteilung kindlicher Frakturen und Luxationen. In: Fliegel, C., R. D. Schulz: Textbuch Pädiatrisch-Radiologischer Fortbildungskurs 21. 10. 1982
34. von Laer, L. R.: The fracture of the proximal end of the radius in adolescence. Arch. orthop. traumat. Surg. 99 (1982) 167
35. von Laer, L. R., P. Pagels, L. Schroeder: Die Behandlung der Fraktur des Condylus radialis humeri. Unfallheilkunde 86 (1983) 503
36. von Laer, L. R.: Skelett-Traumata im Wachstumsalter. Hefte Unfallheilk. 166 (1984)
37. De Lee, J. C., K. E. Wilkins, L. F. Rogers, Ch. Rockwood: Fracture-separation of the distal humeral epiphysis. J. Bone Jt. Surg. 62A (1980) 46
38. Lloyds-Roberts, G. C., T. M. Bucknill: Anterior dislocation of the radial head in children. J. Bone Jt. Surg. 59B (1977) 402
39. Magerl, F., H. Zimmermann: Supracondyläre Humerusfrakturen. In Weber, B. G., Ch. Brunner, F. Freuler: Frakturenbehandlung bei Kindern und Jugendlichen. Springer, Berlin 1978
40. Marmor, L., Ch. O. Bechtol: Fracture separation of the lower humeral epiphysis. J. Bone Jt. Surg. 42A (1960) 333
41. Marti, R., P. Engelhardt, R. Jakob: Behandlungsrichtlinien für distale intra- und extraartikuläre Humeruspseudarthrosen. Orthopäde 10 (1981) 316
42. Matthews, J. G.: Fractures of the olecranon in children. Injury 12 (1980) 207
43. Mizuno, K., K. Hirohata, D. Kashiwagi: Fracture separation of the distal humeral epiphysis in young children. J. Bone Jt. Surg. 61A (1979) 570
44. Mommsen, U., K. H. Jungbluth, M. Dallek: Frakturen im Ellbogenbereich des Kindes. In Eichler, J., U. Weber: Frakturen im Kindesalter. Thieme, Stuttgart 1982
45. Müller, W., M. Dürig, E. F. Gauer: Die rezidivierende postero-laterale Ellbogenluxation. Orthop. Prax. 12 (1976) 136
46. Newman, J. H.: Displaced radial neck fractures in children. Injury 9 (1977) 114
47. Ogden, J. A.: Skeletal Injury in the Child. Lea & Febiger, Philadelphia 1982
48. v. Oppholzer, R.: Zur Reposition des abgebrochenen Radiusköpfchens. Zbl. Chir. 66 (1939) 194
49. Osborne, G., P. Cotterill: Recurrent dislocation of the elbow. J. Bone Jt. Surg. 48B (1966) 340
50. Peiro, A., F. Andres, F. Fernandez-Esteve: Acute Monteggia lesions in children. J. Bone Jt. Surg. 59A (1977) 92
51. Piroth, P., M. Gharib: Die traumatische Subluxation des Radiusköpfchens. Dtsch. med. Wschr. 101 (1976) 1520
52. Povel, J. A. C. M., P. J. Paffen, D. C. Busmann: Mechanische Krafteinwirkung auf das Ellbogengelenk bei Olecranonfrakturen. Akt. Traumatol. 9 (1979) 269
53. Rang, M.: Children's fractures. Lippincott, Philadelphia 1974
54. Rogers, L. F., S. Malave, H. White, M. O. Tachdjian: Plastic bowing, Torus and Greestick supracondylar fractures of the humerus: Radiographic clues to obscure fractures of the elbow in children. Pediat. Radiol. 128 (1978) 145
55. Schulitz, K. P.: Die operative Behandlung der veralteten Radiusköpfchenluxationen im Kindesalter. Arch. orthop. Unfall-Chir. 81 (1975) 225
56. Silberstein, M. J., A. E. Brodeur, E. R. Graviss: Some vagaries of the medial epicondyle. J. Bone Jt. Surg. 63A (1981) 524
57. Silberstein, M. J., A. E. Brodeur, E. R. Graviss: Some vagaries of the lateral epicondyle. J. Bone Jt. Surg. 64A (1982) 444

58. Smith, F. M.: Surgery of the Elbow. Saunders, Philadelphia 1972
59. Smith, L.: Deformity following supracondylar fractures of the humerus. J. Bone Jt. Surg. 42A (1960) 235
60. Strange, F. G. St. C.: Entrapment of the median nerve after dislocation of the elbow. J. Bone Jt. Surg. 64B (1982) 224
61. Symeonides, P. P., C. Paschaloglou, Z. Stavrou, Th. Pangalides: Recurrent dislocation of the elbow. J. Bone Jt. Surg. 57A (1975) 1084
62. Szyszkowitz, R., R. Reschauer: Ätiologie, Pathophysiologie und Lokalisation des Kompartment-Syndrom. Unfallheilkunde 85 (1982) 126
63. Trillat, A., C. Marsan, B. Lapeyre: Classification et traitement des fractures de Monteggia. Rev. Chir. orthop. 55 (1969) 639
64. Vecsei, V., A. Perneczky, P. Polterauer: Zur Therapie der Fraktur des Epicondylus medialis humeri. Arch. orthop. Unfall-Chir. 83 (1975) 233
65. Wadsworth, Th. G.: Premature epiphyseal fusion after injury of the capitulum. J. Bone Jt. Surg. 46B (1964) 46
66. Weber, M.: Fehlwachstum nach isolierten Frakturen am proximalen Radiusende. Orthop. Prax. 14 (1978) 94
67. Wieser, R., H. J. G. Scheier, P. Grammont, P. Chrestian, P. Ramaherison, J. M. Bouyala, L. Jani: Veraltete Radiusköpfchenluxationen bei Kindern nach Monteggia-Frakturen. Orthopäde 10 (1981) 307
68. Wiley, J. J., J. Pegington, J. P. Horwich: Traumatic dislocation of the radius at the elbow. J. Bone Jt. Surg. 56B (1974) 501
69. Wittich, H.: Der Abrißbruch am Epicondylus humeri bei Jugendlichen und seine Nachuntersuchungsergebnisse. Mschr. Unfallheilk. 67 (1964) 513
70. Zimmermann, H.: Ellbogenbrüche. In Weber, B. G., Ch. Brunner, F. Freuler: Frakturenbehandlung bei Kindern und Jugendlichen. Springer, Berlin 1978

Frakturen im Bereich des Vorderarmschaftes

1. Dau, W.: Behandlung von Unterarmbrüchen im Kindesalter. Chir. Prax. 10 (1966) 405–411
2. Döhler, R., A. L. Al-Arfaj, W. Löffler: Komplette Unterarmfrakturen bei Kindern – Möglichkeiten und Grenzen der konservativen Therapie. Unfallheilkunde 86 (1983) 22–27
3. Friberg, S.: Remodelling, efter distala underarmsfracturer hos barn. Dissertation, Universität Umea 1977.
4. Gandhi, R. K., P. Wilson, J. J. M. Brown, W. Macleod: Spontaneous correction of deformity following fractures of the forearm in children. Brit. J. Surg. 50 (1962) 5–10
5. Gruber, R., L. von Laer: Zur Ätiologie der Refraktur des Vorderarmes im Wachstumsalter. Akt. Traumatol. 9 (1979) 251
6. Gwinn, J. L., Ph. Stanley: Diagnostic Imaging in Pediatric Trauma. Springer, Berlin 1980
7. Jonasch, E., E. Bertel: Verletzungen bei Kindern bis zum 14. Lebensjahr. Hefte Unfallheilk. 150 (1981)
8. Jonasch, E.: Knochenbruchbehandlung bei Kindern. De Gruyter, Berlin 1982
9. Kohler, R., G. Wachl, D. Noyer, J. P. Chappuis: Maon bote post-traumatique. Rev. Chir. orthop. 68 (1982) 333–342
10. Koncz, M.: Spätergebnisse bei Unterarmfrakturen im Kindesalter. Arch. orthop. Unfall-Chir. 76 (1973) 300–315
11. Kurz, W., H. Vinz, D. Wahl: Spätergebnisse nach Osteosynthesen von Unterarmfrakturen im Kindesalter. Zb. Chir. 107 (1982) 149–155
12. von Laer, L. R.: Skelett-Traumata im Wachstumsalter. Hefte Unfallheilk. 166 (1984)
13. von Laer, L. R.: Besonderheiten der Frakturheilung im Kindesalter. In Sauer, H.: Das verletzte Kind. Thieme, Stuttgart 1984
14. Mischkowsky, T., R. Daum, W. Ruf: Injuries of the distal radial epiphysis. Arch. orthop. traumat. Surg. 96 (1980) 15–16
15. Ogden, J. A.: Skeletal Injury in the Child. Lea & Febiger, Philadelphia 1982
16. Reismann, B.: Die Ursachen des Mehrwachstums nach Frakturen im Kindesalter. Z. Kinderchir. 26 (1979) 348
17. Sauer, H. D., U. Mommsen, K. Bethke, H. U. Langendorff: Der Vorderarmschaftbruch des mittleren und proximalen Unterarmdrittels im Kindesalter. Z. Kinderchir. 29 (1980) 357
18. Steiner, V.: Unterarmfrakturen im Kindesalter. Brun's Beitr. klin. Chir. 212 (1966) 170–184
19. Teutsch, W.: Nachuntersuchungsergebnisse konservativ behandelter Unterarmschaftbrüche bei Kindern. Zbl. Chir. 93 (1968) 1237–1242
20. Tischer, W.: Vorderarmfrakturen im Kindesalter. Zbl. Chir. 107 (1982) 138–148

Verletzungen im Bereich des Handskelettes

1. Barton, N. J.: Fractures of the phalanges of the hand in children. Hand 11 (1979) 134–143
2. Greene, W. B., W. J. Anderson: Simultaneous fracture of the scaphoid and radius in a child. J. pediat. Orthop. 2 (1982) 191–194
3. Jonasch, E., E. Bertel: Verletzungen bei Kindern bis zum 14. Lebensjahr. Hefte Unfallheilk. 150 (1981)
4. v. Laer, L.: Die Grenzen posttraumatischer Fehlstellungskorrekturen am wachsenden Handskelett. Orthop. Prax. 18 (1982) 266–271
5. Millesi, H.: Verletzungen der Hand. In Sauer, H.: Das verletzte Kind. Thieme, Stuttgart 1983
6. Pechlaner, S.: Zur Verletzung des ulnaren Bandapparates des Daumengelenkes, Akt. Traumatol. 12 (1982) 210–214
7. Zielinksi, Ch. J.: Irreducible fracture-dislocation of the distal interphalangeal joint. J. Bone Jt. Surg. 62A (1983) 109–110

Verletzungen im Bereich des koxalen Femurendes

1. Ansorg, P., G. Graner: Zur Behandlung kindlicher Frakturen am coxalen Femurende. Beitr. Orthop. 23 (1976) 196–200
2. Blatter, R.: Frakturen des Beckens und des Acetabulums. In Weber, B. G., Ch. Brunner, F. Freuler: Die Frakturenbehandlung bei Kindern und Jugendlichen. Springer, Berlin 1978
3. Blount, W. P.: Knochenbrüche bei Kindern. Thieme, Stuttgart 1957
4. Boitzy, A.: Frakturen am proximalen Femur. In Weber, B. G., Ch. Brunner, F. Freuler: Die Frakturenbehandlung bei Kindern und Jugendlichen. Springer, Berlin 1978
5. Brouwer, K. J.: Torsional deformities after fractures of femoral shaft in childhood. Acta orthop. scand., Suppl. 195 (1981)
6. Canale, S. T., W. L. Bourland: Fracture of the neck and intertrochanteric region of the femur in children. J. Bone Jt. Surg. 59A (1977) 431–433

7. Chung, S. M. K.: The arterial supply of the developing proximal end of the human femur. J. Bone Jt. Surg. 58 A (1976) 961
8. Craig, C. L.: Hip injuries in children and adolescents. Orthop. Clin. N. Amer. 11 (1980) 743
9. Dunn, D.: Anteversion of the neck of the femur. J. Bone Jt. Surg. 34 B (1952) 181–186
10. Epstein, H. C.: Traumatic Dislocation of the Hip. Williams & Wilkins, Baltimore 1980
11. Goff, Ch. W.: Surgical treatment of unequal extremities. Thomas, Springfield (Ill.) 1960
12. Gross. F., H. Haike: Bestimmung der Genauigkeit und der Fehlerquellen des Rippstein'schen Verfahrens zur Messung der Antetorsion des coxalen Femurendes. Arch. orthop. Unfall-Chir. 67 (1970) 234–243
13. Hamacher, P.: Röntgenologische Normalwerte des Hüftgelenkes. Orthop. Prax. 10 (1974) 23
14. Hardy, A. E., P. White, J. Williams: The treatment of femoral fractures by cast-brace and early walking. J. Bone Jt. Surg. 61 B (1979) 151–154
15. Hardy, A. E.: The treatment of femoral fractures by cast-brace application and early ambulation. J. Bone Jt. Surg. 65 A (1983) 56–65
16. Hofmann v. Kap-herr, S.: Fractures of the femur in children. In Chapchal, G.: Fractures in Children. Thieme, Stuttgart 1981 (pp. 224–228)
17. Höllwarth, M., D. Hausbrandt: Verletzungen der unteren Extremitäten. In Sauer, H.: Das verletzte Kind. Thieme, Stuttgart 1984
18. Imhäuser, G.: Zur Pathogenese und Therapie der jugendlichen Hüftkopflösung. Z. Orthop. 88 (1957) 3
19. Jani, L., U. Schwarzenbach, K. Afifi, P. Scholder, P. Gisler: Verlauf der idiopathischen Coxa antetorta. Orthopäde 8 (1979) 5
20. Jani, L.: Idiopathic anteversion of the femoral neck. Int. Orthop. 2 (1979) 283–292
21. Jonasch, E., E. Bertel: Verletzungen bei Kindern bis zum 14. Lebensjahr. Hefte Unfallheilk. 150 (1981)
22. Jonasch, E.: Knochenbruchbehandlung bei Kindern. De Gruyter, Berlin 1982
23. Katz, J. F.: Spontaneous correction of angulational deformity of the proximal femoral epiphysis after cervical and trochanteric fracture. J. pediat. Orthop. 3 (1983) 231–234
24. Klasen, H. J.: Traumatic dislocation of the hip in children. Reconstr. Surg. Traumat. 17 (1979) 119
25. v. Laer, L. R.: Beinlangendifferenzen und Rotationsfehler nach Oberschenkelschaftfrakturen im Kindesalter. Arch. Orthop. Traumatol. Surg. 89 (1977) 121
26. v. Laer, L. R.: Neue Behandlungskriterien für die Oberschenkelfrakturen im Kindesalter. Z. Kinderchir. 24 (1978) 165
27. von Laer, L. R.: Prognosis of leg-length discrepancy and axial deviation in femoral fractures in children. In Chapchal, G.: Fractures in Children. Thieme, Stuttgart 1981
28. von Laer, L. R.: Die klinische Bedeutung des posttraumatischen Rotationsfehlers nach Oberschenkelschaftfrakturen im Wachstumsalter. Hefte Unfallheilk. 158 (1982) 159
29. von Laer, L. R.: Skelett-Traumata im Wachstumsalter. Hefte Unfallheilk. 166 (1984)
30. Lam, S. F.: Fractures of the neck of the femur in children. J. Bone Jt. Surg. 53 A (1971) 1165–1179
31. Lambiris, E., E. Zapfe, B. Gaudin: Schenkelhalsfrakturen im Kindesalter. Z. Orthop. 117 (1979) 825–829
32. Landin, L. A.: Fracture pattern in children. Acta orthop. scand., Suppl. 202 (1983)
33. Morscher, E., W. Taillard: Beinlängenunterschiede. Karger, Basel 1965
34. Müller, M. E., M. Allgöwer, H. Willenegger: Manual der Osteosynthese. Springer, Berlin 1969
35. Niethard, F. U.: Pathophysiologie und Prognose von Schenkelhalsfrakturen im Kindesalter. Hefte Unfallheilk. 158 (1982) 221–232
36. Oberhammer, J.: Degree and frequency of rotational deformities after infant femoral fractures and their spontaneous correction. Arch. traumat. Surg. 97 (1980) 249
37. Offierski, C. M.: Traumatic dislocation of the hip in children. J. Bone Jt. Surg. 63B (1981) 194–197
38. Ogden, J. A.: Skeletal Injury in the Child. Lea & Febiger, Philadelphia 1982
39. Pauwels, F.: Eine klinische Beobachtung als Beispiel und Hinweis für funktionelle Anpassung des Knochens durch Längenwachstum. Z. Orthop. 113 (1975) 1
40. Pförringer, W., B. Rosenmeyer: Schenkelhalsfrakturen bei Jugendlichen. Arch. orthop. Unfall-Chir. 90 (1977) 169–185
41. Pförringer, W., B. Rosenmeyer: Schenkelhalsfrakturen im Kindesalter. Arch. orthop. Unfall-Chir. 88 (1977) 281–308
42. Pförringer, W.: Schäden der Femurkopfepiphyse. Z. Orthop. 119 (1981) 145–146
43. Rang, M.: Children's Fractures. Lippincott, Philadelphia 1974
44. Ratliff, A. H. C.: Fractures of the neck of the femur in children. J. Bone Jt. Surg. 44 B (1962) 528
45. Ratliff, A. H. C.: Fractures of the neck of the femur in children. Orthop. Clin. N. Amer. 5 (1974) 903
46. Rippstein, J.: Zur Bestimmung der Antetorsion des Schenkelhalses mittels zweier Röntgenaufnahmen. Z. Orthop. 86 (1955) 345–360
47. Rüter, A., U. Kreuzer: Schenkelhalsfrakturen beim Kind – Therapie und Ergebnisse. Hefte Unfallheilk. 158 (1982) 233–240
48. Sarmiento, A., Latta, L. L.: Closed Functional Treatment of Fractures. Springer, Berlin 1981
49. Saxer, U.: Femurschaftfrakturen. In Weber, B. G., Ch. Brunner, F. Freuler: Frakturenbehandlung bei Kindern und Jugendlichen. Springer, Berlin 1978
50. Schultz, J.: Die Darstellung des Torsionswinkels vom Femur mit Hilfe von Röntgenstrahlen. Z. orthop. Chir. 44 (1924) 325
51. Schwarz, N.: Der Fixateur externe als Behandlungsmethode beim Oberschenkelbruch des Kindes. Unfallheilkunde 86 (1983) 359–365
52. Shapiro, F.: Development patterns in lower-extremity length discrepancies. J. Bone Jt. Surg. 64 A (1982) 639–651
53. Trueta, J.: The normal vascular anatomy of the human femoral head during growth. J. Bone Jt. Surg. 39 B (1957) 358
54. Verbeek, H. O. F.: Does rotational deformity following femur shaft fracture correct during growth? Reconstr. Surg. Traumatol. 17 (1979) 75
55. Vontobel, V., N. Genton, R. Schmid: Die Spätprognose der kindlichen dislozierten Femurschaftfrakturen. Helv. chir. Acta 28 (1962) 655
56. Wagner, H.: Orthopädische Probleme nach Schenkelhalsfrakturen im Kindesalter. Hefte Unfallheilk. 158 (1982) 241–247
57. Weber, B. G.: Inwieweit sind isolierte extreme Torsionsvarianten der unteren Extremitäten als Deformitäten aufzufassen und welche klinische Bedeutung kommt ihnen zu? Orthopäde 94 (1961) 279
58. Weber, B. G.: Zur Behandlung kindlicher Femurschaftbrüche. Arch. orthop. traumat. Surg. 54 (1963) 713
59. Weber, B. G., Ch. Brunner, F. Freuler: Oberschenkelschaftbruch im Wachstumsalter, Konservative Behandlung – Indikation und Ergebnisse. Hefte Unfallheilk. 158 (1982) 97

60. Weigand, H.: Spätergebnisse nach reinen traumatischen Hüftluxationen im Kindes- und Erwachsenenalter. Hefte Unfallheilk. 140 (1979) 239–249

Verletzungen im Bereich des Kniegelenkes und des Unterschenkelschaftes

1. Aitken, A., H. K. Magill: Fractures involving the distal femoral epiphyseal cartilage. J. Bone Jt. Surg. 34A (1952) 96–108
2. Bennek, J., V. Steiner: Knochenwachstum nach deform verheilten Unterschenkelschaftfrakturen bei Kindern. Zbl. 91 (1966) 633–639
3. Blauth, W., J. Hassenpflug, L. Schroeder: Ausrißfrakturen der Eminentia intercondylica im Kindesalter. In Eichler, J., U. Weber: Frakturen im Kindesalter. Thieme, Stuttgart 1982 (S. 102–111)
4. Bradley, G. W., Th. C. Shives, K. M. Samuelson: Ligament injuries in the knees of children. J. Bone Jt. Surg. 61A (1979) 588–591
5. Brunner, Ch.: Frakturen im Kniegelenkbereich. In Weber, B. G., Ch. Brunner, F. Freuler: Die Frakturbehandlung bei Kindern und Jugendlichen. Springer, Berlin 1978
6. Campbell, C. J.: Campbell's Operative Orthopaedics. Editors: Edmonson A. S., A. H. Crenshaw. Mosby, St. Louis 1980
7. Cassebaum, W. H., A. H. Patterson: Fractures of the distal femoral epiphysis. Clin. Orthop. 41 (1965) 79–91
8. Clanton, Th. O., J. C. De Lee, B. Sandrs: Knee ligament injuries in children. J. Bone Jt. Surg. 61A (1979) 1195–1201
9. Cotta, H., A. Braun: Fibrinkleber in Orthopädie und Traumatologie. Thieme, Stuttgart 1982
10. Currarino, G., L. E. Pinckney: Genu valgum after proximal tibial fractures in children. Amer. J. Roentgenol. 136 (1981) 915–918
11. Ehalt, W.: Verletzungen bei Kindern und Jugendlichen. Enke, Stuttgart 1961
12. Eilenberger, S., J. Feneis: Die Versorgung der Tibiaspiralfraktur im Kindes- und Jugendalter durch Zugschraubenosteosynthese. Chir. Prax. 17 (1973) 107–112
13. Eulenburg, F., H. H. Gubba: Zur Differentialdiagnose der Knieverletzungen beim Kind und Jugendlichen. Orthop. Prax. 11 (1981) 879–882
14. Eulert, J., W. Thomas: Der partielle Verschluß der Epiphysenfuge. Enke, Stuttgart 1980
15. Fasol, P., R. Schedl, U. Kroitsch: Fracture treatment of the tibia in children – Experience within 400 Patients. In Chapchal, G.: Fractures in Children. Thieme, Stuttgart 1981 (S. 249–250)
16. Feldkamp, G., U. Häusler, R. Daum: Verlaufsbeobachtungen kindlicher Unterschenkelschaftbrüche. Unfallheilkunde 80 (1977) 136–146
17. Feldkamp, G., A. Krastel, T. Braus: Welche Faktoren beeinflussen die Wachstumsphänomene nach kindlichen Schaftbrüchen? Unfallheilkunde 81 (1978) 96–102
18. Galway, R.: Pivot-shift syndrome. J. Bone Jt. Surg. 54B (1972) 558
19. Green, N. E.: Tibia valga caused by asymmetrical overgrowth following a nondisplaced fracture of the proximal tibial metaphysis. J. pediat. Orthop. 3 (1983) 235–237
20. Häring, M., R. Schenk: Zur transepiphysären Verschraubung des intercondylären Eminentiaausrisses am wachsenden Skelett. Unfallheilkunde 84 (1981) 204–208
21. Harries, Th. J., D. M. Lichtmann, W. D. Lonon: Irreducible Salter Harris II fracture of the proximal tibia. J. pediat. Orthop. 3 (1983) 92–95
22. Hefti, F., A. Gächter, H. Jenny, E. Morscher: Replacement of the anterior cruciate ligament. Arch. orthop. traumat. Surg. 100 (1982) 83–94
23. Heisel, J., B. Schwarz: Meniskusschäden im Kindes- und Jugendalter. Ursachen – Behandlung – Ergebnisse. Akt. Traumatol. 14 (1984) 108–114
24. Hepp, W., H. Göritz-Möller: Funktionelle Behandlung kindlicher Unterschenkelfrakturen. Akt. Traumatol. 8 (1978) 407–412
25. Highgenboten, C. L.: Children's knee problems. Orthop. Rev. 10 (1981) 37–47
26. Houghton, G. R., C. E. Achroyd: Sleeve fractures of the patella in children. J. Bone Jt. Surg. 61B (1979) 165–168
27. Jahna, H.: Die konservative Behandlung des frischen geschlossenen Unterschenkelschaftbruches. Unfallheilkunde 80 (1977) 287–298
28. Jonasch, E., E. Bertel: Verletzungen bei Kindern bis zum 14. Lebensjahr. Hefte Unfallheilk. 150 (1981)
29. Jonasch, E.: Knochenbruchbehandlung bei Kindern. De Gruyter, Berlin 1982
30. Klapp, F.: Diaphysäre und metaphysäre Verletzungen im Wachstumsalter. Hefte Unfallheilk. 152 (1981)
31. Kubat, R., V. Mrzena: Spontane Achsenkorrekturen nach Unterschenkelfrakturen bei Kindern. Z. Orthop. 115 (1977) 595
32. Kuner, E. H., M. Häring: Zur transepiphysären Verschraubung des osteochondralen Eminentia-Ausrisses beim Kind. Unfallheilkunde 83 (1980) 495–498
33. Kurz, W., H. Vinz: Zur Epidemiologie und Klinik der geschlossenen diaphysären Unterschenkelfraktur im Kindesalter. Zbl. Chir. 104 (1979) 1402–1409
34. v. Laer, L., B. Herzog: Frakturen und Epiphysenlösungen des Femurs. In Bettex, M., N. Genton, M. Stockmann: Kinderchirurgie. Thieme, Stuttgart 1982
35. v. Laer, L., L. Jani, Th. Cuny, P. Jenny: Die proximale Unterschenkelfraktur im Wachstumsalter. Unfallheilkunde 85 (1982) 215–225
36. v. Laer, L.: Skelett-Traumata im Wachstumsalter. Hefte Unfallheilk. 166 (1984)
37. v. Laer, L., R. Brunner: Einteilung und Therapie der Abrißfrakturen der Eminentia intercondylica im Wachstumsalter. Unfallheilkunde 87 (1984) 144–150
38. Landin, L. A.: Fracture pattern in children. Acta orthop. scand., Suppl. 202 (1983)
39. Langenskiöld, A., K. Oestermann: Surgical treatment of partial closure of the epiphyseal plate. Reconstr. Surg. Traumat. 17 (1979) 48–64
40. Lehmann, A.: Fractures of the proximal tibial epiphysis. In Chapchal G.: Fractures in Children. Thieme, Stuttgart 1981
41. Marti, R.: Unterschenkelfrakturen. In Weber B. G., Ch. Brunner, F. Freuler: Die Frakturbehandlung bei Kindern und Jugendlichen. Springer, Berlin 1978
42. Marti, R., F. Suessenbach: Achsenfehler nach Epiphysenfugenverletzungen am distalen Oberschenkel. Orthop. Prax. 81 (1981) 216–220
43. McLennan, J. G.: The role of arthroscopic surgery in the treatment of fractures of the intercondylar eminence of the tibia. J. Bone Jt. Surg. 64B (1982) 477–480
44. Müller, M. E.: Zur Einteilung und Reposition der Kinderfrakturen. Unfallheilkunde 80 (1977) 187
45. Müller, W.: Das Knie. Springer, Berlin 1982
46. Oest, O., F. Suessenbach: Achsenfehler der unteren Extremitäten nach Wachstumsfugenverletzungen. In Eichler J., U. Weber: Frakturen im Kindesalter. Thieme, Stuttgart 1982 (S. 117–124)

47. Ogden, J. A., R. B. Tross, M. J. Murphy: Fractures of the tibial tuberosity in adolescents. J. Bone Jt. Surg. 62A (1980) 205–215
48. Ogden, J. A.: Injury to the growth mechanisms of the immature skeleton. Skeletal Radiol. 6 (1981) 237–253
49. Ogden, J. A.: Skeletal Injury in the Child. Lea & Febiger, Philadelphia 1982
50. Parsch, K., G. Manner, K. Dippe: Genu valgum nach proximaler Tibiafraktur beim Kind. Arch. orthop. Unfall-Chir. 90 (1977) 289
51. Peterson, H. H., S. S. Burkhart: Compression: injury of the epiphyseal growth plate: Fact or fiction? J. pediat. Orthop. 1 (1981) 377–384
52. Potthoff, H.: Ein Beitrag zur Behandlung der proximalen metaphysären Tibiafraktur im Kindesalter. Akt. Traumatol. 12 (1982) 127–128
53. Salter, R. B., T. Best: Pathogenesis and prevention of valgus deformity following fractures of the proximal metaphyseal region of the tibia in children. J. Bone Jt. Surg. 54B (1972) 767
54. Sarmiento, A., L. L. Latta: Closed Functional Treatment of Fractures. Springer, Berlin 1981
55. Schroeder, L., D. Havemann, H. J. Egbers: Definitive Primärversorgung frischer Kniebandverletzungen und ihre Ergebnisse. Zbl. Chir. 107 (1982) 562–568
56. Schwarz, N.: Die Behandlung der kindlichen Schienbeinfrakturen mittels percutaner Drahtcerclage. Unfallheilkunde 84 (1981) 469–475
57. Torg, J. S., H. Pavlov, V. B. Morris: Salter Harris Type III fracture of the medial femoral condyle occuring in the adolescent athlete. J. Bone Jt. Surg. 63A (1981) 586–591
58. Villiger, K. J.: Erfahrungen mit der Zügelplastik bei Patellaluxationen und -subluxationen. Z. Orthop. 118 (1980) 285–289
59. Wagner, H.: Die biologische Reaktion des Knochengewebes und des Epiphysenknorpels auf die Verschraubung. Z. Orthop. 110 (1972) 914
60. Weber, B. G.: Fibrous interposition causing valgus deformity after fracture of the upper tibial metaphysis in children. J. Bone Jt. Surg. 59B (1977) 290

Verletzungen im Bereich des oberen Sprunggelenkes

1. Ansorg, P., G. Graner: Behandlung und Ergebnisse nach Epiphysenverletzungen am distalen Unterschenkel im Wachstumsalter. Beitr. Orthop. Traum. 27 (1980) 95
2. Arcomano, J. P., E. Kamhi, Y. Karas, V. J. Morarty: Transchondral fracture and osteochondritis dissecans of talus. N. Y. St. J. Med. 78 (1978) 2183
3. Beck. E.: Die Bedeutung der Periostinterposition bei der Epiphysenlösung, Teil I und II. Unfallheilkunde 85 (1983) 226
4. Chadwick, C. J.: Spontaneous resolution of varus deformity at the ankle following adduction injury of the distal tibial epiphysis. J. Bone Jt. Surg. 64A (1982) 774
5. Cooperman, D. R., P. G. Siegel, G. S. Laros: Tibial fractures involving the ankle in children. The so called triplane epiphyseal fracture. J. Bone Jt. Surg. 60A (1978) 1040
6. Desbiolles, M., U. G. Stauff: Spätresultate nach operativer Sanierung von Bandrupturen am oberen Sprunggelenk bei Kindern. Z. Kinderchir. 38 (1983) 243
8. Dietschi, D., H. Zollinger: Beitrag zur Diagnostik der lateralen Bandverletzungen des oberen Sprunggelenkes. Z. Orthop. 111 (1973) 724
9. Drewes, J.: Brüche im Bereich des Unterschenkels bei Kindern infolge von Fahrradspeichenverletzungen. Chirurg 36 (1965) 464
10. Fröhlich, H., L. Gotzen, U. Adam: Zur Wertigkeit der gehaltenen Aufnahmen des oberen Sprunggelenkes. Unfallheilkunde 83 (1983) 457
11. Grace, D. L.: Irreducible fracture-separations of the distal tibial epiphysis. J. Bone Jt. Surg. 65B (1983) 160
12. Jonasch, E.: Knochenbruchbehandlung bei Kindern. De Gruyter, Berlin 1982
13. Kaerrholm, J., L. I. Hansson, S. Laurin: Computed tomography of intraarticular supination-eversion fractures of the ankle in adolescents. J. pediat. Orthop. 1 (1981) 181
14. Kaerrholm, J., L. I. Hansson, S. Laurin: Supination-eversion injuries of the ankle in children: A retrospectiv study of radiographic classification and treatment. J. pediat. Orthop. 2 (1982) 147
15. Kleiger, B., H. J. Mankin: Fracture of the lateral portion of the distal tibia epiphysis. J. Bone Jt. Surg. 46A (1964) 25
16. Konisek, G.: Zur supramalleolären Schienbein- und Unterschenkelfraktur bei Kindern und Jugendlichen. Unfallheilkunde 80 (1977) 369
17. Konisek, G., H. Schneider: Irreponible distale Schienbeinepiphysenlösung durch Skisturz. Chir. Prax. 31 (1983) 539
18. Kump, W. L.: Vertical fractures of the distal tibial epiphysis. Amer. J. Roentgenol. 97 (1966) 676
19. v. Laer, L., L. Jani, Ch. Ackermann: Die Technik und Interpretation der gehaltenen Sprunggelenksaufnahmen bei Distorsionstrauma im Kindesalter. Orthop. Prax. 16 (1980) 1018
20. v. Laer, L.: Die „Unvollendete" des Wachstumsalters: Die Übergangsfraktur der distalen Tibia. Unfallheilkunde 84 (1981) 373
21. v. Laer, L.: Der posttraumatische partielle Verschluß der distalen Tibiaepiphysenfuge. Ursache, Prognose und Prophylaxe. Unfallheilkunde 85 (1982) Teil I – 445, Teil II – 509
22. v. Laer, L.: Malleolarläsionen des Wachstumsalters. In Chapchal, G.: Sportverletzungen und Sportschäden. Thieme, Stuttgart 1983
23. v. Laer, L.: Skeletttraumata im Wachstumsalter. Hefte Unfallheilk. 166 (1983)
24. v. Laer, L.: Classification, diagnosis and therapy of transition fractures of the distal tibia. J. Bone Jt. Surg. 67A (1985) 687
25. Linhart, W., M. Höllwarth, G. Schimpl: Frakturen der distalen Tibiaepiphyse. Unfallheilkunde 86 (1983) 510
26. Mølster, A., O. Søreide, J. H. Solhaug, T. S. Raugstad: Fractures of the lateral part of the distal tibial epiphysis (Tilleaux or Kleiger fracture). Injury 8 (1977) 260
27. MacNealy, G. A., L. F. Rogers, R. Hernandez, A. K. Poznanski: Injuries of the distal tibial epiphysis: Systematic radiographic evaluation. Amer. J. Roentgenol. 138 (1982) 638
28. Neugebauer, W., P. Schweizer, S. Gradel, E. Walter: Epiphysenfugenläsionen, Klassifikationen – Therapie – Prognose. Z. Kinderchir. 33 (1981) 153
29. Ogden, J. A.: Skeletal Injury in the Child. Lea & Febiger, Philadelphia 1982
30. Rang, M.: Children's Fractures. Lippincott, Philadelphia 1974
31. Reichelt, A., H. J. Weyrauch: Beitrag zur operativen Behandlung von Bandverletzungen des oberen Sprunggelenkes. Unfallheilkunde 85 (1982) 427
32. Ross, E.: Die „gehaltene" Röntgenaufnahme – Technik und Strahlenschutz. Eletrico media Siemens 1 (1978) 22
33. Rubin, G., M. Witten: The talar-tilt angle and the fibular collateral ligaments. J. Bone Jt. Surg. 42A (1960) 311
34. Schenk, R. K.: Besonderheiten des kindlichen Skelettes im Hinblick auf die Frakturheilung. Langenbecks Arch. Chir. 342 (1976) 269

35. Schenk, R. K.: Histomorphologische und physiologische Grundlagen des Skelettwachstums. In Weber, B. G., Ch. Brunner, F. Freuler: Frakturenbehandlung bei Kindern und Jugendlichen. Springer, Berlin 1978
36. Schneider, A., L. v. Laer: Die Diagnostik der fibulotalaren Bandläsion am oberen Sprunggelenk im Wachstumsalter. Unfallheilkunde 84 (1981) 133
37. Scholl, R., L. v. Laer: Die Problematik der fibulotalaren Bandläsion im Wachstumsalter – Diagnostik, Indikation, Therapie, Prognose. In Chapchal, G.: Sportverletzungen und Sportschäden. Thieme, Stuttgart 1983
38. Spiegel, P. G., D. R. Coopermann, G. S. Laros: Epiphyseal fractures of the distal ends of the tibia and fibula. J. Bone Jt. Surg. 60A (1978) 1046
39. Stöhr, Ch., R. Huberty: Periostlappenplastik bei veralteten Außenknöchelbandzerreißungen. Unfallheilkunde 83 (1980) 467
40. Suessenbach, F., B. G. Weber: Epiphysenfugenverletzungen am distalen Unterschenkel. Huber, Bern 1970
41. Tabor, G. B., M. G. Ehrlich, J. Parrin: Slippage of the distal tibial epiphysis. J. pediat. Orthop. 3 (1983) 211
42. Watson-Jones, R.: Fractures and Joint Injuries, vol. II. Churchill-Livingstone, Edinburgh 1965
43. Weber, B. G.: Die Verletzungen des oberen Sprunggelenkes. Huber, Bern 1972
44. Weber, B. G., F. Suessenbach: Frakturen der Malleolengegend. In Weber, B. G., Ch. Brunner, F. Freuler: Die Frakturenbehandlung bei Kindern und Jugendlichen. Springer, Berlin 1978
45. Wilde, C. D., R. Ziegelmüller, H. Weiss: Operationsindikation bei kindlichen Sprunggelenksverletzungen. Therapiewoche 28 (1978) 1528
46. Zimmermann, H. G., G. Gericke: Fibulare Bandverletzungen. Unfallheilkunde 83 (1980) 462

Verletzungen im Bereich des Fußskelettes

1. Cehner, J.: Mittelfuß-, Vorfuß- und Zehenfrakturen. In Weber, B. G., Ch. Brunner, F. Freuler: Frakturenbehandlung bei Kindern und Jugendlichen. Springer, Berlin 1978
2. Ehrensperger, J.: Frakturen des kindlichen und jugendlichen Fußes. Ther. Umsch. 40 (1983) 996
3. Jaschke, W., W. Hiemer: Funktionelle Behandlung von Fersenbeinfrakturen ohne Gelenkbeteiligung im Kindesalter. Akt. Traumat. 13 (1983) 235
4. Marti, R.: Talus- und Calcaneusfrakturen. In Weber, B. G., Ch. Brunner, F. Freuler: Frakturenbehandlung bei Kindern und Jugendlichen. Springer, Berlin 1978
5. Schwarz, N., M. Gebauer: Die Fraktur des Sprungbeines beim Kind. Unfallheilkunde 86 (1983) 212
6. Simmen, B., W. Dick, H. P. Richard: Behandlungstaktik bei Metatarsalefrakturen. Orthop. Prax. 82 (1982) 62

Anhang

1. Aufdermauer, M.: Spinal injuries in juveniles. J. Bone Jt. Surg. 56B (1974) 413
2. Balau, J., W. Hupfauer: Die Differentialdiagnose von Verletzungen der atlantoaxialen Region im Kindesalter. Arch. orthop. Unfall-Chir. 78 (1974) 343
3. Bauer, R., W. Russe: Pathologische Frakturen. In Sauer, H.: Das verletzte Kind. Thieme, Stuttgart 1984
4. Becker, F.: Luxationsfraktur zwischen Atlas und Epistropheus im Kleinkindesalter. Arch. orthop. Unfall-Chir. 55 (1963) 682
5. Bornhauser, B., L. Jani, L. von Laer: Verletzungen der kindlichen Halswirbelsäule. Vortrag an der 67. Tagung der Deutschen Gesellschaft für Orthopädie und Traumatologie. Münster 1980
6. Breyer, H. G., E. Habermalz: Diagnostik schwerer Beckenverletzungen mit der Computertomographie. Unfallheilkunde 164 (1984) 199
7. Capanna, R., A. Dal Monte, S. Gitelis, M. Campanacci: The natural history of unicameral bone cyst. Clinical Orthop. 166 (1982) 204
8. Caviezel, H.: Die manuelle Wirbelsäulentherapie. Skriptum aus der ärztlichen Lehr- und Forschungsstätte für manuelle Wirbelsäulen- und Extremitätentherapie, Neutrauchburg 1965
9. Dick, W.: Innere Fixation von Brust- und Lendenwirbelbrüchen. Huber, Bern 1984
10. Feller, A. M., F. Thielemann, A. Flach: Langzeitergebnisse der Behandlung juveniler Knochenzysten. Z. Kinderchir. 36 (1982) 138
11. Heller, M., H. H. Jend, D. Kötter: Computertomographische Untersuchungen posttraumatischer Läsionen der Sacroiliakalgelenke. Unfallheilkunde 164 (1984) 201
12. Jani, L.: Wirbelfrakturen bei Kindern. In Eichler, J., U. Weber: Thieme, Stuttgart 1982
13. Jaschke, W., G. Hopf: Therapeutisches Vorgehen bei Frakturen im Bereich juveniler Knochenzysten. Unfallheilkunde 83 (1983) 309
14. Krauss, F.: Über Symphysensprengung. Zbl. Chir. 57 (1930) 134
15. Künkel, H. P., V. Bay, H. Wehling: Die Rotationsfixation der Halswirbelsäule im Kindesalter. Bruns' Beitr. klin. Chir. 219 (1972) 729
16. v. Laer, L., M. Bittel: Die Prognose knöcherner und ligamentärer Beckenverletzungen im Wachstumsalter. Unfallheilkunde 164 (1984) 203
17. Magerl, F., Ch. Brunner, K. Zöch, P. Berreux: Frakturen und Luxationen der Wirbelsäule. In Weber, B. G., Ch. Brunner, F. Freuler: Frakturenbehandlung bei Kindern und Jugendlichen. Springer, Berlin 1978
18. Mau, H.: Bei der Osteogenesis imperfecta keine Marknagelung und insbesondere keine Verplattung im Kindesalter. Z. Orthop. 120 (1982) 297
19. Müller, K. H., J. Müller-Färber: Die Indikation externer und interner Stabilisierungsverfahren bei der operativen Versorgung der Beckenringfrakturen. Unfallheilkunde 164 (1984) 216
20. Rabenseifner, L.: Zur Prognose und Behandlung kindlicher Wirbelfraktur. Unfallheilkunde 84 (1981) 309
21. Reed, M. H.: Pelvic fractures in children. J. Canad. Ass. Radiol. 27 (1976) 255
22. Rockwood Jr., Ch. A., K. E. Wilkins, R. E. King: Fractures in Children. Lippincott, Philadelphia 1984
23. Ruckstuhl, J., E. Morscher, L. Jani: Behandlung und Prognose von Wirbelfrakturen im Kindes- und Jugendlichenalter. Chirurg 47 (1976) 458–467
24. Scaglietti, O., P. G. Marchetti, P. Bartolozzi: Final results obtained in the treatment of bone cysts with methylprednisolon acetate (Depro-Medrol) and an discussion of results achieved in other bone lesions. Clin. Orthop. 165 (1982) 33
25. Sherk, H. H., J. T. Nicholson, St. M. K. Cung: Fractures of the odontoid process in young children. J. Bone Jt. Surg. 60A (1978) 921
26. Stuhler, Th., P. Stankovic, P. Krause, A. Koch: Kindliche Beckenfrakturen. Klinik, Spätergebnisse, Biomechanik. Arch. orthop. Unfall-Chir. 90 (1977) 187
27. Töndury, G.: Entwicklungsgeschichte und Fehlbildungen der Wirbelsäule. Hippokrates, Stuttgart 1958
28. v. Torklus, D.: Die obere Halswirbelsäule. Thieme, Stuttgart 1975

Sachverzeichnis

M

N

O

P

Q

R

S

T

U

V

W

Z